新|版|中|国|药|典|收|载

中药彩色图集

主编 辛海量 顺庆生 秦路平

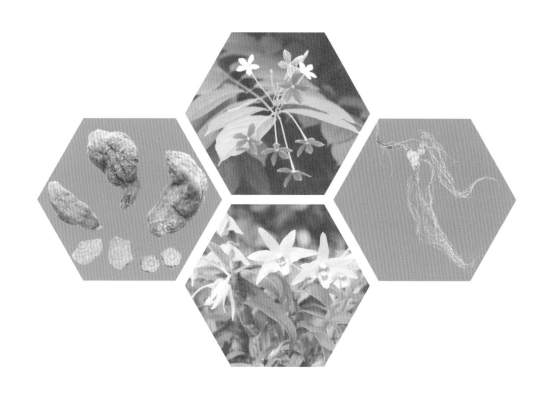

世界图书出版公司

图书在版编目（ＣＩＰ）数据

中药彩色图集 / 辛海量，顺庆生，秦路平主编 . --
上海：上海世界图书出版公司，2022.1
　　ISBN 978-7-5192-8532-6

　　Ⅰ．①中… Ⅱ．①辛… ②顺… ③秦… Ⅲ．①中药材
—图集 Ⅳ．① R282-64

中国版本图书馆 CIP 数据核字 (2021) 第 123891 号

书　　名	中药彩色图集
	Zhongyao Caise Tuji
主　　编	辛海量　顺庆生　秦路平
责任编辑	芮晴舟
封面设计	洪浩岳
出版发行	上海世界图书出版公司
地　　址	上海市广中路88号9-10楼
邮　　编	200083
网　　址	http://www.wpcsh.com
经　　销	新华书店
印　　刷	江阴金马印刷有限公司
开　　本	787 mm×1092 mm　1/16
印　　张	37.75
字　　数	600千字
版　　次	2022年1月第1版　2022年1月第1次印刷
书　　号	ISBN 978-7-5192-8532-6 /R・582
定　　价	600.00元

主编简介

辛海量　药学本科、生药学硕士、中西医结合临床博士、中药学博士后。大学毕业后，矢志报国，献身边疆，三进三出地处于大漠戈壁的新疆马兰中国核试验基地，砥砺逾十载。现任中国人民解放军海军军医大学（第二军医大学）药学院生药学教研室教授、专业技术大校，曾任中医系中药方剂学教研室副主任、药学院生药学教研室主任等职务。长期承担《中国医学史》《中药学》《方剂学》《生药学》《军事本草学概论》等课程的教学工作。深耕20年构建了包括100余万张植物、动物、矿物、药材、饮片、显微照片的大型教学、科研素材库。现从事中药（民族药）资源、质量控制及药理研究，并致力于重要中药古籍文献的挖掘、考证和整理。先后承担国家自然科学基金课题4项（含重点项目1项）和军队、省部级科研课题10余项；发表学术论文130余篇；主编、副主编《药性赋译释（图文版）》《补续药性赋译释（图文版）》《军事本草学概论》《实用中医学》《中医学入门·中医方剂分册（中英对照）》等专著9部，并担任人卫版药学专业规划教材《中医药学概论》编委；申请国家发明专利30余项；获国家教育部科技进步二等奖、上海市科技进步一、二、三等奖、上海市中西医结合科学技术一等奖、中国中西医结合科学技术二等奖等科研奖项10余项。兼任上海市植物学会常务理事及药用植物与植物药专委会主任委员、上海市中西医结合学会理事、本院学术委员会委员等学术职务。

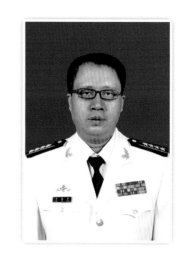

顺庆生　生药学教授，1955年毕业于华东师范大学生物学系。曾任上海第一医学院副院长、药学系副主任、上海医科大学副校长、上海职工医学院院长、上海中医药大学客座教授，是国务院有突出贡献专家，享受政府特殊津贴。

　　长期从事生药学和药用植物学的教学和研究工作，对中药的标准化和原植物的品种整理做了大量的工作，对中药石斛、丹参、连翘、缬草、沪地龙等药材有较深入研究。发表了"中药丹参及其类似品的生物学研究""关于丹参属（*Salvia*）在唇形科（Labiate）中的分类位置""中药连翘的形态组织学研究""沪地龙的原动物鉴定""石斛类药材枫斗的历史与现状""霍山石斛HPLC特征图谱研究""三种铁皮石斛种源HPLC特征图谱研究""中药石

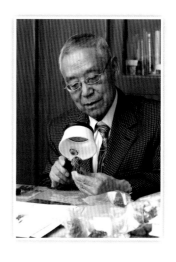

斛类药材品种的历史和现状"等百余篇科研论文。承担国家"七五"攻关课题，"常用中药材品种整理和质量研究"中的"山豆根类""连翘类""缬草类"专题研究，获国家及部级二等奖和三等奖。

主编的专著：中国第1部《中药彩色图谱》（中英文版）《1995年版中华人民共和国药典中药彩色图集（中英对照）》《中国药用石斛彩色图谱》《中国药用柴胡原色图志》《老年痴呆克星》《现代临床中药图志》《中国药用石斛图志》《中药资源学》《石斛求真》《中华仙草霍山石斛》《中华枫斗》《易混淆药用植物图鉴》《中国药用石斛标准研究与应用》《有毒中药的鉴别图谱》《霍山石斛临床应用与名医实录》《中国石斛类药材HPLC特征图谱》等50余部。

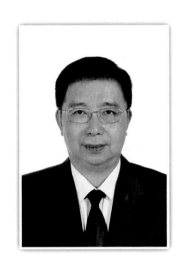

秦路平 博士，浙江中医药大学药学院院长、教授、博士生导师。教育部高等学校中药学类专业教学指导委员会委员，国家卫健委"十三五""十四五"规划教材《生药学》主编，爱思唯尔（Elsevier）中国高被引学者（2020），浙江省道地中药产业化协同创新中心主任，中药炮制规范化及标准化浙江省工程研究中心主任，上海市优秀学科带头人。历任第二军医大学药学院教授、博士生导师、国家重点学科生药学学科带头人、一级中药学学科带头人、生药学教研室主任、药用植物园主任。先后在比利时根特大学、美国得克萨斯大学西南医学中心担任访问学者和客座教授。

主要研究方向：①中药（民族药）抗骨质疏松和类风湿性关节炎；②共生菌生物多样性及其对中药品质和道地性的影响；③中药新药研发。发表论文600余篇，其中SCI论文330余篇，主编和副主编专著25部。获国家发明专利授权33项，获国家科技进步二等奖1项、省部级科技进步二等奖4项。

兼任世界中医药学会联合会中药鉴定分会副会长、中国植物学会常务理事兼药用植物与植物药专委会副主任委员、民族植物学分会副理事长及植物园分会常务理事、中华中医药学会中药鉴定专委会顾问、中国农业生物技术学会理事、中国药学会中药与天然药物专委会委员、上海市植物学会名誉理事长、上海市野生动植物保护协会植物专委会主任委员。曾任中华中医药学会中药鉴定分会副主任委员、全军中药专委会副主任委员、上海市植物学会理事长、上海市药学会常务理事兼生药专委会主任委员等学术职务。

编 委 会

前　言

《中华人民共和国药典》是管中药的"根本大法"，凡涉及中药生产、流通、监管必须遵循之。然鉴于中药的特殊性，仅靠文字描述，缺少必要的形象化、直观化的展示，殊难尽得要领。

本书涵盖《中华人民共和国药典》（2020年版一部）（以下简称"药典"）收载的中药材标准593个、单列饮片标准23个，共616个品种（提取物及制剂除外），按中文名、汉语拼音、拉丁名、来源、原植物（原动物、原矿物）、药材性状、饮片性状、性味与归经、功能与主治、用法与用量等条目编写。具体而言，"原植物（原动物、原矿物）"系根据《中国植物志》《中华本草》《Flora of China》《中药大辞典》等简化引用；"来源"据药典相应内容简化引用；"饮片性状"系引用药典"炮制"相应内容（部分饮片规格无性状描述则略）；其余所载条目内容悉遵药典。此外，本书还对凡每个品种所涉及之原植物（原动物、原矿物）、药材、饮片尽量配图。如此做法，意在使该书能做到全而细、细而精，"一网打尽"而堪为所用。但是由于中药产业链长，复杂性强，包括产地、品种、规格、工艺等影响因素众多，所配之图亦仅是样本而已。

20多年来，尽管自己工作单位、岗位多次变换，人生屡经蹉跌，但对中医药执念恒坚，焚膏继晷，点滴积累，不敢稍歇！特别是涉足中药学领域以来，我国药用植物学家、授业恩师郑汉臣先生对我勉教甚笃，书中少量照片亦系先生生前拍摄，同时他还曾作为主要成员参与了1995年版中国药典配套《中药彩色图集》的编纂工作，谨以此书致以深切缅怀！

我深为尊敬的"地道"中药学人王满恩先生毫无保留地提供了本书编写所需的部分照片，谨以此书致以深切缅怀！

衷心感谢周建理教授百忙中认真审阅了全稿，提出颇多宝贵建议，使本书增色不少！衷心感谢徐晔春、徐克学、李爱民、童家赟、盛和林、张浩、刘冰、朱鑫鑫、徐永福、黎跃成、李松林、王果平、曾云保、徐新文、朱仁斌、刘成洪等提供少部分照片！衷心感谢研究生徐卫凡、吴雅、吴思佳、徐圣焱、张警文、白换换等协助校对书稿！

衷心感谢"中央部门预算项目－国家药用植物种质资源保存与利用支撑平台的可持续发展"提供部分经费支持！在本书编写过程中，还得到中国人民解放军海军军医大学药学院、上海健康医学院、浙江中医药大学药学院等单位和有关专家的支持，在此一并致谢！

特别要感谢本书的编撰者之一顺庆生教授，他从事生药学教学研究60余年，对中药标准化和中药原植物品种整理作了大量的工作。他还曾作为主要成员参与了1990年版、1995年版中国药典配套《中药彩色图集》的编纂工作，近年来对中药石斛研究亦特深入有得，可谓德高望重！耄耋之年，仍不辞辛劳，全身心投入本书编撰，实为一大幸事！

在本书编写过程中，尽管努力做到研精覃思，但仍有挂一漏万之虑，特求教于广大学界同仁！

2021年9月

目 录

001. 一枝黄花

Yizhihuanghua

SOLIDAGINIS HERBA

本品为菊科植物一枝黄花 *Solidago decurrens* Lour. 的干燥全草。

【原植物】多年生草本，高（9）35~100 cm。茎直立，单生或少数簇生，不分枝或中部以上有分枝。中部茎叶椭圆形、长椭圆形、卵形或宽披针形，下部楔形渐窄，有具翅的柄，仅中部以上边缘有细齿或全缘。下部叶与中部茎叶同形，有 2~4 cm 或更长的翅柄。全部叶质地较厚，叶两面、沿脉及叶缘有短柔毛或下面无毛。头状花序较小，多数在茎上部排列成紧密或疏松的总状花序或伞房圆锥花序，总苞片 4~6 层，舌状花舌片椭圆形。瘦果，无毛。

【药材性状】本品长 30~100 cm。根茎短粗，簇生淡黄色细根。茎圆柱形，直径 0.2~0.5 cm；表面黄绿色、灰棕色或暗紫红色，有棱线，上部被毛；质脆，易折断，断面纤维性，有髓。单叶互生，多皱缩、破碎，完整叶片展平后呈卵形或披针形，长 1~9 cm，宽 0.3~1.5 cm；先端稍尖或钝，全缘或有不规则的疏锯齿，基部下延成柄。头状花序直径约 0.7 cm，排成总状，偶有黄色舌状花残留，多皱缩扭曲，苞片 3 层，卵状披针形。瘦果细小，冠毛黄白色。气微香，味微苦辛。

【饮片性状】本品呈不规则的段。根茎短粗，簇生淡黄色细根。茎圆柱形，直径 0.2~0.5 cm；表面黄绿色、灰棕色或暗紫红色，有棱线，上部被毛；质脆，易折断，断面纤维性，有髓。叶多皱缩、破碎；先端稍尖或钝，全缘或有不规则的疏锯齿，基部下延成柄。偶有黄色舌状花残留，多皱缩扭曲，卵状披针形，瘦果细小。气微香，味微苦辛。

【性味与归经】辛、苦，凉。归肺、肝经。

【功能与主治】清热解毒，疏散风热。用于喉痹，乳蛾，咽喉肿痛，疮疖肿毒，风热感冒。

【用法与用量】9~15 g。

◀▼一枝黄花

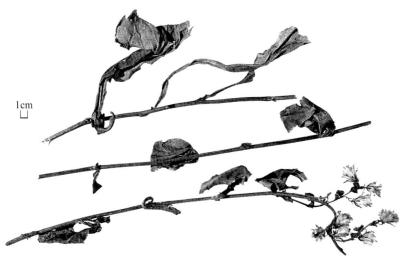

1cm

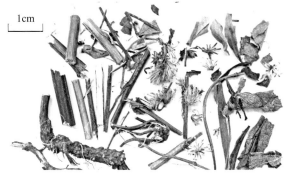

1cm

◀一枝黄花（饮片）

002. 丁公藤

Dinggongteng

ERYCIBES CAULIS

本品为旋花科植物丁公藤 *Erycibe obtusifolia* Benth. 或光叶丁公藤 *Erycibe schmidtii* Craib 的干燥藤茎。

【原植物】

丁公藤：高大攀援灌木。小枝圆柱形。叶革质，卵状椭圆形或倒卵形，长5~15 cm，宽2~6 cm，两面无毛。总状聚伞花序，腋生或顶生；萼片外有褐色柔毛；花金黄色或黄白色，雌蕊子房圆柱形。浆果球形。

光叶丁公藤：聚伞花序圆锥状；内萼片密毛；花白色，花瓣中密被黄褐色绢毛。

【药材性状】本品为斜切的段或片，直径1~10 cm。外皮灰黄色、灰褐色或浅棕褐色，稍粗糙，有浅沟槽及不规则纵裂纹或龟裂纹，皮孔点状或疣状，黄白色，老的栓皮呈薄片剥落。质坚硬，纤维较多，不易折断，切面椭圆形，黄褐色或浅黄棕色，异型维管束呈花朵状或块状，木质部导管呈点状。气微，味淡。

【饮片性状】本品为椭圆形、长椭圆形或不规则的斜切片，直径1~10 cm，厚0.2~0.7 cm。外皮灰黄色、灰褐色或浅棕褐色，有浅纵沟槽，皮孔点状或疣状，黄白色或灰褐色。质坚硬，纤维较多。切面黄褐色或浅黄棕色，异型维管束呈花朵状或块状，木质部导管呈点状。气微，味淡。

【性味与归经】辛，温；有小毒。归肝、脾、胃经。

【功能与主治】祛风除湿，消肿止痛。用于风湿痹痛，半身不遂，跌扑肿痛。

【用法与用量】3~6 g，用于配制酒剂，内服或外搽。

【注意】本品有强烈的发汗作用，虚弱者慎用；孕妇禁用。

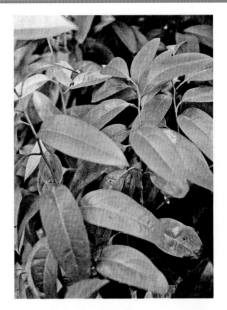

▲ 丁公藤

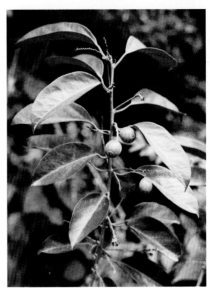

▲ 光叶丁公藤

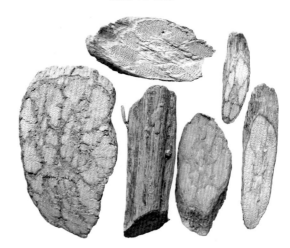

1cm

▲ 丁公藤

003. 丁香

Dingxiang

CARYOPHYLLI FLOS

本品为桃金娘科植物丁香 *Eugenia caryophyllata* Thunb. 的干燥花蕾。

【原植物】常绿乔木。叶对生，叶片长方卵形或长方倒卵形，全缘。花芳香，成顶生聚伞圆锥花序；花萼肥厚，绿色后转紫红色；花冠白色，带紫色，短管状，4裂，雄蕊多数，子房下位。浆果红棕色，长方椭圆形。

【药材性状】本品略呈研棒状，长1~2 cm。花冠圆球形，直径0.3~0.5 cm，花瓣4，复瓦状抱合，棕褐色或褐黄色，花瓣内为雄蕊和花柱，搓碎后可见众多黄色细粒状的花药。萼筒圆柱状，略扁，有的稍弯曲，长0.7~1.4 cm，直径0.3~0.6 cm，红棕色或棕褐色，上部有4枚三角状的萼片，十字状分开。质坚实，富油性。气芳香浓烈，味辛辣、有麻舌感。

【饮片性状】同药材。

【性味与归经】辛，温。归脾、胃、肺、肾经。

【功能与主治】温中降逆，补肾助阳。用于脾胃虚寒，呃逆呕吐，食少吐泻，心腹冷痛，肾虚阳痿。

【用法与用量】1~3 g，内服或研末外敷。

【注意】不宜与郁金同用。

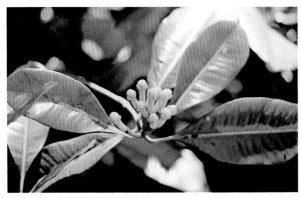

◀丁香（花蕾）

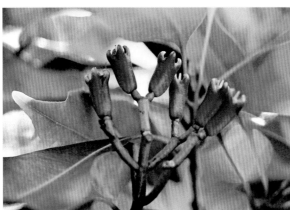

◀丁香（果）

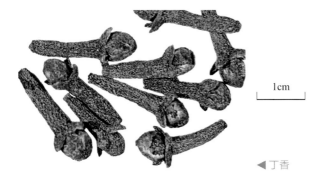

1cm

◀丁香

004. 八角茴香

Bajiaohuixiang

ANISI STELLATI FRUCTUS

本品为木兰科植物八角茴香 *Illicium verum* Hook. f. 的干燥成熟果实。

【原植物】常绿乔木，高达 20 m。叶互生，革质，椭圆状倒卵形至椭圆状倒披针形，全缘，有透明油点。花单生叶腋；花被片 7~12，数轮，覆瓦状排列，内轮粉红色至深红色；心皮 8~9 离生，轮状排列。聚合蓇葖果放射星芒状，红褐色，顶端钝或钝尖，稍反曲。

【药材性状】本品为聚合果，多由 8 个蓇葖果组成，放射状排列于中轴上。蓇葖果长 1~2 cm，宽 0.3~0.5 cm，高 0.6~1 cm；外表面红棕色，有不规则皱纹，顶端呈鸟喙状，上侧多开裂；内表面淡棕色，平滑，有光泽；质硬而脆。果梗长 3~4 cm，连于果实基部中央，弯曲，常脱落。每个蓇葖果含种子 1 粒，扁卵圆形，长约 6 mm，红棕色或黄棕色，光亮，尖端有种脐；胚乳白色，富油性。气芳香，味辛、甜。

【性味与归经】辛，温。归肝、肾、脾、胃经。

【功能与主治】温阳散寒，理气止痛。用于寒疝腹痛，肾虚腰痛，胃寒呕吐，脘腹冷痛。

【用法与用量】3~6 g。

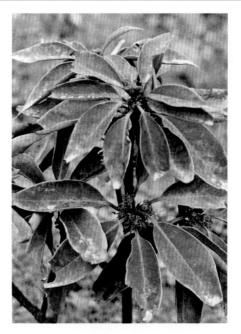

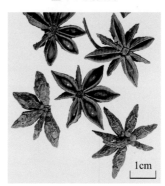

▲▼ 八角茴香

005. 人工牛黄

Rengong Niuhuang

BOVIS CALCULUS ARTIFACTUS

本品由牛胆粉、胆酸、猪去氧胆酸、牛磺酸、胆红素、胆固醇、微量元素等加工制成。

【药材性状】本品为黄色疏松粉末。味苦，微甘。

【性味与归经】甘，凉。归心、肝经。

【功能与主治】清热解毒，化痰定惊。用于痰热谵狂，神昏不语，小儿急惊风，咽喉肿痛，口舌生疮，痈肿疔疮。

【用法与用量】一次 0.15~0.35 g，多作配方用。外用适量敷患处。

【注意】孕妇慎用。

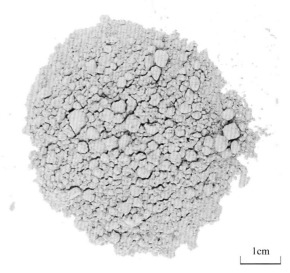

▲ 人工牛黄

006. 人参

Renshen

GINSENG RADIX ET RHIZOMA

本品为五加科植物人参 *Panax ginseng* C. A. Mey. 的干燥根和根茎。栽培的俗称"园参"；播种在山林野生状态下自然生长的称"林下山参"，习称"籽海"。

【原植物】多年生草本，高达 65 cm。主根肥大，圆柱形或纺锤形，黄白色。茎直立，单生。叶为掌状复叶，3~6 片轮生茎顶；小叶片 3~5，椭圆形，边缘有细锯齿。伞形花序顶生，有花 10~50 朵不等。浆果状核果，熟时鲜红色，扁肾形。种子 2 枚，肾形，乳白色。

【药材性状】主根呈纺锤形或圆柱形，长 3~15 cm，直径 1~2 cm。表面灰黄色，上部或全体有疏浅断续的粗横纹及明显的纵皱，下部有支根 2~3 条，并着生多数细长的须根，须根上常有不明显的细小疣状突出。根茎（芦头）长 1~4 cm，直径 0.3~1.5 cm，多拘挛而弯曲，具不定根（芋）和稀疏的凹窝状茎痕（芦碗）。质较硬，断面淡黄白色，显粉性，形成层环纹棕黄色，皮部有黄棕色的点状树脂道及放射状裂隙。香气特异，味微苦、甘。

或主根多与根茎近等长或较短，呈圆柱形、菱角形或人字形，长 1~6 cm。表面灰黄色，具纵皱纹，上部或中下部有环纹。支根多为 2~3 条，须根少而细长，清晰不乱，有较明显的疣状突起。根茎细长，少数粗短，中上部具稀疏或密集而深陷的茎痕。不定根较细，多下垂。

【饮片性状】人参片：本品呈圆形或类圆形薄片。外表皮灰黄色。切面淡黄白色或类白色，显粉性，形成层环纹棕黄色，皮部有黄棕色的点状树脂道及放射性裂隙。体轻，质脆。香气特异，味微苦、甘。

【性味与归经】甘、微苦，微温。归脾、肺、心、肾经。

【功能与主治】大补元气，复脉固脱，补脾益肺，生津养血，安神益智。用于体虚欲脱，肢冷脉微，脾虚食少，肺虚喘咳，津伤口渴，内热消渴，气血亏虚，久病虚羸，惊悸失眠，阳痿宫冷。

【用法与用量】3~9 g，另煎兑服；也可研粉吞服，一次 2 g，一日 2 次。

【注意】不宜与藜芦、五灵脂同用。

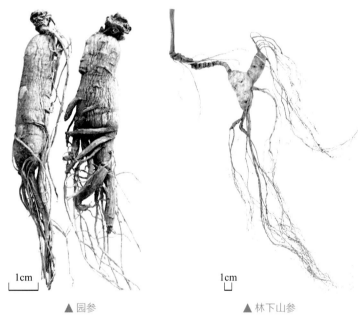

◀ 人参

▲ 园参　　　　　　　　　　▲ 林下山参

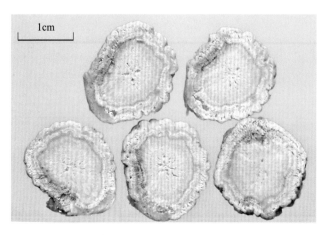

▲ 人参片

007. 人参叶

Renshenye

GINSENG FOLIUM

本品为五加科植物人参 *Panax ginseng* C. A. Mey. 的干燥叶。

【原植物】见"人参"。

【药材性状】本品常扎成小把，呈束状或扇状，长12~35 cm。掌状复叶带有长柄，暗绿色，3~6枚轮生。小叶通常5枚，偶有7或9枚，呈卵形或倒卵形。基部的小叶长2~8 cm，宽1~4 cm；上部的小叶大小相近，长4~16 cm，宽2~7 cm。基部楔形，先端渐尖，边缘具细锯齿及刚毛，上表面叶脉生刚毛，下表面叶脉隆起。纸质，易碎。气清香，味微苦而甘。

【性味与归经】苦、甘，寒。归肺、胃经。

【功能与主治】补气，益肺，祛暑，生津。用于气虚咳嗽，暑热烦躁，津伤口渴，头目不清，四肢倦乏。

【用法与用量】3~9 g。

【注意】不宜与藜芦、五灵脂同用。

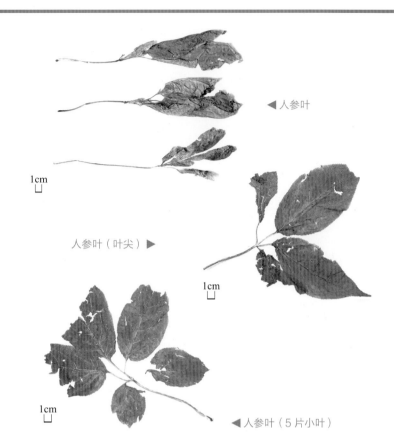

◀人参叶

人参叶（叶尖）▶

1cm

1cm

1cm

◀人参叶（5片小叶）

008. 儿茶

Ercha

CATECHU

本品为豆科植物儿茶 *Acacia catechu* (L. f.) Willd. 的去皮枝、干的干燥煎膏。

【原植物】落叶小乔木，高6~10 m。小枝柔弱，有刺，刺双生，在托叶下面，有钩。二回偶数羽状复叶，小叶60~100，叶线形。总状花序腋生，花淡黄色或白色。荚果扁，棕色。种子7~8粒。

【药材性状】本品呈方形或不规则块状，大小不一。表面棕褐色或黑褐色，光滑而稍有光泽。质硬，易碎，断面不整齐，具光泽，有细孔，遇潮有黏性。气微，味涩、苦，略回甜。

【性味与归经】苦、涩，微寒。归肺、心经。

【功能与主治】活血止痛，止血生肌，收湿敛疮，清肺化痰。用于跌扑伤痛，外伤出血，吐血衄血，疮疡不敛，湿疹、湿疮，肺热咳嗽。

【用法与用量】1~3 g，包煎；多入丸散服。外用适量。

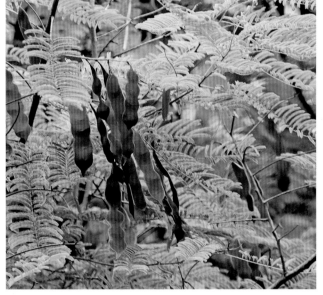

◀儿茶

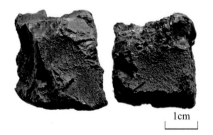

1cm

◀儿茶

009. 九里香

Jiulixiang

MURRAYAE FOLIUM ET CACUMEN

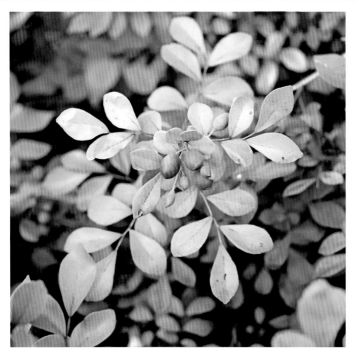

▲ 九里香

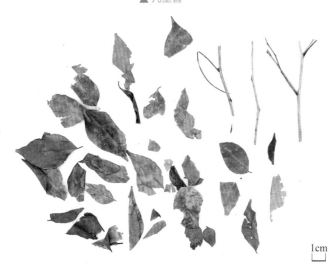

▲ 九里香（千里香，饮片）

本品为芸香科植物九里香 *Murraya exotica* L. 和千里香 *Murraya paniculata* (L.) Jack 的干燥叶和带叶嫩枝。

【原植物】

九里香：灌木。多分枝，小枝圆柱形。单数羽状复叶，互生，小叶 3~9 片，革质，倒卵形或近菱形，具透明腺点。多花的聚伞花序顶生或腋生，花小，花梗细；萼片 5；雄蕊 10，长短相间；花柱棒状，柱头较子房宽，子房 2 室，每室胚珠 1。果实长圆形或纺锤形，朱红色。种子 1~2，种皮有绵毛。

千里香：小叶片卵形，最宽处在中部以下，尖端渐尖或尾状渐尖。花大而少，花瓣背面上方被细微柔毛。

【药材性状】

九里香：嫩枝呈圆柱形，直径 1~5 mm。表面灰褐色，具纵皱纹。质坚韧，不易折断，断面不平坦。羽状复叶有小叶 3~9 片，多已脱落；小叶片呈倒卵形或近菱形，最宽处在中部以上，长约 3 cm，宽约 1.5 cm；先端钝，急尖或凹入，基部略偏斜，全缘；黄绿色，薄革质，上表面有透明腺点，小叶柄短或近无柄，下部有时被柔毛。气香，味苦、辛，有麻舌感。

千里香：小叶片呈卵形或椭圆形，最宽处在中部或中部以下，长 2~8 cm，宽 1~3 cm，先端渐尖或短尖。

【性味与归经】辛、微苦，温；有小毒。归肝、胃经。

【功能与主治】行气止痛，活血散瘀。用于胃痛，风湿痹痛；外治牙痛，跌扑肿痛，虫蛇咬伤。

【用法与用量】6~12 g。

010. 九香虫

Jiuxiangchong

ASPONGOPUS

本品为蝽科昆虫九香虫 *Aspongopus chinensis* Dallas 的干燥体。

【原动物】虫体椭圆形，体一般紫黑色，带铜色光泽。头小，略呈三角形。复眼突出，呈卵圆形；单眼一只，橙黄色。触角 5 节。翅 2 对，前翅为半鞘翅，红棕色，翅末 1/3 为膜质。足 3 对，后足最长。腹面密布细刻及皱纹，后胸腹板近前缘区有 2 个臭孔。

【药材性状】本品略呈六角状扁椭圆形，长 1.6~2 cm，宽约 1 cm。表面棕褐色或棕黑色，略有光泽。头部小，与胸部略呈三角形，复眼突出，卵圆状，单眼 1 对，触角 1 对各 5 节，多已脱落。背部有翅 2 对，外面的 1 对基部较硬，内部 1 对为膜质，透明。胸部有足 3 对，多已脱落。腹部棕红色至棕黑色，每节近边缘处有突起的小点。质脆，折断后腹内有浅棕色的内含物。气特异，味微咸。

【饮片性状】

九香虫：同药材。

炒九香虫：本品形如九香虫。表面棕黑色至黑色，显油润光泽。气微腥，略带焦香气，味微咸。

【性味与归经】咸，温。归肝、脾、肾经。

【功能与主治】理气止痛，温中助阳。用于胃寒胀痛，肝胃气痛，肾虚阳痿，腰膝酸痛。

【用法与用量】3~9 g。

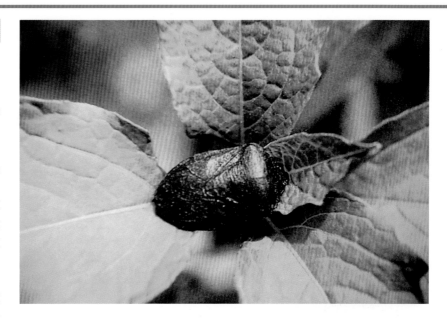

▲▼九香虫

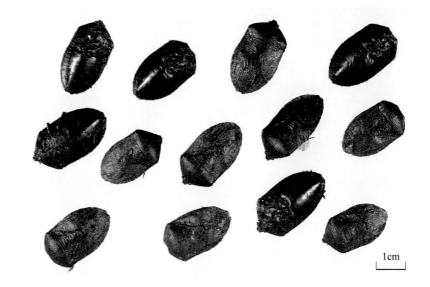

1cm

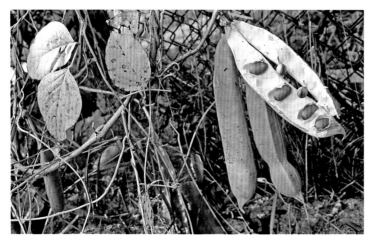

▲▼ 刀豆

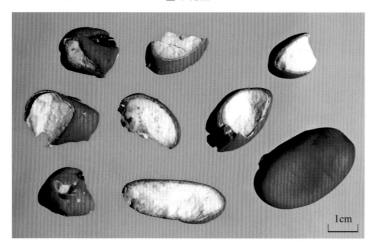

1cm

011. 刀豆

Daodou

CANAVALIAE SEMEN

本品为豆科植物刀豆 *Canavalia gladiata* (Jacq.) DC. 的干燥成熟种子。

【原植物】一年生缠绕状草质藤本。三出复叶，顶生小叶通常宽卵形，侧生小叶基部圆形、偏斜。总状花序腋生；花冠蝶形，淡红色或淡紫色；雄蕊10，合生，对旗瓣的1枚基部稍离生。荚果线形，扁而略弯曲，长可达30 cm。种子10~14粒，肾形，红色或褐色。

【药材性状】本品呈扁卵形或扁肾形，长2~3.5 cm，宽1~2 cm，厚0.5~1.2 cm。表面淡红色至红紫色，微皱缩，略有光泽。边缘具眉状黑色种脐，长约2 cm，上有白色细纹3条。质硬，难破碎。种皮革质，内表面棕绿色而光亮；子叶2，黄白色，油润。气微，味淡，嚼之有豆腥味。

【饮片性状】同药材。

【性味与归经】甘，温。归胃、肾经。

【功能与主治】温中，下气，止呃。用于虚寒呃逆，呕吐。

【用法与用量】6~9 g。

012. 三七

Sanqi

NOTOGINSENG RADIX ET RHIZOMA

本品为五加科植物三七 *Panax notoginseng* (Burk.) F. H. Chen 的干燥根和根茎。

【原植物】多年生草本。主根倒圆锥形或短纺锤形，肉质，常有瘤状突的分枝。根茎短，茎直立，单一。掌状复叶 3~6 枚轮生茎顶，叶柄长；小叶通常 3~7，两面脉上有刚毛。伞形花序单个顶生；花小多两性，有时杂性；花淡黄绿色。浆果状核果扁球形，成熟时红色。

【药材性状】主根呈类圆锥形或圆柱形，长 1~6 cm，直径 1~4 cm。表面灰褐色或灰黄色，有断续的纵皱纹及支根痕。顶端有茎痕，周围有瘤状突起。体重，质坚实，断面灰绿色、黄绿色或灰白色，木部微呈放射状排列。气微，味苦回甜。筋条呈圆柱形或圆锥形，长 2~6 cm，上端直径约 0.8 cm，下端直径约 0.3 cm。剪口呈不规则的皱缩块状或条状，表面有数个明显的茎痕及环纹，断面中心灰绿色或白色，边缘深绿色或灰色。

【饮片性状】三七粉：本品为灰黄色的粉末。气微，味苦回甜。

【性味与归经】甘、微苦，温。归肝、胃经。

【功能与主治】散瘀止血，消肿定痛。用于咯血，吐血，衄血，便血，崩漏，外伤出血，胸腹刺痛，跌扑肿痛。

【用法与用量】3~9 g；研粉吞服，一次 1~3 g。外用适量。

【注意】孕妇慎用。

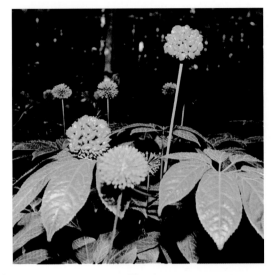

▲▼ 三七

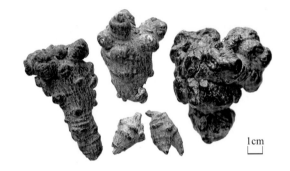

1cm

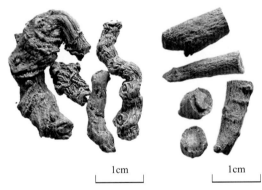

1cm　　　　1cm

▲ 三七（剪口）　　　▲ 三七（筋条）

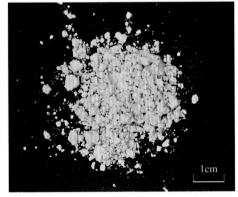

1cm

▲ 三七粉

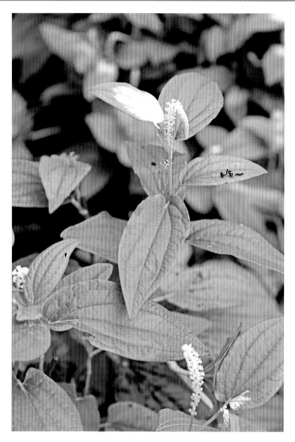

▲▼ 三白草

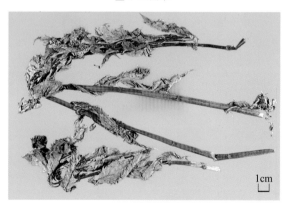

1cm

013. 三白草

Sanbaicao

SAURURI HERBA

本品为三白草科植物三白草 *Saururus chinensis* (Lour.) Baill. 的干燥地上部分。

【原植物】多年生草本，高 30~80 cm。根茎肉质，白色。茎直立或下部伏地，无毛。叶纸质，卵形或披针状卵形，基部心形，有基出脉 5 条，在花序下的 2~3 片叶常为乳白色。总状花序于茎端与叶对生；花小，两性，无花被。蒴果近球形，直径约 3 mm，表面多疣状突起，熟后顶端开裂，种子多数。

【药材性状】本品茎呈圆柱形，有纵沟 4 条，一条较宽广；断面黄棕色至棕褐色，纤维性，中空。单叶互生，叶片卵形或卵状披针形，长 4~15 cm，宽 2~10 cm；先端渐尖，基部心形，全缘，基出脉 5 条；叶柄较长，有纵皱纹。总状花序于枝顶与叶对生，花小，棕褐色。蒴果近球形。气微，味淡。

【饮片性状】本品呈不规则的段。茎圆柱形，有纵沟 4 条，一条较宽广。切面黄棕色至棕褐色，中空。叶多破碎，完整叶片展平后呈卵形或卵状披针形，先端渐尖，基部心形，全缘，基出脉 5 条。总状花序，花小，棕褐色。蒴果近球形。气微，味淡。

【性味与归经】甘、辛，寒。归肺、膀胱经。

【功能与主治】利尿消肿，清热解毒。用于水肿，小便不利，淋沥涩痛，带下；外治疮疡肿毒，湿疹。

【用法与用量】15~30 g。

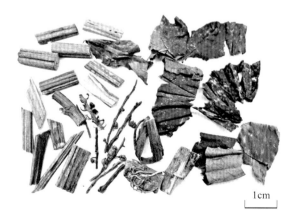

1cm

▲ 三白草（饮片）

014. 三棱

本品为黑三棱科植物黑三棱 *Sparganium stoloniferum* Buch. -Ham. 的干燥块茎。

【原植物】多年生草本。有根茎。茎直立，高60~120 cm。叶条形，茎生叶长达95 cm。雌花序球形，雌花密集；花被片 3~4。雄花序球形；花被片 3~4。聚花果，果实近陀螺状。

【药材性状】本品呈圆锥形，略扁，长 2~6 cm，直径 2~4 cm。表面黄白色或灰黄色，有刀削痕，须根痕小点状，略呈横向环状排列。体重，质坚实。气微，味淡，嚼之微有麻辣感。

【饮片性状】

三棱：本品呈类圆形的薄片。外表皮灰棕色。切面灰白色或黄白色，粗糙，有多数明显的细筋脉点。气微，味淡，嚼之微有麻辣感。

醋三棱：本品形如三棱片，切面黄色至黄棕色，偶见焦黄斑，微有醋香气。

【性味与归经】辛、苦，平。归肝、脾经。

【功能与主治】破血行气，消积止痛。用于癥瘕痞块，痛经，瘀血经闭，胸痹心痛，食积胀痛。

【用法与用量】5~10 g。

【注意】孕妇禁用；不宜与芒硝、玄明粉同用。

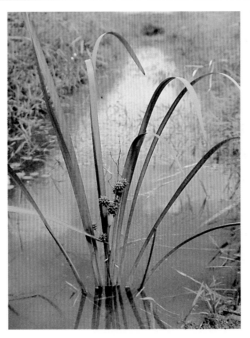

▲ 黑三棱

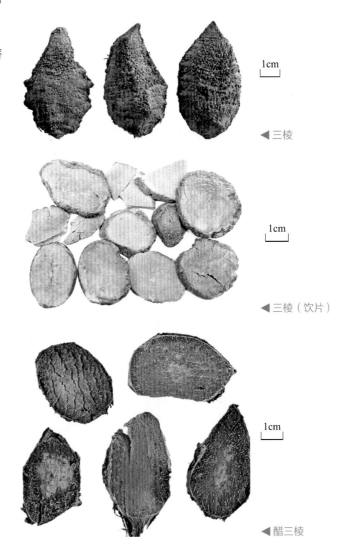

1cm

◀ 三棱

1cm

◀ 三棱（饮片）

1cm

◀ 醋三棱

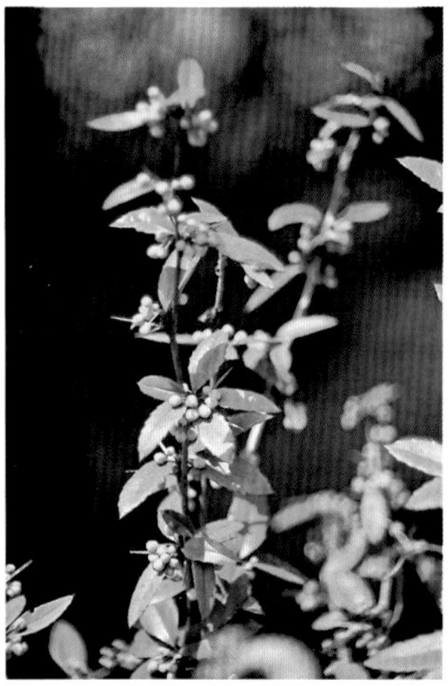

▲拟獴猪刺

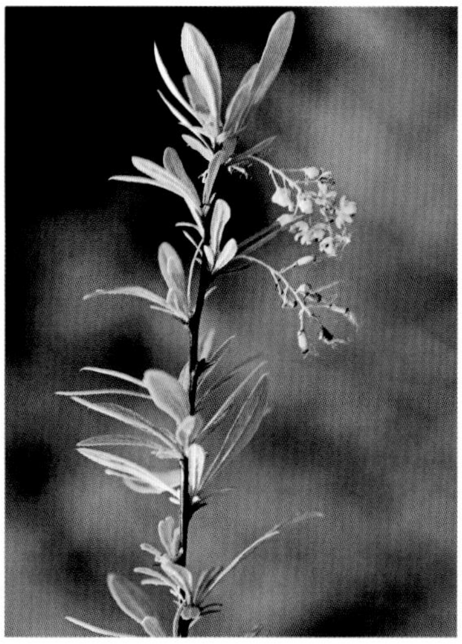

▲细叶小檗

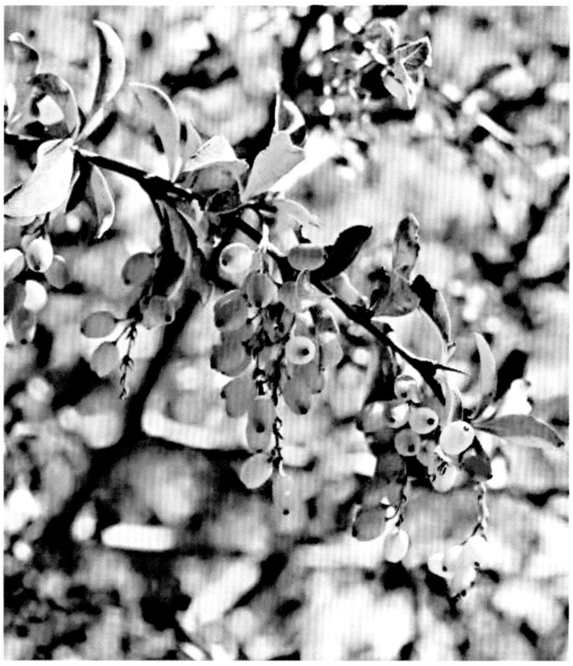

▲匙叶小檗（徐晔春摄）

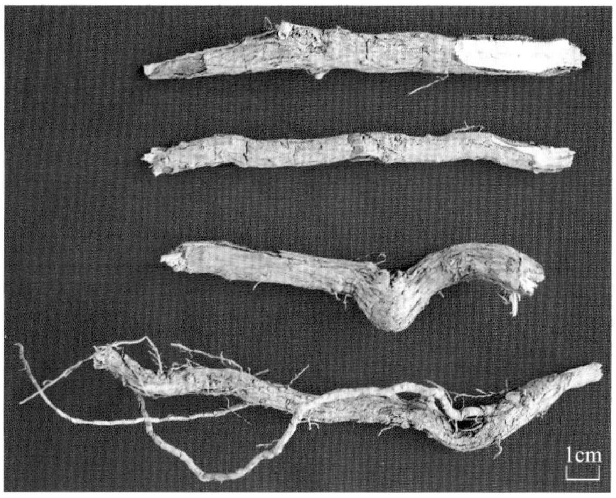

▲三颗针（拟獴猪刺）

015. 三颗针

Sankezhen

BERBERIDIS RADIX

本品为小檗科植物拟獴猪刺 *Berberis soulieana* Schneid.、小黄连刺 *Berberis wilsonae* Hemsl.、细叶小檗 *Berberis poiretii* Schneid. 或匙叶小檗 *Berberis vernae* Schneid. 等同属数种植物的干燥根。

【原植物】

拟獴猪刺：常绿灌木，高 1~2 m。老枝圆柱形，有时具棱槽，暗灰色，具稀疏疣点；幼枝灰黄色，圆柱形；茎刺粗状，三分叉。叶革质，坚硬，长圆形、长圆状椭圆形或长圆状倒卵形，叶缘平展，每边具 5~18 刺齿。花 7~20 朵簇生，花黄色；萼片 3 轮，外萼片卵形，中萼片近圆形，内萼片倒卵状长圆形；花瓣倒卵形。浆果倒卵状长圆形，种子 2~3 枚。

小黄连刺：半常绿灌木，高约 1 米。枝常弓弯，老枝棕灰色，幼枝暗红色，具棱，散生黑色疣点；茎刺细弱，三分叉，淡黄色或淡紫红色。叶革质，倒卵形或倒卵状匙形或倒披针形，近无柄。花 4~7 朵簇生，金黄色；小苞片卵形；萼片 2 轮，外萼片卵形，内轮萼片倒卵状圆形或倒卵形；花瓣倒卵形。浆果近球形，粉红色。

细叶小檗：落叶灌木，高 1~2 m。老枝灰黄色，幼枝紫褐色，生黑色疣点，具条棱；茎刺缺如或单一，有时三分叉。叶纸质，倒披针形至狭倒披针形，叶缘平展，全缘。穗状总状花序具 8~15 朵花；花黄色；苞片条形；小苞片 2，披针形；萼片 2 轮；花瓣倒卵形或椭圆形。浆果长圆形，红色。

匙叶小檗：落叶灌木，高 0.5~1.5 m。老枝暗灰色，细弱，具条棱，无毛，散生黑色疣点，幼枝常带紫红色；茎刺粗壮，单生，淡黄色。叶纸质，倒披针形或匙状倒披针形，先端圆钝，基部渐狭，叶缘平展，全缘。穗状总状花序具 15~35 朵花；花黄色；小苞片披针形，常红色；萼片 2 轮。浆果长圆形，淡红色。

【药材性状】本品呈类圆柱形，稍扭曲，有少数分枝，长 10~15 cm，直径 1~3 cm。根头粗大，向下渐细。外皮灰棕色，有细皱纹，易剥落。质坚硬，不易折断，切面不平坦，鲜黄色，切片近圆形或长圆形，稍显放射状纹理，髓部棕黄色。气微，味苦。

【饮片性状】本品呈不规则的片。表面灰棕色至棕褐色，有细纵皱纹，栓皮易脱落。质坚硬，切面不平坦，鲜黄色，稍显放射状纹理。气微，味苦。

【性味与归经】苦，寒；有毒。归肝、胃、大肠经。

【功能与主治】清热燥湿，泻火解毒。用于湿热泻痢，黄疸，湿疹，咽痛目赤，聤耳流脓，痈肿疮毒。

【用法与用量】9~15 g。

016. 干姜

Ganjiang

ZINGIBERIS RHIZOMA

本品为姜科植物姜 *Zingiber officinale* Rosc. 的干燥根茎。趁鲜切片晒干或低温干燥者称为"干姜片"。

【原植物】多年生草本，高 0.5~1 m。根茎肥厚，有芳香及辛辣味。叶片披针形至条状披针形，叶舌膜质。花葶单独自根茎抽出，穗状花序；花冠黄绿色，唇瓣中央裂片矩圆状倒卵形，短于花冠裂片，有紫色条纹及淡黄色斑点。

【药材性状】

干姜：呈扁平块状，具指状分枝，长 3~7 cm，厚 1~2 cm。表面灰黄色或浅灰棕色，粗糙，具纵皱纹和明显的环节。分枝处常有鳞叶残存，分枝顶端有茎痕或芽。质坚实，断面黄白色或灰白色，粉性或颗粒性，内皮层环纹明显，维管束及黄色油点散在。气香、特异，味辛辣。

干姜片：本品呈不规则纵切片或斜切片，具指状分枝，长 1~6 cm，宽 1~2 cm，厚 0.2~0.4 cm。外皮灰黄色或浅黄棕色，粗糙，具纵皱纹及明显的环节。切面灰黄色或灰白色，略显粉性，可见较多的纵向纤维，有的呈毛状。质坚实，断面纤维性。气香、特异，味辛辣。

【饮片性状】

干姜：本品呈不规则片块状，厚 0.2~0.4 cm。

姜炭：本品形如干姜片块，表面焦黑色，内部棕褐色，体轻，质松脆。味微苦，微辣。

【性味与归经】辛，热。归脾、胃、肾、心、肺经。

【功能与主治】温中散寒，回阳通脉，温肺化饮。用于脘腹冷痛，呕吐泄泻，肢冷脉微，寒饮喘咳。

【用法与用量】3~10 g。

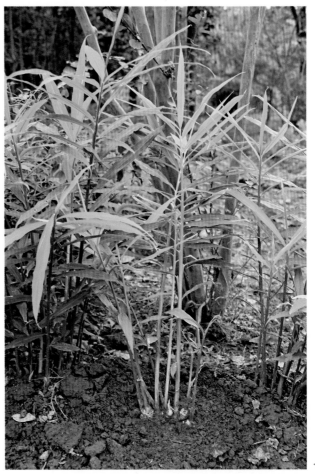

◀ 姜

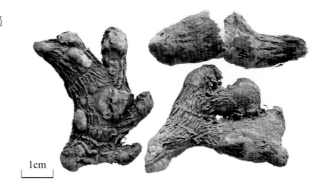

1cm

◀ 干姜

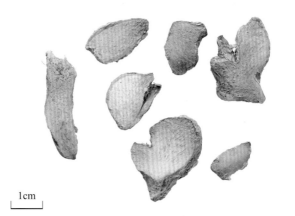

1cm

◀ 干姜片

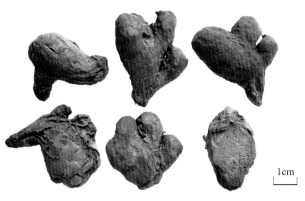
▲ 炮姜

炮姜

Paojiang

ZINGIBERIS RHIZOMA PRAEPARATUM

本品为干姜的炮制加工品。

【饮片性状】本品呈不规则膨胀的块状，具指状分枝。表面棕黑色或棕褐色。质轻泡，断面边缘处显棕黑色，中心棕黄色，细颗粒性，维管束散在。气香、特异，味微辛、辣。

【性味与归经】辛，热。归脾、胃、肾经。

【功能与主治】温经止血，温中止痛。用于阳虚失血，吐衄崩漏，脾胃虚寒，腹痛吐泻。

【用法与用量】3~9 g。

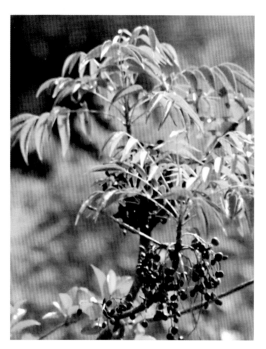
▲ 漆树

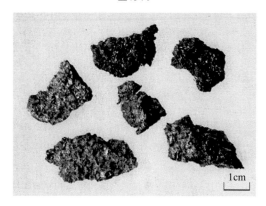
▲ 干漆

017. 干漆

Ganqi

TOXICODENDRI RESINA

本品为漆树科植物漆树 *Toxicodendron vernicifluum* (Stokes) F. A. Barkl. 的树脂经加工后的干燥品。

【原植物】落叶乔木。树皮灰白色。小枝粗壮。单数羽状复叶互生，小叶 9~15，全缘，两个脉上均有棕色短毛。圆锥花序腋生，花杂性或雌雄异株，密而小，黄绿色。核果扁圆形或肾形，棕黄色。

【药材性状】本品呈不规则块状，黑褐色或棕褐色，表面粗糙，有蜂窝状细小孔洞或呈颗粒状。质坚硬，不易折断，断面不平坦。具特殊臭气。

【饮片性状】干漆炭：本品形如干漆，表面棕褐色至黑色，粗糙，呈蜂窝状或颗粒状。质松脆，断面有空隙。微具特殊臭气。

【性味与归经】辛，温；有毒。归肝、脾经。

【功能与主治】破瘀通经，消积杀虫。用于瘀血经闭，癥瘕积聚，虫积腹痛。

【用法与用量】2~5 g。

【注意】孕妇及对漆过敏者禁用。

018. 土木香

Tumuxiang

INULAE RADIX

本品为菊科植物土木香 *Inula helenium* L. 的干燥根。

【原植物】多年生草本。根茎块状而有分歧。全株密被短柔毛。基生叶有柄，阔大，广椭圆形；茎生叶大形无柄，半抱茎，长椭圆形，基部心形。头状花序腋生，黄色，排成伞房花序，边缘为舌状雌花，中心管状花两性。瘦果，冠毛浅灰白色。

【药材性状】本品呈圆锥形，略弯曲，长 5~20 cm。表面黄棕色或暗棕色，有纵皱纹及须根痕。根头粗大，顶端有凹陷的茎痕及叶鞘残基，周围有圆柱形支根。质坚硬，不易折断，断面略平坦，黄白色至浅灰黄色，有凹点状油室。气微香，味苦、辛。

【饮片性状】本品呈类圆形或不规则形片。外表皮黄棕色至暗棕色，可见纵皱纹和纵沟。切面灰褐色至暗褐色，有放射状纹理，散在褐色油点，中间有棕色环纹。气微香，味苦、辛。

【性味与归经】辛、苦，温。归肝、脾经。

【功能与主治】健脾和胃，行气止痛，安胎。用于胸胁、脘腹胀痛，呕吐泻痢，胸胁挫伤，岔气作痛，胎动不安。

【用法与用量】3~9 g，多入丸散服。

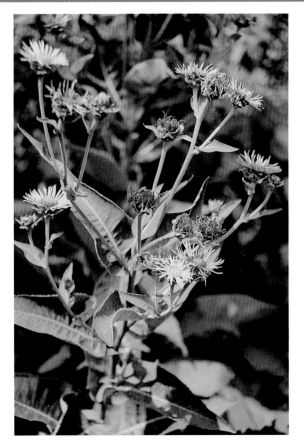

▲▼ 土木香

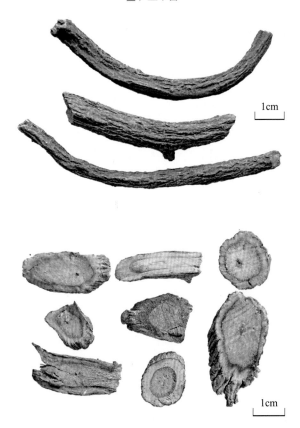

▲ 土木香（饮片）

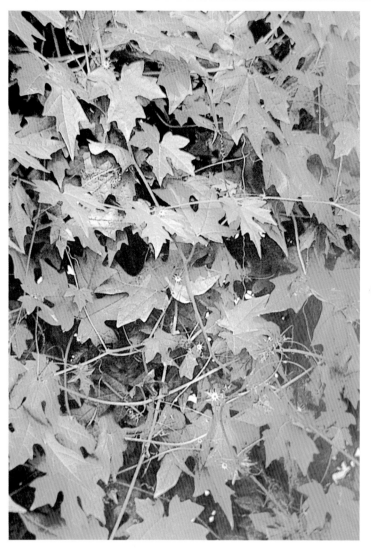

019. 土贝母

Tubeimu

BOLBOSTEMMATIS RHIZOMA

本品为葫芦科植物土贝母 *Bolbostemma paniculatum* (Maxim.) Franquet 的干燥块茎。

【原植物】攀援性蔓生草本。块茎肉质，白色，扁球形，或不规则球形，由数个一大一小成为一对，各对交互对生、逐渐增加层次的肉质鳞片状物组成。茎纤弱，有单生的卷须。叶互生，叶片心形，掌状深裂。腋生圆锥花序；花单性，雌雄异株。蒴果圆筒状，成熟后顶端盖裂。

【药材性状】本品为不规则的块，大小不等。表面淡红棕色或暗棕色，凹凸不平。质坚硬，不易折断，断面角质样。气微，味微苦。

【性味与归经】苦，微寒。归肺、脾经。

【功能与主治】解毒，散结，消肿。用于乳痈，瘰疬，痰核。

【用法与用量】5~10 g。

▲▼ 土贝母

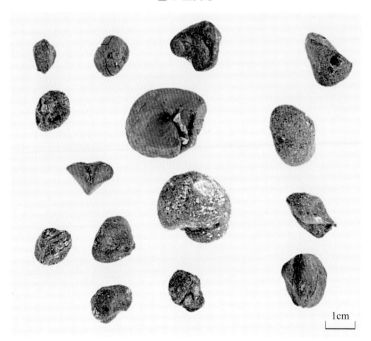

1cm

020. 土荆皮

Tujingpi

PSEUDOLARICIS CORTEX

本品为松科植物金钱松 *Pseudolarix amabilis* (Nelson) Rehd. 的干燥根皮或近根树皮。

【原植物】落叶乔木。小枝有长枝与生长缓慢的矩状短枝。叶在长枝上螺旋状散生，在短枝上 15~20 簇生，辐射平展，条形或倒披针状条形，扁平。雌雄同株；雄球花数个簇生于短枝顶端；雌球花单生短枝顶端。球果卵圆形。

【药材性状】

根皮：呈不规则的长条状，扭曲而稍卷，大小不一，厚 2~5 mm。外表面灰黄色，粗糙，有皱纹和灰白色横向皮孔样突起，粗皮常呈鳞片状剥落，剥落处红棕色；内表面黄棕色至红棕色，平坦，有细致的纵向纹理。质韧，折断面呈裂片状，可层层剥离。气微，味苦而涩。

树皮：呈板片状，厚约至 8 mm，粗皮较厚。外表面龟裂状，内表面较粗糙。

【饮片性状】本品呈条片状或卷筒状。外表面灰黄色，有时可见灰白色横向皮孔样突起。内表面黄棕色至红棕色，具细纵纹。切面淡红棕色至红棕色，有时可见有细小白色结晶，可层层剥离。气微，味苦而涩。

【性味与归经】辛，温；有毒。归肺、脾经。

【功能与主治】杀虫，疗癣，止痒。用于疥癣瘙痒。

【用法与用量】外用适量，醋或酒浸涂擦，或研末调涂患处。

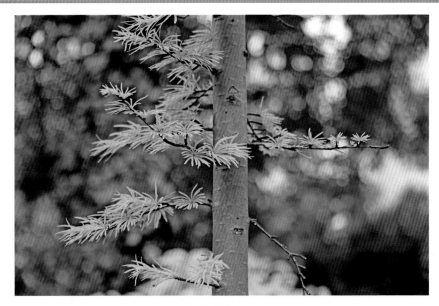

▲ 金钱松

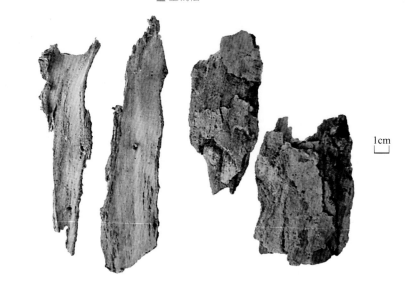

1cm

▲ 土荆皮

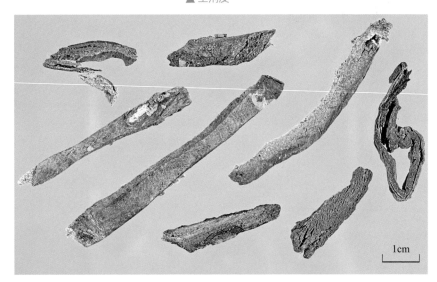

1cm

▲ 土荆皮（饮片）

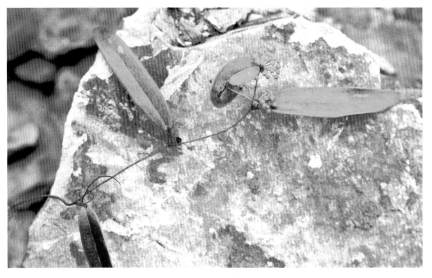

▲ 光叶菝葜

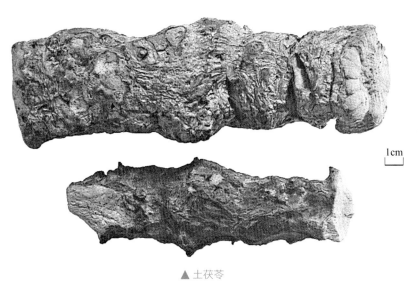

▲ 土茯苓

1cm

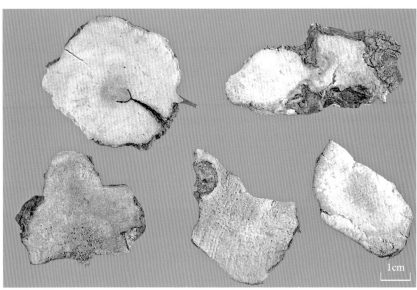

1cm

▲ 土茯苓（切片）

021. 土茯苓

Tufuling

SMILACIS GLABRAE RHIZOMA

本品为百合科植物光叶菝葜 *Smilax glabra* Roxb. 的干燥根茎。

【原植物】攀援灌木。根茎细长，每隔一段间距生一肥厚的不规则块根状根茎。茎与枝条光滑无刺。叶薄革质，狭椭圆状披针形至狭卵状披针形；叶柄具鞘，有卷须。伞形花序，花单性，雌雄异株，雌雄花花被均为 6 片。浆果球形，成熟时紫黑色。

【药材性状】本品略呈圆柱形，稍扁或呈不规则条块，有结节状隆起，具短分枝，长 5~22 cm，直径 2~5 cm。表面黄棕色或灰褐色，凹凸不平，有坚硬的须根残基，分枝顶端有圆形芽痕，有的外皮现不规则裂纹，并有残留的鳞叶。质坚硬。切片呈长圆形或不规则，厚 1~5 mm，边缘不整齐；切面类白色至淡红棕色，粉性，可见点状维管束及多数小亮点；质略韧，折断时有粉尘飞扬，以水湿润后有黏滑感。气微，味微甘、涩。

【饮片性状】本品呈长圆形或不规则的薄片，边缘不整齐。切面黄白色或红棕色，粉性，可见点状维管束及多数小亮点；以水湿润后有黏滑感。气微，味微甘、涩。

【性味与归经】甘、淡，平。归肝、胃经。

【功能与主治】解毒，除湿，通利关节。用于梅毒及汞中毒所致的肢体拘挛，筋骨疼痛；湿热淋浊，带下，痈肿，瘰疬，疥癣。

【用法与用量】15~60 g。

三画

022. 土鳖虫（䗪虫）

Tubiechong

EUPOLYPHAGA STELEOPHAGA

本品为鳖蠊科昆虫地鳖 *Eupolyphaga sinensis* Walker 或冀地鳖 *Steleophaga plancyi* (Boleny) 的雌虫干燥体。

【原动物】

地鳖：呈扁卵圆形，头端较窄，尾端较宽；背面棕黑色，有光泽；前胸背板较发达，盖住头部；腹背板9节，覆瓦状排列；头小，有丝状触角1对；胸部有足3对。

冀地鳖：呈长椭圆形，背部黑棕色，边缘带淡黄褐色斑块及黑色小点。

【药材性状】

地鳖：呈扁平卵形，长1.3~3 cm，宽1.2~2.4 cm。前端较窄，后端较宽，背部紫褐色，具光泽，无翅。前胸背板较发达，盖住头部；腹背板9节，呈覆瓦状排列。腹面红棕色，头部较小，有丝状触角1对，常脱落，胸部有足3对，具细毛和刺。腹部有横环节。质松脆，易碎。气腥臭，味微咸。

冀地鳖：长2.2~3.7 cm，宽1.4~2.5 cm。背部黑棕色，通常在边缘带有淡黄褐色斑块及黑色小点。

【性味与归经】咸，寒；有小毒。归肝经。

【功能与主治】破血逐瘀，续筋接骨。用于跌打损伤，筋伤骨折，血瘀经闭，产后瘀阻腹痛，癥瘕痞块。

【用法与用量】3~10 g。

【注意】孕妇禁用。

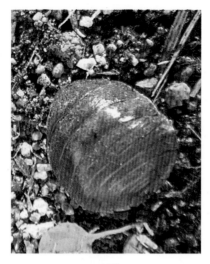 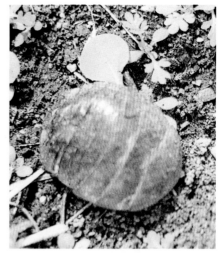

▲ 地鳖　　　　　　　　　▲ 冀地鳖

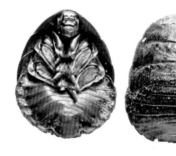

1cm　　◀ 土鳖虫（地鳖）

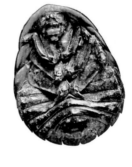 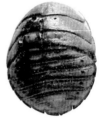

1cm　　◀ 土鳖虫（冀地鳖）

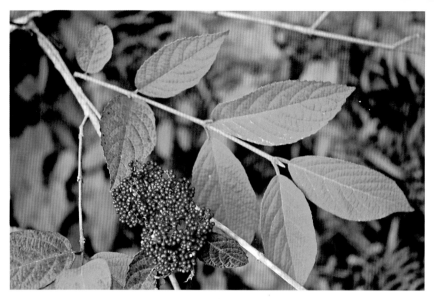
▲ 大叶紫珠（徐克学摄）

023. 大叶紫珠

Dayezizhu

CALLICARPAE MACROPHYLLAE
FOLIUM

本品为马鞭草科植物大叶紫珠 *Callicarpa macrophylla* Vahl 的干燥叶或带叶嫩枝。

【原植物】灌木，稀小乔木，高 3~5 m。小枝近四方形，密生灰白色粗糠状分枝茸毛，稍有臭味。叶片长椭圆形、卵状椭圆形或长椭圆状披针形，边缘具细锯齿，表面被短毛，背面密生灰白色分枝茸毛；叶柄粗壮，密生灰白色分枝的茸毛。聚伞花序；苞片线形；萼杯状，被灰白色星状毛和黄色腺点；花冠紫色，长约 2.5 mm，疏生星状毛。果实球形，有腺点和微毛。

【药材性状】本品多皱缩、卷曲，有的破碎。完整叶片展平后呈长椭圆形至椭圆状披针形，长 10~30 cm，宽 5~11 cm。上表面灰绿色或棕绿色，被短柔毛，较粗糙；下表面淡绿色或淡棕绿色，密被灰白色绒毛，主脉和侧脉突起，小脉伸入齿端，两面可见腺点。先端渐尖，基部楔形或钝圆，边缘有锯齿。叶柄长 0.8~2 cm。纸质。气微，味辛微苦。

【性味与归经】辛、苦，平。归肝、肺、胃经。

【功能与主治】散瘀止血，消肿止痛。用于衄血，咯血，吐血，便血，外伤出血，跌扑肿痛。

【用法与用量】15~30 g。外用适量，研末敷于患处。

024. 大血藤

Daxueteng

SARGENTODOXAE CAULIS

本品为木通科植物大血藤 *Sargentodoxa cuneata* (Oliv.) Rehd. et Wils. 的干燥藤茎。

【原植物】落叶木质藤本，长达 10 m，砍断时有红色液汁渗出。叶互生，为三出复叶，中间小叶倒卵形，侧生小叶较大，斜卵形。花序总状，下垂；花单性，雌雄异株；萼片和花瓣各 6 片，黄色；心皮多数，离生，螺旋排列。浆果肉质；种子卵形。

【药材性状】本品呈圆柱形，略弯曲，长 30~60 cm，直径 1~3 cm。表面灰棕色，粗糙，外皮常呈鳞片状剥落，剥落处显暗红棕色，有的可见膨大的节和略凹陷的枝痕或叶痕。质硬，断面皮部红棕色，有数处向内嵌入木部，木部黄白色，有多数细孔状导管，射线呈放射状排列。气微，味微涩。

【饮片性状】本品为类椭圆形的厚片。外表皮灰棕色，粗糙。切面皮部红棕色，有数处向内嵌入木部，木部黄白色，有多数导管孔，射线呈放射状排列。气微，味微涩。

【性味与归经】苦，平。归大肠、肝经。

【功能与主治】清热解毒，活血，祛风止痛。用于肠痈腹痛，热毒疮疡，经闭，痛经，跌扑肿痛，风湿痹痛。

【用法与用量】9~15 g。

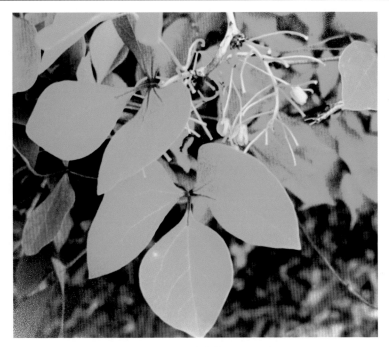

▲▼ 大血藤

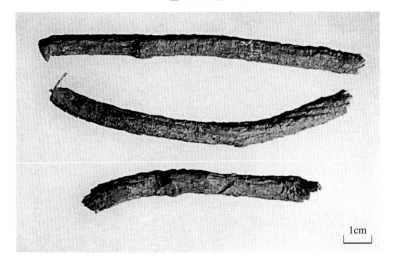

1cm

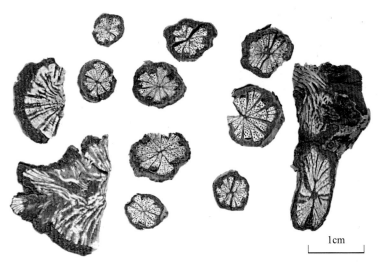

1cm

▲ 大血藤（饮片）

025. 大豆黄卷

Dadouhuangjuan

SOJAE SEMEN GERMINATUM

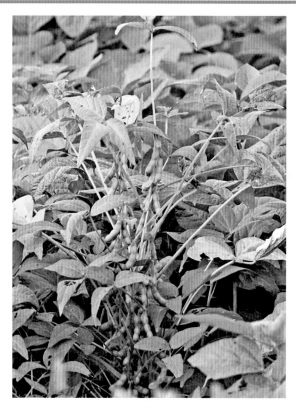

▲ 大豆

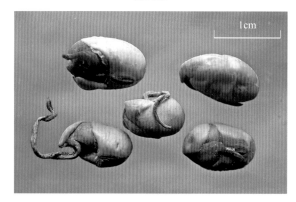

▲ 大豆黄卷

本品为豆科植物大豆 *Glycine max* (L.) Merr. 的成熟种子经发芽干燥的炮制加工品。

【原植物】一年生草本。茎粗壮，直立，或上部近缠绕状，上部多少具棱，密被褐色长硬毛。叶通常具 3 小叶；托叶宽卵形，被黄色柔毛；小叶纸质，宽卵形，顶生一枚较大，侧生小叶较小。总状花序短的少花，长的多花；花萼密被长硬毛或糙伏毛；花紫色、淡紫色或白色，旗瓣倒卵状近圆形；翼瓣蓖状，基部狭，龙骨瓣斜倒卵形；雄蕊二体。荚果肥大，长圆形，稍弯，下垂，黄绿色，密被褐黄色长毛。种子 2~5 颗，椭圆形、近球形，种皮光滑，有淡绿、黄、褐和黑色等多样，因品种而异，种脐明显，椭圆形。

【药材性状】本品略呈肾形，长约 8 mm，宽约 6 mm。表面黄色或黄棕色，微皱缩，一侧有明显的脐点；一端有 1 弯曲胚根。外皮质脆，多破裂或脱落。子叶 2，黄色。气微，味淡，嚼之有豆腥味。

【性味与归经】甘，平。归脾、胃、肺经。

【功能与主治】解表祛暑，清热利湿。用于暑湿感冒，湿温初起，发热汗少，胸闷脘痞，肢体酸重，小便不利。

【用法与用量】9~15 g。

026. 大皂角

Dazaojiao

GLEDITSIAE SINENSIS FRUCTUS

本品为豆科植物皂荚 *Gleditsia sinensis* Lam. 的干燥成熟果实。

【原植物】落叶乔木，高可达 15 m。茎刺粗壮，茎常分枝。偶数羽状复叶簇生，有小叶 6~16 枚，小叶长卵形、长椭圆形至卵状披针形，边缘具细锯齿。总状花序腋生或顶生，花杂性；花萼 4 裂；花瓣 4，淡黄色；雄蕊 6~8；子房沿缝线有毛。正常荚果呈条形，长 12~30 cm，畸形果实小，镰形。

【药材性状】本品呈扁长的剑鞘状，有的略弯曲，长 15~40 cm，宽 2~5 cm，厚 0.2~1.5 cm。表面棕褐色或紫褐色，被灰色粉霜，擦去后有光泽，种子所在处隆起。基部渐窄而弯曲，有短果柄或果柄痕，两侧有明显的纵棱线。质硬，摇之有声，易折断，断面黄色，纤维性。种子多数，扁椭圆形，黄棕色至棕褐色，光滑。气特异，有刺激性，味辛辣。

【饮片性状】同药材。

【性味与归经】辛、咸，温；有小毒。归肺、大肠经。

【功能与主治】祛痰开窍，散结消肿。用于中风口噤，昏迷不醒，癫痫痰盛，关窍不通，喉痹痰阻，顽痰喘咳，咳痰不爽，大便燥结；外治痈肿。

【用法与用量】1~1.5 g，多入丸散用。外用适量，研末吹鼻取嚏或研末调敷患处。

【注意】孕妇及咯血、吐血患者忌服。

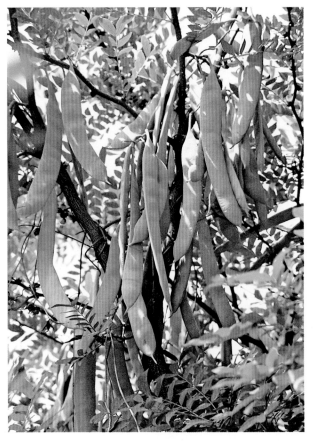

◀皂荚

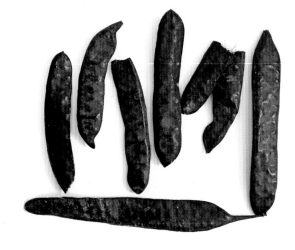

1cm

◀大皂角

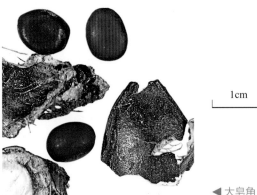

1cm

◀大皂角（断面及种子）

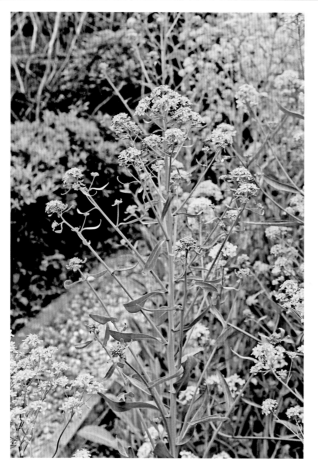

菘蓝 ▶

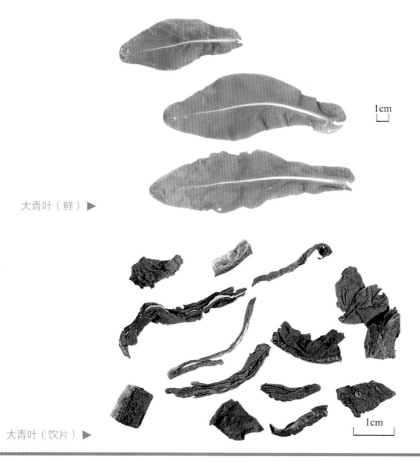

大青叶（鲜）▶

大青叶（饮片）▶

1cm

1cm

027. 大青叶

Daqingye

ISATIDIS FOLIUM

本品为十字花科植物菘蓝 *Isatis indigotica* Fort. 的干燥叶。

【**原植物**】二年生草本。主根直径 5~8 mm，灰黄色。茎直立，光滑无毛，多少带白粉状。基生叶矩圆状椭圆形；茎生叶矩圆形至矩圆状披针形，叶基部垂耳圆形。花序复总状，花黄色。角果顶端圆钝或截形。

【**药材性状**】本品多皱缩卷曲，有的破碎。完整叶片展平后呈长椭圆形至长圆状倒披针形，长 5~20 cm，宽 2~6 cm；上表面暗灰绿色，有的可见色较深稍突起的小点；先端钝，全缘或微波状，基部狭窄下延至叶柄呈翼状；叶柄长 4~10 cm，淡棕黄色。质脆。气微，味微酸、苦、涩。

【**饮片性状**】本品为不规则的碎段。叶片暗灰绿色，叶上表面有的可见色较深稍突起的小点；叶柄碎片淡棕黄色。质脆。气微，味微酸、苦、涩。

【**性味与归经**】苦，寒。归心、胃经。

【**功能与主治**】清热解毒，凉血消斑。用于温病高热，神昏，发斑发疹，痄腮，喉痹，丹毒，痈肿。

【**用法与用量**】9~15 g。

028. 大青盐

Daqingyan

HALITUM

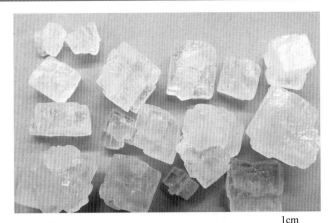

▲ 大青盐
1cm

本品为卤化物类石盐族湖盐结晶体，主含氯化钠（NaCl）。

【原矿物】晶体结构属等轴晶系。晶体多为立方体，集合体成疏松或致密的晶粒状和块状，常因立方体的晶棱方向生长快而晶面下凹呈漏斗状。无色透明或呈灰色、黄色、红色、褐色或黑色等，或有蓝色斑点。条痕为白色。具玻璃光泽，因潮解光泽变暗或呈油质状。解理完全。断口贝壳状。硬度2~2.5。相对密度2.1~2.2。

【药材性状】本品为立方体、八面体或菱形的结晶，有的为歪晶，直径0.5~1.5 cm。白色或灰白色，半透明，具玻璃样光泽。质硬，易砸碎，断面光亮。气微，味咸、微涩苦。

【性味与归经】咸，寒。归心、肾、膀胱经。

【功能与主治】清热，凉血，明目。用于吐血，尿血，牙龈肿痛出血，目赤肿痛，风眼烂弦。

【用法与用量】1.2~2.5 g；或入丸散用。外用适量，研末擦牙或水化漱口、洗目。

【注意】水肿者慎用。

029. 大枣

Dazao

JUJUBAE FRUCTUS

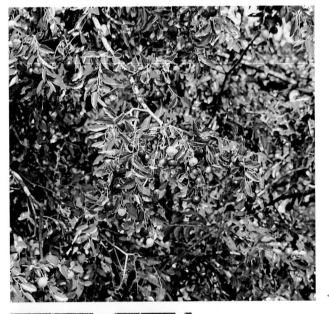

◀ 枣

本品为鼠李科植物枣 *Ziziphus jujuba* Mill. 的干燥成熟果实。

【原植物】落叶灌木或小乔木。枝干光滑无刺或具成对的刺，直伸或钩曲。叶互生，叶片卵圆形至卵状披针形，具3主脉。花较小，常7~8朵着生于叶腋成聚伞花序；花瓣5，淡黄绿色，花盘圆形，边缘波状。核果肉质，成熟时深红色。

【药材性状】本品呈椭圆形或球形，长2~3.5 cm，直径1.5~2.5 cm。表面暗红色，略带光泽，有不规则皱纹。基部凹陷，有短果梗。外果皮薄，中果皮棕黄色或淡褐色，肉质，柔软，富糖性而油润。果核纺锤形，两端锐尖，质坚硬。气微香，味甜。

【饮片性状】同药材。

【性味与归经】甘，温。归脾、胃、心经。

【功能与主治】补中益气，养血安神。用于脾虚食少，乏力便溏，妇人脏躁。

【用法与用量】6~15 g。

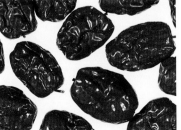

1cm
◀ 大枣

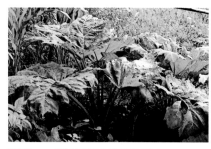

◀掌叶大黄

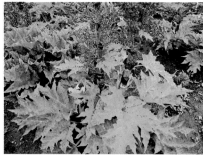

◀唐古特大黄（张浩摄）

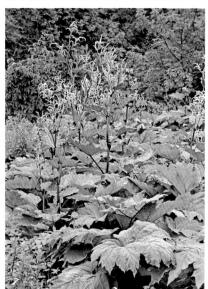

◀药用大黄

030. 大黄

Dahuang

RHEI RADIX ET RHIZOMA

本品为蓼科植物掌叶大黄 *Rheum palmatum* L.、唐古特大黄 *Rheum tanguticum* Maxim. ex Balf. 或药用大黄 *Rheum officinale* Baill. 的干燥根和根茎。

【原植物】

掌叶大黄：多年生草本，高 1~2 m。根基肥厚。茎直立。基生叶有柄，叶片宽卵形或圆形，掌状 5~7 中裂，裂片呈窄三角形。花序大圆锥状，顶生；花淡黄白色；花被片 6，雄蕊 9。瘦果 3 棱，沿棱生翅，暗褐色。

唐古特大黄：叶片掌状分裂极深，常再二回深裂，小裂片窄长。花序分枝紧密，向上直立，紧贴于茎。

药用大黄：叶片近圆形，掌状浅裂，基部心形。

【药材性状】本品呈类圆柱形、圆锥形、卵圆形或不规则块状，长 3~17 cm，直径 3~10 cm。除尽外皮者表面黄棕色至红棕色，有的可见类白色网状纹理及星点（异型维管束）散在，残留的外皮棕褐色，多具绳孔及粗皱纹。质坚实，有的中心稍松软，断面淡红棕色或黄棕色，显颗粒性；根茎髓部宽广，有星点环列或散在；根木部发达，具放射状纹理，形成层环明显，无星点。气清香，味苦而微涩，嚼之粘牙，有沙粒感。

【饮片性状】

大黄：本品呈不规则类圆形厚片或块，大小不等。外表皮黄棕色或棕褐色，有纵皱纹及疙瘩状隆起。切面黄棕色至淡红棕色，较平坦，有明显散在或排列成环的星点，有空隙。

酒大黄：本品形如大黄片，表面深棕黄色，有的可见焦斑。微有酒香气。

熟大黄：本品呈不规则的块片，表面黑色，断面中间隐约可见放射状纹理，质坚硬，气微香。

大黄炭：本品形如大黄片，表面焦黑色，内部深棕色或焦褐色，具焦香气。

【性味与归经】苦，寒。归脾、胃、大肠、肝、心包经。

【功能与主治】泻下攻积，清热泻火，凉血解毒，逐瘀通经，利湿退黄。用于实热积滞便秘，血热吐衄，目赤咽肿，痈肿疔疮，肠痈腹痛，瘀血经闭，产后瘀阻，跌打损伤，湿热痢疾，黄疸尿赤，淋证，水肿；外治烧烫伤。酒大黄善清上焦血分热毒，用于目赤咽肿、齿龈肿痛。熟大黄泻下力缓、泻火解毒，用于火毒疮疡。大黄炭凉血化瘀止血，用于血热有瘀出血症。

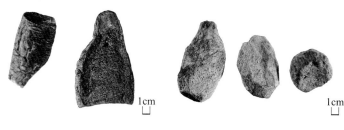

1cm

1cm

▲ 大黄（掌叶大黄）　　　▲ 大黄（唐古特大黄）

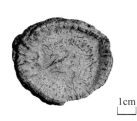

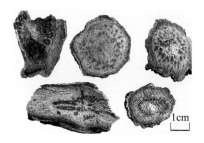

1cm

1cm

▲ 大黄（药用大黄）　　　▲ 大黄（饮片）

【**用法与用量**】3~15 g；用于泻下不宜久煎。外用适量，研末敷于患处。

【**注意**】孕妇及月经期、哺乳期慎用。

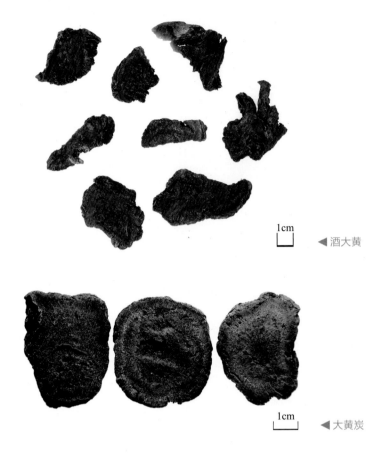

1cm

◀酒大黄

1cm

◀大黄炭

031. 大蒜

Dasuan

ALLII SATIVI BULBUS

本品为百合科植物大蒜 *Allium sativum* L. 的鳞茎。

【**原植物**】鳞茎球状至扁球状，通常由多数肉质、瓣状的小鳞茎紧密地排列而成，外面被数层白色至带紫色的膜质鳞茎外皮包裹。叶宽条形至条状披针形，扁平，先端长渐尖。花葶实心，圆柱状；伞形花序密具珠芽；花常为淡红色；花被片披针形至卵状披针形；花丝比花被片短，基部合生并与花被片贴生。子房球状，花柱不伸出花被外。

【**药材性状**】本品呈类球形，直径 3~6 cm。表面被白色、淡紫色或紫红色的膜质鳞皮。顶端略尖，中间有残留花葶，基部有多数须根痕。剥去外皮，可见独头或 6~16 个瓣状小鳞茎，着生于残留花茎基周围。鳞茎瓣略呈卵圆形，外皮膜质，先端略尖，一面弓状隆起，剥去皮膜，白色，肉质。气特异，味辛辣，具刺激性。

【**性味与归经**】辛，温。归脾、胃、肺经。

【**功能与主治**】解毒消肿，杀虫，止痢。用于痈肿疮疡，疥癣，肺痨，顿咳，泄泻，痢疾。

【**用法与用量**】9~15 g。

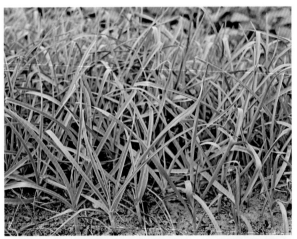

◀▼▼大蒜

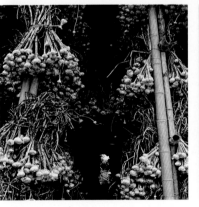

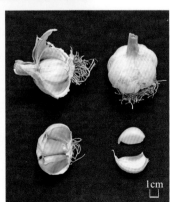

1cm

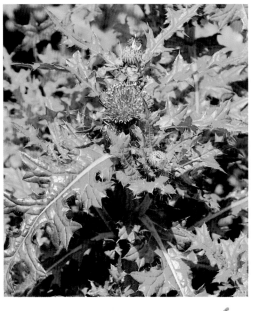

◀ 蓟

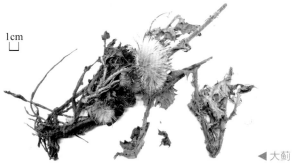

1cm

◀ 大蓟

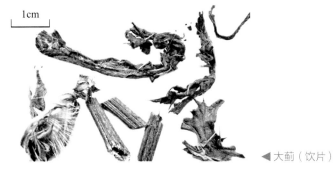

1cm

◀ 大蓟（饮片）

032. 大蓟

Daji

CIRSII JAPONICI HERBA

本品为菊科植物蓟 *Cirsium japonicum* Fisch. ex DC. 的干燥地上部分。

【**原植物**】多年生草本，茎直立。根长纺锤形或长圆锥形，簇生。基生叶有柄，叶片倒披针形或倒卵状椭圆形，羽状深裂或几全裂；茎生叶有柄，叶片倒披针形或倒卵状椭圆形，羽状深裂，边缘齿状，齿端具刺。头状花序单一或数个生于枝端，集成圆锥状，总苞钟状；花两性，全部为管状花，花紫色或紫红色。

【**药材性状**】本品茎呈圆柱形，基部直径可达1.2 cm；表面绿褐色或棕褐色，有数条纵棱，被丝状毛；断面灰白色，髓部疏松或中空。叶皱缩，多破碎，完整叶片展平后呈倒披针形或倒卵状椭圆形，羽状深裂，边缘具不等长的针刺；上表面灰绿色或黄棕色，下表面色较浅，两面均具灰白色丝状毛。头状花序顶生，球形或椭圆形，总苞黄褐色，羽状冠毛灰白色。气微，味淡。

【**饮片性状**】本品呈不规则的段。茎短圆柱形，表面绿褐色，有数条纵棱，被丝状毛；切面灰白色，髓部疏松或中空。叶皱缩，多破碎，边缘具不等长的针刺；两面均具灰白色丝状毛。头状花序多破碎。气微，味淡。

【**性味与归经**】甘、苦，凉。归心、肝经。

【**功能与主治**】凉血止血，散瘀解毒消痈。用于衄血，吐血，尿血，便血，崩漏，外伤出血，痈肿疮毒。

【**用法与用量**】9~15 g。

大蓟炭

Dajitan

CIRSII JAPONICI HERBA CARBONISATA

本品为大蓟的炮制加工品。

【**饮片性状**】本品呈不规则的段。表面黑褐色。质地疏脆，断面棕黑色。气焦香。

【**性味与归经**】苦、涩，凉。归心、肝经。

【**功能与主治**】凉血止血。用于衄血，吐血，尿血，便血，崩漏，外伤出血。

【**用法与用量**】5~10 g，多入丸散服。

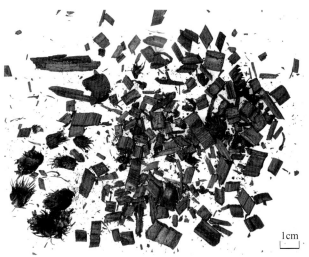

1cm

◀ 大蓟炭

033. 大腹皮

Dafupi

ARECAE PERICARPIUM

本品为棕榈科植物槟榔 *Areca catechu* L.的干燥果皮。冬季至次春采收未成熟的果实，煮后干燥，纵剖两瓣，剥取果皮，习称"大腹皮"；春末至秋初采收成熟果实，煮后干燥，剥取果皮，打松，晒干，习称"大腹毛"。

【原植物】乔木，高 17 m 或更高。茎基部略膨大。叶长 1.3~2 m，羽状全裂。肉穗花序生于叶鞘束下，多分枝，排成圆锥花序式，上部着生雄花，下部着生雌花。果长椭圆形，橙红色，中果皮厚，纤维质。种子卵形，基部平坦。

【药材性状】

大腹皮：略呈椭圆形或长卵形瓢状，长 4~7 cm，宽 2~3.5 cm，厚 0.2~0.5 cm。外果皮深棕色至近黑色，具不规则的纵皱纹及隆起的横纹，顶端有花柱残痕，基部有果梗及残存萼片。内果皮凹陷，褐色或深棕色，光滑呈硬壳状。体轻，质硬，纵向撕裂后可见中果皮纤维。气微，味微涩。

大腹毛：略呈椭圆形或瓢状。外果皮多已脱落或残存。中果皮棕毛状，黄白色或淡棕色，疏松质柔。内果皮硬壳状，黄棕色或棕色，内表面光滑，有时纵向破裂。气微，味淡。

【性味与归经】辛，微温。归脾、胃、大肠、小肠经。

【功能与主治】行气宽中，行水消肿。用于湿阻气滞，脘腹胀闷，大便不爽，水肿胀满，脚气浮肿，小便不利。

【用法与用量】5~10 g。

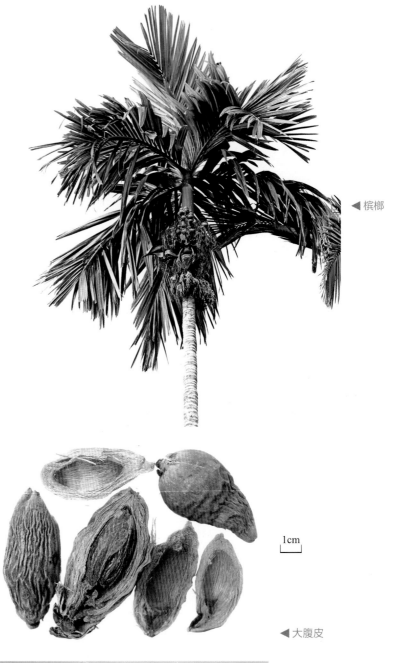

◀槟榔

1cm

◀大腹皮

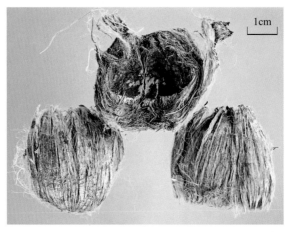

1cm

◀大腹毛

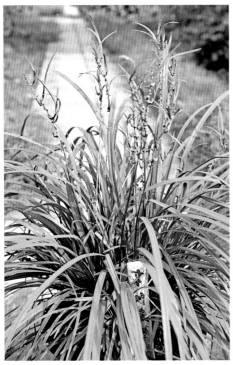

◄ 湖北麦冬

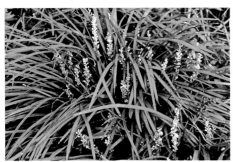

◄ 短葶山麦冬

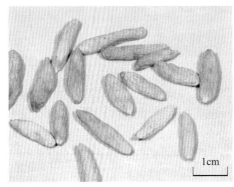

1cm

◄ 麦冬（湖北麦冬）

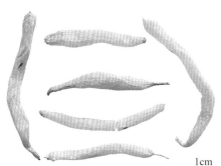

1cm

◄ 麦冬（短葶山麦冬）

034. 山麦冬

Shanmaidong

LIRIOPES RADIX

本品为百合科植物湖北麦冬 *Liriope spicata* (Thunb.) Lour. var. *prolifera* Y. T. Ma 或短葶山麦冬 *Liriope muscari* (Decne.) Baily 的干燥块根。

【原植物】

湖北麦冬：多年生草本。细根多数，常于中间膨大呈纺锤形块根。叶丛生，革质，条形，叶柄有膜质鞘。总状花序顶生，花淡紫色或蓝色，常 1~4 朵聚生；花被 6，离生；雄蕊 6 枝；子房上位，3室；花序在花后长出叶簇或小苗。浆果球形，蓝黑色。

短葶山麦冬：多年生草本，根状茎短，木质，须根前端常膨大成矩圆形、椭圆形或纺锤形块根。叶丛生，禾状叶，基部常有褐色的叶鞘。总状花序，花 3~5 朵簇生于苞片腋内。淡紫色或淡蓝色。浆果球形。

【药材性状】

湖北麦冬：呈纺锤形，两端略尖，长 1.2~3 cm，直径 0.4~0.7 cm。表面淡黄色至棕黄色，具不规则纵皱纹。质柔韧，干后质硬脆，易折断，断面淡黄色至棕黄色，角质样，中柱细小。气微，味甜，嚼之发黏。

短葶山麦冬：稍扁，长 2~5 cm，直径 0.3~0.8 cm，具粗纵纹。味甘、微苦。

【饮片性状】同药材。

【性味与归经】甘、微苦，微寒。归心、肺、胃经。

【功能与主治】养阴生津，润肺清心。用于肺燥干咳，阴虚痨嗽，喉痹咽痛，津伤口渴，内热消渴，心烦失眠，肠燥便秘。

【用法与用量】9~15 g。

三画

035. 山豆根

Shandougen

SOPHORAE TONKINENSIS
RADIX ET RHIZOMA

本品为豆科植物越南槐 *Sophora tonkinensis* Gagnep. 的干燥根和根茎。

【原植物】灌木，直立或平卧。根通常 2~5 条，圆柱形，黄褐色。茎圆柱形。单数羽状复叶，互生，小叶片 11~17，长圆状卵形或卵形，顶端 1 小叶较大。总状花序顶生；蝶形花冠黄白色。荚果串珠状；种子卵形，黑色。

【药材性状】本品根茎呈不规则的结节状，顶端常残存茎基，其下着生根数条。根呈长圆柱形，常有分枝，长短不等，直径 0.7~1.5 cm。表面棕色至棕褐色，有不规则的纵皱纹及横长皮孔样突起。质坚硬，难折断，断面皮部浅棕色，木部淡黄色。有豆腥气，味极苦。

【饮片性状】本品呈不规则的类圆形厚片。外表皮棕色至棕褐色。切面皮部浅棕色，木部淡黄色。有豆腥气，味极苦。

【性味与归经】苦，寒；有毒。归肺、胃经。

【功能与主治】清热解毒，消肿利咽。用于火毒蕴结，乳蛾喉痹，咽喉肿痛，齿龈肿痛，口舌生疮。

【用法与用量】3~6 g。

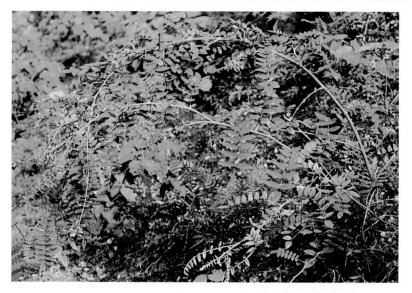

▲ 越南槐

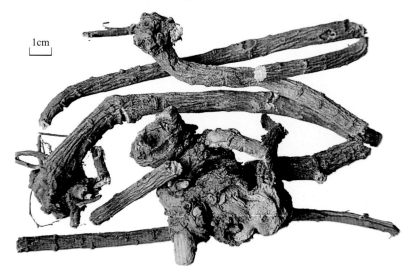

▲ 山豆根

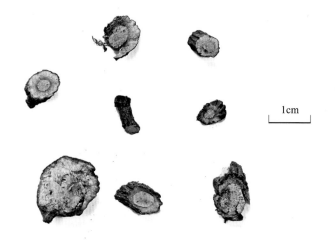

▲ 山豆根（饮片）

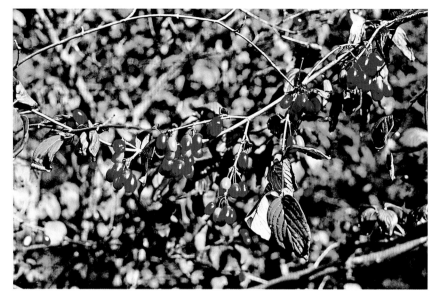

▲ 山茱萸

036. 山茱萸

Shanzhuyu

CORNI FRUCTUS

本品为山茱萸科植物山茱萸 *Cornus officinalis* Sieb. et Zucc. 的干燥成熟果肉。

【原植物】落叶灌木或小乔木。叶对生，卵形至长椭圆形，全缘，侧脉 5~7 对，弧曲。花先叶开放，20~30 朵簇生于小枝顶端，呈伞形花序状；花萼裂片 4，不明显；花瓣 4，黄色；雄蕊 4，子房下位。核果长椭圆形，熟时红至紫红色。

【药材性状】本品呈不规则的片状或囊状，长 1~1.5 cm，宽 0.5~1 cm。表面紫红色至紫黑色，皱缩，有光泽。顶端有的有圆形宿萼痕，基部有果梗痕。质柔软。气微，味酸、涩、微苦。

【饮片性状】
山萸肉：同药材。
酒萸肉：本品形如山茱萸，表面紫黑色或黑色，质滋润柔软。微有酒香气。

【性味与归经】酸、涩，微温。归肝、肾经。

【功能与主治】补益肝肾，收涩固脱。用于眩晕耳鸣，腰膝酸痛，阳痿遗精，遗尿尿频，崩漏带下，大汗虚脱，内热消渴。

【用法与用量】6~12 g。

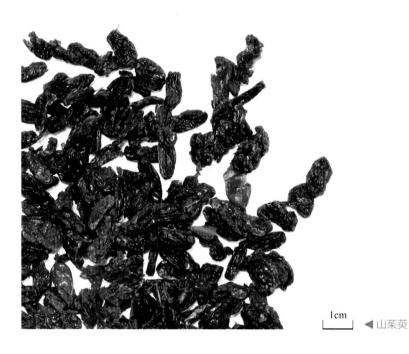

1cm ◀ 山茱萸

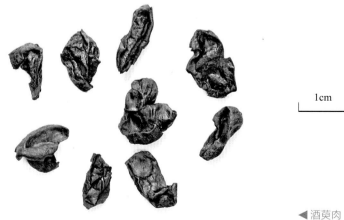

1cm

◀ 酒萸肉

037. 山药

Shanyao

DIOSCOREAE RHIZOMA

本品为薯蓣科植物薯蓣 *Dioscorea opposita* Thunb. 的干燥根茎。冬季茎叶枯萎后采挖，切去根头，洗净，除去外皮和须根，干燥，习称"毛山药"；或除去外皮，趁鲜切厚片，干燥，称为"山药片"；也有选择肥大顺直的干燥山药，置清水中，浸至无干心，闷透，切齐两端，用木板搓成圆柱状，晒干，打光，习称"光山药"。

【原植物】草质缠绕藤本。根茎略呈圆柱形，茎右旋。单叶互生，中部以上叶对生，很少有三叶轮生，叶腋间常生有珠芽。叶片形状变化较大，三角状卵形至三角状宽卵形，通常 3 裂。雌雄异株，雄花序穗状，直立，花小；雌花序下垂。蒴果翅半月形。

【药材性状】

毛山药：本品略呈圆柱形，弯曲而稍扁，长 15~30 cm，直径 1.5~6 cm。表面黄白色或淡黄色，有纵沟、纵皱纹及须根痕，偶有浅棕色外皮残留。体重，质坚实，不易折断，断面白色，粉性。气微，味淡、微酸，嚼之发黏。

山药片：为不规则的厚片，皱缩不平，切面白色或黄白色，质坚脆，粉性。气微，味淡、微酸。

光山药：呈圆柱形，两端平齐，长 9~18 cm，直径 1.5~3 cm。表面光滑，白色或黄白色。

【饮片性状】

山药：本品为类圆形、椭圆形或不规则的厚片。表面类白色或淡黄白色，质脆，易折断，切面类白色，富粉性。气微，味淡、微酸，嚼之发黏。

山药片：本品为不规则的厚片，皱缩不平，切面白色或黄白色，质坚脆，粉性。气微，味淡、微酸。

麸炒山药：本品形如毛山药片或光山药片，切面黄白色或微黄色，偶见焦斑，略有焦香气。

【性味与归经】甘，平。归脾、肺、肾经。

【功能与主治】补脾养胃，生津益肺，补肾涩精。用于脾虚食少，久泻不止，肺虚喘咳，肾虚遗精，带下，尿频，虚热消渴。麸炒山药补脾健胃。用于脾虚食少，泄泻便溏，白带过多。

【用法与用量】15~30 g。

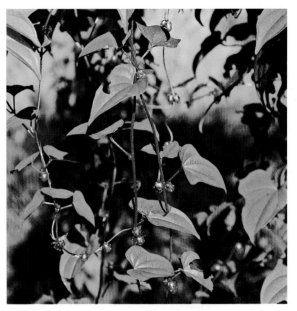

◀ 薯蓣

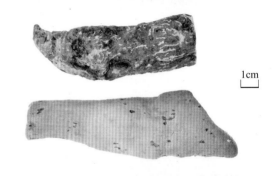

1cm

◀ 毛山药

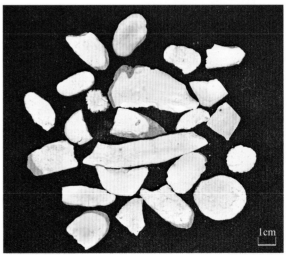

1cm

◀ 山药片

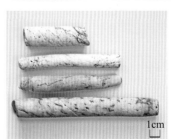

1cm

▲ 光山药

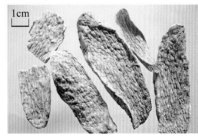

1cm

▲ 麸炒山药

三画

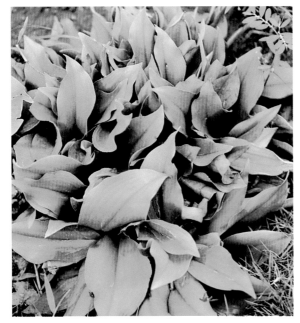

038. 山柰

Shannai

KAEMPFERIAE RHIZOMA

本品为姜科植物山柰 *Kaempferia galanga* L. 的干燥根茎。

【原植物】多年生草本。根茎块状，芳香。叶 2~4 片贴近地面生长，近无柄，有叶鞘，叶片近圆形，干时于上面可见小红点。花 6~12 朵顶生，半藏于叶鞘中，花白色，有香气；唇瓣深 2 裂至中部以下，基部具紫斑；雄蕊无花丝，药隔附属体正方形，2 裂。蒴果。

【药材性状】本品多为圆形或近圆形的横切片，直径 1~2 cm，厚 0.3~0.5 cm。外皮浅褐色或黄褐色，皱缩，有的有根痕或残存须根；切面类白色，粉性，常鼓凸。质脆，易折断。气香特异，味辛辣。

【性味与归经】辛，温。归胃经。

【功能与主治】行气温中，消食，止痛。用于胸膈胀满，脘腹冷痛，饮食不消。

【用法与用量】6~9 g。

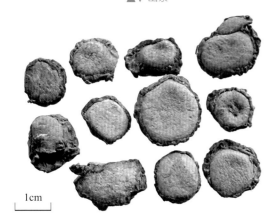

▲▼ 山柰

1cm

039. 山香圆叶

Shanxiangyuanye

TURPINIAE FOLIUM

本品为省沽油科植物山香圆 *Turpinia arguta* Seem. 的干燥叶。

【原植物】落叶灌木，高 1~3 m。老枝灰褐色，幼枝具灰褐色斑点。单叶，对生，厚纸质，椭圆形或长椭圆形，边缘具疏锯齿。顶生圆锥花序较叶短，密集或较疏松；花梗中部具二枚苞片；萼片 5，三角形，绿色；花瓣白色，无毛。果近球形，幼时绿色，转红色，干后黑色，表面粗糙，先端具小尖头，有种子 2~3 颗。

【药材性状】本品呈椭圆形或长圆形，长 7~22 cm，宽 2~6 cm。先端渐尖，基部楔形，边缘具疏锯齿，近基部全缘，锯齿的顶端具有腺点。上表面绿褐色，具光泽；下表面淡黄绿色，较粗糙，主脉淡黄色至浅褐色，于下表面突起，侧脉羽状；叶柄长 0.5~1 cm。近革质而脆。气芳香，味苦。

【饮片性状】本品呈不规则的丝条状。边缘具疏锯齿，锯齿的顶端具有腺点。上表面绿褐色，具光泽；下表面淡黄绿色，较粗糙，主脉淡黄色至浅褐色，于下表面突起。近革质而脆。气芳香，味苦。

【性味与归经】苦，寒。归肺、肝经。

【功能与主治】清热解毒，利咽消肿，活血止痛。用于乳蛾喉痹，咽喉肿痛，疮疡肿毒，跌扑伤痛。

【用法与用量】15~30 g。外用适量。

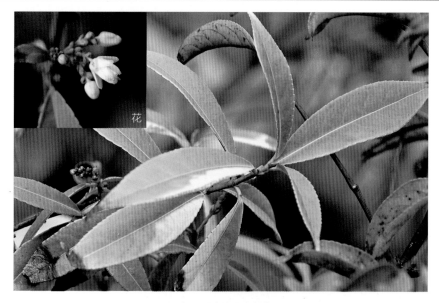

花

▲ 山香圆（徐晔春摄）

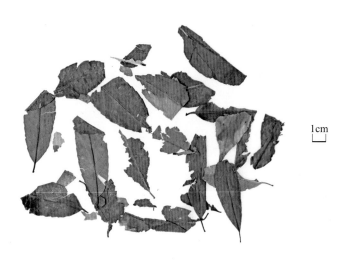

1cm

▲ 山香圆叶

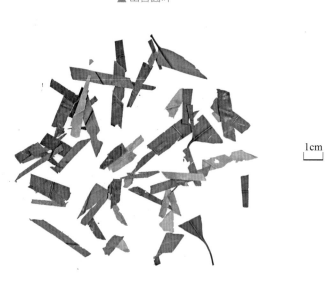

1cm

▲ 山香圆叶（饮片）

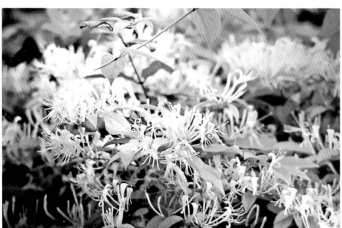

◀ 灰毡毛忍冬

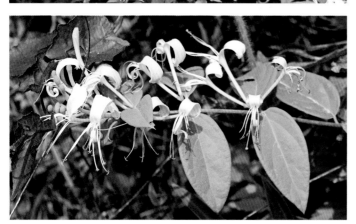

◀ 红腺忍冬

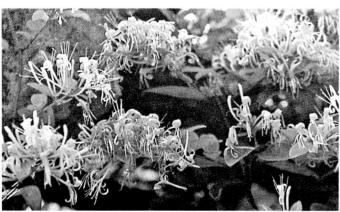

◀ 华南忍冬
（徐晔春摄）

◀ 黄褐毛忍冬

040. 山银花

Shanyinhua

LONICERAE FLOS

本品为忍冬科植物灰毡毛忍冬 *Lonicera macranthoides* Hand. -Mazz.、红腺忍冬 *Lonicera hypoglauca* Miq.、华南忍冬 *Lonicera confusa* DC. 或黄褐毛忍冬 *Lonicera fulvotomentosa* Hsu et S. C. Cheng 的干燥花蕾或带初开的花。

【原植物】

灰毡毛忍冬：藤本。幼枝或其顶梢及总花梗有薄绒状短糙伏毛，有时兼具微腺毛。叶革质，卵形、卵状披针形、矩圆形至宽披针形。花有香味，双花常密集于小枝梢成圆锥状花序；苞片披针形或条状披针形，连同萼齿外面均有细毡毛和短缘毛；萼筒常有蓝白色粉，萼齿三角形；花冠白色，后变黄色，外被倒短糙伏毛及橘黄色腺毛，上唇裂片卵形，下唇条状倒披针形，反卷；雄蕊生于花冠筒顶端，连同花柱均伸出而无毛。果实黑色，常有蓝白色粉，圆形。

红腺忍冬：落叶藤本。幼枝、叶柄、叶下面和上面中脉及总花梗均密被上端弯曲的淡黄褐色短柔毛。叶纸质。双花单生至多朵集生于侧生短枝上，或于小枝顶集合成总状；萼筒无毛或有时略有毛；花冠白色，有时有淡红晕，后变黄色，唇形，筒比唇瓣稍长，外面疏生倒微伏毛；雄蕊与花柱均稍伸出，无毛。果实熟时黑色，近圆形，有时具白粉。

华南忍冬：半常绿藤本。幼枝、叶柄、总花梗、苞片、小苞片和萼筒均密被灰黄色卷曲短柔毛，并疏生微腺毛；小枝淡红褐色或近褐色。叶纸质，卵形至卵状矩圆形。花有香味，双花腋生或于小枝或侧生短枝顶集合成具 2~4 节的短总状花序，有明显的总苞叶；萼筒被短糙毛；花冠白色，后变黄色，唇形，外面被多少开展的倒糙毛和长、短两种腺毛，内面有柔毛；雄蕊和花柱均伸出。果实黑色。

黄褐毛忍冬：藤本。幼枝、叶柄、叶下面、总花梗、苞片、小苞片和萼齿均密被开展或弯伏的黄褐色毡毛状糙毛，幼枝和叶两面还散生桔红色短腺毛。叶纸质。双花排列成腋生或顶生的短总状花序；萼筒倒卵状椭圆形，无毛，萼齿条状披针形；花冠先白色后变黄色，唇形，外面密被黄褐色倒伏毛和开展的短腺毛，上唇裂片长圆形；雄蕊和花柱均高出花冠。果实成熟时为黑色。

【药材性状】

灰毡毛忍冬：呈棒状而稍弯曲，长3~4.5 cm，上部直径约2 mm，下部直径约1 mm。表面黄色或黄绿色。总花梗集结成簇，开放者花冠裂片不及全长之半。质稍硬，手捏之稍有弹性。气清香，味微苦甘。

红腺忍冬：长2.5~4.5 cm，直径0.8~2 mm。表面黄白色至黄棕色，无毛或疏被毛，萼筒无毛，先端5裂，裂片长三角形，被毛，开放者花冠下唇反转，花柱无毛。

华南忍冬：长1.6~3.5 cm，直径0.5~2 mm。萼筒和花冠密被灰白色毛。

黄褐毛忍冬：1~3.4 cm，直径1.5~2 mm。花冠表面淡黄棕色或黄棕色，密被黄色茸毛。

【性味与归经】甘，寒。归肺、心、胃经。

【功能与主治】清热解毒，疏散风热。用于痈肿疔疮，喉痹，丹毒，热毒血痢，风热感冒，温病发热。

【用法与用量】6~15 g。

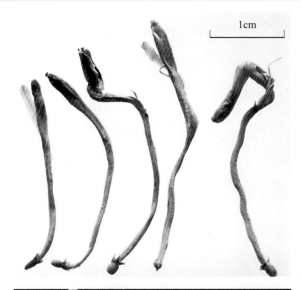
◀灰毡毛忍冬

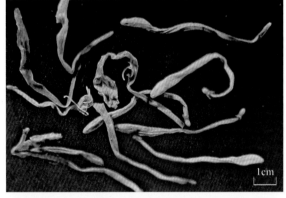
◀红腺忍冬

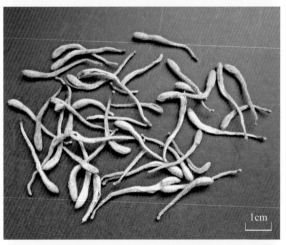
◀华南忍冬

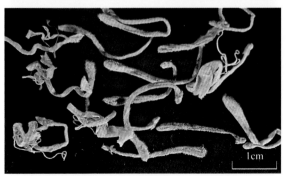
◀黄褐毛忍冬

041. 山楂

Shanzha

CRATAEGI FRUCTUS

本品为蔷薇科植物山里红 *Crataegus pinnatifida* Bge. var. *major* N. E. Br. 或山楂 *Crataegus pinnatifida* Bge. 的干燥成熟果实。

【原植物】

山里红：落叶小乔木，高约 6 m，无刺或疏生短刺。叶互生，具托叶，叶片菱状卵形，具 5~9 羽状浅裂，边缘有不规则重锯齿。伞房花序，花白色或稍带红色。梨果球形，直径达 2.5 cm，深亮红色。

山楂：叶 3~5 羽状浅裂。果实直径 1~1.5 cm，深红色。

【药材性状】本品为圆形片，皱缩不平，直径 1~2.5 cm，厚 0.2~0.4 cm。外皮红色，具皱纹，有灰白色小斑点。果肉深黄色至浅棕色。中部横切片具 5 粒浅黄色果核，但核多脱落而中空。有的片上可见短而细的果梗或花萼残迹。气微清香，味酸、微甜。

【饮片性状】

炒山楂：本品形如山楂片，果肉黄褐色，偶见焦斑。气清香，味酸、微甜。

焦山楂：本品形如山楂片，表面焦褐色，内部黄褐色。有焦香气。

【性味与归经】酸、甘，微温。归脾、胃、肝经。

【功能与主治】消食健胃，行气散瘀，化浊降脂。用于肉食积滞，胃脘胀满，泻痢腹痛，瘀血经闭，产后瘀阻，心腹刺痛，胸痹心痛，疝气疼痛，高脂血症。焦山楂消食导滞作用增强。用于肉食积滞，泻痢不爽。

【用法与用量】9~12 g。

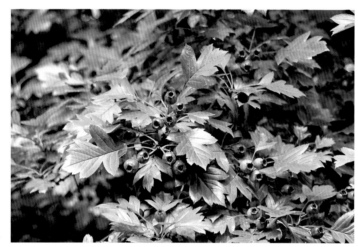

山里红 ▶

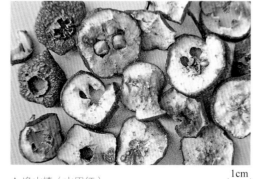

山楂 ▶

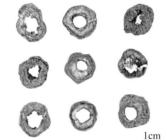

▲ 净山楂（山里红）   1cm

▲ 净山楂（山楂）   1cm

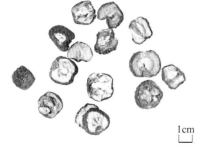

▲ 炒山楂   1cm

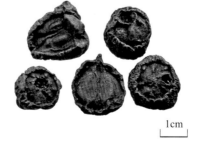

▲ 焦山楂   1cm

042. 山楂叶

Shanzhaye

CRATAEGI FOLIUM

本品为蔷薇科植物山里红 *Crataegus pinnatifida* Bge. var. *major* N. E. Br. 或山楂 *Crataegus pinnatifida* Bge. 的干燥叶。

【原植物】见"山楂"。

【药材性状】本品多已破碎，完整者展开后呈宽卵形，长 6~12 cm，宽 5~8 cm，绿色至棕黄色，先端渐尖，基部宽楔形，具 2~6 羽状裂片，边缘具尖锐重锯齿；叶柄长 2~6 cm，托叶卵圆形至卵状披针形。气微，味涩、微苦。

【性味与归经】酸，平。归肝经。

【功能与主治】活血化瘀，理气通脉，化浊降脂。用于气滞血瘀，胸痹心痛，胸闷憋气，心悸健忘，眩晕耳鸣，高脂血症。

【用法与用量】3~10 g；或泡茶饮。

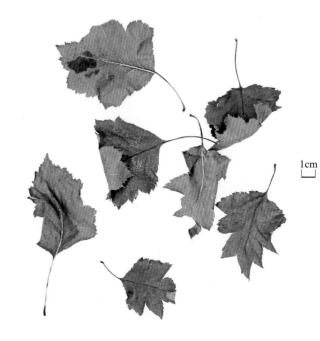

1cm

▲ 山楂叶（山里红）

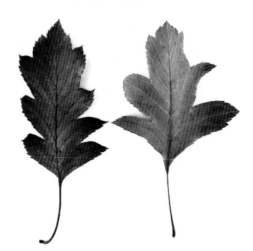

▲ 山楂叶（山楂）

043. 山慈菇

Shancigu

CREMASTRAE PSEUDOBULBUS
PLEIONES PSEUDOBULBUS

本品为兰科植物杜鹃兰 *Cremastra appendiculata* (D. Don) Makino、独蒜兰 *Pleione bulbocodioides* (Franch.) Rolfe 或云南独蒜兰 *Pleione yunnanensis* Rolfe 的干燥假鳞茎。前者习称"毛慈菇"，后二者习称"冰球子"。

【原植物】

杜鹃兰：假鳞茎聚生，近球形，粗1~3 cm。顶生1叶，很少有2叶。花葶侧生于假鳞茎顶端，直立，通常超出叶外。总状花序疏生多数花；花偏向一侧，紫红色；花被片呈筒状，顶端略开展，萼片和花瓣近相等；唇瓣近匙形，与萼片近等长。

独蒜兰：陆生兰，高15~25 cm。顶生1枚叶，叶掉后有一杯状齿环。花葶顶生1朵花，花苞片矩圆形，等于或长于子房；花淡紫色或粉红色。

云南独蒜兰：陆生兰，高13~35 cm。顶生花葶和1枚叶，开花时无幼叶。顶生1花；花苞片狭倒卵形，短于子房；花淡紫色。

【药材性状】

毛慈菇：呈不规则扁球形或圆锥形，顶端渐突起，基部有须根痕。长1.8~3 cm，膨大部直径1~2 cm。表面黄棕色或棕褐色，有纵皱纹或纵沟，中部有2~3条微突起的环节，节上有鳞片叶干枯腐烂后留下的丝状纤维。质坚硬，难折断，断面灰白色或黄白色，略呈角质。气微，味淡，带黏性。

冰球子：呈圆锥形，瓶颈状或不规则团块，直径1~2 cm，高1.5~2.5 cm。顶端渐尖，尖端断头处呈盘状，基部膨大且圆平，中央凹入，有1~2条环节，多偏向一侧。撞去外皮者表面黄白色，带表皮者浅棕色，光滑，有不规则皱纹。断面浅黄色，角质半透明。

【性味与归经】甘、微辛，凉。归肝、脾经。

【功能与主治】清热解毒，化痰散结。用于痈肿疔毒，瘰疬痰核，蛇虫咬伤，癥瘕痞块。

【用法与用量】3~9 g，外用适量。

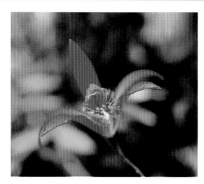

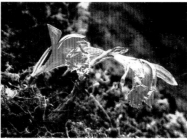

▲ 独蒜兰

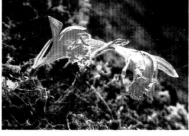

▲ 云南独蒜兰

▲ 杜鹃兰

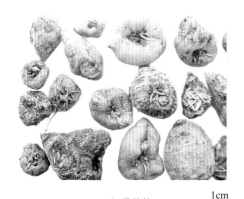

▲ 毛慈菇
1cm

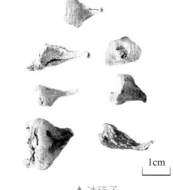

1cm

▲ 冰球子

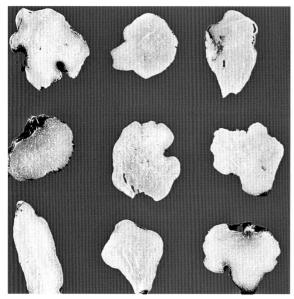

▲ 山慈菇（毛慈菇，饮片）
1cm

044. 千年健

Qiannianjian

HOMALOMENAE RHIZOMA

本品为天南星科植物千年健 *Homalomena occulta* (Lour.) Schott 的干燥根茎。

【原植物】多年生草本。茎匍匐，长圆柱形，肉质，表面棕红色。叶互生，箭状心形至心形，全缘，叶柄基部具鞘。肉穗花序，具淡黄白色佛焰苞，下部具雌花，上部具雄花。浆果褐色。

【药材性状】本品呈圆柱形，稍弯曲，有的略扁，长 15~40 cm，直径 0.8~1.5 cm。表面黄棕色或红棕色，粗糙，可见多数扭曲的纵沟纹、圆形根痕及黄色针状纤维束。质硬而脆，断面红褐色，黄色针状纤维束多而明显，相对另一断面呈多数针眼状小孔及有少数黄色针状纤维束，可见深褐色具光泽的油点。气香，味辛、微苦。

【饮片性状】本品呈类圆形或不规则形的片。外表皮黄棕色至红棕色，粗糙，有的可见圆形根痕。切面红褐色，具有众多黄色纤维束，有的呈针刺状。气香，味辛、微苦。

【性味与归经】苦、辛，温。归肝、肾经。

【功能与主治】祛风湿，壮筋骨。用于风寒湿痹，腰膝冷痛，拘挛麻木，筋骨痿软。

【用法与用量】5~10 g。

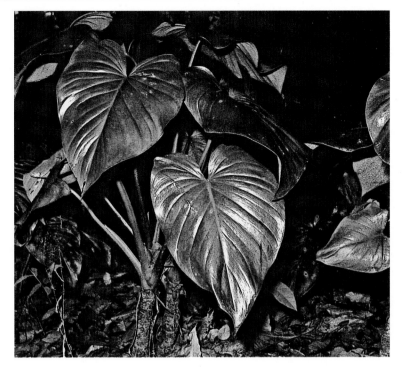

▲▼千年健

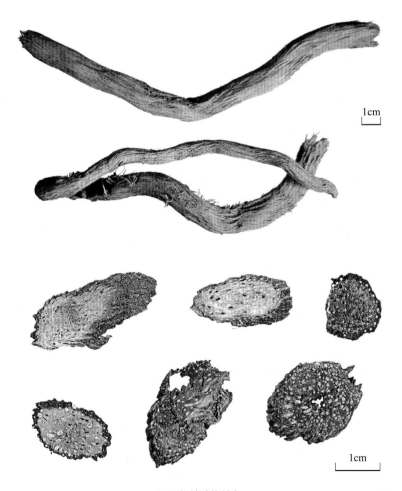

1cm

1cm

▲ 千年健（饮片）

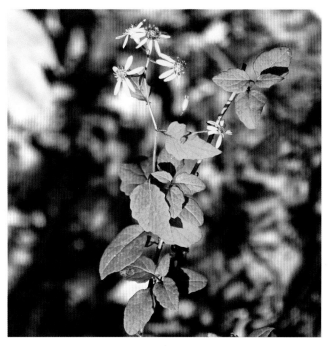
▲ 千里光

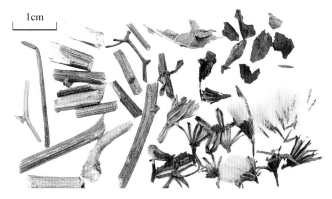
1cm

▲ 千里光（切段）

045. 千里光

Qianliguang

SENECIONIS SCANDENTIS HEBRA

本品为菊科植物千里光 *Senecio scandens* Buch. -Ham. 的干燥地上部分。

【原植物】多年生攀援草本。根状茎木质。茎伸长，弯曲多分枝，被柔毛或无毛，老时变木质，皮淡色。叶片卵状披针形至长三角形，顶端渐尖，基部宽楔形、截形、戟形或稀心形，通常具浅或深齿，稀全缘。头状花序有舌状花8~10，在茎枝端排列成顶生复聚伞圆锥花序；管状花多数。瘦果圆柱形，被柔毛，冠毛白色。

【药材性状】本品茎呈细圆柱形，稍弯曲，上部有分枝；表面灰绿色、黄棕色或紫褐色，具纵棱，密被灰白色柔毛。叶互生，多皱缩破碎，完整叶片展平后呈卵状披针形或长三角形，有时具1~6侧裂片，边缘有不规则锯齿，基部戟形或截形，两面有细柔毛。头状花序；总苞钟形；花黄色至棕色，冠毛白色。气微，味苦。

【性味与归经】苦，寒。归肺、肝经。

【功能与主治】清热解毒，明目，利湿。用于痈肿疮毒，感冒发热，目赤肿痛，泄泻痢疾，皮肤湿疹。

【用法与用量】15~30 g。外用适量，煎水熏洗。

046. 千金子

Qianjinzi

EUPHORBIAE SEMEN

本品为大戟科植物续随子 *Euphorbia lathyris* L. 的干燥成熟种子。

【原植物】二年生草本。全株无毛，微被白粉，含白色乳汁。茎直立。单叶，对生，茎下部叶线状披针形，无柄；茎上部叶具短柄，叶片广披针形。总花序有 2~4 伞梗，每梗又复 3 分枝，花序总苞杯状，花单性，无花被；雄花多数，每花有雄蕊 1 枚；雌花 1 朵，位于花序中央。子房 3 室，蒴果近球形。

【药材性状】本品呈椭圆形或倒卵形，长约 5 mm，直径约 4 mm。表面灰棕色或灰褐色，具不规则网状皱纹，网孔凹陷处灰黑色，形成细斑点。一侧有纵沟状种脊，顶端为突起的合点，下端为线形种脐，基部有类白色突起的种阜或具脱落后的疤痕。种皮薄脆，种仁白色或黄白色，富油质。气微，味辛。

【饮片性状】同药材。

【性味与归经】辛，温；有毒。归肝、肾、大肠经。

【功能与主治】泻下逐水，破血消癥；外用疗癣蚀疣。用于二便不通，水肿，痰饮，积滞胀满，血瘀经闭；外治顽癣，赘疣。

【用法与用量】1~2 g，去壳，去油用，多入丸散服。外用适量，捣烂敷患处。

【注意】孕妇禁用。以免中毒。

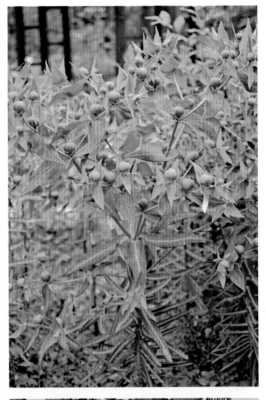

◀ 续随子

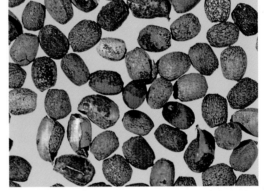

1cm

◀ 千金子

千金子霜

Qianjinzishuang

EUPHORBIAE SEMEN PULVERATUM

本品为千金子的炮制加工品。

【饮片性状】本品为均匀、疏松的淡黄色粉末，微显油性。味辛辣。

【性味与归经】辛，温；有毒。归肝、肾、大肠经。

【功能与主治】泻下逐水，破血消癥；外用疗癣蚀疣。用于二便不通，水肿，痰饮，积滞胀满，血瘀经闭；外治顽癣，赘疣。

【用法与用量】0.5~1 g，多入丸散服，外用适量。

【注意】孕妇禁用。

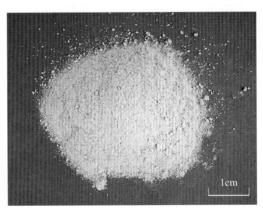

1cm

◀ 千金子霜

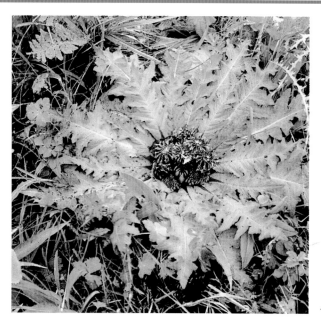

047. 川木香

Chuanmuxiang

VLADIMIRIAE RADIX

本品为菊科植物川木香 *Vladimiria souliei* (Franch.) Ling 或灰毛川木香 *Vladimiria souliei* (Franch.) Ling var. *cinerea* Ling 的干燥根。

【原植物】
川木香：多年生草本。根粗壮，几无茎。叶莲座状，叶片长圆状披针形，羽状中裂或浅裂，两面被糙伏毛，下面疏生蛛丝毛和腺体。头状花序 6~8，密集，花冠紫色。瘦果有棱，冠毛刚毛状。
灰毛川木香：叶下面及叶柄被密灰白色蛛丝状毛。

【药材性状】本品呈圆柱形或有纵槽的半圆柱形，稍弯曲，长 10~30 cm，直径 1~3 cm。表面黄褐色或棕褐色，具纵皱纹，外皮脱落处可见丝瓜络状细筋脉；根头偶有黑色发黏的胶状物，习称"油头"。体较轻，质硬脆，易折断，断面黄白色或黄色，有深黄色稀疏油点及裂隙，木部宽广，有放射状纹理；有的中心呈枯朽状。气微香，味苦，嚼之粘牙。

【饮片性状】
川木香：本品呈类圆形切片，直径 1.5~3 cm。外皮黄褐色至棕褐色。切面黄白色至黄棕色，有深棕色稀疏油点，木部显菊花心状的放射纹理，有的中心呈枯朽状，周边有一明显的环纹，体较轻，质硬脆。气微香，味苦，嚼之粘牙。
煨川木香：本品形如川木香片，气微香，味苦，嚼之粘牙。

【性味与归经】辛、苦，温。归脾、胃、大肠、胆经。

【功能与主治】行气止痛。用于胸胁、脘腹胀痛，肠鸣腹泻，里急后重。

【用法与用量】3~9 g。

1cm

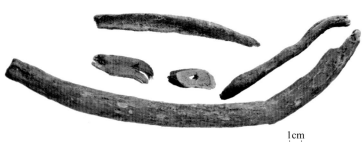

▲ 川木香（饮片）

1cm

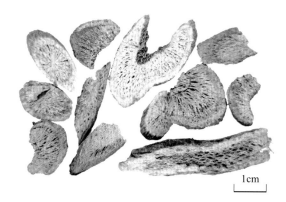

▲ 煨川木香（饮片）

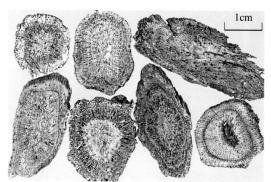

048. 川木通

Chuanmutong

CLEMATIDIS ARMANDII CAULIS

本品为毛茛科植物小木通 Clematis armandii Franch. 或绣球藤 Clematis montana Buch. -Ham. 的干燥藤茎。

【原植物】

小木通：常绿藤本，长达 5 m。叶对生，为三出复叶，小叶革质，狭卵形至披针形，基部圆形或浅心形，全缘。花序圆锥状，萼片 4，白色，无花瓣。瘦果扁，羽状花柱长达 5 cm。

绣球藤：藤本，茎长达 8 m。叶为三叶复叶，小叶卵形，3 浅裂，边缘有锯齿。花数朵，腋生，不呈圆锥状；萼片 4，白色。瘦果卵形，扁，羽状花柱长达 2.2 cm。

【药材性状】本品呈长圆柱形，略扭曲，长 50~100 cm，直径 2~3.5 cm。表面黄棕色或黄褐色，有纵向凹沟及棱线；节处多膨大，有叶痕及侧枝痕。残存皮部易撕裂。质坚硬，不易折断。切片厚 2~4 mm，边缘不整齐，残存皮部黄棕色，木部浅黄棕色或浅黄色，有黄白色放射状纹理及裂隙，其间布满导管孔，髓部较小，类白色或黄棕色，偶有空腔。气微，味淡。

【饮片性状】本品呈类圆形厚片。切面边缘不整齐，残存皮部黄棕色，木部浅黄棕色或浅黄色，有黄白色放射状纹理及裂隙，其间密布细孔状导管，髓部较小，类白色或黄棕色，偶有空腔。气微，味淡。

【性味与归经】苦，寒。归心、小肠、膀胱经。

【功能与主治】利尿通淋，清心除烦，通经下乳。用于淋证，水肿，心烦尿赤，口舌生疮，经闭乳少，湿热痹痛。

【用法与用量】3~6 g。

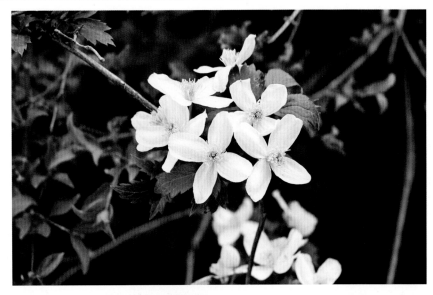

▲ 绣球藤（徐晔春摄）

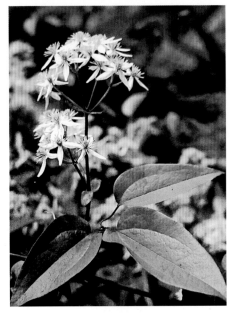

▲ 小木通

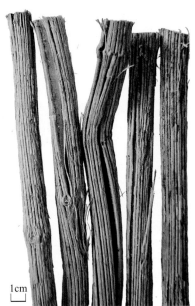

▲ 川木通

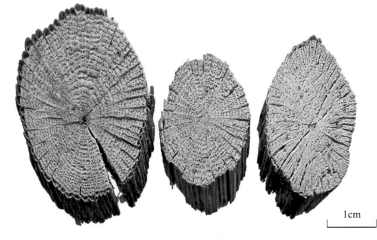

▲ 川木通（饮片）

049. 川贝母

Chuanbeimu

FRITILLARIAE CIRRHOSAE BULBUS

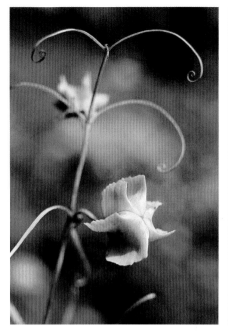

▲ 川贝母

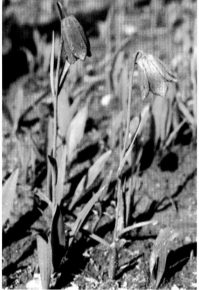

▲ 暗紫贝母

本品为百合科植物川贝母 *Fritillaria cirrhosa* D. Don、暗紫贝母 *Fritillaria unibracteata* Hsiao et K. C. Hsia、甘肃贝母 *Fritillaria przewalskii* Maxim.、梭砂贝母 *Fritillaria delavayi* Franch.、太白贝母 *Fritillaria taipaiensis* P. Y. Li 或瓦布贝母 *Fritillaria unibracteata* Hsiao et K. C. Hsia var. *wabuensis* (S. Y. Tang et S. C. Yue) Z. D. Liu, S. Wang et S. C. Chen 的干燥鳞茎。按性状不同分别习称"松贝"、"青贝"、"炉贝"和"栽培品"。

【原植物】

川贝母：多年生草本。鳞茎卵圆形。茎常于中部以上具叶，最下部2叶对生，狭长短圆形至宽条形，其余3~5枚轮生或对生，狭披针状条形，最上部具3叶轮生的叶状苞，条形，先端卷曲。单花顶生，钟状；花被片6，绿黄色至黄色。蒴果棱上有窄翅。

暗紫贝母：鳞茎球状圆锥形。茎中部叶对生或互生，无轮生，叶状苞片1，先端不卷曲。花被片暗紫色。

甘肃贝母：茎中部叶片及叶状苞片均为互生。花被片黄色，其上有紫色至黑紫色斑点。

梭砂贝母：近中部以上具叶，下部叶互生。花被片绿黄色，具深色平行脉纹和紫红色斑点。

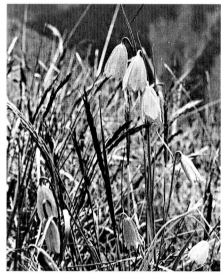

◀ 甘肃贝母

【药材性状】

松贝：呈类圆锥形或近球形，高0.3~0.8 cm，直径0.3~0.9 cm。表面类白色。外层鳞叶2瓣，大小悬殊，大瓣紧抱小瓣，未抱部分呈新月形，习称"怀中抱月"；顶部闭合，内有类圆柱形、顶端稍尖的心芽和小鳞叶1~2枚；先端钝圆或稍尖，底部平，微凹入，中心有1灰褐色的鳞茎盘，偶有残存须根。质硬而脆，断面白色，富粉性。气微，味微苦。

青贝：呈类扁球形，高0.4~1.4 cm，直径0.4~1.6 cm。外层鳞叶2瓣，大小相近，相对抱合，顶部开裂，内有心芽和小鳞叶2~3枚及细圆柱形的残茎。

炉贝：呈长圆锥形，高0.7~2.5 cm，直径

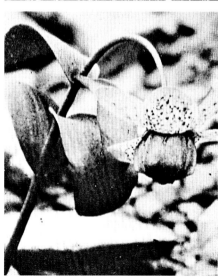

◀ 梭砂贝母

0.5~2.5 cm。表面类白色或浅棕黄色，有的具棕色斑点。外层鳞叶 2 瓣，大小相近，顶部开裂而略尖，基部稍尖或较钝。

栽培品： 呈类扁球形或短圆柱形，高 0.5~2 cm，直径 1~2.5 cm。表面类白色或浅棕黄色，稍粗糙，有的具浅黄色斑点。外层鳞叶 2 瓣，大小相近，顶部多开裂而较平。

【**性味与归经**】苦、甘，微寒。归肺、心经。

【**功能与主治**】清热润肺，化痰止咳，散结消痈。用于肺热燥咳，干咳少痰，阴虚劳嗽，痰中带血，瘰疬，乳痈，肺痈。

【**用法与用量**】3~10 g；研粉冲服，一次 1~2 g。

【**注意**】不宜与川乌、制川乌、草乌、制草乌、附子同用。

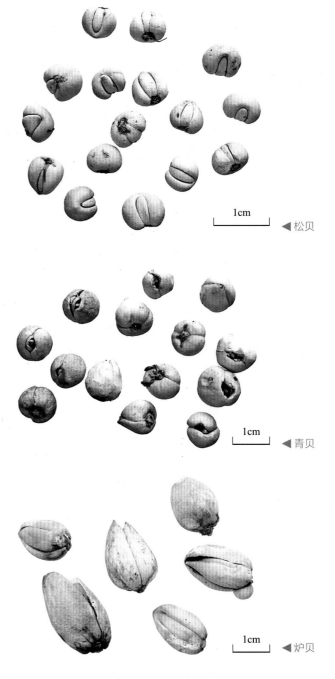

1cm ◀松贝

1cm ◀青贝

1cm ◀炉贝

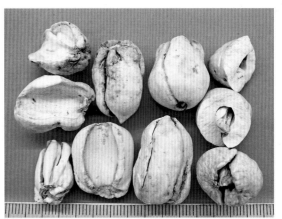

◀栽培品

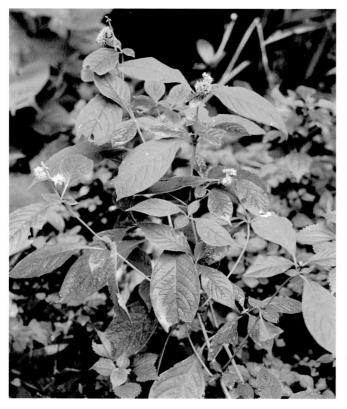

▲▼ 川牛膝

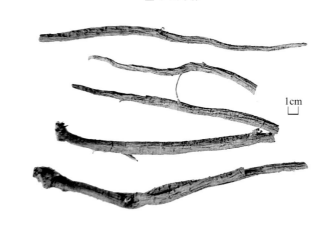

050. 川牛膝

Chuanniuxi

CYATHULAE RADIX

本品为苋科植物川牛膝 *Cyathula officinalis* Kuan 的干燥根。

【原植物】多年生草本，高达 1 m。根长圆柱状。茎下部近圆形，中部近方形。叶椭圆形或狭椭圆形，疏被糙毛。花簇集合成顶生或腋生头状花序，数个于枝端排成穗状，干后不变暗褐色。胞果长椭圆形。

【药材性状】本品呈近圆柱形，微扭曲，向下略细或有少数分枝，长 30~60 cm，直径 0.5~3 cm。表面黄棕色或灰褐色，具纵皱纹、支根痕和多数横长的皮孔样突起。质韧，不易折断，断面浅黄色或棕黄色，维管束点状，排列成数轮同心环。气微，味甜。

【饮片性状】

川牛膝：本品呈圆形或椭圆形薄片。外表皮黄棕色或灰褐色。切面浅黄色至棕黄色。可见多数排列成数轮同心环的黄色点状维管束。气微，味甜。

酒川牛膝：本品形如川牛膝片，表面棕黑色。微有酒香气，味甜。

【性味与归经】甘、微苦，平。归肝、肾经。

【功能与主治】逐瘀通经，通利关节，利尿通淋。用于经闭癥瘕，胞衣不下，跌扑损伤，风湿痹痛，足痿筋挛，尿血血淋。

【用法与用量】5~10 g。

【注意】孕妇慎用。

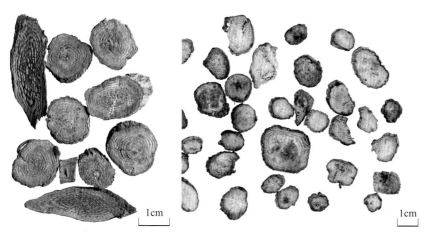

▲ 川牛膝（饮片）　　　▲ 酒川牛膝

051. 川乌

Chuanwu

ACONITI RADIX

本品为毛茛科植物乌头 *Aconitum carmichaelii* Debx. 的干燥母根。

【原植物】草本。块根圆锥形。茎高 60~150 cm。叶片三角形，3 全裂，中央裂片宽菱形或菱形，近羽状分裂。总状花序狭长；萼片 5，高圆盔形，蓝紫色；花瓣 2，有长爪，距拳卷。蓇葖果长1.5~1.8 cm。种子有膜质翅。

【药材性状】本品呈不规则的圆锥形，稍弯曲，顶端常有残茎，中部多向一侧膨大，长 2~7.5 cm，直径 1.2~2.5 cm。表面棕褐色或灰棕色，皱缩，有小瘤状侧根及子根脱离后的痕迹。质坚实，断面类白色或浅灰黄色，形成层环纹呈多角形。气微，味辛辣，麻舌。

【饮片性状】生川乌：同药材。

【性味与归经】辛、苦，热；有大毒。归心、肝、肾、脾经。

【功能与主治】祛风除湿，温经止痛。用于风寒湿痹，关节疼痛，心腹冷痛，寒疝作痛及麻醉止痛。

【用法与用量】一般炮制后用。

【注意】生品内服宜慎；孕妇禁用；不宜与半夏、瓜蒌、瓜蒌子、瓜蒌皮、天花粉、川贝母、浙贝母、平贝母、伊贝母、湖北贝母、白蔹、白及同用。

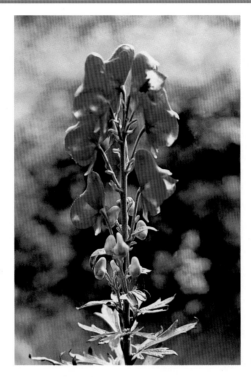

◀乌头

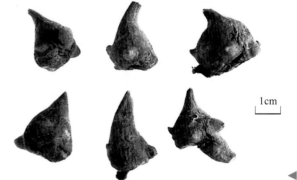

1cm

◀川乌

制川乌

Zhichuanwu

ACONITI RADIX COCTA

本品为川乌的炮制加工品。

【饮片性状】本品为不规则或长三角形的片。表面黑褐色或黄褐色，有灰棕色形成层环纹。体轻，质脆，断面有光泽。气微，微有麻舌感。

【性味与归经】辛、苦，热；有毒。归心、肝、肾、脾经。

【功能与主治】祛风除湿，温经止痛。用于风寒湿痹，关节疼痛，心腹冷痛，寒疝作痛及麻醉止痛。

【用法与用量】1.5~3 g，先煎、久煎。

【注意】孕妇慎用；不宜与半夏、瓜蒌、瓜蒌子、瓜蒌皮、天花粉、川贝母、浙贝母、平贝母、伊贝母、湖北贝母、白蔹、白及同用。

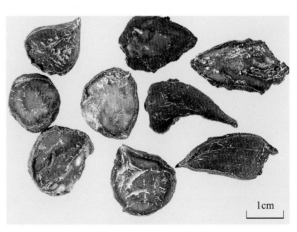

1cm

▲ 制川乌

052. 川芎

Chuanxiong

CHUANXIONG RHIZOMA

本品为伞形科植物川芎 *Ligusticum chuanxiong* Hort. 的干燥根茎。

【**原植物**】多年生草本，高 40~70 cm，全株有香气。根茎呈不整齐结节状拳形团块，下端有多数须根。茎丛生，直立，表面有纵沟，茎节膨大成盘状。二至三回羽状复叶，互生，小叶 3~5 对，边缘成不整齐羽状全裂或深裂，裂片细小。复伞形花序，顶生，花白色。双悬果卵形。

【**药材性状**】本品为不规则结节状拳形团块，直径 2~7 cm。表面灰褐色或褐色，粗糙皱缩，有多数平行隆起的轮节，顶端有凹陷的类圆形茎痕，下侧及轮节上有多数小瘤状根痕。质坚实，不易折断，断面黄白色或灰黄色，散有黄棕色的油室，形成层环呈波状。气浓香，味苦、辛，稍有麻舌感，微回甜。

【**饮片性状**】本品为不规则厚片，外表皮灰褐色或褐色，有皱缩纹。切面黄白色或灰黄色，具有明显波状环纹或多角形纹理，散生黄棕色油点。质坚实。气浓香，味苦、辛，微甜。

【**性味与归经**】辛，温。归肝、胆、心包经。

【**功能与主治**】活血行气，祛风止痛。用于胸痹心痛，胸胁刺痛，跌扑肿痛，月经不调，经闭痛经，癥瘕腹痛，头痛，风湿痹痛。

【**用法与用量**】3~10 g。

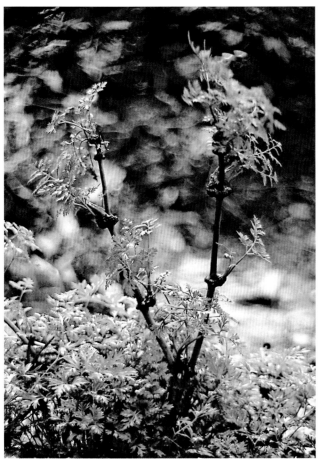

▲▼ 川芎

1cm

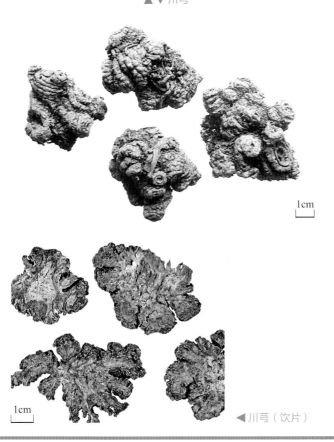

1cm

◀ 川芎（饮片）

三
画

053. 川射干

Chuanshegan

IRIDIS TECTORI RHIZOMA

本品为鸢尾科植物鸢尾 *Iris tectorum* Maxim. 的干燥根茎。

【原植物】多年生草本，植株基部围有老叶残留的膜质叶鞘及纤维。根状茎粗壮，二歧分枝，斜伸；须根较细而短。叶基生，黄绿色，稍弯曲，中部略宽，宽剑形。花茎光滑，花蓝紫色，花梗甚短；花被管细长，上端膨大成喇叭形，外花被裂片圆形或宽卵形，花盛开时向外平展，爪部突然变细；雄蕊长约2.5 cm，花药鲜黄色，花丝细长，白色；花柱分枝扁平，淡蓝色。蒴果长椭圆形或倒卵形，有6条明显的肋，成熟时自上而下3瓣裂。种子黑褐色，梨形，无附属物。

【药材性状】本品呈不规则条状或圆锥形，略扁，有分枝，长3~10 cm，直径1~2.5 cm。表面灰黄褐色或棕色，有环纹和纵沟。常有残存的须根及凹陷或圆点状突起的须根痕。质松脆，易折断，断面黄白色或黄棕色。气微，味甘、苦。

【饮片性状】本品为不规则薄片。外表皮灰黄褐色或棕色，有时可见环纹，或凹陷或圆点状突起的须根痕。切面黄白色或黄棕色。气微，味甘、苦。

【性味与归经】苦，寒。归肺经。

【功能与主治】清热解毒，祛痰，利咽。用于热毒痰火郁结，咽喉肿痛，痰涎壅盛，咳嗽气喘。

【用法与用量】6~10 g。

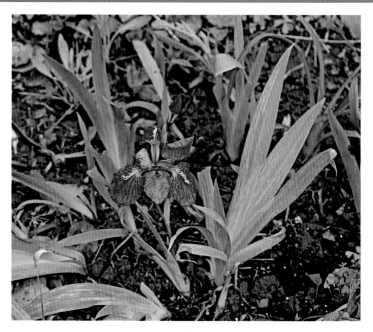

▲ 鸢尾

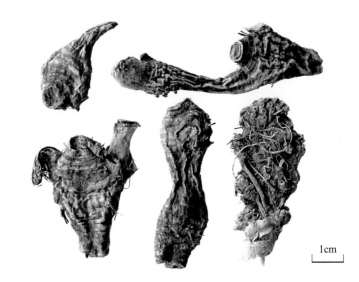

1cm

▲ 川射干

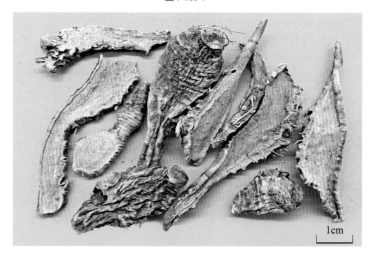

1cm

▲ 川射干（饮片）

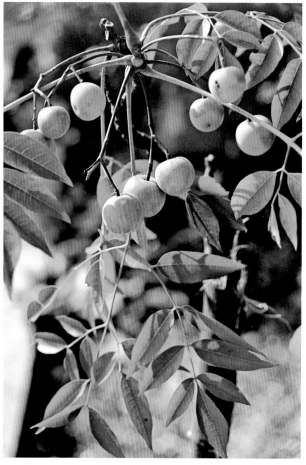

◀ 川楝

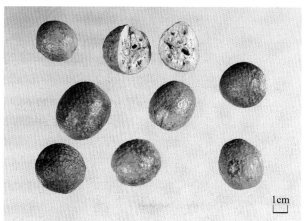

◀ 川楝子

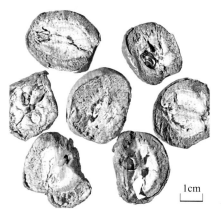

◀ 川楝子（切片）

054. 川楝子

Chuanlianzi

TOOSENDAN FRUCTUS

本品为楝科植物川楝 *Melia toosendan* Sieb. et Zucc. 的干燥成熟果实。

【原植物】落叶乔木。叶互生，二回单数羽状复叶，小叶 5~11 片，窄卵形或卵形，两侧不对称，全缘或部分具稀疏锯齿。圆锥花序腋生；花淡紫色或紫色，花瓣 5~6，雄蕊为花瓣的 2 倍，花丝连合成筒。核果椭圆形或近球形，黄色或黄棕色。

【药材性状】本品呈类球形，直径 2~3.2 cm。表面金黄色至棕黄色，微有光泽，少数凹陷或皱缩，具深棕色小点。顶端有花柱残痕，基部凹陷，有果梗痕。外果皮革质，与果肉间常成空隙，果肉松软，淡黄色，遇水润湿显黏性。果核球形或卵圆形，质坚硬，两端平截，有 6~8 条纵棱，内有 6~8 室，每室含黑棕色长圆形的种子 1 粒。气特异，味酸、苦。

【饮片性状】

川楝子：同药材。

炒川楝子：本品呈半球状、厚片或不规则的碎块，表面焦黄色，偶见焦斑。气焦香，味酸、苦。

【性味与归经】苦，寒；有小毒。归肝、小肠、膀胱经。

【功能与主治】疏肝泄热，行气止痛，杀虫。用于肝郁化火，胸胁、脘腹胀痛，疝气疼痛，虫积腹痛。

【用法与用量】5~10 g。外用适量，研末调涂。

055. 广东紫珠

Guangdongzizhu

CALLICARPAE CAULIS ET FOLIUM

本品为马鞭草科植物广东紫珠 *Callicarpa kwangtungensis* Chun 的干燥茎枝和叶。

【原植物】灌木，高约 2 m。幼枝略被星状毛，常带紫色，老枝黄灰色，无毛。叶片狭椭圆状披针形、披针形或线状披针形，两面通常无毛，背面密生显著的细小黄色腺点，边缘上半部有细齿。聚伞花序，具稀疏的星状毛；花萼在花时稍有星状毛，萼齿钝三角形；花冠白色或带紫红色；花药长椭圆形，药室孔裂；子房无毛，而有黄色腺点。果实球形。

【药材性状】本品茎呈圆柱形，分枝少，长 10~20 cm，直径 0.2~1.5 cm；表面灰绿色或灰褐色，有的具灰白色花斑，有细纵皱纹及多数长椭圆形稍突起的黄白色皮孔；嫩枝可见对生的类三角形叶柄痕，腋芽明显。质硬，切面皮部呈纤维状，中部具较大类白色髓。叶片多已脱落或皱缩、破碎，完整者呈狭椭圆状披针形，顶端渐尖，基部楔形，边缘具锯齿，下表面有黄色腺点；叶柄长 0.5~1.2 cm。气微，味微苦涩。

【性味与归经】苦、涩，凉。归肝、肺、胃经。

【功能与主治】收敛止血，散瘀，清热解毒。用于衄血，咯血，吐血，便血，崩漏，外伤出血，肺热咳嗽，咽喉肿痛，热毒疮疡，水火烫伤。

【用法与用量】9~15 g。外用适量，研粉敷患处。

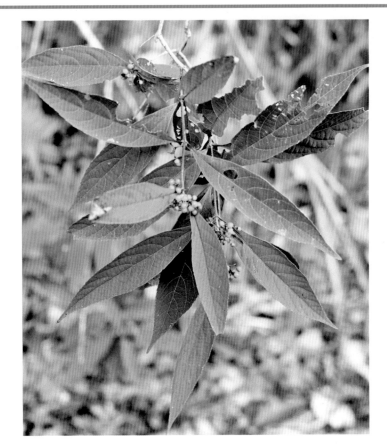

▲ 广东紫珠（曾云保摄）

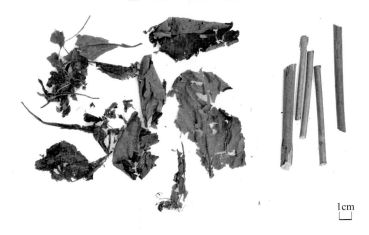

1cm

▲ 广东紫珠

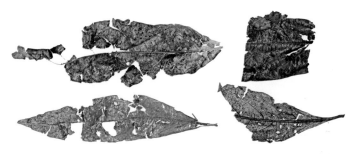

1cm

▲ 广东紫珠（叶水浸展开）

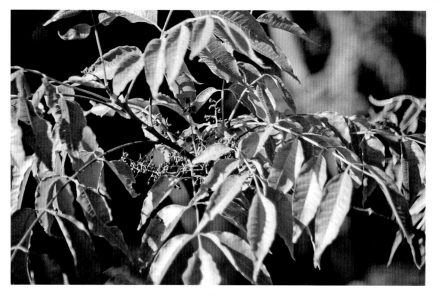

▲ 南酸枣

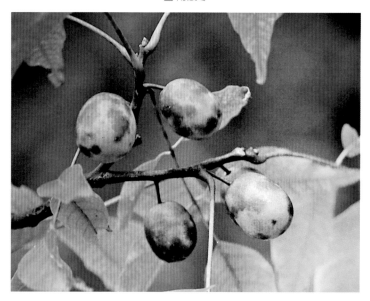

▲ 南酸枣（果）

056. 广枣

Guangzao

CHOEROSPONDIATIS FRUCTUS

本品系蒙古族习用药材。为漆树科植物南酸枣 *Choerospondias axillaris* (Roxb.) Burtt et Hill 的干燥成熟果实。

【原植物】落叶乔木。单数羽状复叶，互生；小叶 7~15，对生，卵状披针形或披针形，全缘。花杂性，异株；雄花和假两性花淡紫红色，成聚伞状圆锥花序；雌花较大，单生于叶腋。核果状浆果椭圆形或卵形，成熟时黄色。

【药材性状】本品呈椭圆形或近卵形，长 2~3 cm，直径 1.4~2 cm。表面黑褐色或棕褐色，稍有光泽，具不规则的皱褶，基部有果梗痕。果肉薄，棕褐色，质硬而脆。核近卵形，黄棕色，顶端有 5 个（偶有 4 个或 6 个）明显的小孔，每孔内各含种子 1 枚。气微，味酸。

【性味】甘、酸，平。

【功能与主治】行气活血，养心，安神。用于气滞血瘀，胸痹作痛，心悸气短，心神不安。

【用法与用量】1.5~2.5 g。

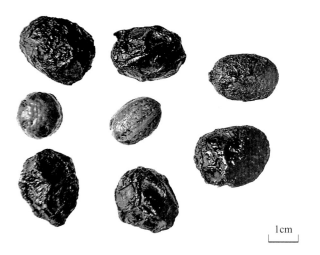

1cm

▲ 广枣

057. 广金钱草

Guangjinqiancao

DESMODII STYRACIFOLII HERBA

本品为豆科植物广金钱草 *Desmodium styracifolium* (Osb.) Merr. 的干燥地上部分。

【原植物】半灌木状草本，茎直立或平卧。叶互生，有托叶1对；小叶1~3，中间小叶大，圆形，全缘，下面密被银白色丝光毛。总状花序腋生或顶生，花冠蝶形，紫色。荚果线状长圆形，有荚节3~6个，每节有肾形种子1。

【药材性状】本品茎呈圆柱形，长可达1 m；密被黄色伸展的短柔毛；质稍脆，断面中部有髓。叶互生，小叶1或3，圆形或矩圆形，直径2~4 cm；先端微凹，基部心形或钝圆，全缘；上表面黄绿色或灰绿色，无毛，下表面具灰白色紧贴的绒毛，侧脉羽状；叶柄长1~2 cm，托叶1对，披针形，长约0.8 cm。气微香，味微甘。

【性味与归经】甘、淡，凉。归肝、肾、膀胱经。

【功能与主治】利湿退黄，利尿通淋。用于黄疸尿赤，热淋，石淋，小便涩痛，水肿尿少。

【用法与用量】15~30 g。

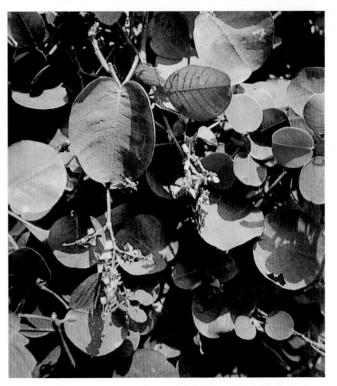

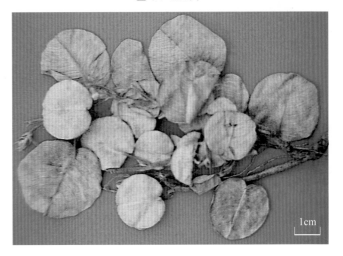

▲▼广金钱草

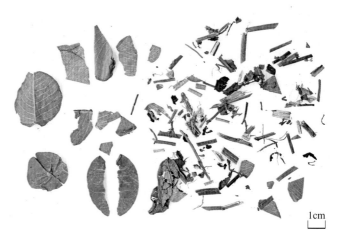

▲广金钱草（饮片）

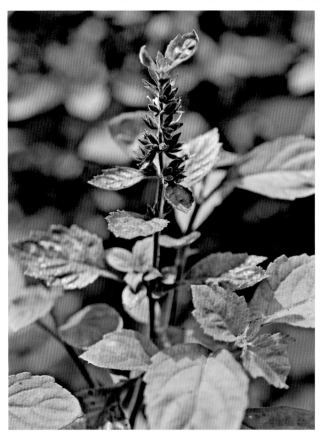

◄▼ 广藿香

058. 广藿香

Guanghuoxiang

POGOSTEMONIS HERBA

本品为唇形科植物广藿香 *Pogostemon cablin* (Blanco) Benth. 的干燥地上部分。

【原植物】多年生草本或半灌木。叶对生，有柄，揉之有香气；叶片卵圆形或长椭圆形，叶缘有不整齐的粗钝齿，两面皆密被毛茸。轮伞花序密集，组成顶生和腋生的假穗状花序。唇形花冠，淡红紫色。

【药材性状】本品茎略呈方柱形，多分枝，枝条稍曲折，长 30~60 cm，直径 0.2~0.7 cm；表面被柔毛；质脆，易折断，断面中部有髓；老茎类圆柱形，直径 1~1.2 cm，被灰褐色栓皮。叶对生，皱缩成团，展平后叶片呈卵形或椭圆形，长 4~9 cm，宽 3~7 cm；两面均被灰白色绒毛；先端短尖或钝圆，基部楔形或钝圆，边缘具大小不规则的钝齿；叶柄细，长 2~5 cm，被柔毛。气香特异，味微苦。

【饮片性状】本品呈不规则的段。茎略呈方柱形，表面灰褐色、灰黄色或带红棕色，被柔毛。切面有白色髓。叶破碎或皱缩成团，完整者展平后呈卵形或椭圆形，两面均被灰白色绒毛；基部楔形或钝圆，边缘具大小不规则的钝齿；叶柄细，被柔毛。气香特异，味微苦。

【性味与归经】辛，微温。归脾、胃、肺经。

【功能与主治】芳香化浊，和中止呕，发表解暑。用于湿浊中阻，脘痞呕吐，暑湿表证，湿温初起，发热倦怠，胸闷不舒，寒湿闭暑，腹痛吐泻，鼻渊头痛。

【用法与用量】3~10 g。

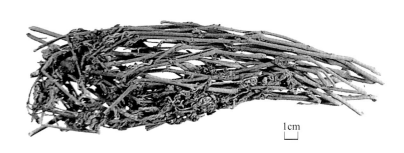

1cm

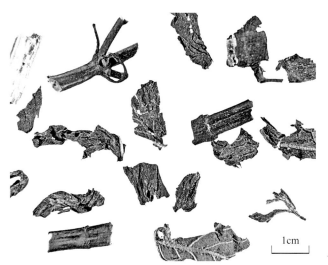

1cm

◄ 广藿香（饮片）

059. 女贞子

Nǚzhenzi

LIGUSTRI LUCIDI FRUCTUS

本品为木犀科植物女贞 *Ligustrum lucidum* Ait. 的干燥成熟果实。

【原植物】常绿大灌木或小乔木。叶对生，革质，叶片卵形至卵状披针形，全缘。圆锥花序顶生，花萼及花冠钟状，均4裂，花冠白色，雄蕊2。浆果状核果，长圆形，略弯，熟时蓝黑色。

【药材性状】本品呈卵形、椭圆形或肾形，长6~8.5 mm，直径3.5~5.5 mm。表面黑紫色或灰黑色，皱缩不平，基部有果梗痕或具宿萼及短梗。体轻。外果皮薄，中果皮较松软，易剥离，内果皮木质，黄棕色，具纵棱，破开后种子通常为1粒，肾形，紫黑色，油性。气微，味甘、微苦涩。

【饮片性状】

女贞子：同药材。

酒女贞子：本品形如女贞子，表面黑褐色或灰黑色，常附有白色粉霜。微有酒香气。

【性味与归经】甘、苦，凉。归肝、肾经。

【功能与主治】滋补肝肾，明目乌发。用于肝肾阴虚，眩晕耳鸣，腰膝酸软，须发早白，目暗不明，内热消渴，骨蒸潮热。

【用法与用量】6~12 g。

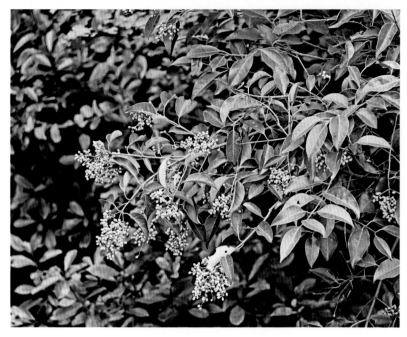

▲ 女贞

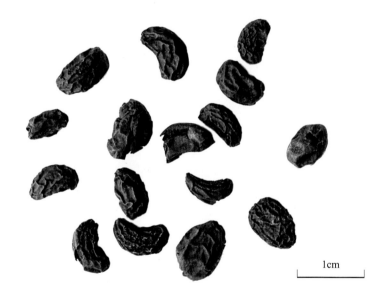

1cm

▲ 女贞子

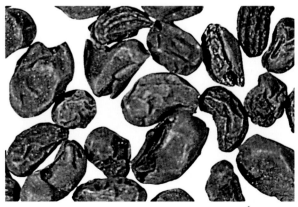

1cm

▲ 酒女贞子

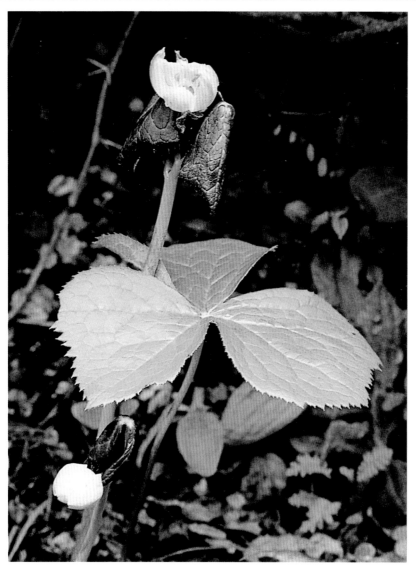

060. 小叶莲

Xiaoyelian

SINOPODOPHYLLI FRUCTUS

本品系藏族习用药材。为小檗科植物桃儿七 *Sinopodophyllum hexandrum* (Royle) Ying 的干燥成熟果实。

【原植物】多年生草本。根茎粗壮，生有多数马尾状的根。茎高 25~30 cm。茎生叶心形，3 或 5 深裂。花单生，先叶开放；花瓣 6，蔷薇红色，边缘波状。浆果卵圆形，红色，种子多数。

【药材性状】本品呈椭圆形或近球形，多压扁，长 3~5.5 cm，直径 2~4 cm。表面紫红色或紫褐色，皱缩，有的可见露出的种子。顶端稍尖，果梗黄棕色，多脱落。果皮与果肉粘连成薄片，易碎，内具多数种子。种子近卵形，长约 4 mm；表面红紫色，具细皱纹，一端有小突起；质硬；种仁白色，有油性。气微，味酸甜、涩；种子味苦。

【性味】甘，平；有小毒。

【功能与主治】调经活血。用于血瘀经闭，难产，死胎、胎盘不下。

【用法与用量】3~9 g，多入丸散服。

▲ 桃儿七

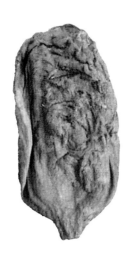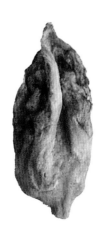

1cm

▲ 小叶莲

061. 小驳骨

Xiaobogu

GENDARUSSAE HERBA

本品为爵床科植物小驳骨 *Gendarussa vulgaris* Nees 的干燥地上部分。

【原植物】多年生草本或亚灌木，高约 1 m。茎圆柱形，节膨大，枝多数，对生，嫩枝常深紫色。叶纸质，狭披针形至披针状线形，顶端渐尖，基部渐狭，全缘。穗状花序顶生，下部间断，上部密花；苞片对生，在花序下部的 1 或 2 对呈叶状，比萼长，内含花 2 至数朵；萼裂片披针状线形，无毛或被疏柔毛；花冠白色或粉红色，上唇长圆状卵形，下唇浅 3 裂。蒴果，无毛。

【药材性状】本品茎呈圆柱形，有分枝，长 40~90 cm，直径 0.2~3 cm。茎表面黄绿色、淡绿褐色或褐绿色，有稀疏的黄色小皮孔；小枝微具四棱线，节膨大。质脆，易折断，断面黄白色。叶对生，卷缩破碎，展平后呈狭披针形或条状披针形，长 4~14 cm，宽 1~2 cm；先端渐尖，基部楔形，全缘，叶脉略带紫色。有的可见穗状花序，顶生或生于上部叶腋，苞片窄细，花冠二唇形。气微，味微辛、酸。

【性味与归经】辛，温。归肝、肾经。

【功能与主治】祛瘀止痛，续筋接骨。用于跌打损伤，筋伤骨折，风湿骨痛，血瘀经闭，产后腹痛。

【用法与用量】9~15 g。外用适量。

【注意】孕妇慎用。

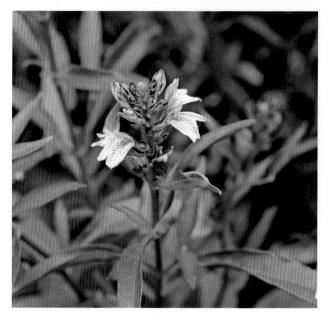

▲ 小驳骨

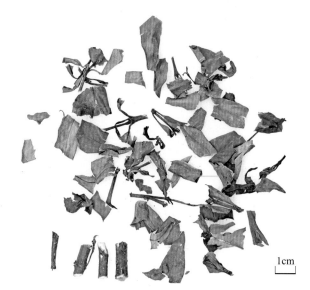

1cm

▲ 小驳骨（饮片）

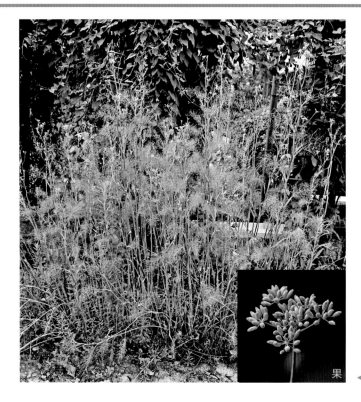

果 ◀ 茴香

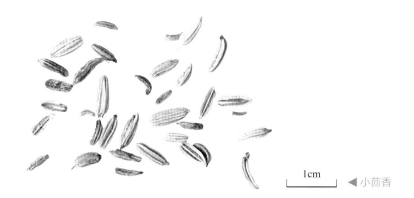

1cm ◀ 小茴香

062. 小茴香

Xiaohuixiang

FOENICULI FRUCTUS

本品为伞形科植物茴香 *Foeniculum vulgare* Mill. 的干燥成熟果实。

【原植物】多年生草本，茎直立。全株有粉霜，有强烈香气。叶互生，二至三回羽状细裂，下部叶具长柄，基部鞘状抱茎。复伞形花序顶生，花小，黄色。双悬果矩圆形，具特异芳香气。

【药材性状】本品为双悬果，呈圆柱形，有的稍弯曲，长 4~8 mm，直径1.5~2.5 mm。表面黄绿色或淡黄色，两端略尖，顶端残留有黄棕色突起的柱基，基部有时有细小的果梗。分果呈长椭圆形，背面有纵棱 5 条，接合面平坦而较宽。横切面略呈五边形，背面的四边约等长。有特异香气，味微甜、辛。

【饮片性状】

小茴香：同药材。

盐小茴香：本品形如小茴香，微鼓起，色泽加深，偶有焦斑。味微咸。

【性味与归经】辛，温。归肝、肾、脾、胃经。

【功能与主治】散寒止痛，理气和胃。用于寒疝腹痛，睾丸偏坠，痛经，少腹冷痛，脘腹胀痛，食少吐泻。盐小茴香暖肾散寒止痛。用于寒疝腹痛，睾丸偏坠，经寒腹痛。

【用法与用量】3~6 g。

063. 小通草

Xiaotongcao

STACHYURI MEDULLA
HELWINGIAE MEDULLA

本品为旌节花科植物喜马山旌节花
Stachyurus himalaicus Hook. f. et Thoms.、
中国旌节花 *Stachyurus chinensis* Franch.
或山茱萸科植物青荚叶 *Helwingia
japonica* (Thunb.) Dietr. 的干燥茎髓。

【原植物】

喜马山旌节花：小乔木或灌木，高
2~5 m。叶互生，纸质至草质，卵形，矩
圆形或矩圆状披针形，先端尾状渐尖或
渐尖，基部圆形或近心形，边缘有密而
细的锐锯齿，侧脉 5~7 对。穗状花序腋
生，直立或下垂；花黄色；萼片 4，宽卵
形，花瓣 4，倒卵形；雄蕊短于花瓣。浆
果圆球形，几无梗或有短梗。

中国旌节花：叶缘有疏锯齿。萼片为三
角形；雄蕊与花瓣几等长。浆果有短柄。

青荚叶：落叶灌木，高 1~3 m。叶互生，
卵形或卵状椭圆形，顶端渐尖，基部近
圆形或宽楔形，边缘为细锯齿，近基部
有刺状齿。花雌雄异株，雄花 5~12 朵形
成聚伞花序，雌花具梗，单生或 2~3 朵
簇生于叶上面中脉的中部或近基部；花
瓣 3~5；雄花具雄蕊 3~5，雌花子房下
位，3~5 室。核果近球形，黑色。

【药材性状】

旌节花：呈圆柱形，长 30~50 cm，直径
0.5~1 cm。表面白色或淡黄色，无纹理。
体轻，质松软，捏之能变形，有弹性，
易折断，断面平坦，无空心，显银白色
光泽。水浸后有黏滑感。气微，味淡。

青荚叶：表面有浅纵条纹。质较硬，捏
之不易变形。水浸后无黏滑感。

【性味与归经】甘、淡，寒。归肺、
胃经。

【功能与主治】清热，利尿，下乳。用
于小便不利，淋证，乳汁不下。

【用法与用量】3~6 g。

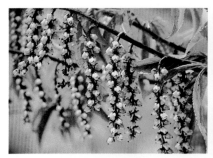
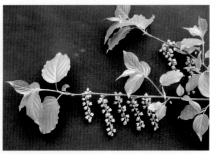

▲ 喜马山旌节花　　▲ 中国旌节花（徐克学摄）

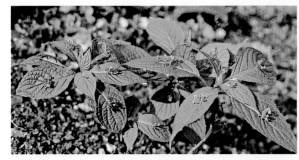

◀ 青荚叶

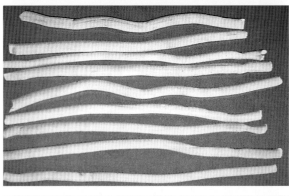

1cm

◀ 小通草（旌节花）

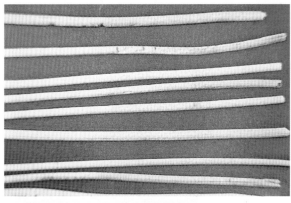

1cm

◀ 小通草（青荚叶）

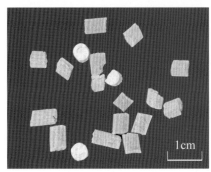

1cm

◀ 小通草（饮片）

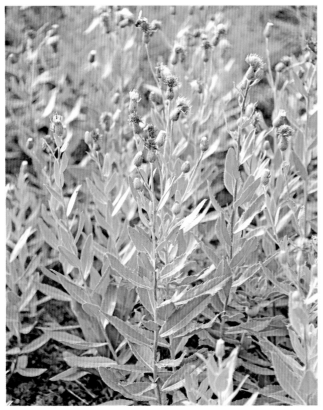

▶ 刺儿菜

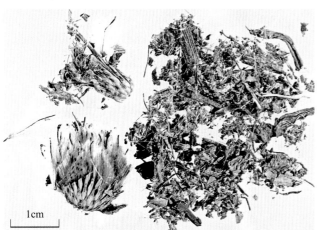

1cm

▶ 小蓟（饮片）

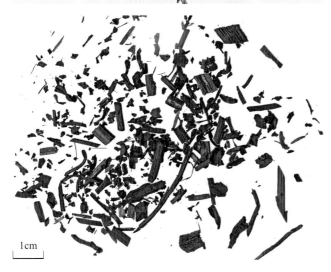

1cm

▶ 小蓟炭

064. 小蓟

Xiaoji

CIRSII HERBA

本品为菊科植物刺儿菜 *Cirsium setosum* (Willd.) MB. 的干燥地上部分。

【原植物】多年生草本。根茎长。茎直立。叶椭圆形或矩圆状披针形，全缘或羽状浅裂，有刺，两面有疏或密的白色蛛丝状毛。头状花序单生茎端，小花紫红色或白色，雌花花冠长 2.4 cm，细管部细丝状，长 18 mm；两性花冠长 1.8 cm，细管部细丝状，长 1.2 mm。瘦果椭圆形或长卵形，冠毛羽状。

【药材性状】本品茎呈圆柱形，有的上部分枝，长 5~30 cm，直径 0.2~0.5 cm；表面灰绿色或带紫色，具纵棱及白色柔毛；质脆，易折断，断面中空。叶互生，无柄或有短柄；叶片皱缩或破碎，完整者展平后呈长椭圆形或长圆状披针形，长 3~12 cm，宽 0.5~3 cm；全缘或微齿裂至羽状深裂，齿尖具针刺；上表面绿褐色，下表面灰绿色，两面均具白色柔毛。头状花序单个或数个顶生；总苞钟状，苞片 5~8 层，黄绿色；花紫红色。气微，味微苦。

【饮片性状】

小蓟：本品呈不规则的段。茎呈圆柱形，表面灰绿色或带紫色，具纵棱和白色柔毛。切面中空。叶片多皱缩或破碎，叶齿尖具针刺；两面均具白色柔毛。头状花序，总苞钟状；花紫红色。气微，味苦。

小蓟炭：本品形如小蓟段。表面黑褐色，内部焦褐色。

【性味与归经】甘、苦，凉。归心、肝经。

【功能与主治】凉血止血，散瘀解毒消痈。用于衄血，吐血，尿血，血淋，便血，崩漏，外伤出血，痈肿疮毒。

【用法与用量】5~12 g。

065. 飞扬草

Feiyangcao

EUPHORBIAE HIRTAE HERBA

本品为大戟科植物飞扬草 *Euphorbia hirta* L. 的干燥全草。

【原植物】一年生草本，含白色乳汁。茎单一，被褐色或黄褐色的多细胞粗硬毛。叶对生，披针状长圆形、长椭圆状卵形或卵状披针形，先端极尖或钝，基部略偏斜。花序多数，于叶腋处密集成头状；总苞钟状，边缘5裂；腺体4，近于杯状，边缘具白色附属物；雄花数枚；雌花1枚，具短梗，伸出总苞之外。蒴果三棱状，被短柔毛，成熟时分裂为3个分果爿。种子近圆状四棱。

【药材性状】本品茎呈近圆柱形，长15~50 cm，直径1~3 mm。表面黄褐色或浅棕红色；质脆，易折断，断面中空；地上部分被长粗毛。叶对生，皱缩，展平后叶片椭圆状卵形或略近菱形，长1~4 cm，宽0.5~1.3 cm；绿褐色，先端急尖或钝，基部偏斜，边缘有细锯齿，有3条较明显的叶脉。聚伞花序密集成头状，腋生。蒴果卵状三棱形。气微，味淡、微涩。

【性味与归经】辛、酸，凉；有小毒。归肺、膀胱、大肠经。

【功能与主治】清热解毒，利湿止痒，通乳。用于肺痈，乳痈，疔疮肿毒，牙疳，痢疾，泄泻，热淋，血尿，湿疹，脚癣，皮肤瘙痒，产后少乳。

【用法与用量】6~9 g。外用适量，煎水洗。

【注意】孕妇慎用。

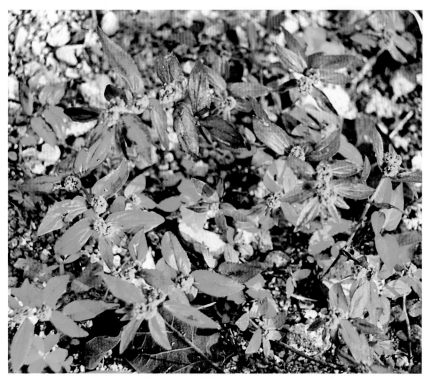

▲ 飞扬草

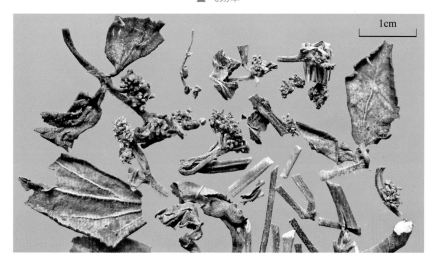

1cm

▲ 飞扬草（饮片）

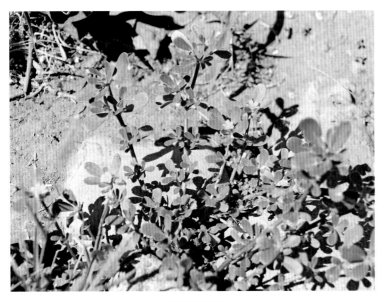

▲▼ 马齿苋

066. 马齿苋

Machixian

PORTULACAE HERBA

本品为马齿苋科植物马齿苋 *Portulaca oleracea* L. 的干燥地上部分。

【原植物】一年生草本。茎下部通常匍匐，肉质；茎带紫色，全体光滑无毛。叶楔状矩圆形或倒卵形，肉质肥厚。花3~5朵生枝顶端，花黄色，萼片2，花瓣5，凹头，雄蕊10~12。蒴果圆锥形，盖裂。种子多数，肾状卵形，黑色。

【药材性状】本品多皱缩卷曲，常结成团。茎圆柱形，长可达30 cm，直径0.1~0.2 cm，表面黄褐色，有明显纵沟纹。叶对生或互生，易破碎，完整叶片倒卵形，长1~2.5 cm，宽0.5~1.5 cm；绿褐色，先端钝平或微缺，全缘。花小，3~5朵生于枝端，花瓣5，黄色。蒴果圆锥形，长约5 mm，内含多数细小种子。气微，味微酸。

【饮片性状】本品呈不规则的段。茎圆柱形，表面黄褐色，有明显纵沟纹。叶多破碎，完整者展平后呈倒卵形，先端钝平或微缺，全缘。蒴果圆锥形，内含多数细小种子。气微，味微酸。

【性味与归经】酸，寒。归肝、大肠经。

【功能与主治】清热解毒，凉血止血，止痢。用于热毒血痢，痈肿疔疮，湿疹，丹毒，蛇虫咬伤，便血，痔血，崩漏下血。

【用法与用量】9~15 g。外用适量捣敷患处。

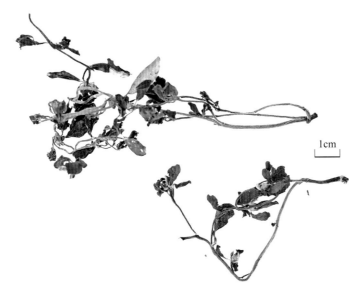

1cm

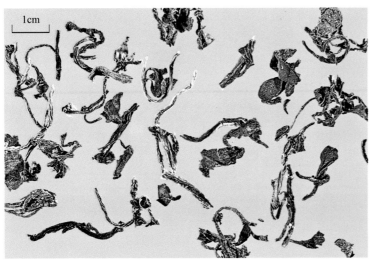

1cm

▲ 马齿苋（饮片）

067. 马勃

Mabo

LASIOSPHAERA CALVATIA

本品为灰包科真菌脱皮马勃 *Lasiosphaera fenzlii* Reich.、大马勃 *Calvatia gigantea* (Batsch ex Pers.) Lloyd 或紫色马勃 *Calvatia lilacina* (Mont. et Berk.) Lloyd 的干燥子实体。

【原植物】

脱皮马勃：子实体近球形至长圆形。包被薄，外包被成块地与内包被脱离；内包被纸状，浅灰色，熟后全部消失，遗留成团的孢体随风滚动。

大马勃：子实体球形或近球形。包被白色，后变浅黄色或淡青色，由膜状外被和较厚的内被所组成，初微具绒毛，成熟后开裂成块而脱落，露出浅青褐色的孢体。

紫色马勃：子实体陀螺形。包被薄，两层，内部紫色。

【药材性状】

脱皮马勃：呈扁球形或类球形，无不孕基部，直径15~20 cm。包被灰棕色至黄褐色，纸质，常破碎呈块片状，或已全部脱落。孢体灰褐色或浅褐色，紧密，有弹性，用手撕之，内有灰褐色棉絮状的丝状物。触之则孢子呈尘土样飞扬，手捻有细腻感。臭似尘土，无味。

大马勃：不孕基部小或无。残留的包被由黄棕色的膜状外包被和较厚的灰黄色的内包被所组成，光滑，质硬而脆，成块脱落。孢体浅青褐色，手捻有润滑感。

紫色马勃：呈陀螺形，或已压扁呈扁圆形，直径5~12 cm，不孕基部发达。包被薄，两层，紫褐色，粗皱，有圆形凹陷，外翻，上部常裂成小块或已部分脱落。孢体紫色。

【饮片性状】

脱皮马勃：呈不规则的小块。其余同药材。

大马勃：呈不规则的小块。其余同药材。

紫色马勃：呈不规则的小块。其余同药材。

【性味与归经】辛，平。归肺经。

【功能与主治】清肺利咽，止血。用于风热郁肺咽痛，音哑，咳嗽；外治鼻衄，创伤出血。

【用法与用量】2~6 g。外用适量，敷患处。

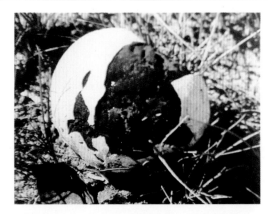

▲ 脱皮马勃

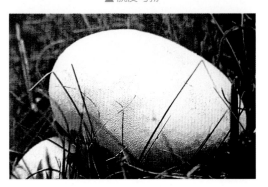

▲ 大马勃

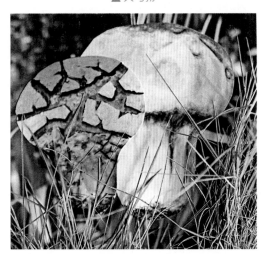

▲ 紫色马勃

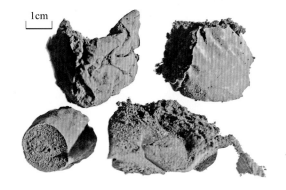

▲ 脱皮马勃（饮片）

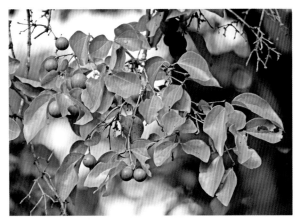

▲ 马钱

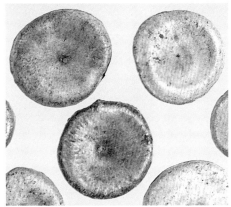

◀ 马钱子

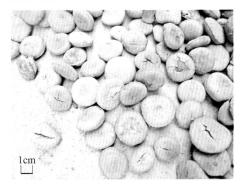

◀ 制马钱子

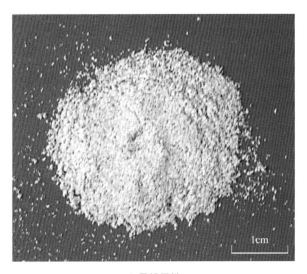

▲ 马钱子粉

068. 马钱子

Maqianzi

STRYCHNI SEMEN

本品为马钱科植物马钱 *Strychnos nux-vomica* L. 的干燥成熟种子。

【**原植物**】乔木，高 5~25 米。叶片纸质，近圆形、宽椭圆形至卵形，顶端短渐尖或急尖，基部圆形，有时浅心形，上面无毛，基出脉 3~5 条。圆锥状聚伞花序腋生；花萼裂片卵形，外面密被短柔毛；花冠绿白色，花冠裂片卵状披针形。浆果圆球状，成熟时桔黄色，内有种子 1~4 颗；种子扁圆盘状。

【**药材性状**】呈纽扣状圆板形，常一面隆起，一面稍凹下，直径 1.5~3 cm，厚 0.3~0.6 cm。表面密被灰棕色或灰绿色绢状茸毛，自中间向四周呈辐射状排列，有丝样光泽。边缘稍隆起，较厚，有突起的珠孔，底面中心有突起的圆点状种脐。质坚硬，平行剖面可见淡黄白色胚乳，角质状，子叶心形，叶脉 5~7 条。气微，味极苦。

【**饮片性状**】

生马钱子：同药材。

制马钱子：本品形如马钱子，两面均膨胀鼓起，边缘较厚。表面棕褐色或深棕色，质坚脆，平行剖面可见棕褐色或深棕色的胚乳。微有香气，味极苦。

【**性味与归经**】苦，温；有大毒。归肝、脾经。

【**功能与主治**】通络止痛，散结消肿。用于跌打损伤，骨折肿痛，风湿顽痹，麻木瘫痪，痈疽疮毒，咽喉肿痛。

【**用法与用量**】0.3~0.6 g，炮制后入丸散用。

【**注意**】孕妇禁用；不宜多服久服及生用；运动员慎用；有毒成分能经皮肤吸收，外用不宜大面积涂敷。

马钱子粉

Maqianzi Fen

STRYCHNI SEMEN PULVERATUM

本品为马钱子的炮制加工品。

【**饮片性状**】本品为黄褐色粉末。气微香，味极苦。

【**性味与归经**】苦，温；有大毒。归肝、脾经。

【**功能与主治**】通络止痛，散结消肿。用于跌打损伤，骨折肿痛，风湿顽痹，麻木瘫痪，痈疽疮毒，咽喉肿痛。

【**用法与用量**】0.3~0.6 g，入丸散用。

【**注意**】孕妇禁用；不宜多服久服及生用；运动员慎用；有毒成分能经皮肤吸收，外用不宜大面积涂敷。

069. 马鞭草

Mabiancao

VERBENAE HERBA

本品为马鞭草科植物马鞭草 *Verbena officinalis* L. 的干燥地上部分。

【原植物】多年生草本。茎方形。叶对生，叶片卵圆形至倒卵形或长圆状披针形，基生叶的边缘常有粗锯齿及缺刻，茎生叶多数3深裂。穗状花序细长，花冠管状，淡紫色至蓝色。蒴果长圆形，成熟时裂为4个小坚果。

【药材性状】本品茎呈方柱形，多分枝，四面有纵沟，长0.5~1 m；表面绿褐色，粗糙；质硬而脆，断面有髓或中空。叶对生，皱缩，多破碎，绿褐色，完整者展平后叶片3深裂，边缘有锯齿。穗状花序细长，有小花多数。气微，味苦。

【饮片性状】本品呈不规则的段。茎方柱形，四面有纵沟，表面绿褐色，粗糙。切面有髓或中空。叶多破碎，绿褐色，完整者展平后叶片3深裂，边缘有锯齿。穗状花序，有小花多数。气微，味苦。

【性味与归经】苦，凉。归肝、脾经。

【功能与主治】活血散瘀，解毒，利水，退黄，截疟。用于癥瘕积聚，痛经经闭，喉痹，痈肿，水肿，黄疸，疟疾。

【用法与用量】5~10 g。

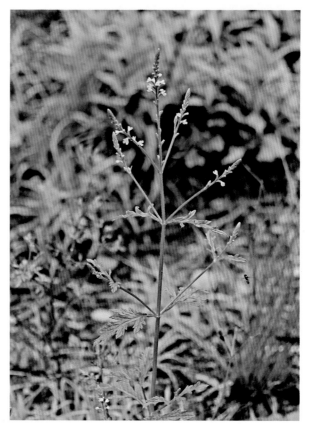

▲▼ 马鞭草

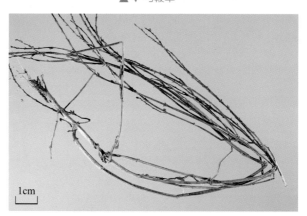

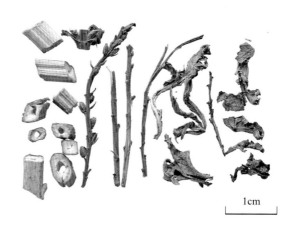

▲ 马鞭草（饮片）

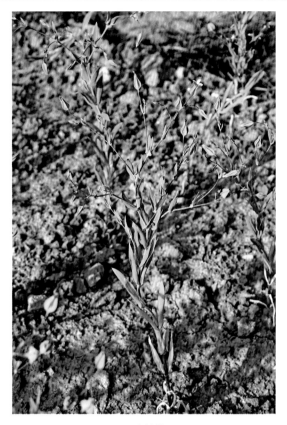

▲ 麦蓝菜

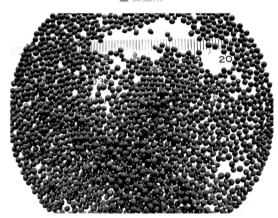

▲ 王不留行

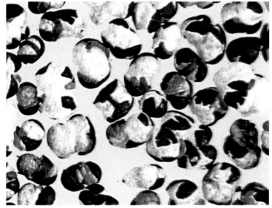

▲ 炒王不留行

070. 王不留行

Wangbuliuxing

VACCARIAE SEMEN

本品为石竹科植物麦蓝菜 *Vaccaria segetalis* (Neck.) Garcke 的干燥成熟种子。

【原植物】一年生或二年生草本。茎直立，圆柱形，节处略膨大，上部呈二叉状分枝。叶对生，无柄，卵状披针形或线状披针形。顶生聚伞花序；萼筒有 5 条绿色棱翅，花后萼筒中下部膨大呈棱状球形；花淡红色。蒴果广卵形，包在萼筒内。

【药材性状】本品呈球形，直径约 2 mm。表面黑色，少数红棕色，略有光泽，有细密颗粒状突起，一侧有 1 凹陷的纵沟。质硬、胚乳白色，胚弯曲成环，子叶 2。气微，味微涩、苦。

【饮片性状】

王不留行：同药材。

炒王不留行：本品呈类球形爆花状，表面白色，质松脆。

【性味与归经】苦，平。归肝、胃经。

【功能与主治】活血通经，下乳消肿，利尿通淋。用于经闭，痛经，乳汁不下，乳痈肿痛，淋证涩痛。

【用法与用量】5~10 g。

【注意】孕妇慎用。

四画

071. 天山雪莲

Tianshanxuelian

SAUSSUREAE INVOLUCRATAE HERBA

本品系维吾尔族习用药材。为菊科植物天山雪莲 *Saussurea involucrata* (Kar. et Kir.) Sch. -Bip. 的干燥地上部分。

【原植物】多年生草本。根状茎粗，颈部被多数褐色的叶残迹。茎粗壮，无毛。叶密集，基生叶和茎生叶无柄，叶片椭圆形或卵状椭圆形，顶端钝或急尖，基部下延，边缘有尖齿，两面无毛；最上部叶苞叶状，膜质，淡黄色，宽卵形，包围总花序，边缘有尖齿。头状花序 10~20 个，在茎顶密集成球形的总花序，无小花梗或有短小花梗。总苞半球形，总苞片 3~4 层，边缘或全部紫褐色，先端急尖，外层被稀疏的长柔毛；小花紫色。瘦果长圆形，冠毛污白色，2 层，外层小，糙毛状，内层长，羽毛状。

【药材性状】本品茎呈圆柱形，长 2~48 cm，直径 0.5~3 cm；表面黄绿色或黄棕色，有的微带紫色，具纵棱，断面中空。茎生叶密集排列，无柄，或脱落留有残基，完整叶片呈卵状长圆形或广披针形，两面被柔毛，边缘有锯齿和缘毛，主脉明显。头状花序顶生，10~42 个密集成圆球形，无梗。苞叶长卵形或卵形，无柄，中部凹陷呈舟状，膜质，半透明。总苞片 3~4 层，披针形，等长，外层多呈紫褐色，内层棕黄色或黄白色。花管状，紫红色，柱头 2 裂。瘦果圆柱形，具纵棱，羽状冠毛 2 层。体轻，质脆。气微香，味微苦。

【性味】

维吾尔医：性质，二级湿热。

中医：微苦，温。

【功能与主治】

维吾尔医：补肾活血，强筋骨，营养神经，调节异常体液。用于风湿性关节炎，关节疼痛，肺寒咳嗽，肾与小腹冷痛，白带过多等。

中医：温肾助阳，祛风胜湿，通经活血。用于风寒湿痹痛、类风湿性关节炎，小腹冷痛，月经不调。

【用法与用量】3~6 g，水煎或酒浸服。外用适量。

【禁忌】孕妇忌用。

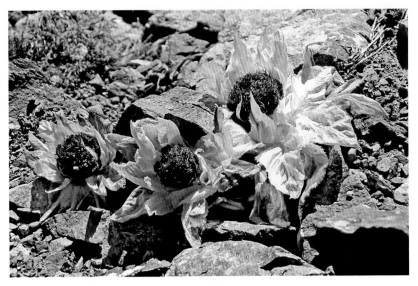

▲▼ 天山雪莲

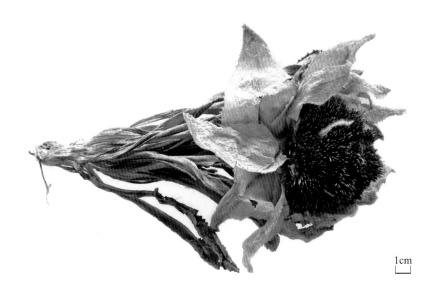

1cm

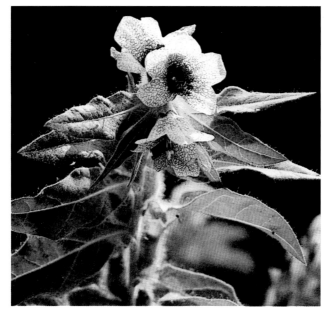

▲ 莨菪

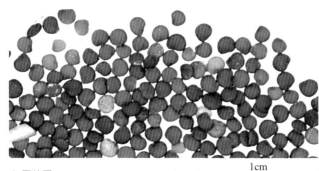

▲ 天仙子

1cm

072. 天仙子

Tianxianzi

HYOSCYAMI SEMEN

本品为茄科植物莨菪 *Hyoscyamus niger* L. 的干燥成熟种子。

【原植物】二年生草本。全株被黏性的腺毛。根粗壮，肉质。一年生植株的茎极短，茎基部有莲座状叶丛。二年生植株的茎伸长并分支。茎生叶互生，无叶柄，基部半抱茎，叶片卵形至长圆形，边缘常羽状浅裂或深裂。花生于叶腋，花冠钟状，黄色而有紫堇色的脉纹。蒴果藏于宿存的萼内，成熟时盖裂，种子多数。

【药材性状】本品呈类扁肾形或扁卵形，直径约 1 mm。表面棕黄色或灰黄色，有细密的网纹，略尖的一端有点状种脐。切面灰白色，油质，有胚乳，胚弯曲。气微，味微辛。

【性味与归经】苦、辛，温；有大毒。归心、胃、肝经。

【功能与主治】解痉止痛，平喘，安神。用于胃脘挛痛，喘咳，癫狂。

【用法与用量】0.06~0.6 g。

【注意】心脏病、心动过速、青光眼患者及孕妇禁用。

四
画

073. 天冬

Tiandong

ASPARAGI RADIX

本品为百合科植物天冬 *Asparagus cochinchinensis* (Lour.) Merr. 的干燥块根。

【原植物】攀援植物。根稍肉质，在中部或近末端呈纺锤状膨大。茎长可达 1~2 m，分枝具棱或翅，叶状枝常 3 枚成簇。叶鳞片状，基部具硬刺。花小，淡绿色，通常每 2 朵腋生，下垂，单性，雌雄异株。浆果球形，成熟时红色。

【药材性状】本品呈长纺锤形，略弯曲，长 5~18 cm，直径 0.5~2 cm。表面黄白色至淡黄棕色，半透明，光滑或具深浅不等的纵皱纹，偶有残存的灰棕色外皮。质硬或柔润，有黏性，断面角质样，中柱黄白色。气微，味甜、微苦。

【饮片性状】本品呈类圆形或不规则形的片。外表面黄白色至淡黄棕色，半透明，光滑或具深浅不等的纵皱纹，偶有残存的灰棕色外皮。质硬或柔润，有黏性。切面角质样，中柱黄白色。气微，味甜、微苦。

【性味与归经】甘、苦，寒。归肺、肾经。

【功能与主治】养阴润燥，清肺生津。用于肺燥干咳，顿咳痰黏，腰膝酸痛，骨蒸潮热，内热消渴，热病津伤，咽干口渴，肠燥便秘。

【用法与用量】6~12 g。

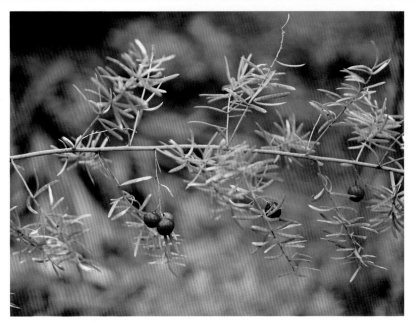

▲▼天冬

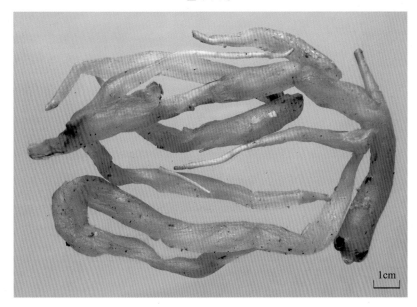

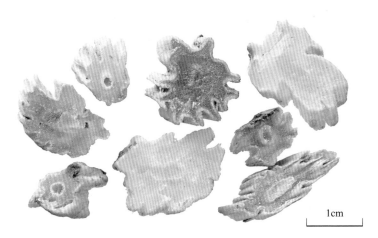

▲天冬（饮片）

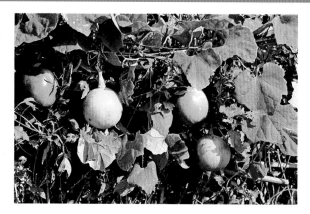

▲ 栝楼

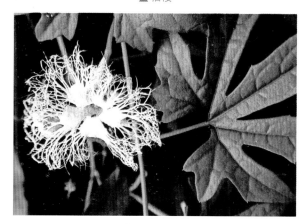

▲ 双边栝楼

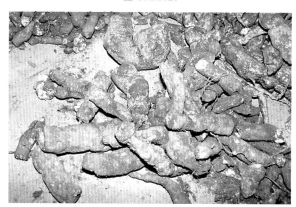

▲ 天花粉（鲜）

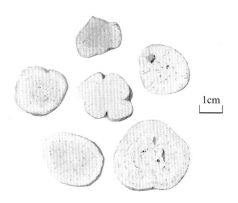

1cm

▲ 天花粉（饮片）

074. 天花粉

Tianhuafen

TRICHOSANTHIS RADIX

本品为葫芦科植物栝楼 *Trichosanthes kirilowii* Maxim. 或双边栝楼 *Trichosanthes rosthornii* Harms 的干燥根。

【原植物】

栝楼：多年生草质藤本。块根横生，肥厚。茎尤毛，有棱线，卷须 2~3 歧。叶互生，叶片宽卵状心形或扁心形，3~5 浅裂至深裂，两面稍被毛。雄花 3~8 朵成总状花序，花生于上端 1/3 处；萼片线形，全缘；花冠白色，花冠裂片扇状倒三角形，先端有流苏；雌花单生，子房椭圆形。果实宽卵状椭圆形至球形，长 7~12 cm。种子扁平，卵状椭圆形，长 11~16 mm，浅棕色，光滑，近边缘处有一圈棱线。

双边栝楼：叶较窄，中央裂片较长，常不裂。果实较小，长约 8 cm。种子较小，更扁平，长方椭圆形，长约 1.1 cm，棕褐色，边缘棱线明显。

【药材性状】本品呈不规则圆柱形、纺锤形或瓣块状，长 8~16 cm，直径 1.5~5.5 cm。表面黄白色或淡棕黄色，有纵皱纹、细根痕及略凹陷的横长皮孔，有的有黄棕色外皮残留。质坚实，断面白色或淡黄色，富粉性，横切面可见黄色木质部，略呈放射状排列，纵切面可见黄色条纹状木质部。气微，味微苦。

【饮片性状】本品呈类圆形、半圆形或不规则形的厚片。外表皮黄白色或淡棕黄色。切面可见黄色木质部小孔，略呈放射状排列。气微，味微苦。

【性味与归经】甘、微苦，微寒。归肺、胃经。

【功能与主治】清热泻火，生津止渴，消肿排脓。用于热病烦渴，肺热燥咳，内热消渴，疮疡肿毒。

【用法与用量】10~15 g。

【注意】孕妇慎用；不宜与川乌、制川乌、草乌、制草乌、附子同用。

075. 天竺黄

Tianzhuhuang

BAMBUSAE CONCRETIO SILICEA

本品为禾本科植物青皮竹 *Bambusa textilis* McClure 或 华 思 劳 竹 *Schizostachyum chinense* Rendle 等秆内的分泌液干燥后的块状物。

【原植物】
青皮竹：植株密丛生；秆直立，高 9~10 m，径 5~6 cm，先端弓形或稍下垂；节间圆柱形，极延长，秆材厚 3~5 cm；节明显，秆箨脱落性，坚硬，光亮，幼时被紧贴的柔毛，很快变秃净；箨耳小，矩圆形，两面被小刚毛；枝丛生，主枝极纤细，余者 3~4 枝中等，其他的更短，近相等。

华思劳竹：秆皮薄，节环不隆起，节间极细长，微具硅质，且贴生微毛；箨鞘口部的刚毛显著而发达，箨耳退化或近于退化。

【药材性状】本品为不规则的片块或颗粒，大小不一。表面灰蓝色、灰黄色或灰白色，有的洁白色，半透明，略带光泽。体轻，质硬而脆，易破碎，吸湿性强。气微，味淡。

【性味与归经】甘，寒。归心、肝经。

【功能与主治】清热豁痰，凉心定惊。用于热病神昏，中风痰迷，小儿痰热惊痫、抽搐、夜啼。

【用法与用量】3~9 g。

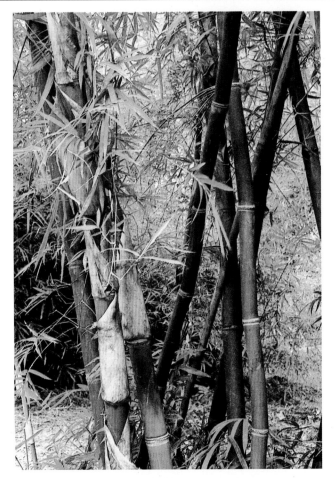

▲ 青皮竹

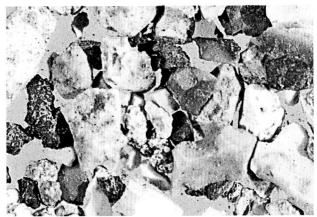

▲ 天竺黄   1cm

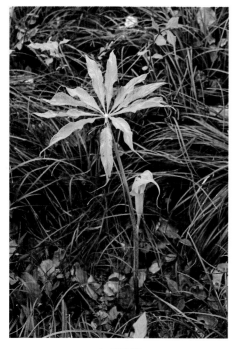

▲ 天南星

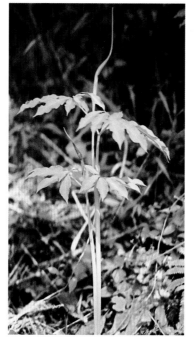

▲ 异叶天南星

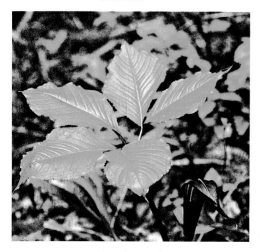

◀ 东北天南星

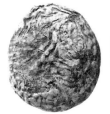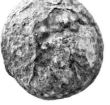

1cm

◀ 生天南星（上面）

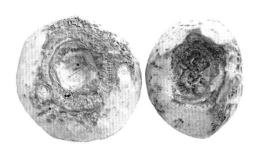

1cm

◀ 生天南星（下面）

076. 天南星

Tiannanxing

ARISAEMATIS RHIZOMA

四画

本品为天南星科植物天南星 *Arisaema erubescens* (Wall.) Schott、异叶天南星 *Arisaema heterophyllum* Bl. 或东北天南星 *Arisaema amurense* Maxim. 的干燥块茎。

【原植物】

天南星：多年生草本。块茎扁球形，直径 2~6 cm。叶 1 片，稀 2 片，叶片放射状分裂，裂片 7~20，披针形。花单性异株，无花被；肉穗花序由叶柄鞘部抽出，具褐色斑纹；佛焰苞绿色、绿紫色或深紫色，背面有白色条纹；肉质花序轴先端有棒状附属器；雄花序长 2~2.5 cm；雌花序长 2 cm。浆果红色。

异叶天南星：多年生草本。块茎近球形，直径 1.5~4 cm。叶片趾状分裂，裂片 11~19，倒披针形或窄长圆形，中部裂片通常比侧裂片短小。肉穗花序两性或雄花序单性，附属器细长，鼠尾状；两性花序下部为雌花序，上部为雄花序。浆果红色。

东北天南星：多年生草本。块茎近球形，稍扁，直径 1~4 cm。叶 1 片，叶片趾状分裂，幼时 3 裂，老时 5 裂，叶片倒卵形或卵状椭圆形。雌雄异株。浆果红色。

【药材性状】本品呈扁球形，高 1~2 cm，直径 1.5~6.5 cm。表面类白色或淡棕色，较光滑，顶端有凹陷的茎痕，周围有麻点状根痕，有的块茎周边有小扁球状侧芽。质坚硬，不易破碎，断面不平坦，白色，粉性。气微辛，味麻辣。

【饮片性状】生天南星：同药材。

【性味与归经】苦、辛，温；有毒。归肺、肝、脾经。

【功能与主治】散结消肿。外用治痈肿，蛇虫咬伤。

【用法与用量】外用生品适量，研末以醋或酒调敷患处。

【注意】孕妇慎用；生品内服宜慎。

制天南星

Zhitiannanxing

ARISAEMATIS RHIZOMA PREPARATUM

本品为天南星的炮制加工品。

【饮片性状】本品呈类圆形或不规则形的薄片。黄色或淡棕色，质脆易碎，断面角质状。气微，味涩，微麻。

【性味与归经】苦、辛，温；有毒。归肺、肝、脾经。

【功能与主治】燥湿化痰，祛风止痉，散结消肿。用于顽痰咳嗽，风痰眩晕，中风痰壅，口眼㖞斜，半身不遂，癫痫，惊风，破伤风；外用治痈肿，蛇虫咬伤。

【用法与用量】3~9 g。

【注意】孕妇慎用。

四
画

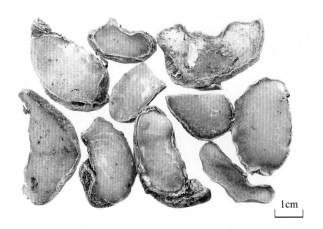

1cm

▲ 制天南星（新货）

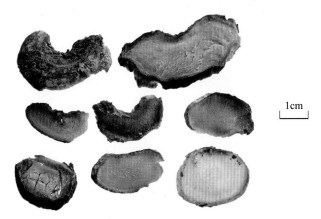

1cm

▲ 制天南星（陈货）

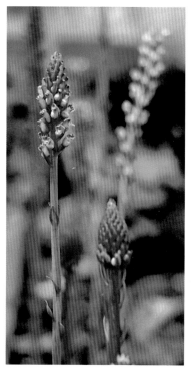
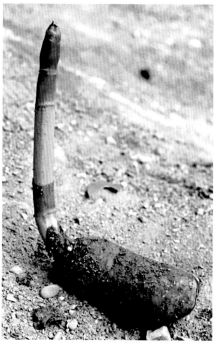

◀▲ 天麻

077. 天麻

Tianma

GASTRODIAE RHIZOMA

本品为兰科植物天麻 *Gastrodia elata* Bl. 的干燥块茎。

【**原植物**】多年生腐生植物。块茎横生，椭圆形或卵圆形，肉质，有环节，节上有膜质鳞叶。茎单一，高 30~150 cm，黄褐色。叶鳞片状，膜质，下部鞘状抱茎。总状花序顶生，苞片膜质，披针形；花淡绿黄色或橙红色。蒴果长圆形或倒卵形。种子多而极细小，呈粉末状。

【**药材性状**】本品呈椭圆形或长条形，略扁，皱缩而稍弯曲，长 3~15 cm，宽 1.5~6 cm，厚 0.5~2 cm。表面黄白色至黄棕色，有纵皱纹及由潜伏芽排列而成的横环纹多轮，有时可见棕褐色菌索。顶端有红棕色至深棕色鹦嘴状的芽或残留茎基；另端有圆脐形疤痕。质坚硬，不易折断，断面较平坦，黄白色至淡棕色，角质样。气微，味甘。

【**饮片性状**】本品呈不规则的薄片。外表皮淡黄色至黄棕色，有时可见点状排成的横环纹。切面黄白色至淡棕色。角质样，半透明。气微，味甘。

【**性味与归经**】甘，平。归肝经。

【**功能与主治**】息风止痉，平抑肝阳，祛风通络。用于小儿惊风，癫痫抽搐，破伤风，头痛眩晕，手足不遂，肢体麻木，风湿痹痛。

【**用法与用量**】3~10 g。

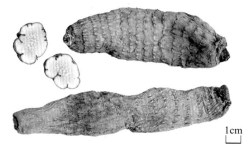

1cm ◀ 天麻（冬麻）

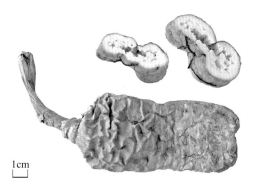

1cm ◀ 天麻（春麻）

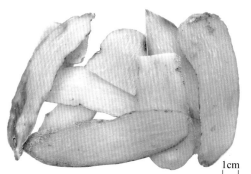

1cm ◀ 天麻（饮片）

078. 天葵子

Tiankuizi

SEMIAQUILEGIAE RADIX

本品为毛茛科植物天葵 *Semiaquilegia adoxoides*
(DC.) Makino 的干燥块根。

【原植物】多年生草本。块根灰黑色，略呈纺锤形
或椭圆形，肉质。茎丛生，纤细。基生叶丛生，有
长柄，一回三出复叶，小叶阔楔形，再3裂，上面
绿色，下面紫色。花单生叶腋，白色。蓇葖果3~4
枚，熟时开裂。种子细小。

【药材性状】本品呈不规则短柱状、纺锤状或块
状，略弯曲，长1~3 cm，直径0.5~1 cm。表面暗褐
色至灰黑色，具不规则的皱纹及须根或须根痕。顶
端常有茎叶残基，外被数层黄褐色鞘状鳞片。质较
软，易折断，断面皮部类白色，木部黄白色或黄棕
色，略呈放射状。气微，味甘、微苦辛。

【性味与归经】甘、苦，寒。归肝、胃经。

【功能与主治】清热解毒，消肿散结。用于痈肿疔
疮，乳痈，瘰疬，蛇虫咬伤。

【用法与用量】9~15 g。

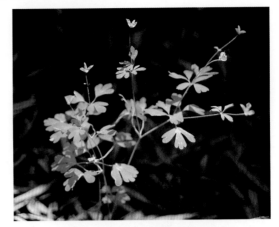

◀ 天葵

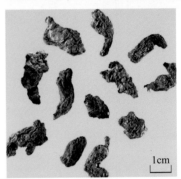

1cm

◀ 天葵子

079. 天然冰片（右旋龙脑）

Tianranbingpian

BORNEOLUM

本品为樟科植物樟 *Cinnamomum camphora* (L.) Presl
的新鲜枝、叶经提取加工制成。

【原植物】乔木。枝和叶都有樟脑味。叶互生，薄
革质，卵形，脉腋有明显的腺体。圆锥花序腋生；
花小，淡黄绿色。果实球形，紫黑色。

【药材性状】本品为白色结晶性粉末或片状结晶。
气清香，味辛、凉。具挥发性，点燃时有浓烟，火
焰呈黄色。

本品在乙醇、三氯甲烷或乙醚中易溶，在水中几乎
不溶。

熔点　应为204~209℃（通则0612）。

比旋度　取本品适量，精密称定，加乙醇制成每
1 ml含0.1 g的溶液，依法测定（通则0621），比
旋度应为+34°~+38°。

【性味与归经】辛、苦，凉。归心、脾、肺经。

【功能与主治】开窍醒神，清热止痛。用于热病神
昏、惊厥，中风痰厥，气郁暴厥，中恶昏迷，胸痹
心痛，目赤，口疮，咽喉肿痛，耳道流脓。

【用法与用量】0.3~0.9 g，入丸散服。外用适量，
研粉点敷患处。

【注意】孕妇慎用。

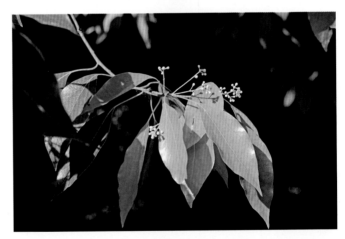

▲ 樟

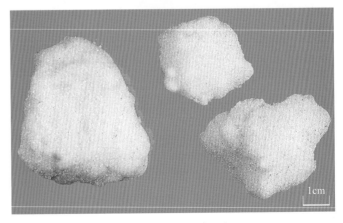

1cm

▲ 天然冰片（右旋龙脑）

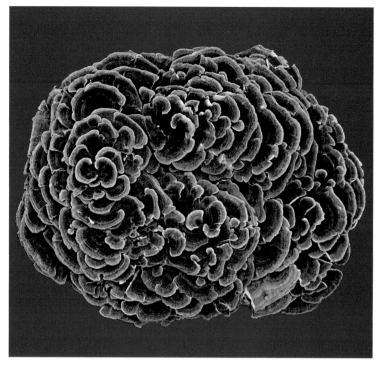

▲▼云芝

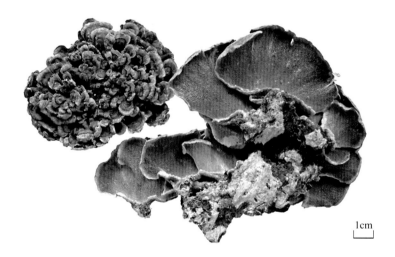

1cm

080. 云芝

Yunzhi

CORIOLUS

本品为多孔菌科真菌彩绒革盖菌 *Coriolus versicolor* (L. ex Fr.) Quel 的干燥子实体。

【原植物】子实体一年生，革质至半纤维质。侧生无柄，常覆瓦状叠生，往往左右相连，生于伐桩断面上或倒木上的子实体常围成莲座状。菌盖半圆形至贝壳形，（1~6）cm×（1~10）cm，厚1~3 mm；盖面幼时白色，渐变为深色，有密生的细绒毛，长短不等，呈灰、白、褐、蓝、紫、黑等多种颜色，并构成云纹状的同心环纹；盖缘薄而锐，波状，完整，淡色。管口面初期白色，渐变为黄褐色、赤褐色至淡灰黑色；管口圆形至多角形，每1 mm 间3~5个，后期开裂；菌管单层，白色，长1~2 mm。菌肉白色，纤维质，干后纤维质至近革质。孢子圆筒状，稍弯曲，平滑，无色，（1.5~2）μm×（2~5）μm。

【药材性状】本品菌盖单个呈扇形、半圆形或贝壳形，常数个叠生成覆瓦状或莲座状；直径1~10 cm，厚1~4 mm。表面密生灰、褐、蓝、紫黑等颜色的绒毛（菌丝），构成多色的狭窄同心性环带，边缘薄；腹面灰褐色、黄棕色或淡黄色，无菌管处呈白色，菌管密集，管口近圆形至多角形，部分管口开裂成齿。革质，不易折断，断面菌肉类白色，厚约1 mm；菌管单层，长0.5~2 mm，多为浅棕色，管口近圆形至多角形，每1 mm 有3~5个。气微，味淡。

【性味与归经】甘，平。归心、脾、肝、肾经。

【功能与主治】健脾利湿，清热解毒。用于湿热黄疸，胁痛，纳差，倦怠乏力。

【用法与用量】9~27 g。

四画

081. 木瓜

Mugua

CHAENOMELIS FRUCTUS

本品为蔷薇科植物贴梗海棠 *Chaenomeles speciosa* (Sweet) Nakai 的干燥近成熟果实。

【原植物】落叶灌木，高 2~3 m。枝外展，有直刺。单叶互生；托叶斜肾形至半圆形，边缘有重锯齿；叶片薄革质，卵形、长椭圆形或椭圆状倒披针形，边缘有锐锯齿。花先叶开放，3~5 朵簇生于 2 年生枝上，猩红色，稀淡红色或白色。果实球形或卵形，黄色或黄绿色，疏生斑点。

【药材性状】本品长圆形，多纵剖成两半，长 4~9 cm，宽 2~5 cm，厚 1~2.5 cm。外表面紫红色或红棕色，有不规则的深皱纹；剖面边缘向内卷曲，果肉红棕色，中心部分凹陷，棕黄色；种子扁长三角形，多脱落。质坚硬。气微清香，味酸。

【饮片性状】本品呈类月牙形薄片。外表紫红色或棕红色，有不规则的深皱纹。切面棕红色。气微清香，味酸。

【性味与归经】酸，温。归肝、脾经。

【功能与主治】舒筋活络，和胃化湿。用于湿痹拘挛，腰膝关节酸重疼痛，暑湿吐泻，转筋挛痛，脚气水肿。

【用法与用量】6~9 g。

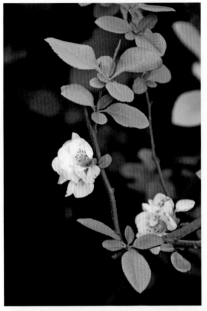

◀ 贴梗海棠（花）

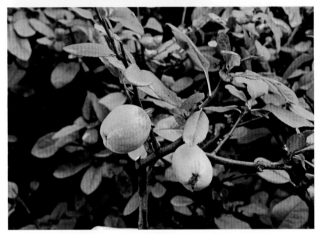

◀ 贴梗海棠（果）

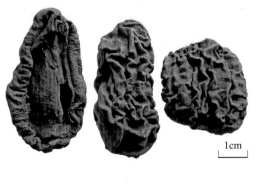

1cm

◀ 木瓜

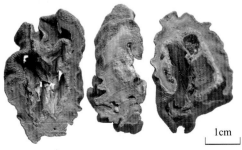

1cm

◀ 木瓜（饮片）

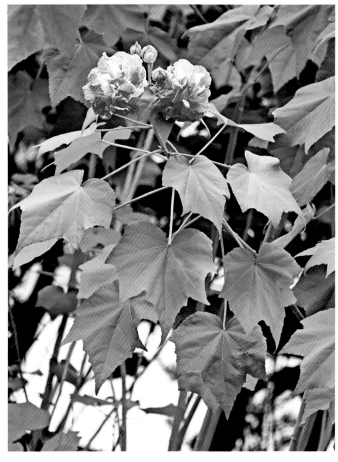

◀ 木芙蓉

082. 木芙蓉叶

Mufurongye

HIBISCI MUTABILIS FOLIUM

本品为锦葵科植物木芙蓉 *Hibiscus mutabilis* L. 的干燥叶。

【原植物】落叶灌木或小乔木。小枝、叶柄、花梗和花萼均密被星状毛与直毛相混的细绵毛。叶宽卵形至圆卵形或心形，常 5~7 裂，裂片三角形，先端渐尖，具钝圆锯齿，上面疏被星状细毛和点，下面密被星状细绒毛。花单生于枝端叶腋间，近端具节；小苞片 8，密被星状绵毛；萼钟形，裂片 5；花初开时白色或淡红色，后变深红色，花瓣近圆形，外面被毛，基部具髯毛；雄蕊柱长 2.5~3 cm，无毛；花柱枝 5，疏被毛。蒴果扁球形，被淡黄色刚毛和绵毛，果爿 5。种子肾形，背面被长柔毛。

【药材性状】本品多卷缩、破碎，全体被毛。完整叶片展平后呈卵圆状心形，宽 10~20 cm，掌状 3~7 浅裂，裂片三角形，边缘有钝齿。上表面暗黄绿色，下表面灰绿色，叶脉 7~11 条，于两面突起。叶柄长 5~20 cm。气微，味微辛。

【饮片性状】本品呈不规则的片状或丝条状，多卷缩，上表面暗绿色，下表面黄绿色，密被短柔毛及星状毛，叶脉于两面突起。质脆易碎。气微，味微辛。

【性味与归经】辛，平；归肺、肝经。

【功能与主治】凉血，解毒，消肿，止痛。治痈疽焮肿，缠身蛇丹，烫伤，目赤肿痛，跌打损伤。

【用法与用量】10~30 g。外用适量。

1cm

◀ 木芙蓉叶

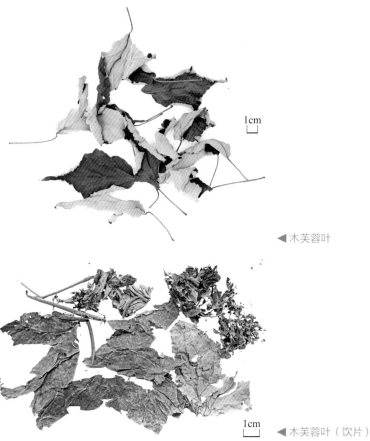

1cm

◀ 木芙蓉叶（饮片）

四
画

083. 木香

Muxiang

AUCKLANDIAE RADIX

本品为菊科植物木香 *Aucklandia lappa* Decne. 的干燥根。

【原植物】多年生草本，高 1.5~2 m。主根粗大。茎不分枝。基生叶大，三角形，有具翅羽裂的长叶柄；茎生叶卵形或三角状卵形，边缘有不规则的齿，齿端有刺尖，上面有糙短毛。头状花序单生茎顶和叶腋，全为管状花，花冠暗紫色。瘦果矩圆形，具肋；冠毛淡褐色，2 层，羽毛状。

【药材性状】本品呈圆柱形或半圆柱形，长 5~10 cm，直径 0.5~5 cm。表面黄棕色至灰褐色，有明显的皱纹、纵沟及侧根痕。质坚，不易折断，断面灰褐色至暗褐色，周边灰黄色或浅棕黄色，形成层环棕色，有放射状纹理及散在的褐色点状油室。气香特异，味微苦。

【饮片性状】

木香：本品呈类圆形或不规则的厚片。外表皮黄棕色至灰褐色，有纵皱纹。切面棕黄色至棕褐色，中部有明显菊花心状的放射纹理，形成层环棕色，褐色油点（油室）散在。气香特异，味微苦。

煨木香：本品形如木香片。气微香，味微苦。

【性味与归经】辛、苦，温。归脾、胃、大肠、三焦、胆经。

【功能与主治】行气止痛，健脾消食。用于胸胁、脘腹胀痛，泻痢后重，食积不消，不思饮食。煨木香实肠止泻。用于泄泻腹痛。

【用法与用量】3~6 g。

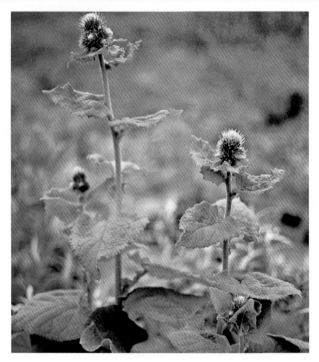

▲▼木香

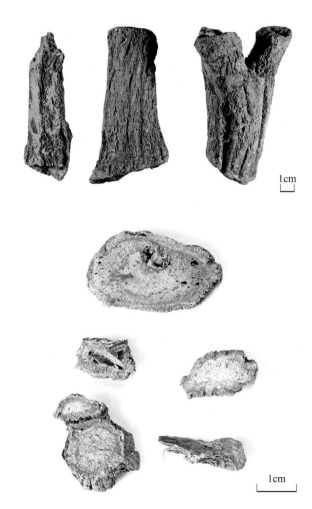

▲木香（饮片）

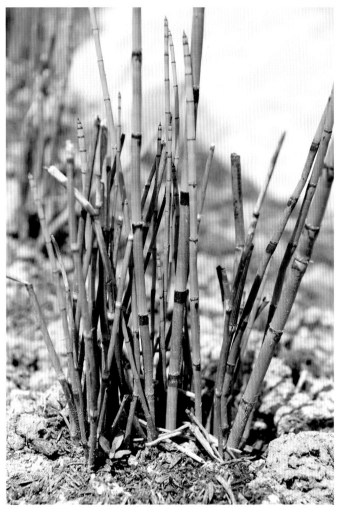

▲ 木贼

084. 木贼

Muzei

EQUISETI HIEMALIS HERBA

本品为木贼科植物木贼 *Equisetum hyemale* L. 的干燥地上部分。

【原植物】多年生常绿草本。根茎黑色。地上茎直立，高 50~100 cm，单一不分枝或于基部簇生，中空，具棱 20~30 条，脊上有疣状突起 2 行，触之有粗糙感，沟中有气孔线。叶鞘筒贴于茎上，灰绿色，顶部与基部有 2 黑色圈。夏日于茎顶抽出孢子囊穗，孢子囊穗长圆形。

【药材性状】本品呈长管状，不分枝，长 40~60 cm，直径 0.2~0.7 cm。表面灰绿色或黄绿色，有 18~30 条纵棱，棱上有多数细小光亮的疣状突起；节明显，节间长 2.5~9 cm，节上着生筒状鳞叶，叶鞘基部和鞘齿黑棕色，中部淡棕黄色。体轻，质脆，易折断，断面中空，周边有多数圆形的小空腔。气微，味甘淡、微涩，嚼之有沙粒感。

【饮片性状】本品呈管状的段。表面灰绿色或黄绿色，有 18~30 条纵棱，棱上有多数细小光亮的疣状突起；节明显，节上着生筒状鳞叶，叶鞘基部和鞘齿黑棕色，中部淡棕黄色。切面中空，周边有多数圆形的小空腔。气微，味甘淡、微涩，嚼之有沙粒感。

【性味与归经】甘、苦，平。归肺、肝经。

【功能与主治】疏散风热，明目退翳。用于风热目赤，迎风流泪，目生云翳。

【用法与用量】3~9 g。

四画

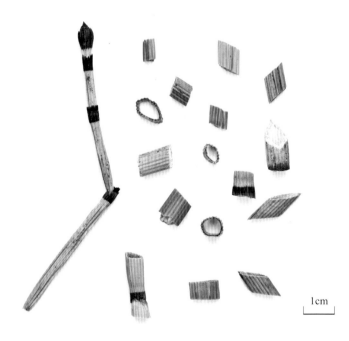

1cm

▲ 木贼（饮片）

085. 木通

Mutong

AKEBIAE CAULIS

本品为木通科植物木通 *Akebia quinata* (Thunb.) Decne.、三叶木通 *Akebia trifoliata* (Thunb.) Koidz. 或白木通 *Akebia trifoliata* (Thunb.) Koidz. var. *australis* (Diels) Rehd. 的干燥藤茎。

【原植物】

木通：落叶木质缠绕藤本，全株无毛。幼枝灰绿色，有纵纹。掌状复叶，小叶片 5，倒卵形或椭圆形，先端圆常微凹至具一细短尖，基部圆形或楔形，全缘。短总状花序腋生，花单性，雌雄同株；雄花具雄蕊 6 个；雌花较大，有离生雌蕊 2~13。果肉质，浆果状，长椭圆形，或略呈肾形，两端圆，熟后紫色，柔软，沿腹缝线开裂。种子多数，长卵而稍扁，黑色或黑褐色。

三叶木通：与前种相近。主要区别点：叶为三出复叶；小叶卵圆形、宽卵圆形或长卵形，长宽变化很大，先端钝圆、微凹或具短尖，基部圆形或楔形，有时微呈心形，边缘浅裂或呈波状，侧脉 5~6 对。

白木通：与三叶木通相近，但小叶全缘，质地较厚。

【药材性状】本品呈圆柱形，常稍扭曲，长 30~70 cm，直径 0.5~2 cm。表面灰棕色至灰褐色，外皮粗糙而有许多不规则的裂纹或纵沟纹，具突起的皮孔。节部膨大或不明显，具侧枝断痕。体轻，质坚实，不易折断，断面不整齐，皮部较厚，黄棕色，可见淡黄色颗粒状小点，木部黄白色，射线呈放射状排列，髓小或有时中空，黄白色或黄棕色。气微，味微苦而涩。

【饮片性状】本品呈圆形、椭圆形或不规则形片。外表皮灰棕色或灰褐色。切面射线呈放射状排列，髓小或有时中空。气微，味微苦而涩。

【性味与归经】苦，寒。归心、小肠、膀胱经。

【功能与主治】利尿通淋，清心除烦，通经下乳。用于淋证，水肿，心烦尿赤，口舌生疮，经闭乳少，湿热痹痛。

【用法与用量】3~6 g。

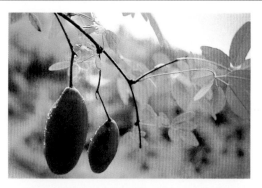

▲ 木通

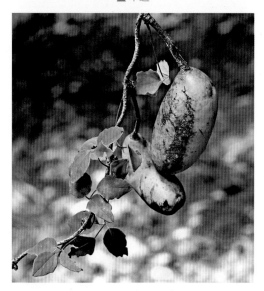

▲ 三叶木通

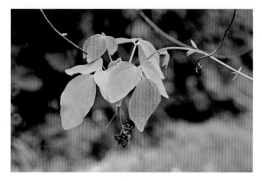

▲ 白木通（徐晔春摄）

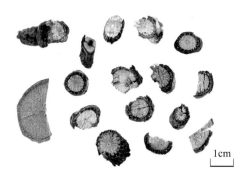

1cm

▲ 木通（饮片）

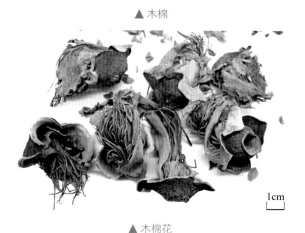

▲ 木棉

▲ 木棉花

086. 木棉花

Mumianhua

GOSSAMPINI FLOS

本品为木棉科植物木棉 *Gossampinus malabarica* (DC.) Merr 的干燥花。

【原植物】大乔木。干和枝有短而大的圆锥形的刺，枝平伸。掌状复叶，小叶 5~7 枚，具柄，薄革质，矩圆形至椭圆状矩圆形，全缘。花大，红色，叶前开放，聚生于枝的近顶端；萼厚革质；花瓣 5，肉质，矩圆形；雄蕊管短，多列，最内 5 枚于顶端分叉，每 1 分叉有花药 1 枚，中间 10 枚较短，最外的多数，合生为 5 束；子房 5 室，胚珠多数，柱头 5 裂。蒴果大，矩圆形，木质。种子多数，倒卵形。

【药材性状】本品常皱缩成团。花萼杯状，厚革质，长 2~4 cm，直径 1.5~3 cm，顶端 3 或 5 裂，裂片钝圆形，反曲；外表面棕褐色，有纵皱纹，内表面被棕黄色短绒毛。花瓣 5 片，椭圆状倒卵形或披针状椭圆形，长 3~8 cm，宽 1.5~3.5 cm；外表面浅棕黄色或浅棕褐色，密被星状毛，内表面紫棕色，有疏毛。雄蕊多数，基部合生呈筒状，最外轮集生成 5 束，柱头 5 裂。气微，味淡、微甘、涩。

【性味与归经】甘、淡，凉。归大肠经。

【功能与主治】清热利湿，解毒。用于泄泻，痢疾，痔疮出血。

【用法与用量】6~9 g。

087. 木蝴蝶

Muhudie

OROXYLI SEMEN

本品为紫葳科植物木蝴蝶 *Oroxylum indicum* (L.) Vent. 的干燥成熟种子。

【原植物】大乔木，高 7~12 m。叶极大，对生，三至四回羽状复叶。小叶多数，厚纸质，椭圆形至阔卵形，全缘。总状花序顶生，花冠橙红色，钟形。蒴果扁平，阔线形，果瓣木质，熟时由青绿色转棕褐色，沿腹缝线开裂。种子多数，种子除基部外全被翅包围。

【药材性状】本品为蝶形薄片，除基部外三面延长成宽大菲薄的翅，长 5~8 cm，宽 3.5~4.5 cm。表面浅黄白色，翅半透明，有绢丝样光泽，上有放射状纹理，边缘多破裂。体轻，剥去种皮，可见一层薄膜状的胚乳紧裹于子叶之外。子叶 2，蝶形，黄绿色或黄色，长径 1~1.5 cm。气微，味微苦

【性味与归经】苦、甘，凉。归肺、肝、胃经。

【功能与主治】清肺利咽，疏肝和胃。用于肺热咳嗽，喉痹，音哑，肝胃气痛。

【用法与用量】1~3 g。

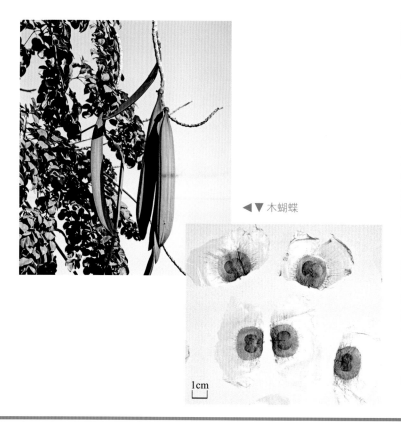

◀▼ 木蝴蝶

088. 木鳖子

Mubiezi

MOMORDICAE SEMEN

本品为葫芦科植物木鳖 *Momordica cochinchinensis* (Lour.) Spreng. 的干燥成熟种子。

【原植物】多年生草质藤本。根块状。卷须不分叉。叶柄长 5~10 cm，顶端或叶片基部有 2~4 个腺体；叶片 3~5 深裂或中裂，叶缘有波状小齿或稀全缘。花雌雄异株，单生；雄花花梗顶端生一大型苞片，花冠白色而稍带黄色；雌花花梗近中部生一小型苞片。果实卵状，生刺状突起。种子卵形，边缘有波状微裂。

【药材性状】本品呈扁平圆板状，中间稍隆起或微凹陷，直径 2~4 cm，厚约 0.5 cm。表面灰棕色至黑褐色，有网状花纹，在边缘较大的一个齿状突起上有浅黄色种脐。外种皮质硬而脆，内种皮灰绿色，绒毛样。子叶 2，黄白色，富油性。有特殊的油腻气，味苦。

【饮片性状】

木鳖子仁：本品内种皮灰绿色，绒毛样。子叶 2，黄白色，富油性。有特殊的油腻气，味苦。

木鳖子霜：本品为白色或灰白色的松散粉末。有特殊的油腻气，味苦。

【性味与归经】苦、微甘，凉；有毒。归肝、脾、胃经。

【功能与主治】散结消肿，攻毒疗疮。用于疮疡肿毒，乳痈，瘰疬，痔瘘，干癣，秃疮。

【用法与用量】0.9~1.2 g。外用适量，研末，用油或醋调涂患处。

【注意】孕妇慎用。

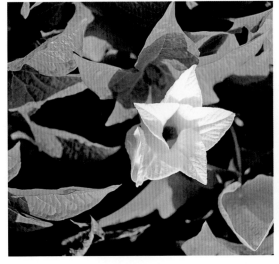

▲ 木鳖（花）

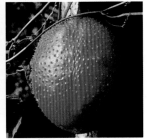

▲ 木鳖（果）

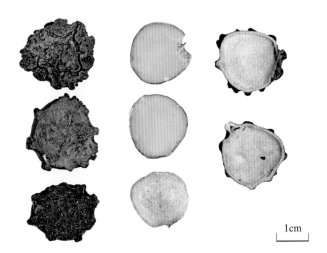

1cm

▲ 木鳖子（左：种子，中：完整及剖开种仁，右：种皮）

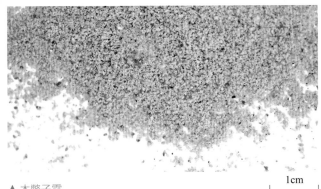

1cm

▲ 木鳖子霜

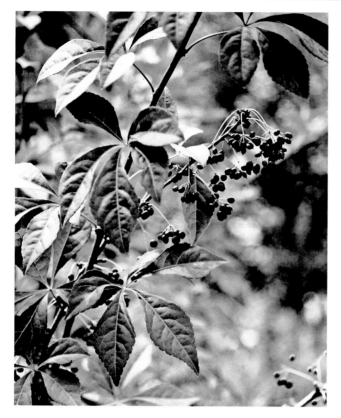

▲ 细柱五加

089. 五加皮

Wujiapi

ACANTHOPANACIS CORTEX

本品为五加科植物细柱五加 *Acanthopanax gracilistylus* W. W. Smith 的干燥根皮。

【原植物】灌木，有时蔓生状，高 2~3 m。枝无刺或在叶柄基部单生扁平的刺。掌状复叶在长枝上互生，在短枝上簇生；小叶 5，稀 3~4，中央一片最大，倒卵形至披针形。伞形花序腋生，或单生于短枝上，花黄绿色。浆果近球形，侧扁，成熟时黑色。

【药材性状】本品呈不规则卷筒状，长 5~15 cm，直径 0.4~1.4 cm，厚约 0.2 cm。外表面灰褐色，有稍扭曲的纵皱纹和横长皮孔样瘢痕；内表面淡黄色或灰黄色，有细纵纹。体轻，质脆，易折断，断面不整齐，灰白色。气微香，味微辣而苦。

【饮片性状】本品呈不规则的厚片。外表面灰褐色，有稍扭曲的纵皱纹及横长皮孔样瘢痕；内表面淡黄色或灰黄色，有细纵纹。切面不整齐，灰白色。气微香，味微辣而苦。

【性味与归经】辛、苦，温。归肝、肾经。

【功能与主治】祛风除湿，补益肝肾，强筋壮骨，利水消肿。用于风湿痹病，筋骨痿软，小儿行迟，体虚乏力，水肿，脚气。

【用法与用量】5~10 g。

1cm

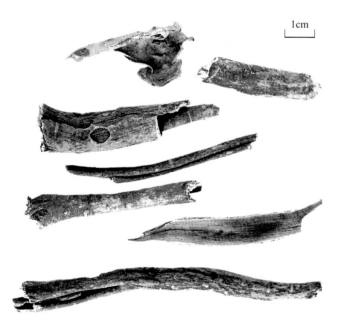

▲ 五加皮

090. 五味子

Wuweizi

SCHISANDRAE CHINENSIS FRUCTUS

本品为木兰科植物五味子 *Schisandra chinensis* (Turcz.) Baill.的干燥成熟果实。习称"北五味子"。

【原植物】多年生落叶木质藤本。茎枝红棕色或灰紫色。在幼枝上单叶互生，在老枝上丛生短枝，叶片薄，阔椭圆形、阔倒卵形至卵形，边缘疏生有腺体的小齿。花单性，雌雄异株，数朵丛生叶腋间而下垂，乳白色；雌花心皮多数，分离，结果时成长穗状。肉质浆果球形，熟时呈深红色。

【药材性状】本品呈不规则的球形或扁球形，直径 5~8 mm。表面红色、紫红色或暗红色，皱缩，显油润；有的表面呈黑红色或出现"白霜"。果肉柔软，种子 1~2，肾形，表面棕黄色，有光泽，种皮薄而脆。果肉气微，味酸；种子破碎后，有香气，味辛、微苦。

【饮片性状】

五味子：同药材。

醋五味子：本品形如五味子，表面乌黑色，油润，稍有光泽。有醋香气。

【性味与归经】酸、甘，温。归肺、心、肾经。

【功能与主治】收敛固涩，益气生津，补肾宁心。用于久嗽虚喘，梦遗滑精，遗尿尿频，久泻不止，自汗盗汗，津伤口渴，内热消渴，心悸失眠。

【用法与用量】2~6 g。

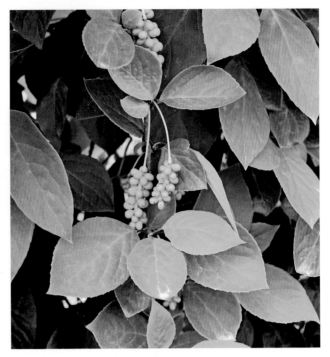

▲▼ 五味子

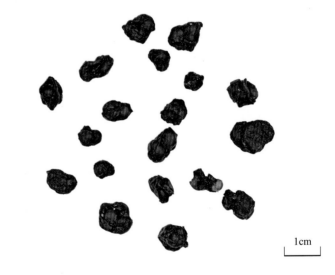

1cm

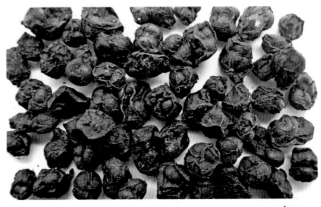

▲ 醋五味子

1cm

四画

091. 五倍子

Wubeizi

GALLA CHINENSIS

本品为漆树科植物盐肤木 *Rhus chinensis* Mill、青麸杨 *Rhus potaninii* Maxim. 或红麸杨 *Rhus punjabensis* Stew. var. *sinica* (Diels) Rehd. et Wils. 叶上的虫瘿，主要由五倍子蚜 *Melaphis chinensis* (Bell) Baker 寄生而形成。按外形不同，分为"肚倍"和"角倍"。

【原植物】
盐肤木：灌木或小乔木。小枝、叶柄及花序都密生褐色柔毛。单数羽状复叶互生，叶轴及叶柄常有翅；小叶片 7~13，下面密生灰褐色柔毛。圆锥花序；花杂性，黄白色。核果红色。

青麸杨：叶轴圆筒形，有时在上部的小叶片间有狭翅；小叶 7~9，边缘全缘，下面脉上有毛或近于无毛。花杂性，白色。核果血红色。

红麸杨：小枝被有短柔毛。叶轴上部有狭翅，小叶 7~13，全缘，下面沿脉有细毛。花杂性，白色。核果深红色。

【药材性状】
肚倍：呈长圆形或纺锤形囊状，长 2.5~9 cm，直径 1.5~4 cm。表面灰褐色或灰棕色，微有柔毛。质硬而脆，易破碎，断面角质样，有光泽，壁厚 0.2~0.3 cm，内壁平滑，有黑褐色死蚜虫及灰色粉状排泄物。气特异，味涩。

角倍：呈菱形，具不规则的钝角状分枝柔毛较明显，壁较薄。

【饮片性状】本品呈不规则碎片状。表面灰褐色或灰棕色，微有柔毛，内壁光滑。质硬而脆，断面角质样，有光泽。气特异，味涩。

【性味与归经】酸、涩，寒，归肺、大肠、肾经。

【功能与主治】敛肺降火，涩肠止泻，敛汗，止血，收湿敛疮。用于肺虚久咳，肺热痰嗽，久泻久痢，自汗盗汗，消渴，便血痔血，外伤出血，痈肿疮毒，皮肤湿烂。

【用法与用量】3~6 g。外用适量。

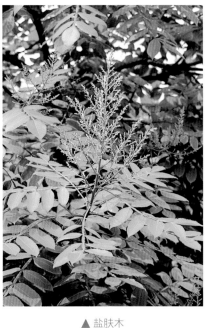
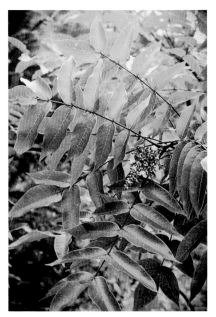

▲ 盐肤木　　　　　▲ 青麸杨

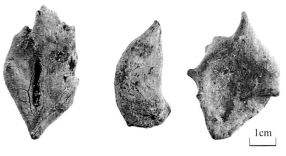

1cm

◀ 五倍子（角倍）

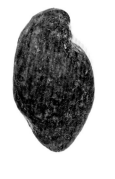
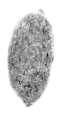

1cm

◀ 五倍子（肚倍）

1cm

◀ 五倍子（饮片）

092. 太子参

Taizishen

PSEUDOSTELLARIAE RADIX

本品为石竹科植物孩儿参 *Pseudostellaria heterophylla* (Miq.) Pax ex Pax et Hoffm. 的干燥块根。

【原植物】多年生草本，高 15~20 cm。块根长纺锤形。茎下部叶匙形，基部渐狭；上部叶卵状披针形、长卵形或菱状卵形；茎顶端两对叶稍密集，成十字形排列。花二型：普通花 1~3 朵顶生，白色；闭锁花生茎下部叶腋，小形。蒴果卵形。

【药材性状】本品呈细长纺锤形或细长条形，稍弯曲，长 3~10 cm，直径 0.2~0.6 cm。表面灰黄色至黄棕色，较光滑，微有纵皱纹，凹陷处有须根痕。顶端有茎痕。质硬而脆，断面较平坦，周边淡黄棕色，中心淡黄白色，角质样。气微，味微甘。

【性味与归经】甘、微苦，平。归脾、肺经。

【功能与主治】益气健脾，生津润肺。用于脾虚体倦，食欲不振，病后虚弱，气阴不足，自汗口渴，肺燥干咳。

【用法与用量】9~30 g。

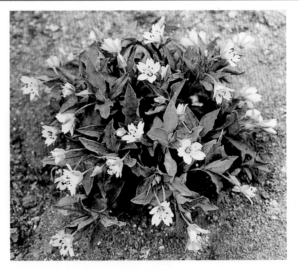

▲ 孩儿参

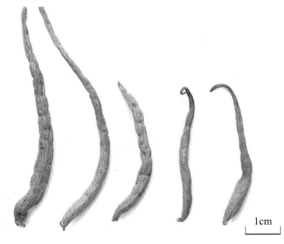

▲ 太子参

1cm

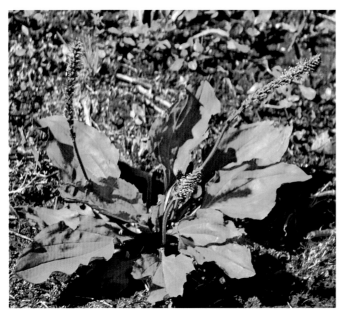

▲ 车前

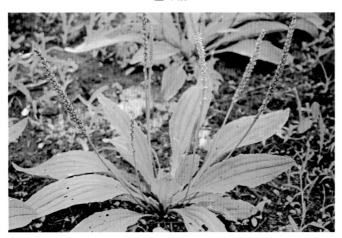

▲ 平车前

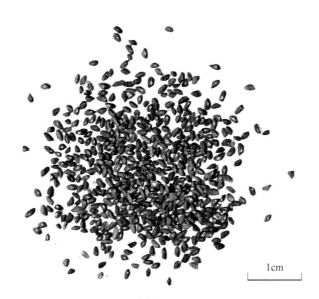

1cm

▲ 车前子

093. 车前子

Cheqianzi

PLANTAGINIS SEMEN

本品为车前科植物车前 *Plantago asiatica* L. 或平车前 *Plantago depressa* Willd. 的干燥成熟种子。

【原植物】
车前：多年生草本。具须根。基生叶直立或开展，叶片卵形或宽卵形，边缘近全缘、波状，或有疏钝齿至浅裂，常有分成 5~7 条明显的、近于平行的弧形脉。穗状花序，花疏生，绿白色；每花有一个三角形宿存的苞片。蒴果卵状圆锥形，周裂。种子细小，近椭圆形，黑褐色。
平车前：一年生草本。具圆柱状直根。叶椭圆形，椭圆状披针形或卵状披针形，边缘有小齿或不整齐锯齿。

【药材性状】本品呈椭圆形、不规则长圆形或三角状长圆形，略扁，长约 2 mm，宽约 1 mm。表面黄棕色至黑褐色，有细皱纹，一面有灰白色凹点状种脐。质硬。气微，味淡。

【饮片性状】
车前子：同药材。
盐车前子：本品形如车前子，表面黑褐色。气微香，味微咸。

【性味与归经】甘，寒。归肝、肾、肺、小肠经。

【功能与主治】清热利尿通淋，渗湿止泻，明目，祛痰。用于热淋涩痛，水肿胀满，暑湿泄泻，目赤肿痛，痰热咳嗽。

【用法与用量】9~15 g，包煎。

四画

094. 车前草

Cheqiancao

PLANTAGINIS HERBA

本品为车前科植物车前 *Plantago asiatica* L. 或平车前 *PLantago depressa* Willd. 的干燥全草。

【原植物】见"车前子"。

【药材性状】

车前：根丛生，须状。叶基生，具长柄；叶片皱缩，展平后呈卵状椭圆形或宽卵形，长 6~13 cm，宽 2.5~8 cm；表面灰绿色或污绿色，具明显弧形脉 5~7 条；先端钝或短尖，基部宽楔形，全缘或有不规则波状浅齿。穗状花序数条，花茎长。蒴果盖裂，萼宿存。气微香，味微苦。

平车前：主根直而长。叶片较狭，长椭圆形或椭圆状披针形，长 5~14 cm，宽 2~3 cm。

【饮片性状】本品为不规则的段。根须状或直而长。叶片皱缩，多破碎，表面灰绿色或污绿色，脉明显。可见穗状花序。气微，味微苦。

【性味与归经】甘，寒。归肝、肾、肺、小肠经。

【功能与主治】清热利尿通淋，祛痰，凉血，解毒。用于热淋涩痛，水肿尿少，暑湿泄泻，痰热咳嗽，吐血衄血，痈肿疮毒。

【用法与用量】9~30 g。

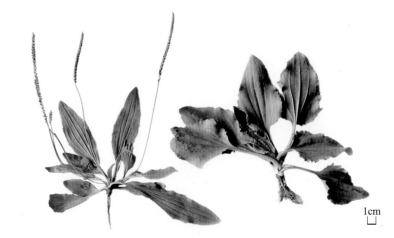

▲ 车前草（鲜）（左：平车前，右：车前）

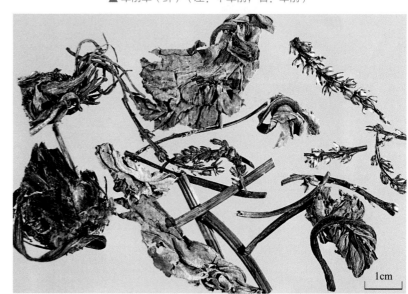

▲ 车前草（饮片）

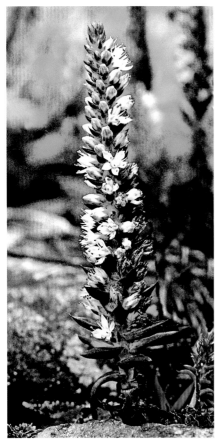

◀▼ 瓦松

095. 瓦松

Wasong

OROSTACHYIS FIMBRIATAE HERBA

本品为景天科植物瓦松 *Orostachys fimbriata* (Turcz.) Berg. 的干燥地上部分。

【原植物】二年生草本。第一年生莲座丛的叶短，宽条形，渐尖；二年生花茎高 10~40 cm，叶互生，疏生，有刺，线形至披针形，基部叶早落。花序总状，紧密，或下部分枝；苞片线状渐尖；萼片 5，长圆形；花瓣 5，红色，披针状椭圆形，先端渐尖；雄蕊 10，与花瓣同长或稍短，花药紫色；鳞片 5，近四方形，先端稍凹。蓇葖果，长圆形。种子多数，细小。

【药材性状】本品茎呈细长圆柱形，长5~27 cm，直径 2~6 mm。表面灰棕色，具多数突起的残留叶基，有明显的纵棱线。叶多脱落，破碎或卷曲，灰绿色。圆锥花序穗状，小花白色或粉红色，花梗长约 5 mm。体轻，质脆，易碎。气微，味酸。

【饮片性状】本品形如药材，茎呈圆柱段状，长 0.5~6 cm，气微，味酸。

【性味与归经】酸、苦，凉。归肝、肺、脾经。

【功能与主治】凉血止血，解毒，敛疮。用于血痢，便血，痔血，疮口久不愈合。

【用法与用量】3~9 g。外用适量，研末涂敷患处。

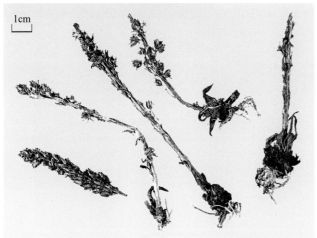

1cm

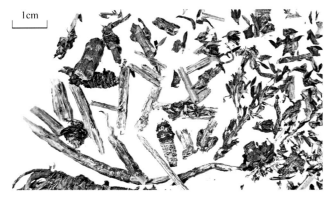

1cm

▲ 瓦松（饮片）

096. 瓦楞子

Walengzi

ARCAE CONCHA

本品为蚶科动物毛蚶 *Arca subcrenata* Lischke. 泥蚶 *Arca granosa* Linnaeus 或魁蚶 *Arca inflata* Reeve 的贝壳。

【原动物】
毛蚶：贝壳 2 片，坚厚，呈长卵形。两壳通常不等，右壳较小，背侧两端略具棱角。壳表放射肋 30~34 条，肋上有小结节，外面被有带毛的壳皮。铰合齿约 50 枚。

泥蚶：贝壳较小，卵圆形，放射肋 18~20 条，由断续的粒状突起构成。铰合齿约 40 枚。

魁蚶：贝壳斜卵形，极膨胀，合抱近球形，放射肋 42~48 条，无明显结节。铰合齿约 70 枚。

【药材性状】
毛蚶：略呈三角形或扇形，长 4~5 cm，高 3~4 cm。壳外面隆起，有棕褐色茸毛或已脱落；壳顶突出，向内卷曲；自壳顶至腹面有延伸的放射肋 30~34 条。壳内面平滑，白色，壳缘有与壳外面直楞相对应的凹陷，铰合部具小齿 1 列。质坚。气微，味淡。

泥蚶：长 2.5~4 cm，高 2~3 cm。壳外面无棕褐色茸毛，放射肋 18~21 条，肋上有颗粒状突起。

魁蚶：长 7~9 cm，高 6~8 cm。壳外面放射肋 42~48 条。

【饮片性状】
瓦楞子：本品为不规则碎块或粉末。类白色、灰白色至灰黄色。较大碎块外表可见放射状肋线，有的可见棕褐色茸毛。气微，味淡。

煅瓦楞子：本品形如瓦楞子，灰白色至深灰色。质酥脆。气微，味淡。

【性味与归经】咸，平。归肺、胃、肝经。

【功能与主治】消痰化瘀，软坚散结，制酸止痛。用于顽痰胶结，黏稠难咯，瘿瘤，瘰疬，癥瘕痞块，胃痛泛酸。

【用法与用量】9~15 g，先煎。

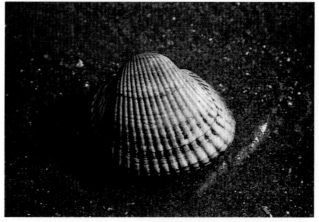

◀ 毛蚶

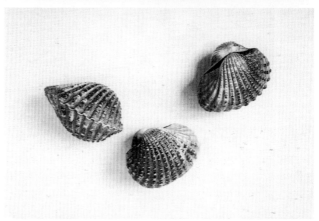

◀ 泥蚶

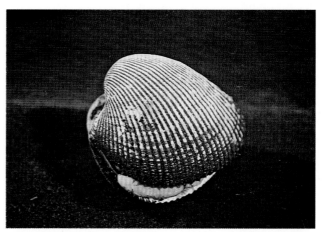

◀ 魁蚶

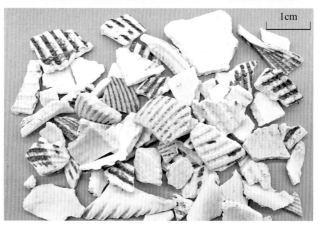

1cm

◀ 煅瓦楞子

097. 牛黄

Niuhuang

BOVIS CALCULUS

本品为牛科动物牛 *Bos taurus domesticus* Gmelin 的干燥胆结石。

【原动物】哺乳动物，习见家畜。头上有角1对，左右分开，角之长短、大小随品种而异，弯曲，无分枝，中空，内有骨质角髓。四肢匀称，4趾，均有蹄甲，其后方2趾不着地。尾端具丛毛。毛色大部为黄色。

【药材性状】本品多呈卵形、类球形、三角形或四方形，大小不一，直径0.6~3（4.5）cm，少数呈管状或碎片。表面黄红色至棕黄色，有的表面挂有一层黑色光亮的薄膜，习称"乌金衣"，有的粗糙，具疣状突起，有的具龟裂纹。体轻，质酥脆，易分层剥落，断面金黄色，可见细密的同心层纹，有的夹有白心。气清香，味苦而后甘，有清凉感，嚼之易碎，不粘牙。

【性味与归经】甘，凉。归心、肝经。

【功能与主治】清心，豁痰，开窍，凉肝，息风，解毒。用于热病神昏，中风痰迷，惊痫抽搐，癫痫发狂，咽喉肿痛，口舌生疮，痈肿疔疮。

【用法与用量】0.15~0.35 g，多入丸散用。外用适量，研末敷患处。

【注意】孕妇慎用。

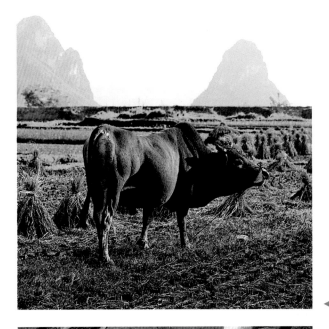

◀ 牛

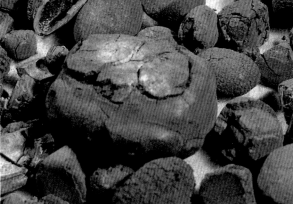

1cm

◀ 牛黄

098. 牛蒡子

Niubangzi

ARCTII FRUCTUS

本品为菊科植物牛蒡 *Arctium lappa* L. 的干燥成熟果实。

【原植物】二年生草本，高 1~2 m。根粗壮，肉质，圆锥形。茎直立。基生叶丛生；茎生叶互生；叶片卵形、长卵形或广卵形，先端具刺尖。头状花序簇生于茎顶或排列成伞房状，总苞片钩刺状；花红紫色，均为管状花，两性。瘦果，冠毛短刺状，淡黄棕色。

【药材性状】本品呈长倒卵形，略扁，微弯曲，长 5~7 mm，宽 2~3 mm。表面灰褐色，带紫黑色斑点，有数条纵棱，通常中间 1~2 条较明显。顶端钝圆，稍宽，顶面有圆环，中间具点状花柱残迹；基部略窄，着生面色较淡。果皮较硬，子叶 2，淡黄白色，富油性。气微，味苦后微辛而稍麻舌。

【饮片性状】

牛蒡子：同药材。

炒牛蒡子：本品形如牛蒡子，色泽加深，略鼓起。微有香气。

【性味与归经】辛、苦，寒。归肺、胃经。

【功能与主治】疏散风热，宣肺透疹，解毒利咽。用于风热感冒，咳嗽痰多，麻疹，风疹，咽喉肿痛，痄腮，丹毒，痈肿疮毒。

【用法与用量】6~12 g。

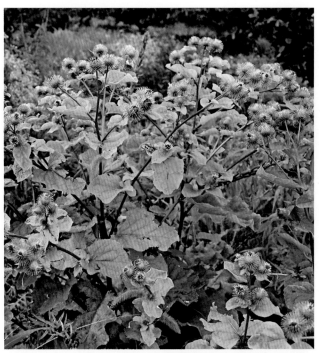

◀ 牛蒡

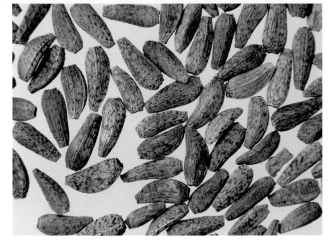

1cm

◀ 牛蒡子

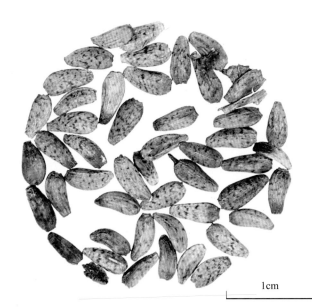

1cm

◀ 炒牛蒡子

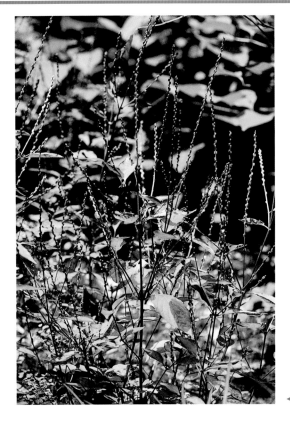

◀▼ 牛膝

099. 牛膝

Niuxi

ACHYRANTHIS BIDENTATAE RADIX

本品为苋科植物牛膝 *Achyranthes bidentata* Bl. 的干燥根。

【原植物】多年生草本，高 70~120 cm。根圆柱形。茎有棱角，节部膝状膨大。叶卵形至椭圆形，或椭圆状披针形，全缘，两面被柔毛。穗状花序腋生和顶生，花后总花梗伸长，花向下折而贴近总花梗；花黄绿色。胞果矩圆形。

【药材性状】本品呈细长圆柱形，挺直或稍弯曲，长 15~70 cm，直径 0.4~1 cm。表面灰黄色或淡棕色，有微扭曲的细纵皱纹、排列稀疏的侧根痕和横长皮孔样的突起。质硬脆，易折断，受潮后变软，断面平坦，淡棕色，略呈角质样而油润，中心维管束木质部较大，黄白色，其外周散有多数黄白色点状维管束，断续排列成 2~4 轮。气微，味微甜而稍苦涩。

【饮片性状】

牛膝：本品呈圆柱形的段。外表皮灰黄色或淡棕色，有微细的纵皱纹及横长皮孔。质硬脆，易折断，受潮变软。切面平坦，淡棕色或棕色，略呈角质样而油润，中心维管束木部较大，黄白色，其外围散有多数黄白色点状维管束，断续排列成 2~4 轮。气微，味微甜而稍苦涩。

酒牛膝：本品形如牛膝段，表面色略深，偶见焦斑。微有酒香气。

【性味与归经】苦、甘、酸，平。归肝、肾经。

【功能与主治】逐瘀通经，补肝肾，强筋骨，利尿通淋，引血下行。用于经闭，痛经，腰膝酸痛，筋骨无力，淋证，水肿，头痛，眩晕，牙痛，口疮，吐血，衄血。

【用法与用量】5~12 g。

【注意】孕妇慎用。

四
画

1cm

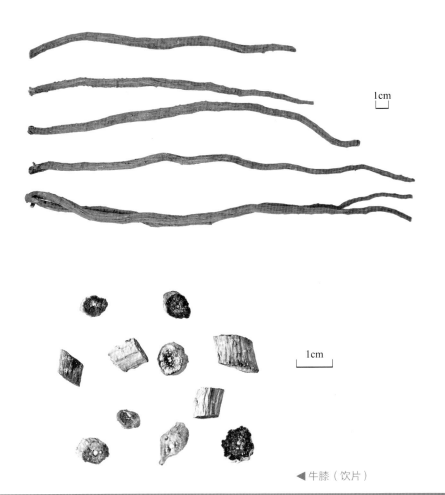

1cm

◀ 牛膝（饮片）

100. 毛诃子

Maohezi

TERMINALIAE BELLIRICAE FRUCTUS

本品系藏族习用药材。为使君子科植物毗黎勒 *Terminalia bellirica* (Gaertn.) Roxb. 的干燥成熟果实。

【原植物】落叶乔木，高 18~35 m。叶螺旋状集生枝顶，阔卵形或倒卵形，全缘或微波状，两面无毛，疏生白色细瘤点，叶柄长，中上部有 2 腺体。穗状花序腋生，常集成伞房状，上部为雄花，基部为两性花；花 5 数，淡黄色；萼管杯状，5 裂；花瓣缺，雄蕊 10，子房下位。假核果。

【药材性状】本品呈卵形或椭圆形，长 2~3.8 cm，直径 1.5~3 cm。表面棕褐色，被细密绒毛，基部有残留果柄或果柄痕。具 5 棱脊，棱脊间平滑或有不规则皱纹。质坚硬。果肉厚 2~5 mm，暗棕色或浅绿黄色，果核淡棕黄色。种子 1，种皮棕黄色，种仁黄白色，有油性。气微，味涩、苦。

【性味与归经】甘、涩，平。

【功能与主治】清热解毒，收敛养血，调和诸药。用于各种热证，泻痢，黄水病，肝胆病，病后虚弱。

【用法与用量】3~9 g，多入丸散服。

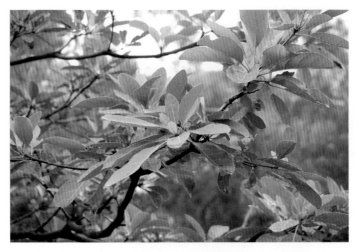

▲ 毗黎勒（徐晔春摄）

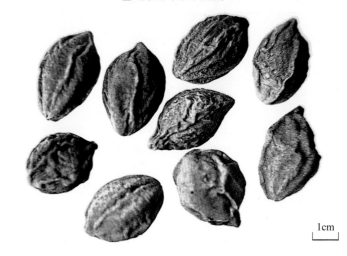

1cm

▲ 毛诃子

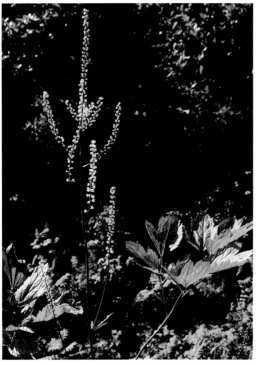

▲ 大三叶升麻

▲ 兴安升麻

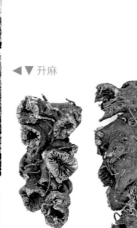

◀▼ 升麻

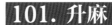

◀ 升麻（饮片）

101. 升麻

Shengma

CIMICIFUGAE RHIZOMA

本品为毛茛科植物大三叶升麻 Cimicifuga heracleifolia Kom.、兴安升麻 Cimicifuga dahurica (Turcz.) Maxim. 或升麻 Cimicifuga foetida L. 的干燥根茎。

【原植物】

大三叶升麻：多年生草本。根茎粗壮，有圆洞状老茎残痕。茎高 1 m 或更高，下部微具槽。下部茎生叶为二回三出复叶，顶生小叶倒卵形，叶片稍革质。圆锥花序具 2~9 条分枝，花两性。蓇葖果长圆形，无毛或近无毛。

兴安升麻：顶生小叶宽菱形。圆锥花序具 7~20 分枝。花单性，雌雄异株。

升麻：顶生小叶菱形，叶片纸质。圆锥花序具 3~20 分枝；花两性。蓇葖果长圆形，被贴伏的柔毛。

【药材性状】本品为不规则的长形块状，多分枝，呈结节状，长 10~20 cm，直径 2~4 cm。表面黑褐色或棕褐色，粗糙不平，有坚硬的细须根残留，上面有数个圆形空洞的茎基痕，洞内壁显网状沟纹；下面凹凸不平，具须根痕。体轻、质坚硬，不易折断，断面不平坦，有裂隙，纤维性，黄绿色或淡黄白色。气微，味微苦而涩。

【饮片性状】本品为不规则的厚片，厚 2~4 mm。外表面黑褐色或棕褐色，粗糙不平，有的可见须根痕或坚硬的细须根残留，切面黄绿色或淡黄白色，具有网状或放射状纹理。体轻，质硬，纤维性。气微，味微苦而涩。

【性味与归经】辛、微甘，微寒。归肺、脾、胃、大肠经。

【功能与主治】发表透疹，清热解毒，升举阳气。用于风热头痛，齿痛，口疮，咽喉肿痛，麻疹不透，阳毒发斑，脱肛，子宫脱垂。

【用法与用量】3~10 g。

102. 片姜黄

Pianjianghuang

WENYUJIN RHIZOMA CONCISUM

本品为姜科植物温郁金 *Curcuma wenyujin* Y. H. Chen et C. Ling 的干燥根茎。冬季茎叶枯萎后采挖，洗净，除去须根，趁鲜纵切厚片，晒干。

【原植物】见"郁金"。

【药材性状】本品呈长圆形或不规则的片状，大小不一，长 3~6 cm，宽 1~3 cm，厚 0.1~0.4 cm。外皮灰黄色，粗糙皱缩，有时可见环节及须根痕。切面黄白色至棕黄色，有一圈环纹及多数筋脉小点。质脆而坚实。断面灰白色至棕黄色，略粉质。气香特异，味微苦而辛凉。

【性味与归经】辛、苦，温。归脾、肝经。

【功能与主治】破血行气，通经止痛。用于胸胁刺痛，胸痹心痛，痛经经闭，癥瘕，风湿肩臂疼痛，跌扑肿痛。

【用法与用量】3~9 g。

【注意】孕妇慎用。

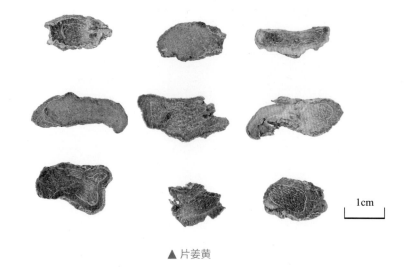

1cm

▲ 片姜黄

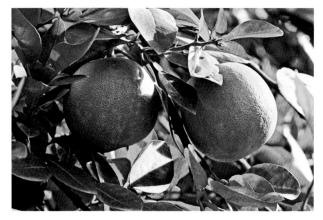

▲ 化州柚

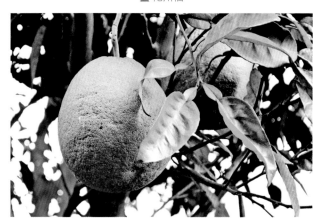

▲ 柚

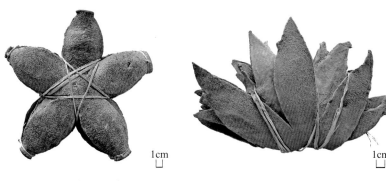

▲ 化橘红（光五爪）　　　　▲ 化橘红（光七爪）

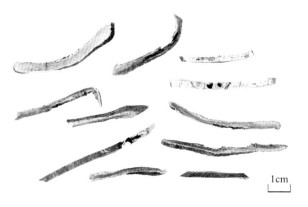

▲ 化橘红（饮片）

103. 化橘红

Huajuhong

CITRI GRANDIS EXOCARPIUM

本品为芸香科植物化州柚 *Citrus grandis* 'Tomentosa' 或柚 *Citrus grandis* (L.) Osbeck 的未成熟或近成熟的干燥外层果皮。前者习称"毛橘红"，后者习称"光七爪"、"光五爪"。

【原植物】
化州柚：常绿乔木，高 3~3.5 m，幼枝被柔毛。单身复叶互生，叶片长椭圆，先端浑圆，叶柄有倒心形宽叶翼。花单生或总状花序，腋生，花瓣 4~5，白色；雄蕊 25~45。果实圆形或略扁，有毛。

柚：高 5~10 m。叶大，叶柄有倒心形宽叶翼；叶片先端钝圆或微凹，基部圆钝，有半透明油腺点。柑果梨形、倒卵形或圆形、扁圆形、柠檬黄色，油室大而明显；果皮厚，海绵层柔软发达，瓤囊 10~18 瓣，汁胞粗大，白色或带粉红色。

【药材性状】
化州柚：呈对折的七角或展平的五角星状，单片呈柳叶形。完整者展平后直径 15~28 cm，厚 0.2~0.5 cm。外表面黄绿色，密布茸毛，有皱纹及小油室；内表面黄白色或淡黄棕色，有脉络纹。质脆，易折断，断面不整齐，外缘有 1 列不整齐的下凹的油室，内侧稍柔而有弹性。气芳香，味苦、微辛。

柚：外表面黄绿色至黄棕色，无毛。

【性味与归经】辛、苦，温。归肺、脾经。

【功能与主治】理气宽中，燥湿化痰。用于咳嗽痰多，食积伤酒，呕恶痞闷。

【用法与用量】3~6 g。

四
画

104. 月季花

Yuejihua

ROSAE CHINENSIS FLOS

本品为蔷薇科植物月季 *Rosa chinensis* Jacq. 的干燥花。

【原植物】灌木。枝有三棱形钩状皮刺。单数羽状复叶互生，小叶 3~5，稀为 7 枚，小叶片边缘有尖锯齿。春末即开始开花直至秋季，花数朵簇生，红色或玫瑰色，重瓣。

【药材性状】本品呈类球形，直径 1.5~2.5 cm。花托长圆形，萼片 5，暗绿色，先端尾尖；花瓣呈覆瓦状排列，有的散落，长圆形，紫红色或淡紫红色；雄蕊多数，黄色。体轻，质脆。气清香，味淡、微苦。

【性味与归经】甘，温。归肝经。

【功能与主治】活血调经，疏肝解郁。用于气滞血瘀，月经不调，痛经，闭经，胸胁胀痛。

【用法与用量】3~6 g。

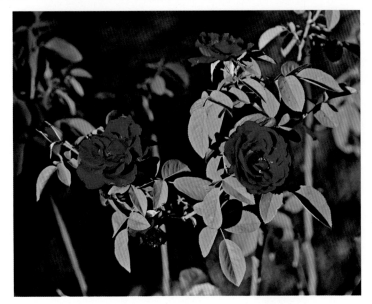

▲ 月季

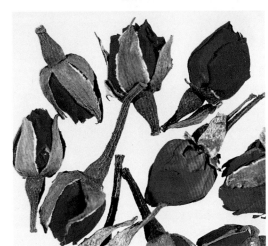

▲ 月季花

1cm

105. 丹参

Danshen

SALVIAE MILTIORRHIZAE
RADIX ET RHIZOMA

本品为唇形科植物丹参 *Salvia miltiorrhiza*
Bge. 的干燥根和根茎。

【原植物】多年生直立草本。全株密生
柔毛。根圆柱形，肥厚朱红色。茎直立，
四棱形，具槽。叶对生，单数羽状复叶，
小叶 5~7，两面被白色柔毛。轮伞花序组
成顶生或腋生的假总状花序；花冠蓝
紫色，二唇形；子房四深裂。小坚果椭
圆形。

【药材性状】本品根茎短粗，顶端有时
残留茎基。根数条，长圆柱形，略弯曲，
有的分枝并具须状细根，长 10~20 cm，
直径 0.3~1 cm。表面棕红色或暗棕红色，
粗糙，具纵皱纹。老根外皮疏松，多显
紫棕色，常呈鳞片状剥落。质硬而脆，
断面疏松，有裂隙或略平整而致密，皮
部棕红色，木部灰黄色或紫褐色，导管
束黄白色，呈放射状排列。气微，味微
苦涩。

栽培品较粗壮，直径 0.5~1.5 cm。表面红
棕色，具纵皱纹，外皮紧贴不易剥落。
质坚实，断面较平整，略呈角质样。

【饮片性状】

丹参：本品呈类圆形或椭圆形的厚片。
外表皮棕红色或暗棕红色，粗糙，具纵
皱纹。切面有裂隙或略平整而致密，有
的呈角质样，皮部棕红色，木部灰黄色
或紫褐色，有黄白色放射状纹理。气微，
味微苦涩。

酒丹参：本品形如丹参片，表面红褐色，
略具酒香气。

【性味与归经】苦，微寒。归心、肝经。

【功能与主治】活血祛瘀，通经止痛，
清心除烦，凉血消痈。用于胸痹心痛，
脘腹胁痛，癥瘕积聚，热痹疼痛，心烦
不眠，月经不调，痛经经闭，疮疡肿痛。

【用法与用量】10~15 g。

【注意】不宜与藜芦同用。

四
画

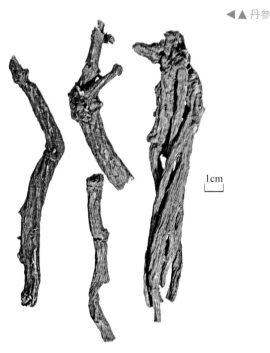

◀▲ 丹参

1cm

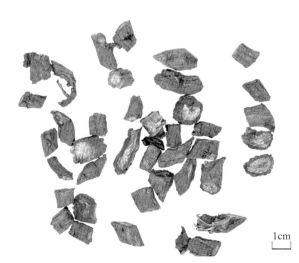

1cm

◀ 丹参（饮片）

106. 乌药

Wuyao

LINDERAE RADIX

本品为樟科植物乌药 *Lindera aggregata* (Sims) Kosterm. 的干燥块根。

【原植物】常绿灌木或小乔木，高5 m。叶互生，革质，下面密生灰白色柔毛，有三出脉。雌雄异株；伞形花序腋生；总花梗几无；花被片6，淡绿色；能育雄蕊9，花药内向瓣裂。果实椭圆形。

【药材性状】本品多呈纺锤状，略弯曲，有的中部收缩成连珠状，长6~15 cm，直径1~3 cm。表面黄棕色或黄褐色，有纵皱纹及稀疏的细根痕。质坚硬。切片厚0.2~2 mm，切面黄白色或淡黄棕色，射线放射状，可见年轮环纹，中心颜色较深。气香，味微苦、辛，有清凉感。质老、不呈纺锤状的直根，不可供药用。

【饮片性状】本品呈类圆形的薄片。外表皮黄棕色或黄褐色。切面黄白色或淡黄棕色，射线放射状，可见年轮环纹。质脆。气香，味微苦、辛，有清凉感。

【性味与归经】辛，温。归肺、脾、肾、膀胱经。

【功能与主治】行气止痛，温肾散寒。用于寒凝气滞，胸腹胀痛，气逆喘急，膀胱虚冷，遗尿尿频，疝气疼痛，经寒腹痛。

【用法与用量】6~10 g。

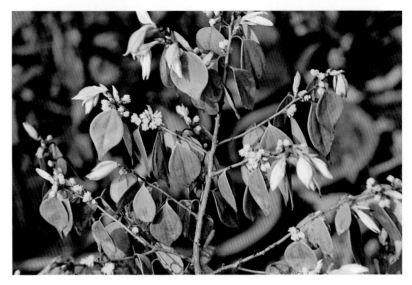

▲▼ 乌药

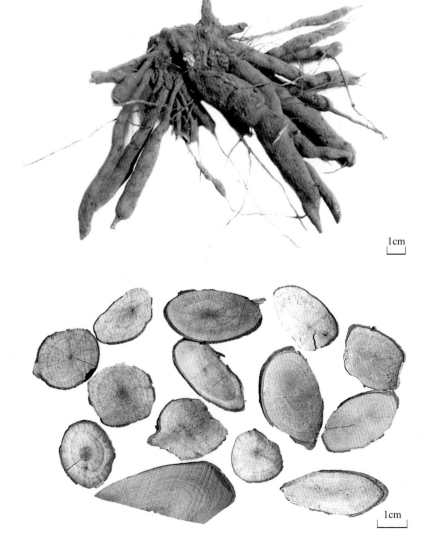

1cm

▲ 乌药（饮片）

1cm

四画

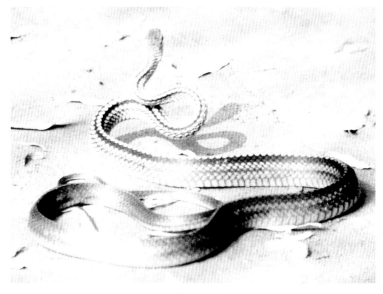

▲▼ 乌梢蛇

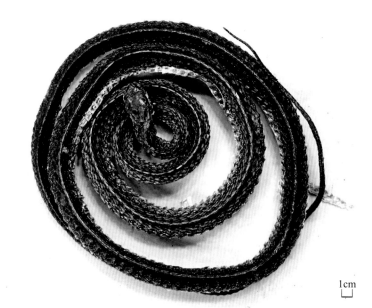

1cm

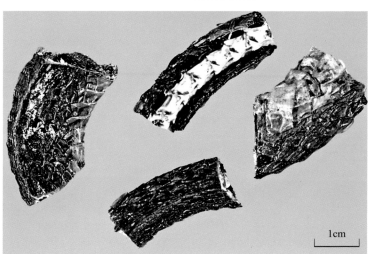

▲ 乌梢蛇肉

107. 乌梢蛇

Wushaoshe

ZAOCYS

本品为游蛇科动物乌梢蛇 *Zaocys dhumnades* (Cantor) 的干燥体。

【原动物】全长可达 2 m 以上。体背灰褐色或黑褐色，其上有二黑线纵贯全身。老年个体后段色深，黑线不明显，脊背黄褐色，纵线较为醒目；幼蛇背面灰绿色，其上有 4 条黑线纵贯全身。颊鳞 1；眶前鳞 2；颞鳞 2（1）+2；上唇鳞 8；背鳞 16-16-14，中央 2-4 行起棱。

【药材性状】本品呈圆盘状，盘径约16 cm。表面黑褐色或绿黑色，密被菱形鳞片；背鳞行数成双，背中央 2~4 行鳞片强烈起棱，形成两条纵贯全体的黑线。头盘在中间，扁圆形，眼大而下凹陷，有光泽。上唇鳞 8 枚，第 4、5 枚入眶，颊鳞 1 枚，眼前下鳞 1 枚，较小，眼后鳞 2 枚。脊部高耸成屋脊状。腹部剖开边缘向内卷曲，脊肌肉厚，黄白色或淡棕色，可见排列整齐的肋骨。尾部渐细而长，尾下鳞双行。剥皮者仅留头尾之皮鳞，中段较光滑。气腥，味淡。

【饮片性状】

乌梢蛇：本品呈半圆筒状或圆槽状的段，长 2~4 cm，背部黑褐色或灰黑色，腹部黄白色或浅棕色，背部隆起呈屋脊状，背部两侧各有 2~3 条黑线，肋骨排列整齐，肉淡黄色或浅棕色。有的可见尾部。质坚硬。气腥，味淡。

乌梢蛇肉：本品为不规则的片或段，长2~4 cm，淡黄色至黄褐色。质脆。气腥，略有酒气。

酒乌梢蛇：本品形如乌梢蛇段。表面棕褐色至黑色，蛇肉浅棕黄色至黄褐色，质坚硬。略有酒气。

【性味与归经】甘，平。归肝经。

【功能与主治】祛风，通络，止痉。用于风湿顽痹，麻木拘挛，中风口眼㖞斜，半身不遂，抽搐痉挛，破伤风，麻风，疥癣。

【用法与用量】6~12 g。

四画

108. 乌梅

Wumei

MUME FRUCTUS

本品为蔷薇科植物梅 *Prunus mume* (Sieb.) Sieb. et Zucc. 的干燥近成熟果实。

【原植物】落叶小乔木。小枝绿色，枝端尖刺状。叶互生，叶柄近顶端有2腺体；叶片阔卵形或卵形，先端长渐尖，边缘有细锯齿。花先叶开放，白色或淡红色。核果球形，绿色，熟时变黄。

【药材性状】本品呈类球形或扁球形，直径 1.5~3 cm。表面乌黑色或棕黑色，皱缩不平，基部有圆形果梗痕。果核坚硬，椭圆形，棕黄色，表面有凹点；种子扁卵形，淡黄色。气微，味极酸。

【饮片性状】

乌梅：同药材。

乌梅炭：本品形如乌梅，皮肉鼓起，表面焦黑色。味酸略有苦味。

【性味与归经】酸、涩，平。归肝、脾、肺、大肠经。

【功能与主治】敛肺，涩肠，生津，安蛔。用于肺虚久咳，久泻久痢，虚热消渴，蛔厥呕吐腹痛。

【用法与用量】6~12 g。

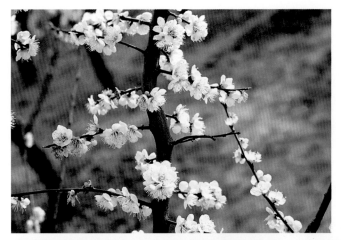

◀梅（绿萼品种）

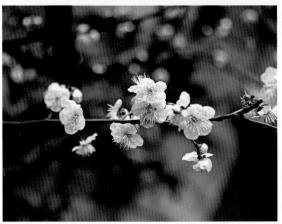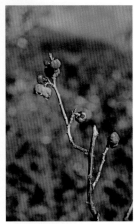

▲▲梅（品种）

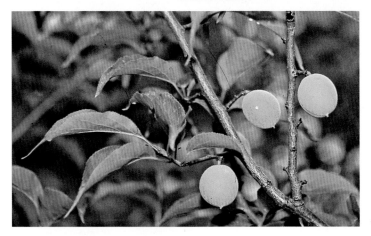

◀梅（果）

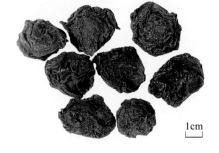

1cm

▲ 乌梅

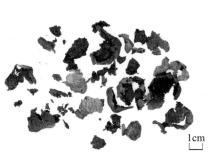

1cm

▲ 乌梅肉

109. 火麻仁

Huomaren

CANNABIS FRUCTUS

本品为桑科植物大麻 *Cannabis sativa* L. 的干燥成熟果实。

【**原植物**】一年生草本，高 1~3 m。叶互生或下部的对生，掌状全裂，裂片 3~11，披针形至条状披针形，上面有糙毛，下面密被灰白色毡毛，边缘具粗锯齿。雌雄异株；雄花排成长而疏散的圆锥花序，黄绿色；雌花丛生叶腋，绿色。瘦果。

【**药材性状**】本品呈卵圆形，长 4~5.5 mm，直径 2.5~4 mm。表面灰绿色或灰黄色，有微细的白色或棕色网纹，两边有棱，顶端略尖，基部有 1 圆形果梗痕。果皮薄而脆，易破碎。种皮绿色，子叶 2，乳白色，富油性。气微，味淡。

【**性味与归经**】甘，平。归脾、胃、大肠经。

【**功能与主治**】润肠通便。用于血虚津亏，肠燥便秘。

【**用法与用量**】10~15 g。

四
画

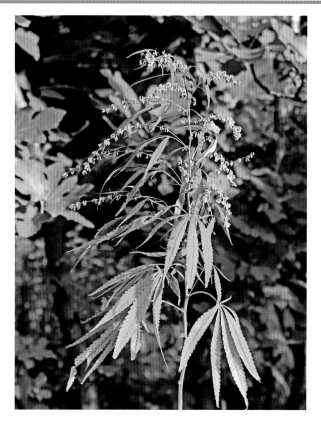

▲ 大麻

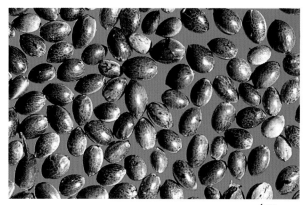

▲ 火麻仁

1cm

110. 巴豆

Badou

CROTONIS FRUCTUS

本品为大戟科植物巴豆 *Croton tiglium* L. 的干燥成熟果实。

【原植物】灌木或小乔木，高 2~7 m。叶卵形至矩圆状卵形，掌状脉 3 出，两面被稀疏星状毛，基部两侧近叶柄处各有 1 无柄腺体。顶生总状花序；花小，单性，雌雄同株。蒴果矩圆状，有 3 个钝角，无毛或有星状毛，3 室。种子长卵形。

【药材性状】本品呈卵圆形，一般具三棱，长 1.8~2.2 cm，直径 1.4~2 cm。表面灰黄色或稍深，粗糙，有纵线 6 条，顶端平截，基部有果梗痕。破开果壳，可见 3 室，每室含种子 1 粒。种子呈略扁的椭圆形，长 1.2~1.5 cm，直径 0.7~0.9 cm，表面棕色或灰棕色，一端有小点状的种脐和种阜的疤痕，另端有微凹的合点，其间有隆起的种脊；外种皮薄而脆，内种皮呈白色薄膜；种仁黄白色，油质。气微，味辛辣。

【饮片性状】生巴豆：本品呈扁椭圆形，长 9~14 mm，直径 5~8 mm。表面黄白色或黄棕色，平滑有光泽，常附有白色薄膜；一端有微凹的合点，另一端有小点状的种脐。内胚乳肥厚，淡黄色，油质；子叶 2，菲薄。气微，味辛辣。

【性味与归经】辛，热；有大毒。归胃、大肠经。

【功能与主治】外用蚀疮。用于恶疮疥癣，疣痣。

【用法与用量】外用适量，研末涂患处，或捣烂以纱布包擦患处。

【注意】孕妇禁用；不宜与牵牛子同用。

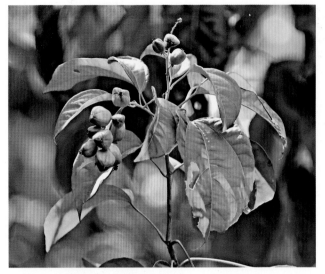

◀▲ 巴豆

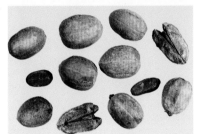

1cm

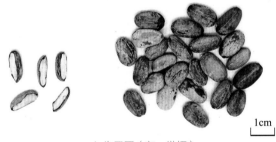

1cm

▲ 生巴豆（左：纵切）

巴豆霜

Badoushuang

CROTONIS SEMEN PULVERATUM

本品为巴豆的炮制加工品。

【饮片性状】本品为粒度均匀、疏松的淡黄色粉末，显油性。

【性味与归经】辛，热；有大毒。归胃、大肠经。

【功能与主治】峻下冷积，逐水退肿，豁痰利咽；外用蚀疮。用于寒积便秘，乳食停滞，腹水臌胀，二便不通，喉风，喉痹；外治痈肿脓成不溃，疥癣恶疮，疣痣。

【用法与用量】0.1~0.3 g，多入丸散用。外用适量。

【注意】孕妇禁用；不宜与牵牛子同用。

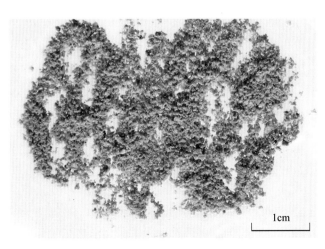

1cm

◀ 巴豆霜

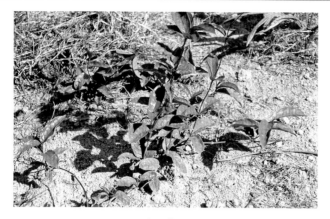

▲ 巴戟天

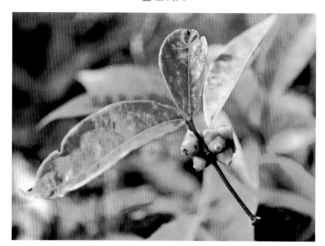

▲ 巴戟天（果）

111. 巴戟天

Bajitian

MORINDAE OFFICINALIS RADIX

本品为茜草科植物巴戟天 *Morinda officinalis* How 的干燥根。

【原植物】藤本。根肉质，多少收缩成串珠状。叶对生，矩圆形，上面疏被粗糙伏毛，下面沿中脉被短粗毛；托叶鞘长 2.5~4 mm。花序为 3 至多个头状花序组成的伞形花序，有花 2~10 朵；花冠白色。聚合果成球形，直径 6~11 mm，红色。

【药材性状】本品为扁圆柱形，略弯曲，长短不等，直径 0.5~2 cm。表面灰黄色或暗灰色，具纵纹和横裂纹，有的皮部横向断离露出木部；质韧，断面皮部厚，紫色或淡紫色，易与木部剥离；木部坚硬，黄棕色或黄白色，直径 1~5 mm。气微，味甘而微涩。

【饮片性状】

巴戟天：同药材。

巴戟肉：本品呈扁圆柱形短段或不规则块。表面灰黄色或暗灰色，具纵纹和横裂纹。切面皮部厚，紫色或淡紫色，中空。气微，味甘而微涩。

盐巴戟天：本品呈扁圆柱形短段或不规则块。表面灰黄色或暗灰色，具纵纹和横裂纹。切面皮部厚，紫色或淡紫色，中空。气微，味甘、咸而微涩。

制巴戟天：本品呈扁圆柱形短段或不规则块。表面灰黄色或暗灰色，具纵纹和横裂纹。切面皮部厚，紫色或淡紫色，中空。气微，味甘而微涩。

【性味与归经】甘、辛，微温。归肾、肝经。

【功能与主治】补肾阳，强筋骨，祛风湿。用于阳痿遗精，宫冷不孕，月经不调，少腹冷痛，风湿痹痛，筋骨痿软。

【用法与用量】3~10 g。

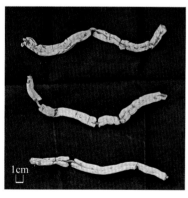

▲ 巴戟天

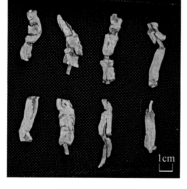

▲ 巴戟天（饮片）

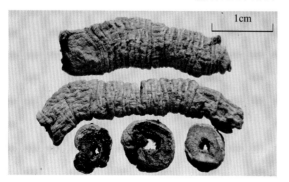

▲ 巴戟肉

112. 水飞蓟

Shuifeiji

SILYBI FRUCTUS

本品为菊科植物水飞蓟 *Silybum marianum* (L.) Gaertn. 的干燥成熟果实。

【原植物】一二年生草本。茎直立，多分枝，光滑或被蛛丝状毛，有纵棱槽。叶互生，基部叶常平铺地面，成莲座状，长椭圆状披针形，深或浅羽状分裂，缘齿有尖刺，表面亮绿色，有乳白色斑纹，基部抱茎；中部、上部叶片渐小；上部叶披针形。头状花序单生枝顶，总苞宽球形，总苞片革质，顶端有长刺；管状花紫红色、淡红色或少有白色。瘦果长椭圆形；冠毛多数，白色，不等长。

【药材性状】本品呈长倒卵形或椭圆形，长 5~7 mm，宽 2~3 mm。表面淡灰棕色至黑褐色，光滑，有细纵花纹。顶端钝圆，稍宽，有一圆环，中间具点状花柱残迹，基部略窄。质坚硬。破开后可见子叶 2 片，浅黄白色，富油性。气微，味淡。

【饮片性状】同药材。

【性味与归经】苦，凉。归肝、胆经。

【功能与主治】清热解毒，疏肝利胆。用于肝胆湿热，胁痛，黄疸。

【用法与用量】供配制成药用。

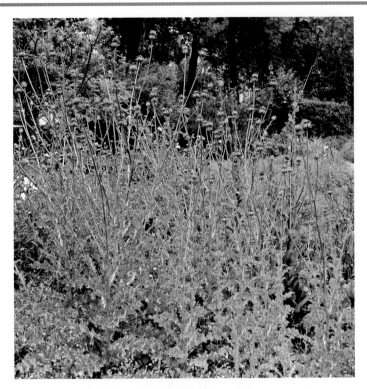

▲ 水飞蓟

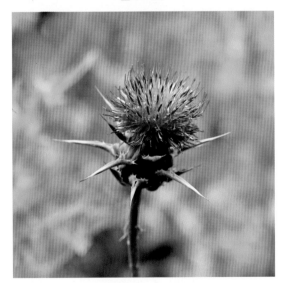

▲ 水飞蓟（花序）

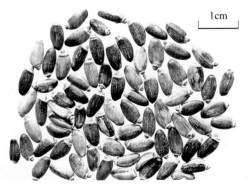

▲ 水飞蓟

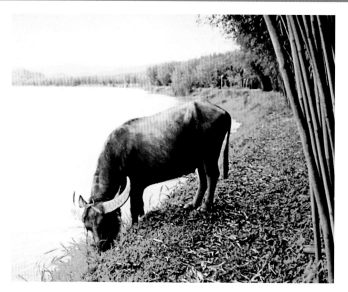

▲ 水牛

113. 水牛角

Shuiniujiao

BUBALI CORNU

本品为牛科动物水牛 *Bubalus bubalis* Linnaeus 的角。

【原动物】大型家畜，体粗壮。额方，鼻宽，嘴向前伸。雌雄均有角1对，呈弯曲弧形，角表面具环纹，中空。头长，颈短，无门齿和犬齿，臼齿强大。有四趾。毛粗硬而稀疏，青灰色，偶见白色，有光泽。

【药材性状】本品呈稍扁平而弯曲的锥形，长短不一。表面棕黑色或灰黑色，一侧有数条横向的沟槽，另一侧有密集的横向凹陷条纹。上部渐尖，有纵纹，基部略呈三角形，中空。角质，坚硬。气微腥，味淡。

【性味与归经】苦，寒。归心、肝经。

【功能与主治】清热凉血，解毒，定惊。用于温病高热，神昏谵语，发斑发疹，吐血衄血，惊风，癫狂。

【用法与用量】15~30 g，宜先煎3小时以上。

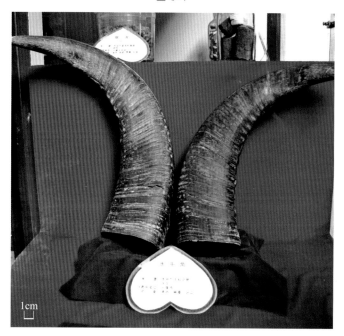

1cm

▲ 水牛角

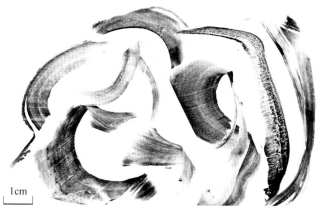

1cm

▲ 水牛角丝

114. 水红花子

Shuihonghuazi

POLYGONI ORIENTALIS FRUCTUS

本品为蓼科植物红蓼 *Polygonum orientale* L. 的干燥成熟果实。

【原植物】一年生草本，高 1~2 cm。茎直立，密生长毛。叶有长柄；叶片卵形或宽卵形，顶端渐尖，基部近圆形，全缘，两面疏生长毛；托叶鞘筒状，下部膜质，上部草质。总状花序呈穗状；苞片宽卵形；花被淡红色，5 深裂。瘦果。

【药材性状】本品呈扁圆形，直径 2~3.5 mm，厚 1~1.5 mm。表面棕黑色，有的红棕色，有光泽，两面微凹，中部略有纵向隆起。顶端有突起的柱基，基部有浅棕色略突起的果梗痕，有的有膜质花被残留。质硬。气微，味淡。

【性味与归经】咸，微寒。归肝、胃经。

【功能与主治】散血消癥，消积止痛，利水消肿。用于癥瘕痞块，瘿瘤，食积不消，胃脘胀痛，水肿腹水。

【用法与用量】15~30 g。外用适量，熬膏敷患处。

四画

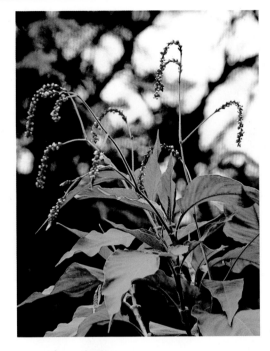

◀红蓼

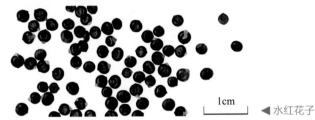

1cm

◀水红花子

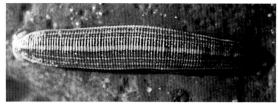

◀蚂蟥

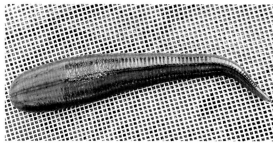

◀水蛭

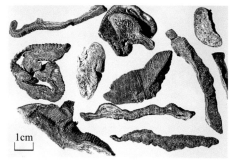

▲水蛭（蚂蟥）

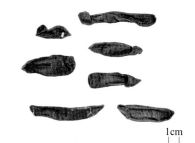

▲水蛭（水蛭）

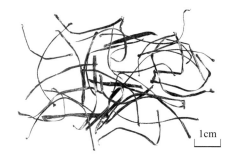

◀水蛭（柳叶蚂蟥）

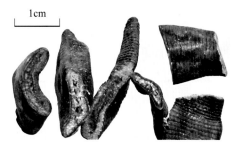

◀水蛭（饮片）

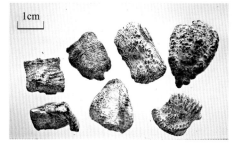

◀烫水蛭

115. 水蛭

Shuizhi

HIRUDO

本品为水蛭科动物蚂蟥 *Whitmania pigra* Whitman、水蛭 *Hirudo nipponica* Whitman 或柳叶蚂蟥 *Whitmania acranulata* Whitman 的干燥全体。

【原动物】

蚂蟥：体略呈纺锤形。背面通常绿色，有 5 条由黑色和淡黄色两种斑纹相间组成的纵纹，中间一条纵纹较粗长；腹面两侧各有一条较粗而明显的黄褐或黑褐色纵纹，具 107 环。

水蛭：体狭长，略呈圆柱状。背部黄绿色或黄褐色，有 5 条黄白色纵纹，中间一条较宽；腹面暗灰或淡黄褐色，具 103 环。

柳叶蚂蟥：体呈柳叶形。背部为橄榄色或茶褐色，有 5 条黄褐色或黄绿色斑纹组成的纵纹；腹面灰色，具 105 环。

【药材性状】

蚂蟥：呈扁平纺锤形，有多数环节，长 4~10 cm，宽 0.5~2 cm。背部黑褐色或黑棕色，稍隆起，用水浸后，可见黑色斑点排成 5 条纵纹；腹面平坦，棕黄色。两侧棕黄色，前端略尖，后端钝圆，两端各具 1 吸盘，前吸盘不显著，后吸盘较大。质脆，易折断，断面胶质状。气微腥。

水蛭：扁长圆柱形，体多弯曲扭转，长 2~5 cm，宽 0.2~0.3 cm。

柳叶蚂蟥：狭长而扁，长 5~12 cm，宽 0.1~0.5 cm。

【饮片性状】

水蛭：本品呈不规则的段状、扁块状或扁圆柱状。背部表面黑褐色，稍隆起，腹面棕褐色，均可见细密横环纹。切面灰白色至棕黄色，胶质状。质脆，气微腥。

烫水蛭：本品呈不规则段状、扁块状或扁圆柱形，略鼓起，背部黑褐色，腹面棕黄色至棕褐色，附有少量白色滑石粉。断面松泡，灰白色至焦黄色。气微腥。

【性味与归经】咸、苦，平；有小毒。归肝经。

【功能与主治】破血通经，逐瘀消癥。用于血瘀经闭，癥瘕痞块，中风偏瘫，跌扑损伤。

【用法与用量】1~3 g。

【注意】孕妇禁用。

116. 玉竹

Yuzhu

POLYGONATI ODORATI RHIZOMA

本品为百合科植物玉竹 *Polygonatum odoratum* (Mill.) Druce 的干燥根茎。

【原植物】多年生草本。根茎圆柱形，结节不粗大，直径 5~15 mm，茎高 20~50 cm。叶互生，椭圆形至卵状矩圆形，长 5~12 cm，顶端尖。花序腋生，具花 1 至数朵，总花梗长 1~1.5 cm；花被白色或顶端黄绿色，合生成筒状，全长 15~20 mm，裂片 6，长约 3 mm；雄蕊 6，花柱长 10~14 mm。浆果直径 7~10 mm，蓝黑色。

【药材性状】本品呈长圆柱形。略扁，少有分枝，长 4~18 cm，直径 0.3~1.6 cm。表面黄白色或淡黄棕色，半透明，具纵皱纹及微隆起的环节，有白色圆点状的须根痕和圆盘状茎痕。质硬而脆或稍软，易折断，断面角质样或显颗粒性。气微，味甘，嚼之发黏。

【饮片性状】本品呈不规则厚片或段。外表皮黄白色至淡黄棕色，半透明，有时可见环节。切面角质样或显颗粒性。气微，味甘，嚼之发黏。

【性味与归经】甘，微寒。归肺、胃经。

【功能与主治】养阴润燥，生津止渴。用于肺胃阴伤，燥热咳嗽，咽干口渴，内热消渴。

【用法与用量】6~12 g。

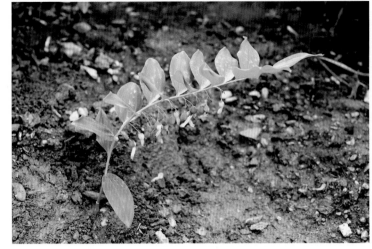

◀▲ 玉竹

1cm

◀ 玉竹（横切片）

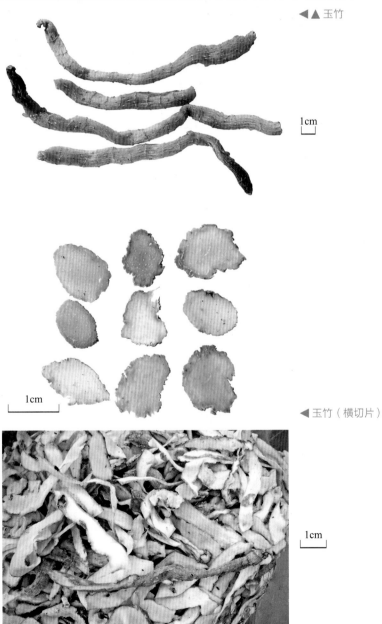

1cm

◀ 玉竹（纵切片）

五画

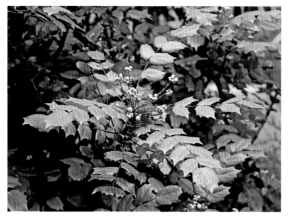

◀ 阔叶十大功劳

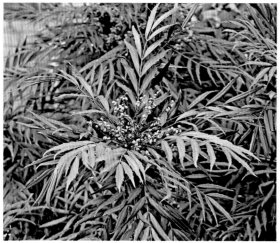

◀ 细叶十大功劳

117. 功劳木

Gonglaomu

MAHONIAE CAULIS

本品为小檗科植物阔叶十大功劳 *Mahonia bealei* (Fort.) Carr. 或细叶十大功劳 *Mahonia fortunei* (Lindl.) Fedde 的干燥茎。

【原植物】

阔叶十大功劳：常绿灌木，全体无毛。单数羽状复叶，小叶 7~15，厚革质，小叶卵形，顶端渐尖，基部阔楔形或近圆形，每边有 2~8 刺锯齿，边缘反卷。总状花序于顶端簇生；花褐黄色。浆果卵形，暗蓝色，带白粉。

细叶十大功劳：植株较上矮小。小叶 3~9，革质，椭圆状披针形，顶端急尖或略渐尖，基部楔形，边缘每侧有 6~13 刺状锐齿。总状花序 4~8 个簇生，花黄色。浆果圆形或矩圆形，蓝黑色，有白粉。

【药材性状】本品为不规则的块片，大小不等。外表面灰黄色至棕褐色，有明显的纵沟纹和横向细裂纹，有的外皮较光滑，有光泽，或有叶柄残基。质硬，切面皮部薄，棕褐色，木部黄色，可见数个同心性环纹及排列紧密的放射状纹理，髓部色较深。气微，味苦。

【性味与归经】苦，寒。归肝、胃、大肠经。

【功能与主治】清热燥湿，泻火解毒。用于湿热泻痢，黄疸尿赤，目赤肿痛，胃火牙痛，疮疖痈肿。

【用法与用量】9~15 g。外用适量。

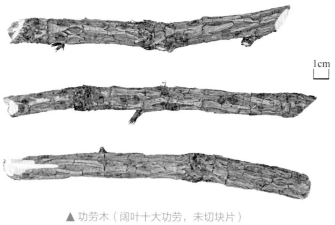

1cm

▲ 功劳木（阔叶十大功劳，未切块片）

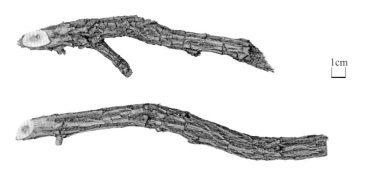

1cm

▲ 功劳木（细叶十大功劳，未切块片）

118. 甘松

Gansong

NARDOSTACHYOS RADIX ET RHIZOMA

本品为败酱科植物甘松 *Nardostachys jatamansi* DC. 的干燥根及根茎。

【原植物】多年生草本。根茎粗短，圆柱状。根粗硬，顶端有叶鞘纤维，具强烈松脂气味。基生叶数片，条状披针形，主脉平行三出；茎生叶小，2~4 对。聚伞花序多呈紧密圆头状；花冠淡红色。瘦果倒卵形，长约 3 mm，顶端有细小宿存花萼。

【药材性状】本品略呈圆锥形，多弯曲，长 5~18 cm。根茎短小，上端有茎、叶残基，呈狭长的膜质片状或纤维状。外层黑棕色，内层棕色或黄色。根单一或数条交结、分枝或并列，直径 0.3~1 cm。表面棕褐色，皱缩，有细根和须根。质松脆，易折断，断面粗糙，皮部深棕色，常成裂片状，木部黄白色。气特异，味苦而辛，有清凉感。

【饮片性状】本品呈不规则的长段。根呈圆柱形，表面棕褐色。质松脆。切面皮部深棕色，常成裂片状，木部黄白色。气特异，味苦而辛。

【性味与归经】辛、甘，温。归脾、胃经。

【功能与主治】理气止痛，开郁醒脾；外用祛湿消肿。用于脘腹胀满，食欲不振，呕吐；外用治牙痛，脚气肿毒。

【用法与用量】3~6 g。外用适量，泡汤漱口或煎汤洗脚或研末敷患处。

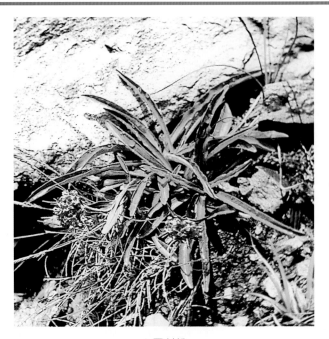

▲▼ 甘松

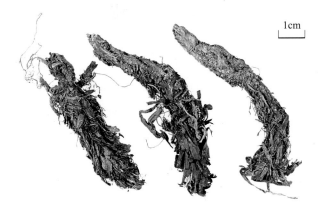

1cm

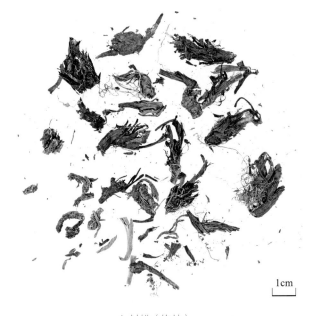

1cm

▲ 甘松（饮片）

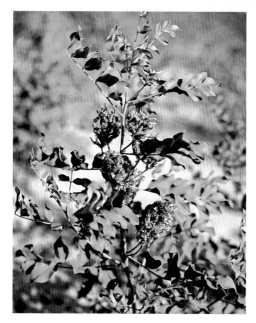

▲ 甘草

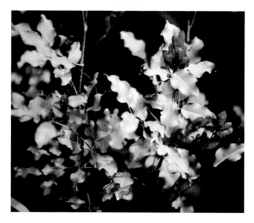

▲ 胀果甘草

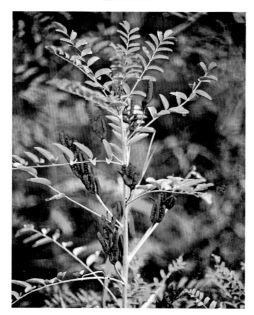

▲ 光果甘草

119. 甘草

Gancao

GLYCYRRHIZAE RADIX ET RHIZOMA

本品为豆科植物甘草 *Glycyrrhiza uralensis* Fisch.、胀果甘草 *Glycyrrhiza inflata* Bat. 或光果甘草 *Glycyrrhiza glabra* L. 的干燥根和根茎。

【原植物】

甘草：多年生草本。根和根茎粗壮，茎直立，有白色短毛和刺毛状腺体。单数羽状复叶，小叶 7~17，卵形或宽卵形，两面有短毛和腺体。总状花序腋生；花密集；花萼钟状，外面有短毛和刺毛状腺体；花冠蓝紫色。荚果条形，呈镰刀状或呈环状弯曲，外面密生刺毛状腺体；种子 6~8 颗，肾形。

胀果甘草：植株局部常被密集成片的淡黄褐色鳞片状腺体，无腺毛，有时有微柔毛或无毛。小叶 3~7，卵形边缘波卷状。总状花序一般与叶等长。荚果短小而直，膨胀，略有不明显的腺瘤。

光果甘草：植株密被淡黄褐色腺点和鳞片状腺体，局部有白霜，不具腺毛。小叶较多，椭圆形或长椭圆状窄卵形。花序穗状，较叶为短，花稀疏。荚果扁而直，长圆形，无毛，亦无腺毛，有时有少许不明显的腺瘤。

【药材性状】

甘草：根呈圆柱形，长 25~100 cm，直径 0.6~3.5 cm。外皮松紧不一。表面红棕色或灰棕色，具显著的纵皱纹、沟纹、皮孔及稀疏的细根痕。质坚实，断面略显纤维性，黄白色，粉性，形成层环明显，射线放射状，有的有裂隙。根茎呈圆柱形，表面有芽痕，断面中部有髓。气微，味甜而特殊。

胀果甘草：根和根茎木质粗壮，有的分枝，外皮粗糙，多灰棕色或灰褐色。质坚硬，木质纤维多，粉性小。根茎不定芽多而粗大。

光果甘草：根和根茎质地较坚实，有的分枝，外皮不粗糙，多灰棕色，皮孔细而不明显。

【饮片性状】**甘草片：**本品呈类圆形或椭圆形的厚片。外表皮红棕色或灰棕色，具纵皱纹。切面略显纤维性，中心黄白色，有明显放射状纹理及形成层环。质坚实，具粉性。气微，味甜而特殊。

【性味与归经】甘，平。归心、肺、脾、胃经。

【功能与主治】补脾益气，清热解毒，祛痰止咳，缓急止痛，调和诸药。用于脾胃虚弱，倦怠乏力，心悸气短，咳嗽痰多，脘腹、四肢挛急疼痛，痈肿疮毒，缓解药物毒性、烈性。

【用法与用量】2~10 g。

【注意】不宜与海藻、京大戟、红大戟、甘遂、芫花同用。

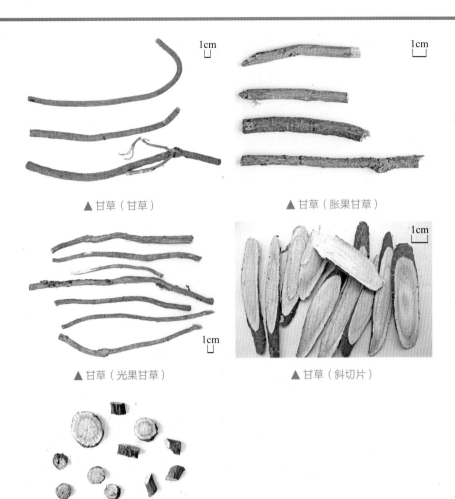

▲甘草（甘草）　　　　　▲甘草（胀果甘草）

▲甘草（光果甘草）　　　　▲甘草（斜切片）

◀甘草（横切片）

炙甘草

Zhigancao

GLYCYRRHIZAE RADIX ET RHIZOMA
PRAEPARATA CUM MELLE

本品为甘草的炮制加工品。

【饮片性状】本品呈类圆形或椭圆形切片。外表皮红棕色或灰棕色，微有光泽。切面黄色至深黄色，形成层环明显，射线放射状。略有黏性。具焦香气，味甜。

【性味与归经】甘，平。归心、肺、脾、胃经。

【功能与主治】补脾和胃，益气复脉。用于脾胃虚弱，倦怠乏力，心动悸，脉结代。

【用法与用量】同甘草。

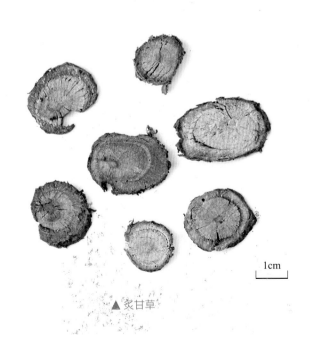

▲炙甘草

120. 甘遂

Gansui

KANSUI RADIX

本品为大戟科植物甘遂 *Euphorbia kansui* T. N. Liou ex T. P. Wang 的干燥块根。

【原植物】多年生草本，高 25~40 cm，有乳汁。块根球状或椭圆状，常连结。茎无毛。叶互生，近无柄，条状披针形或披针形，长 2~5 cm，宽 4~10 mm，全缘。顶生总状花序有 5~9 伞梗，每伞梗再二叉状分枝；苞片三角状宽卵形，杯状花序总苞钟状，有腺体 4，生于总苞裂片之间的外缘，呈新月形，黄色。花单性，无花被；雄蕊；子房 3 室。蒴果近球形。

【药材性状】本品呈椭圆形、长圆柱形或连珠形，长 1~5 cm，直径 0.5~2.5 cm。表面类白色或黄白色，凹陷处有棕色外皮残留。质脆，易折断，断面粉性，白色，木部微显放射状纹理；长圆柱状者纤维性较强。气微，味微甘而辣。

【饮片性状】

生甘遂：同药材。

醋甘遂：本品形如甘遂，表面黄色至棕黄色，有的可见焦斑。微有醋香气，味微酸而辣。

【性味与归经】苦，寒；有毒。归肺、肾、大肠经。

【功能与主治】泻水逐饮，消肿散结。用于水肿胀满，胸腹积水，痰饮积聚，气逆咳喘，二便不利，风痰癫痫，痈肿疮毒。

【用法与用量】0.5~1.5 g。炮制后多入丸散用。外用适量，生用。

【注意】孕妇禁用；不宜与甘草同用。

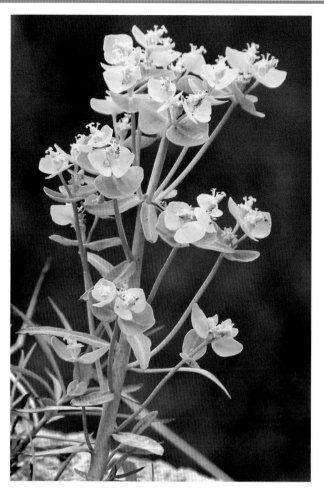

◀ 甘遂（朱仁斌摄）

◀ 甘遂

1cm

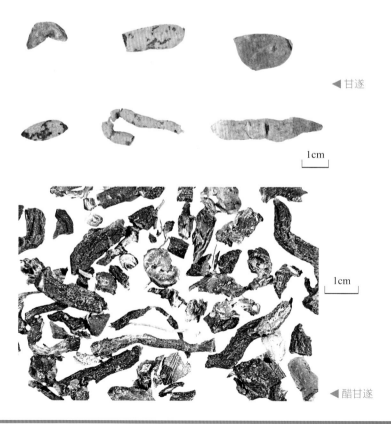

1cm

◀ 醋甘遂

中药彩色图集 | 119

121. 艾片（左旋龙脑）

Aipian

l-BORNEOLUM

本品为菊科植物艾纳香 *Blumea balsamifera* (L.) DC. 的新鲜叶经提取加工制成的结晶。

【药材性状】本品为白色半透明片状、块状或颗粒状结晶，质稍硬而脆，手捻不易碎。具清香气，味辛、凉，具挥发性，点燃时有黑烟，火焰呈黄色，无残迹遗留。

本品在乙醇、三氯甲烷或乙醚中易溶，在水中不溶。

熔点　应为 201~205℃（通则 0612）。

比旋度　取本品适量，精密称定，加乙醇制成每 1 ml 含 50 mg 的溶液，依法测定（通则 0621），比旋度应为 −36.5°～−38.5°。

【性味与归经】辛、苦，微寒。归心、脾、肺经。

【功能与主治】开窍醒神，清热止痛。用于热病神昏、痉厥，中风痰厥，气郁暴厥，中恶昏迷，目赤，口疮，咽喉肿痛，耳道流脓。

【用法与用量】0.15~0.3 g，入丸散用。外用研粉点敷患处。

【注意】孕妇慎用。

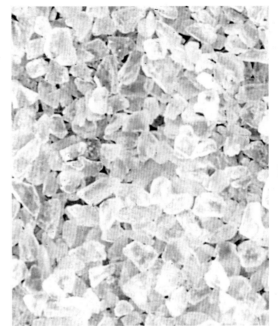

1cm

◀艾片（左旋龙脑）

122. 艾叶

Aiye

ARTEMISIAE ARGYI FOLIUM

本品为菊科植物艾 *Artemisia argyi* Lévl. et Vant. 的干燥叶。

【原植物】多年生草本，高可达 1 m 以上，密被茸毛。叶互生；中部叶基部急狭，叶片羽裂，侧裂片约 2 对，常楔形，中裂片又常 3 裂，裂缘有齿，上面被蛛丝状毛，有白色腺点，下面被白色密茸毛；上部叶渐小，3 裂或全缘。头状花序多数，排列成复总状；花带红色，外层雌性，内层两性。瘦果长达 1 mm，无毛。

【药材性状】本品多皱缩、破碎，有短柄。完整叶片展平后呈卵状椭圆形，羽状深裂，裂片椭圆状披针形，边缘有不规则的粗锯齿；上表面灰绿色或深黄绿色，有稀疏的柔毛和腺点；下表面密生灰白色绒毛。质柔软。气清香，味苦。

【饮片性状】

艾叶：同药材。

醋艾炭：本品呈不规则的碎片，表面黑褐色，有细条状叶柄。具醋香气。

【性味与归经】辛、苦，温；有小毒。归肝、脾、肾经。

【功能与主治】温经止血，散寒止痛；外用祛湿止痒。用于吐血，衄血，崩漏，月经过多，胎漏下血，少腹冷痛，经寒不调，宫冷不孕；外治皮肤瘙痒。醋艾炭温经止血，用于虚寒性出血。

【用法与用量】3~9 g。外用适量，供灸治或熏洗用。

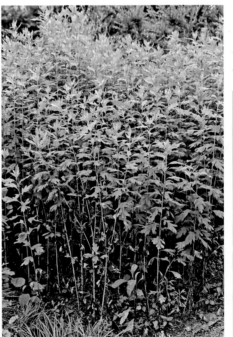

◀艾

▼艾（花序）

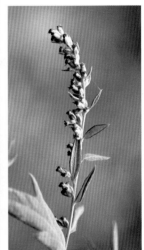

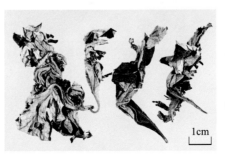

1cm

▲艾叶

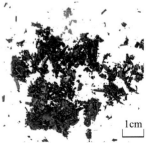

1cm

▲醋艾炭

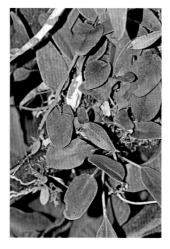

◀ 庐山石韦

▲ 石韦　　　　　　▲ 有柄石韦（徐晔春摄）

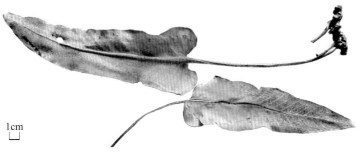

1cm

▲ 石韦（庐山石韦）

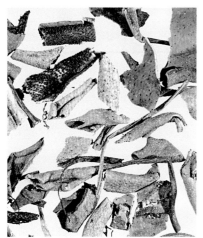

▲ 石韦（庐山石韦，饮片）

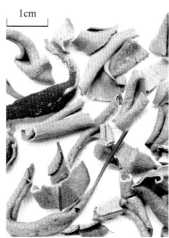

1cm

▲ 石韦（有柄石韦，饮片）

123. 石韦

Shiwei

PYRROSIAE FOLIUM

本品为水龙骨科植物庐山石韦 *Pyrrosia sheareri* (Bak.) Ching、石韦 *Pyrrosia lingua* (Thunb.) Farwell 或有柄石韦 *Pyrrosia petiolosa* (Christ) Ching 的干燥叶。

【原植物】

庐山石韦：多年生草本，高 20~60 cm。根茎粗壮，横走，密被鳞片。叶一型，簇生，厚革质，上面绿色无毛，有细密凹点，下面密被星状毛；叶片阔披针形，顶端渐尖，基部不等，侧脉两面略下凹。孢子囊群小，在侧脉间排成复行。

石韦：植株较小。叶远生，革质，能育叶披针形至矩圆状披针形；不育叶同形或略短阔。孢子囊群在侧脉间紧密而整齐排列。

有柄石韦：植株较矮小。叶远生，二型，厚革质，干后通常向上内卷；不育叶长为能育叶的 2/3~1/2，叶柄和叶片等长；能育叶柄远长于叶片。

【药材性状】

庐山石韦：叶片略皱缩，展平后呈披针形，长 10~25 cm，宽 3~5 cm。先端渐尖，基部耳状偏斜，全缘，边缘常向内卷曲；上表面黄绿色或灰绿色，散布有黑色圆形小凹点；下表面密生红棕色星状毛，有的侧脉间布满棕色圆点状孢子囊群。叶柄具四棱，长 10~20 cm，直径 1.5~3 mm，略扭曲，有纵槽。叶片革质。气微，味微涩苦。

石韦：叶片披针形或长圆披针形，长 8~12 cm，宽 1~3 cm。基部楔形，对称。孢子囊群在侧脉间，排列紧密而整齐。叶柄长 5~10 cm，直径约 1.5 mm。

有柄石韦：叶片多卷曲呈筒状，展平后呈长圆形或卵状长圆形，长 3~8 cm，宽 1~2.5 cm。基部楔形，对称；下表面侧脉不明显，布满孢子囊群。叶柄长 3~12 cm，直径约 1 mm。

【饮片性状】本品呈丝条状。上表面黄绿色或灰褐色，下表面密生红棕色星状毛。孢子囊群着生侧脉间或下表面布满孢子囊群。叶全缘。叶片革质。气微，味微涩苦。

【性味与归经】甘、苦，微寒。归肺、膀胱经。

【功能与主治】利尿通淋，清肺止咳，凉血止血。用于热淋，血淋，石淋，小便不通，淋沥涩痛，肺热喘咳，吐血，衄血，尿血，崩漏。

【用法与用量】6~12 g。

124. 石吊兰

Shidiaolan

LYSIONOTI HERBA

本品为苦苣苔科植物吊石苣苔 *Lysionotus pauciflorus* Maxim. 的干燥地上部分。

【原植物】小灌木。茎分枝或不分枝，无毛或上部疏被短毛。叶 3 枚轮生，有时对生或 4 枚轮生，具短柄或近无柄；叶片革质，形状变化大，线形、线状倒披针形、狭长圆形或倒卵状长圆形；叶柄上面常被短伏毛。花序有 1~2（~5）花；花序梗纤细；苞片披针状线形，疏被短毛或近无毛；花萼无毛或疏被短伏毛；花冠白色带淡紫色条纹或淡紫色。蒴果线形，无毛。种子纺锤形。

【药材性状】本品茎呈圆柱形，长 25~60 cm，直径 0.2~0.5 cm；表面淡棕色或灰褐色，有纵皱纹，节膨大，常有不定根；质脆，易折断，断面黄绿色或黄棕色，中心有空隙。叶轮生或对生，有短柄；叶多脱落，脱落后叶柄痕明显；叶片披针形至狭卵形，长 1.5~6 cm，宽 0.5~1.5 cm，边缘反卷，边缘上部有齿，两面灰绿色至灰棕色。气微，味苦。

【饮片性状】本品呈不规则段状。茎圆柱形，表面淡棕色或灰褐色，有纵皱纹，节常膨大，常有不定根；切面黄白色或黄棕色，中心有的有空隙。叶多破碎、卷缩，完整者披针形，边缘上部有齿，常反卷，两面灰绿色至灰棕色，主脉下面凸出。气微，味苦。

【性味与归经】苦，温。归肺经。

【功能与主治】化痰止咳，软坚散结。用于咳嗽痰多，瘰疬痰核。

【用法与用量】9~15 g。外用适量，捣敷或煎水外洗。

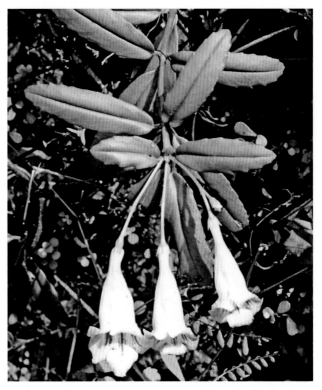

▲ 吊石苣苔（徐克学摄）

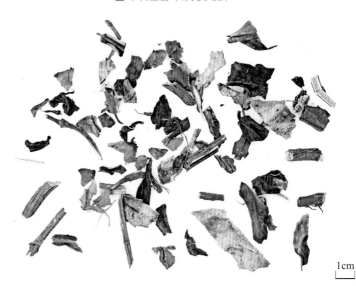

1cm

▲ 石吊兰（饮片）

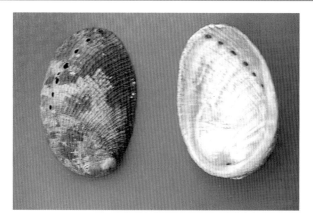

▲ 杂色鲍

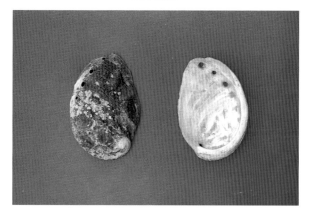

▲ 皱纹盘鲍

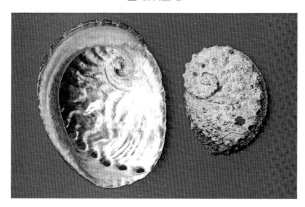

▲ 羊鲍

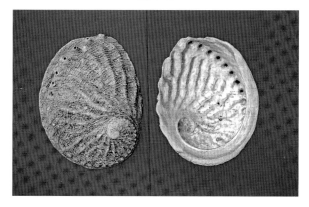

▲ 澳洲鲍

125. 石决明

Shijueming

HALIOTIDIS CONCHA

本品为鲍科动物杂色鲍 *Haliotis diversicolor* Reeve、皱纹盘鲍 *Haliotis discus hannai* Ino、羊鲍 *Haliotis ovina* Gmelin、澳洲鲍 *Haliotis ruber* (Leach)、耳鲍 *Haliotis asinina* Linnaeus 或白鲍 *Haliotis laevigata* (Donovan) 的贝壳。

【原动物】

杂色鲍：贝壳呈卵圆形，质坚厚。壳宽约为壳长的 2/3，壳高约为壳长的 1/4，壳顶部钝，稍低于体螺层的壳面。由壳顶向下，从第二螺层中部到体螺末端边缘，有一列排列整齐逐渐增大的突起和孔，约 30 余个，其中靠体螺层边缘的 6~9 孔开口。

皱纹盘鲍：贝壳长椭圆形。宽约为壳长的 3/4，壳高约为壳长的 1/4，壳顶钝，稍高于壳面。开口孔通常 3~5 个。

羊鲍：贝壳宽短，近圆形。壳宽约为壳长的 5/7，壳高约为壳长的 1/4~1/5，壳顶平，其位置较其他种类稍接近壳的中部。突出与小孔极突出，其中 4~5 个开口。

澳洲鲍：贝壳卵圆形，质较薄。壳顶钝，离一侧后缘约 2 cm 处。外表砖红色。孔口突起突出，其中开口约 9 个。

耳鲍：贝壳较小，狭长，略弯曲，呈耳状。壳宽小于壳长的 1/2，壳高小于壳长的 1/6，约相当于壳宽的 1/3，壳顶钝，靠近边缘。开口孔 5~7 个。

白鲍：贝壳形大，呈卵圆形，表面光滑，白色，有砖红色斑块，壳顶高于壳面，有 30 个疣状突起；末端有 9 个开口，孔口与壳平。

【药材性状】

杂色鲍：呈长卵圆形，内面观略呈耳形，长 7~9 cm，宽 5~6 cm，高约 2 cm。表面暗红色，有多数不规则的螺肋和细密生长线，螺旋部小，体螺部大，从螺旋部顶处开始向右排列有 20 余个疣状突起，末端 6~9 个开孔，孔口与壳面平。内面光滑，具珍珠样彩色光泽。壳较厚，质坚硬，不易破碎。气微，味微咸。

皱纹盘鲍：呈长椭圆形，长 8~12 cm，宽 6~8 cm，高 2~3 cm。表面灰棕色，有多数粗糙而不规则的皱纹，生长线明显，常有苔藓类或石灰虫等附着物，末端4~5个开孔，孔口突出壳面，壳较薄。

羊鲍：近圆形，长4~8 cm，宽2.5~6 cm，高0.8~2cm。壳顶位于近中部而高于壳面，螺旋部与体螺部各占1/2，从螺旋部边缘有2行整齐的突起，尤以上部较为明显，末端4~5个开孔，呈管状。

澳洲鲍：呈扁平卵圆形，长13~17 cm，宽11~14 cm，高3.5~6 cm。表面砖红色，螺旋部约为壳面的1/2，螺肋和生长线呈波状隆起，疣状突起30余个，末端7~9个开孔，孔口突出壳面。

耳鲍：狭长，略扭曲，呈耳状，长5~8 cm，宽2.5~3.5 cm，高约1 cm。表面光滑，具翠绿色、紫色及褐色等多种颜色形成的斑纹，螺旋部小，体螺部大，末端5~7个开孔，孔口与壳平，多为椭圆形，壳薄，质较脆。

白鲍：呈卵圆形，长11~14 cm，宽8.5~11 cm，高3~6.5 cm。表面砖红色，光滑，壳顶高于壳面，生长线颇为明显，螺旋部约为壳面的1/3，疣状突起30余个，末端9个开孔，孔口与壳平。

【饮片性状】

石决明：本品为不规则的碎块。灰白色，有珍珠样彩色光泽。质坚硬。气微，味微咸。

煅石决明：本品为不规则的碎块或粗粉。灰白色无光泽，质酥脆。断面呈层状。

【性味与归经】咸，寒。归肝经。

【功能与主治】平肝潜阳，清肝明目。用于头痛眩晕，目赤翳障，视物昏花，青盲雀目。

【用法与用量】6~20 g，先煎。

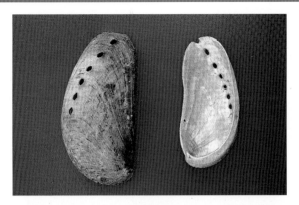

▲ 耳鲍

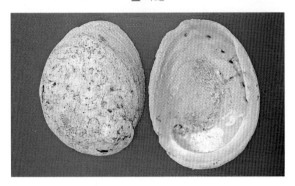

▲ 白鲍

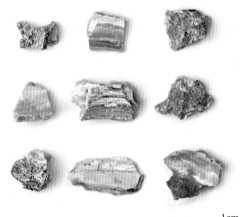

▲ 煅石决明

1cm

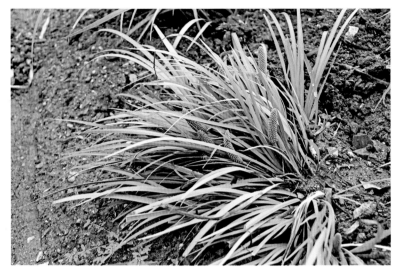

▲▼石菖蒲

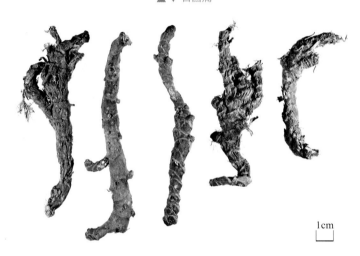

1cm

126. 石菖蒲

Shichangpu

ACORI TATARINOWII RHIZOMA

本品为天南星科植物石菖蒲 *Acorus tatarinowii* Schott 的干燥根茎。

【原植物】多年生草本。根茎稍粗壮，直径 5~8 mm，芳香。叶线性，长 20~30（~50）cm，基部对折，中部以上平展，无中肋。叶状佛焰苞长 13~25 cm，为肉穗花序长的 2~5 倍；肉穗花序圆柱状，长 4~6 cm，粗 4~7 mm，花白色。果序成熟时长 7~8 cm，粗可达 1 cm。

【药材性状】本品呈扁圆柱形，多弯曲，常有分枝，长 3~20 cm，直径 0.3~l cm。表面棕褐色或灰棕色，粗糙，有疏密不匀的环节，节间长 0.2~0.8 cm，具细纵纹，一面残留须根或圆点状根痕；叶痕呈三角形，左右交互排列，有的其上有毛鳞状的叶基残余。质硬，断面纤维性，类白色或微红色，内皮层环明显，可见多数维管束小点及棕色油细胞。气芳香，味苦、微辛。

【饮片性状】本品呈扁圆形或长条形的厚片。外表皮棕褐色或灰棕色，有的可见环节及根痕。切面纤维性，类白色或微红色，有明显环纹及油点。气芳香，味苦、微辛。

【性味与归经】辛、苦，温。归心、胃经。

【功能与主治】开窍豁痰，醒神益智，化湿开胃。用于神昏癫痫，健忘失眠，耳鸣耳聋，脘痞不饥，噤口下痢。

【用法与用量】3~10 g。

五画

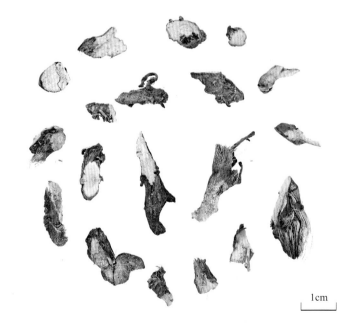

1cm

▲石菖蒲（饮片）

127. 石斛

Shihu

DENDROBII CAULIS

本品为兰科植物金钗石斛 *Dendrobium nobile* Lindl.、霍山石斛 *Dendrobium huoshanense* C. Z. Tang et S. J. Cheng、鼓槌石斛 *Dendrobium chrysotoxum* Lindl. 或流苏石斛 *Dendrobium fimbriatum* Hook. 的栽培品及其同属植物近似种的新鲜或干燥茎。

【原植物】

金钗石斛：茎直立，肉质状肥厚，稍扁的圆柱形，不分枝，具多节，节有时稍肿大，干后金黄色。叶革质，长圆形，基部具抱茎的鞘。总状花序；花苞片膜质；花大，萼囊圆锥形；花瓣多少斜宽卵形，全缘，唇瓣宽卵形，基部两侧具紫红色条纹并且收狭为短爪，两面密布短绒毛，唇盘中央具1个紫红色大斑块；蕊柱绿色，基部稍扩大，具绿色的蕊柱足；药帽紫红色，圆锥形。

霍山石斛：茎直立，肉质，从基部上方向上逐渐变细，不分枝，具3~7节。叶革质，2~3枚互生于茎的上部，舌状长圆形。总状花序，从落了叶的老茎上部发出；花被浅绿色，花瓣卵状长圆形，唇瓣近菱形；蕊柱淡绿色；药帽绿白色，近半球形。

鼓槌石斛：茎直立，肉质，纺锤形，具多数圆钝的条棱，干后金黄色。叶革质，长圆形。总状花序近茎顶端发出，斜出或稍下垂，花序轴粗壮，疏生多数花；花质地厚，金黄色，稍带香气，萼囊近球形；花瓣倒卵形，唇瓣的颜色比萼片和花瓣深，近肾状圆形，基部两侧多少具红色条纹，边缘波状，唇盘通常呈"∧"隆起；药帽淡黄色，尖塔状。

流苏石斛：茎粗壮，斜立或下垂，质地硬，圆柱形或有时基部上方稍呈纺锤形，不分枝，具多数节，干后淡黄色或淡黄褐色。叶二列，革质，长圆形或长圆状披针形。总状花序；花金黄色，质地薄，开展，稍具香气，萼囊近圆形；花瓣长圆状椭圆形，唇瓣比萼片和花瓣的颜色深，近圆形，基部具爪，边缘具复流苏，唇盘具1个新月形横生的深紫色斑块；药帽黄色，圆锥形。

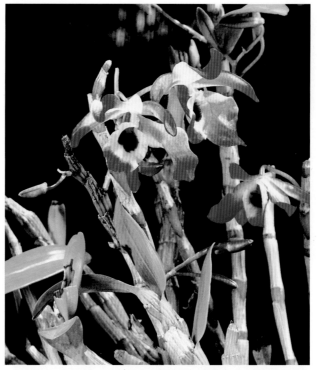

◀金钗石斛

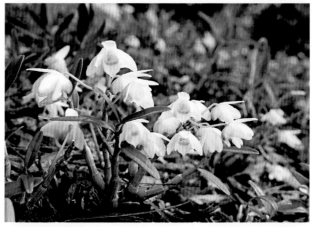

◀霍山石斛

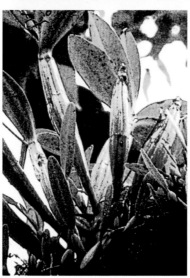

▲鼓槌石斛

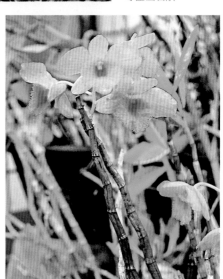

▲流苏石斛

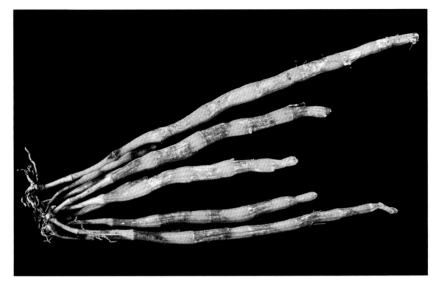

▲ 金钗石斛（鲜）

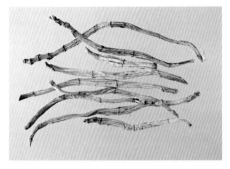

▲ 金钗石斛（干条）

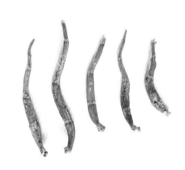

▲ 霍山石斛（干条）

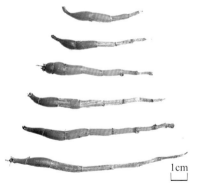

1cm

▲ 霍山石斛（鲜）

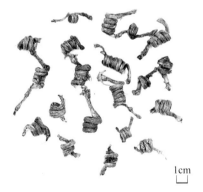

1cm

▲ 霍山石斛枫斗

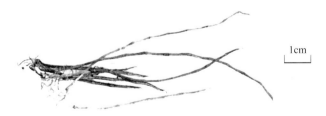

1cm

◀ 流苏石斛（鲜）

【药材性状】

鲜石斛：呈圆柱形或扁圆柱形，长约30 cm，直径 0.4~1.2 cm。表面黄绿色，光滑或有纵纹，节明显，色较深，节上有膜质叶鞘。肉质多汁，易折断。气微，味微苦而回甜，嚼之有黏性。

金钗石斛：呈扁圆柱形，长 20~40 cm，直径 0.4~0.6 cm，节间长 2.5~3 cm。表面金黄色或黄中带绿色，有深纵沟。质硬而脆，断面较平坦而疏松。气微，味苦。

霍山石斛：干条呈直条状或不规则弯曲形，长 2~8 cm，直径 1~4 mm。表面淡黄绿色至黄绿色，偶有黄褐色斑块，有细纵纹，节明显，节上有的可见残留的灰白色膜质叶鞘；一端可见茎基部残留的短须根或须根痕，另一端为茎尖，较细。质硬而脆，易折断，断面平坦，灰黄色至灰绿色，略角质状。气微，味淡，嚼之有黏性。鲜品稍肥大。肉质，易折断，断面淡黄绿色至深绿色。气微，味淡，嚼之有黏性且少有渣。枫斗呈螺旋形或弹簧状，通常为 2~5 个旋纹，茎拉直后性状同干条。

鼓槌石斛：呈粗纺锤形，中部直径 1~3 cm，具 3~7 节。表面光滑，金黄色，有明显凸起的棱。质轻而松脆，断面海绵状。气微，味淡，嚼之有黏性。

流苏石斛等：呈长圆柱形，长 20~150 cm，直径 0.4~1.2 cm，节明显，节间长 2~6 cm。表面黄色至暗黄色，有深纵槽。质疏松，断面平坦或呈纤维性。味淡或微苦，嚼之有黏性。

【饮片性状】

干石斛：本品呈扁圆柱形或圆柱形的段。表面金黄色、绿黄色或棕黄色，有光泽，有深纵沟或纵棱，有的可见棕褐色的节。切面黄白色至黄褐色，有多数散在的筋脉点。气微，味淡或微苦，嚼之有黏性。

鲜石斛：呈圆柱形或扁圆柱形的段。直径 0.4~1.2 cm。表面黄绿色，光滑或有纵纹，肉质多汁。气微，味微苦而回甜，嚼之有黏性。

【性味与归经】甘，微寒。归胃、肾经。

【功能与主治】益胃生津，滋阴清热。用于热病津伤，口干烦渴，胃阴不足，食少干呕，病后虚热不退，阴虚火旺，骨蒸劳热，目暗不明，筋骨痿软。

【用法与用量】6~12 g；鲜品 15~30 g。

128. 石榴皮

Shiliupi

GRANATI PERICARPIUM

本品为石榴科植物石榴 *Punica granatum* L. 的干燥果皮。

【原植物】落叶灌木或小乔木。幼枝常呈四棱形，顶端多为刺状。叶对生或近簇生，矩圆形或倒卵形。花 1 至数朵生枝顶或叶腋；花萼钟形，红色质厚；花瓣通常红色，少有白色，质地柔软多皱。浆果球形，果皮厚，顶端有宿存花萼。种子多数，有透明肉质外种皮。

【药材性状】本品呈不规则的片状或瓢状，大小不一，厚 1.5~3 mm。外表面红棕色、棕黄色或暗棕色，略有光泽，粗糙，有多数疣状突起，有的有突起的筒状宿萼及粗短果梗或果梗痕。内表面黄色或红棕色，有隆起呈网状的果蒂残痕。质硬而脆，断面黄色，略显颗粒状。气微，味苦涩。

【饮片性状】

石榴皮：本品呈不规则的长条状或不规则的块状。外表面红棕色、棕黄色或暗棕色，略有光泽，有多数疣状突起，有时可见筒状宿萼及果梗痕。内表面黄色或红棕色，有种子脱落后的小凹坑及隔瓢残迹。切面黄色或鲜黄色，略显颗粒状。气微，味苦涩。

石榴皮炭：本品形如石榴皮丝或块，表面黑黄色，内部棕褐色。

【性味与归经】酸、涩，温。归大肠经。

【功能与主治】涩肠止泻，止血，驱虫。用于久泻，久痢，便血，脱肛，崩漏，带下，虫积腹痛。

【用法与用量】3~9 g。

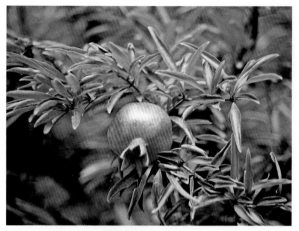

◀ 石榴

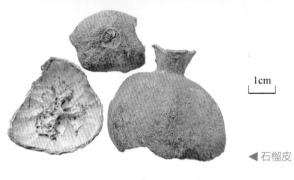

1cm

◀ 石榴皮

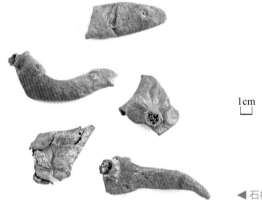

1cm

◀ 石榴皮（饮片）

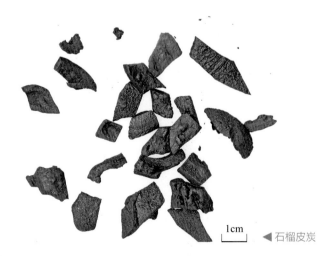

1cm

◀ 石榴皮炭

五画

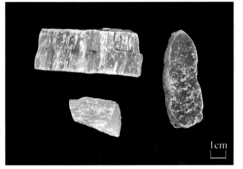

▲▲ 石膏

129. 石膏

Shigao

GYPSUM FIBROSUM

本品为硫酸盐类矿物石膏族石膏，主含含水硫酸钙（$CaSO_4 \cdot 2H_2O$）。

【**原矿物**】板状或纤维状晶体的集合体。呈长块状、板块状或不规则的块状，无色透明或白色、灰白色，条痕白，具玻璃光泽。板状晶体以及解理片裂处具珍珠样光泽；针柱、纤维状集合体呈丝绢光泽；碎裂成的小块有直角、斜角等状态。

【**药材性状**】本品为纤维状的集合体，呈长块状、板块状或不规则块状。白色、灰白色或淡黄色，有的半透明。体重，质软，纵断面具绢丝样光泽。气微，味淡。

【**性味与归经**】甘、辛，大寒。归肺、胃经。

【**功能与主治**】清热泻火，除烦止渴。用于外感热病，高热烦渴，肺热喘咳，胃火亢盛，头痛，牙痛。

【**用法与用量**】15~60 g，先煎。

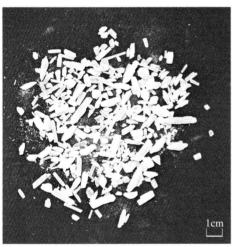

◀ 石膏（小粒）

煅石膏

Duanshigao

GYPSUM USTUM

本品为石膏的炮制品。

【**饮片性状**】本品为白色的粉末或酥松块状物，表面透出微红色的光泽，不透明。体较轻，质软，易碎，捏之成粉。气微，味淡。

【**性味与归经**】甘、辛、涩，寒。归肺、胃经。

【**功能与主治**】收湿，生肌，敛疮，止血。外治溃疡不敛，湿疹瘙痒，水火烫伤，外伤出血。

【**用法与用量**】外用适量，研末撒敷患处。

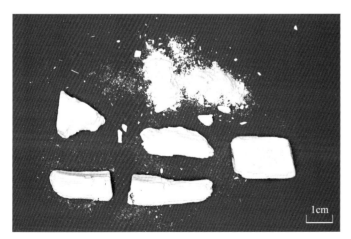

▲ 煅石膏

130. 布渣叶

Buzhaye

MICROCTIS FOLIUM

本品为椴树科植物破布叶 *Microcos paniculata* L. 的干燥叶。

【原植物】灌木或小乔木，高 3~12 m。树皮粗糙，嫩枝有毛。叶薄革质，卵状长圆形，先端渐尖，基部圆形，两面初时有极稀疏星状柔毛，以后变秃净，三出脉的两侧脉从基部发出，向上行超过叶片中部，边缘有细钝齿；叶柄被毛。顶生圆锥花序被星状柔毛；苞片披针形；花柄短小；萼片长圆形，外面有毛；花瓣长圆形，下半部有毛；雄蕊多数，比萼片短；子房球形，无毛，柱头锥形。核果近球形或倒卵形。

【药材性状】本品多皱缩或破碎。完整叶展平后呈卵状长圆形或卵状矩圆形，长 8~18 cm，宽 4~8 cm。表面黄绿色、绿褐色或黄棕色。先端渐尖，基部钝圆，稍偏斜，边缘具细齿。基出脉 3 条，侧脉羽状，小脉网状。具短柄，叶脉及叶柄被柔毛。纸质，易破碎。气微，味淡，微酸涩。

【性味与归经】微酸，凉。归脾、胃经。

【功能与主治】消食化滞，清热利湿。用于饮食积滞，感冒发热，湿热黄疸。

【用法与用量】15~30 g。

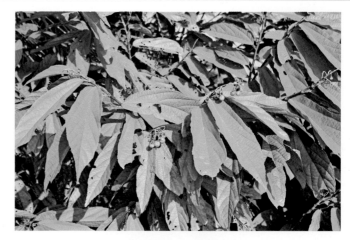

▲ 破布叶（徐晔春摄）

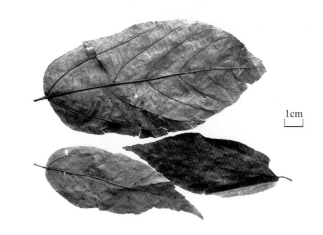

▲ 布渣叶

五
画

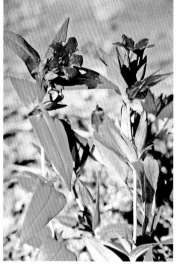

▲ 条叶龙胆　　　　　　　　　　▲ 龙胆

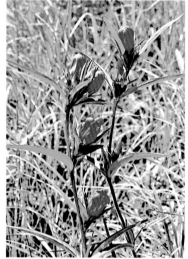

◀ 三花龙胆

▼ 龙胆

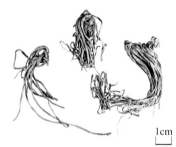

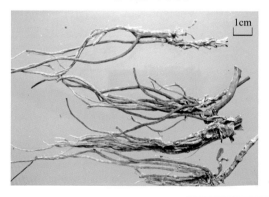

◀ 坚龙胆（带地上茎）

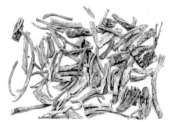
▲ 龙胆（龙胆，饮片）

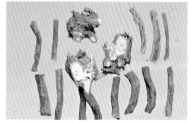
▲ 龙胆（坚龙胆，饮片）

131. 龙胆

Longdan

GENTIANAE RADIX ET RHIZOMA

本品为龙胆科植物条叶龙胆 *Gentiana manshurica* Kitag.、龙 胆 *Gentiana scabra* Bge.、三 花 龙 胆 *Gentiana triflora* Pall. 或坚龙胆 *Gentiana rigescens* Franch. 的干燥根和根茎。前三者习称"龙胆"，后一种习称"坚龙胆"。

【原植物】
条叶龙胆：多年生草本，高 20~70 cm。根数条。茎直立不分枝，具棱。叶对生，下部叶鳞片状，中部以上叶较大，披针形或条状披针形。花 1~2 朵顶生，无梗；花冠钟状，蓝紫色；萼筒钟状，裂片披针形短于萼筒长；花冠裂片三角卵形，先端急尖。
龙胆：叶卵形或卵状披针形。花簇生顶端或叶腋；萼筒裂片条状披针形，与萼筒几乎等长；花冠裂片三角卵形，先端尖。
三花龙胆：叶披针形。花通常 3~5 朵簇生茎顶端或叶腋；萼筒裂片不等长，与萼筒近等长或稍长；花冠裂片卵圆形，先端钝。
坚龙胆：叶卵状短圆形。聚伞花序顶生或腋生；花紫红色；萼筒裂片披针形，2 大 3 小。

【药材性状】
龙胆：根茎呈不规则的块状，长 1~3 cm，直径 0.3~1 cm；表面暗灰棕色或深棕色，上端有茎痕或残留茎基，周围和下端着生多数细长的根。根圆柱形，略扭曲，长 10~20 cm，直径 0.2~0.5 cm；表面淡黄色或黄棕色，上部多有显著的横皱纹，下部较细，有纵皱纹及支根痕。质脆，易折断，断面略平坦，皮部黄白色或淡黄棕色，木部色较浅，呈点状环列。气微，味甚苦。
坚龙胆：表面无横皱纹，外皮膜质，易脱落，木部黄白色，易与皮部分离。

【饮片性状】
龙胆：本品呈不规则形的段。根茎呈不规则块片，表面暗灰棕色或深棕色。根圆柱形，表面淡黄色至黄棕色，有的有横皱纹，具纵皱纹。切面皮部黄白色至棕黄色，木部色较浅。气微，味甚苦。
坚龙胆：本品呈不规则形的段。根表面无横皱纹，膜质外皮已脱落，表面黄棕色至深棕色。切面皮部黄棕色，木部色较浅。

【性味与归经】苦，寒。归肝、胆经。
【功能与主治】清热燥湿，泻肝胆火。用于湿热黄疸，阴肿阴痒，带下，湿疹瘙痒，肝火目赤，耳鸣耳聋，胁痛口苦，强中，惊风抽搐。
【用法与用量】3~6 g。

132. 龙眼肉

Longyanrou

LONGAN ARILLUS

本品为无患子科植物龙眼 *Dimocarpus longan* Lour. 的假种皮。

【原植物】常绿乔木，高可达 10 m。偶数羽状复叶，互生，小叶 2~6 对，近对生或互生，革质，长椭圆形或长椭圆状披针形。圆锥花序顶生或腋生，长 12~15 cm，有锈色星状柔毛；花小，黄白色。果球形，核果状，不开裂，直径 1.2~2.5 cm；外皮黄褐色；假种皮新鲜时白色，半透明，肉质，多汁，味甜。种子球形，黑褐色，光亮。

【药材性状】本品为纵向破裂的不规则薄片，或呈囊状，长约 1.5 cm，宽 2~4 cm，厚约 0.1 cm。棕黄色至棕褐色，半透明。外表面皱缩不平，内表面光亮而有细纵皱纹。薄片者质柔润，囊状者质稍硬。气微香，味甜。

【性味与归经】甘，温。归心、脾经。

【功能与主治】补益心脾，养血安神。用于气血不足，心悸怔忡，健忘失眠，血虚萎黄。

【用法与用量】9~15 g。

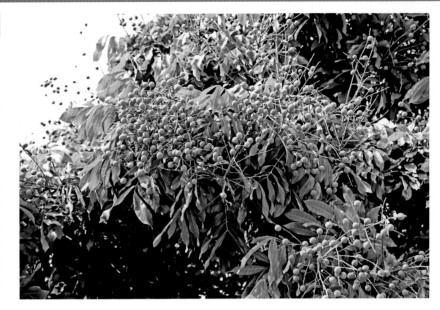

▲ 龙眼

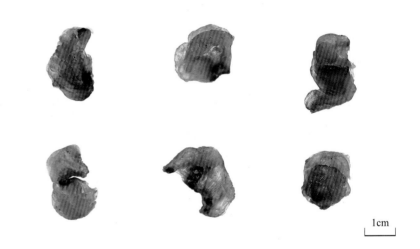

1cm

▲ 龙眼肉（果实干燥后剥取）

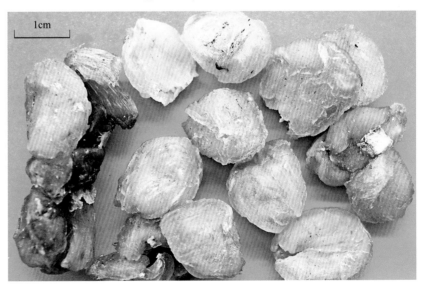

1cm

▲ 龙眼肉（新鲜果肉烘干）

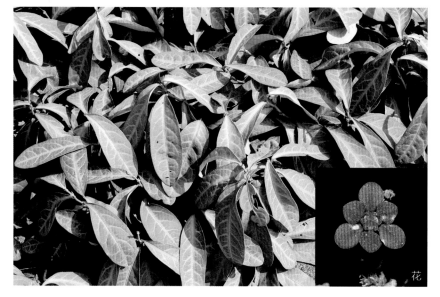

▲ 龙脷叶（徐晔春摄）

133. 龙脷叶

Longliye

SAUROPI FOLIUM

本品为大戟科植物龙脷叶 *Sauropus spatulifolius* Beille 的干燥叶。

【原植物】常绿小灌木。茎粗糙，枝条圆柱状，蜿蜒状弯曲，多皱纹。叶通常聚生于小枝上部，常向下弯垂，叶片鲜时近肉质，干后近革质或厚纸质，匙形、倒卵状长圆形或卵形。花红色或紫红色，雌雄同枝，成短聚伞花序；雄花：花梗丝状；萼片 6，2 轮，近等大，倒卵形；花盘腺体 6，与萼片对生；雄蕊 3，花丝合生呈短柱状。雌花：萼片与雄花的相同，无花盘，子房近圆球状，3 室，花柱 3，顶端 2 裂。

【药材性状】本品呈团状或长条状皱缩，展平后呈长卵形、卵状披针形或倒卵状披针形，表面黄褐色、黄绿色或绿褐色，长 5~9 cm，宽 2.5~3.5 cm。先端圆钝稍内凹而有小尖刺，基部楔形或稍圆，全缘或稍皱缩成波状。下表面中脉腹背突出，基部偶见柔毛，侧脉羽状，5~6 对，于近外缘处合成边脉；叶柄短。气微，味淡、微甘。

【性味与归经】甘、淡，平。归肺、胃经。

【功能与主治】润肺止咳，通便。用于肺燥咳嗽，咽痛失音，便秘。

【用法与用量】9~15 g。

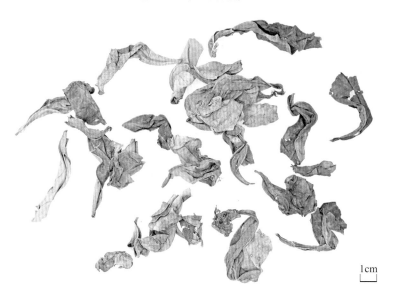

1cm

▲ 龙脷叶

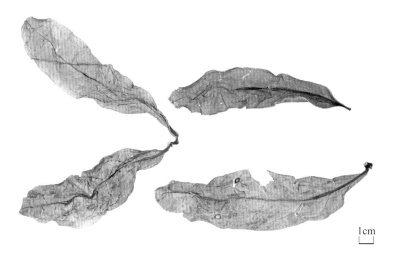

1cm

▲ 龙脷叶（水浸展开）

134. 平贝母

Pingbeimu

FRITILLARIAE USSURIENSIS BULBUS

本品为百合科植物平贝母 *Fritillaria ussuriensis* Maxim. 的干燥鳞茎。

【原植物】草本，茎高 40~60 cm。鳞茎扁平，直径 1~1.4 cm。叶条形，顶端卷曲状，对生、轮生或互生。单花顶生，俯垂，稀为 2 花；具极狭的条状苞片，苞片顶端极卷曲；花被钟状，花被片 6，矩圆状倒卵形，钝头，外面褐紫色，内面紫色，具黄色方格状斑纹。蒴果宽倒卵形，具棱。

【药材性状】本品呈扁球形，高 0.5~1 cm，直径 0.6~2 cm。表面黄白色至浅棕色，外层鳞叶 2 瓣，肥厚，大小相近或一片稍大抱合，顶端略平或微凹入，常稍开裂；中央鳞片小。质坚实而脆，断面粉性。气微，味苦。

【饮片性状】同药材。

【性味与归经】苦、甘，微寒。归肺、心经。

【功能与主治】清热润肺，化痰止咳。用于肺热燥咳，干咳少痰，阴虚劳嗽，咳痰带血。

【用法与用量】3~9 g；研粉冲服，一次 1~2 g。

【注意】不宜与川乌、制川乌、草乌、制草乌、附子同用。

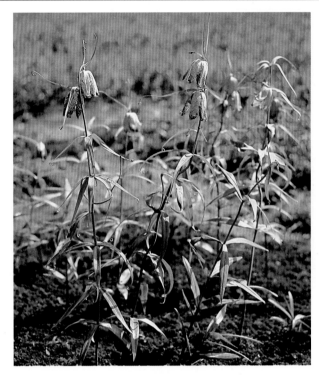

▲▼平贝母

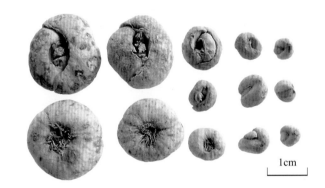

1cm

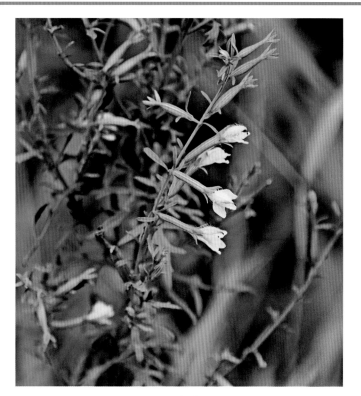

▲ 阴行草

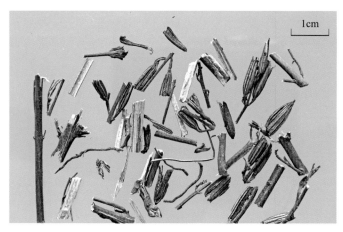

1cm

▲ 北刘寄奴（饮片）

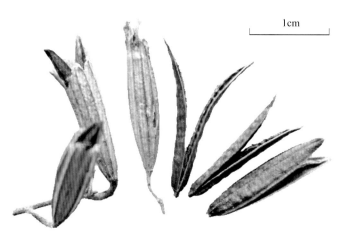

1cm

▲ 北刘寄奴（花萼及蒴果壳）

135. 北刘寄奴

Beiliujinu

SIPHONOSTEGIAE HERBA

本品为玄参科植物阴行草 *Siphonostegia chinensis* Benth. 的干燥全草。

【原植物】一年生草本，直立。茎多单条，中空，基部常有少数宿存膜质鳞片，下部常不分枝，而上部多分枝；枝对生，稍具棱角，密被无腺短毛。叶对生，全部为茎出；叶片厚纸质，广卵形，两面皆密被短毛，全缘。花对生于茎枝上部，或有时假对生，构成稀疏的总状花序；苞片叶状，较萼短，羽状深裂或全裂，密被短毛；花萼管部很长，顶端稍缩紧，密被短毛；花冠上唇红紫色，下唇黄色，外面密被长纤毛，内面被短毛，下唇顶端 3 裂。蒴果被包于宿存的萼内，披针状长圆形，黑褐色，并有 10 条不十分明显的纵沟纹。种子多数，黑色，长卵圆形。

【药材性状】本品长 30~80 cm，全体被短毛。根短而弯曲，稍有分枝。茎圆柱形，有棱，有的上部有分枝，表面棕褐色或黑棕色；质脆，易折断，断面黄白色，中空或有白色髓。叶对生，多脱落破碎，完整者羽状深裂，黑绿色。总状花序顶生，花有短梗，花萼长筒状，黄棕色至黑棕色，有明显 10 条纵棱，先端 5 裂，花冠棕黄色，多脱落。蒴果狭卵状椭圆形，较萼稍短，棕黑色。种子细小。气微，味淡。

【饮片性状】本品呈不规则的段。茎呈圆柱形，有棱，表面棕褐色或黑棕色，被短毛。切面黄白色，中空或有白色髓。花萼长筒状，黄棕色至黑棕色，有明显 10 条纵棱，先端 5 裂。蒴果狭卵状椭圆形，较萼稍短，棕黑色，种子细小。

【性味与归经】苦，寒。归脾、胃、肝、胆经。

【功能与主治】活血祛瘀，通经止痛，凉血，止血，清热利湿。用于跌打损伤，外伤出血，瘀血经闭，月经不调，产后瘀痛，癥瘕积聚，血痢，血淋，湿热黄疸，水肿腹胀，白带过多。

【用法与用量】6~9 g。

五画

136. 北豆根

Beidougen

MENISPERMI RHIZOMA

本品为防己科植物蝙蝠葛 *Menispermum dauricum* DC. 的干燥根茎。

【**原植物**】缠绕性落叶木质藤本，长可达 10 数米。小枝有细纵条纹。叶圆肾形或宽卵形，顶端急尖或渐尖，基部浅心形，全缘或 3~7 浅裂，掌状脉 5~7 条；叶柄盾状着生。花单性，雌雄异株；花序圆锥状，腋生。果实核果状，圆肾形，直径 8~10 mm，成熟时黑紫色。

【**药材性状**】本品呈细长圆柱形，弯曲，有分枝，长可达 50 cm，直径 0.3~0.8 cm。表面黄棕色至暗棕色，多有弯曲的细根，并可见突起的根痕和纵皱纹，外皮易剥落。质韧，不易折断，断面不整齐，纤维细，木部淡黄色，呈放射状排列，中心有髓。气微，味苦。

【**饮片性状**】本品为不规则的圆形厚片。表面淡黄色至棕褐色，木部淡黄色，呈放射状排列，纤维性，中心有髓，白色。气微，味苦。

【**性味与归经**】苦，寒；有小毒。归肺、胃、大肠经。

【**功能与主治**】清热解毒，祛风止痛。用于咽喉肿痛，热毒泻痢，风湿痹痛。

【**用法与用量**】3~9 g。

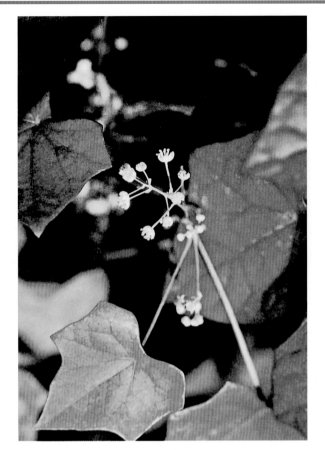

▲ 蝙蝠葛

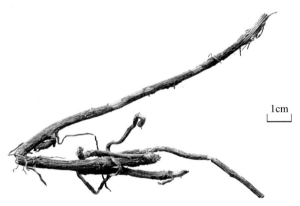

▲ 北豆根

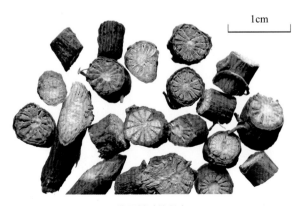

▲ 北豆根（饮片）

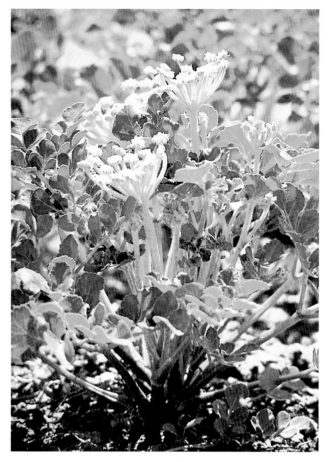
▲ 珊瑚菜

137. 北沙参

Beishashen

GLEHNIAE RADIX

本品为伞形科植物珊瑚菜 *Glehnia littoralis* Fr. Schmidt ex Miq. 的干燥根。

【原植物】多年生草本，高 5~20 cm，全体有灰褐色绒毛。主根圆柱形。基生叶卵形或宽三角状卵形，三出式羽状分裂或二至三回羽状深裂；茎上部叶卵形，边缘具三角形圆锯齿。复伞形花序，无总苞；伞辐 10~14；小总苞片条状披针形；花白色。双悬果圆球形或椭圆形，直径 6~10 mm，果棱 5，具木栓翅，有棕色粗毛。

【药材性状】本品呈细长圆柱形，偶有分枝，长 15~45 cm，直径 0.4~1.2 cm。表面淡黄白色，略粗糙，偶有残存外皮，不去外皮的表面黄棕色。全体有细纵皱纹和纵沟，并有棕黄色点状细根痕；顶端常留有黄棕色根茎残基；上端稍细，中部略粗，下部渐细。质脆，易折断，断面皮部浅黄白色，木部黄色。气特异，味微甘。

【性味与归经】甘、微苦，微寒。归肺、胃经。

【功能与主治】养阴清肺，益胃生津。用于肺热燥咳，劳嗽痰血，胃阴不足，热病津伤，咽干口渴。

【用法与用量】5~12 g。

【注意】不宜与藜芦同用。

五
画

1cm

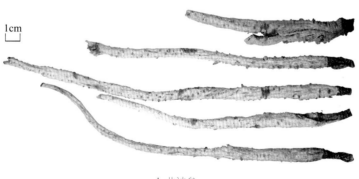
▲ 北沙参

1cm

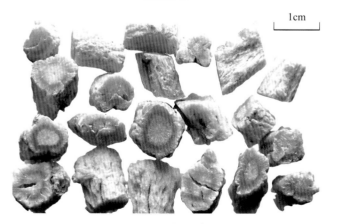
▲ 北沙参（饮片）

138. 四季青

Sijiqing

ILICIS CHINENSIS FOLIUM

本品为冬青科植物冬青 *Ilex chinensis* Sims 的干燥叶。

【原植物】常绿乔木，高可达 13 m。树皮灰色或淡灰色，无毛。叶互生；叶柄长 5~15 cm；叶片革质，通常狭长椭圆形，长 6~10 cm，宽 2~3.5 cm，先端渐尖，基部楔形，很少圆形，边缘疏生浅锯齿，上面深绿色而有光泽，冬季变紫红色，中脉在下面隆起。花单性，雌雄异株，聚伞花序着生于叶腋外或叶腋内；花萼 4 裂，花瓣 4，淡紫色；雄蕊 4；子房上位。核果椭圆形，熟时红色，内含核 4 颗。

【药材性状】本品呈椭圆形或狭长椭圆形，长 6~12 cm，宽 2~4 cm。先端急尖或渐尖，基部楔形，边缘具疏浅锯齿。上表面棕褐色或灰绿色，有光泽；下表面色较浅；叶柄长 0.5~1.8 cm。革质。气微清香，味苦、涩。

【性味与归经】苦、涩，凉。归肺、大肠、膀胱经。

【功能与主治】清热解毒，消肿祛瘀。用于肺热咳嗽，咽喉肿痛，痢疾，胁痛，热淋；外治烧烫伤，皮肤溃疡。

【用法与用量】15~60 g。外用适量，水煎外涂。

五
画

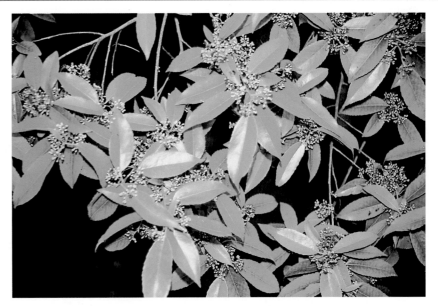

▲ 冬青

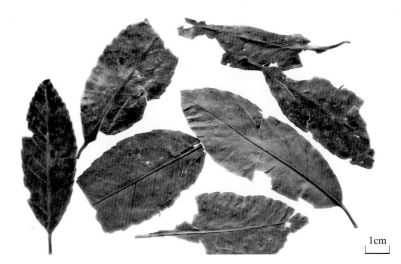

1cm

▲ 四季青

▲ 生姜

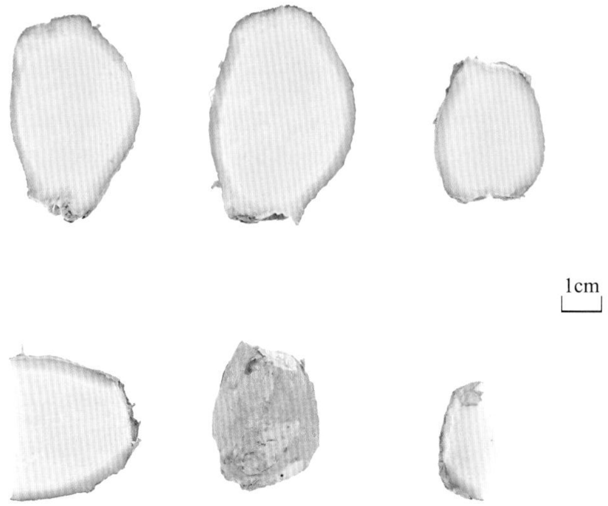

▲ 生姜片

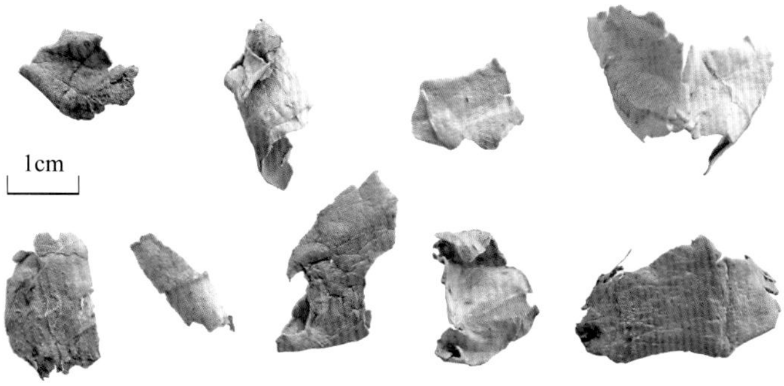

▲ 姜皮

1cm

139. 生姜

Shengjiang

ZINGIBERIS RHIZOMA RECENS

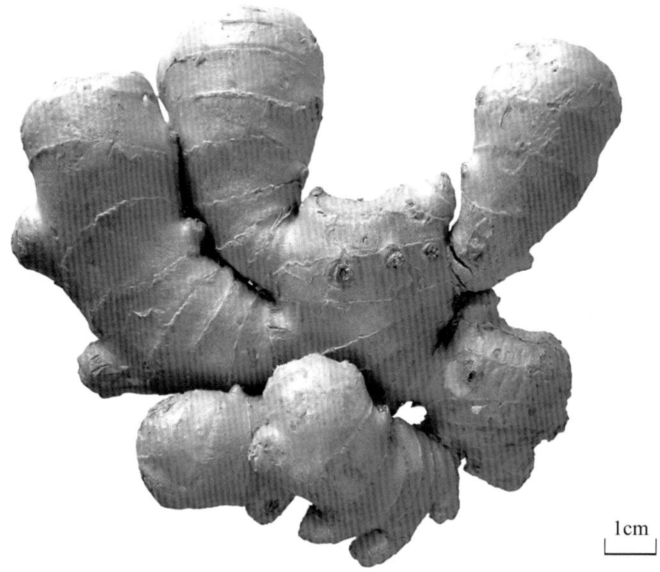

本品为姜科植物姜 *Zingiber officinale* Rosc. 的新鲜根茎。

【原植物】见"干姜"。

【药材性状】本品呈不规则块状，略扁，具指状分枝，长 4~18 cm，厚 1~3 cm。表面黄褐色或灰棕色，有环节，分枝顶端有茎痕或芽。质脆，易折断，断面浅黄色，内皮层环纹明显，维管束散在。气香特异，味辛辣。

【饮片性状】生姜：本品呈不规则的厚片，可见指状分枝。切面浅黄色，内皮层环纹明显，维管束散在。气香特异，味辛辣。

【性味与归经】辛，微温。归肺、脾、胃经。

【功能与主治】解表散寒，温中止呕，化痰止咳，解鱼蟹毒。用于风寒感冒，胃寒呕吐，寒痰咳嗽，鱼蟹中毒。

【用法与用量】3~10 g。

五画

140. 仙茅

Xianmao

CURCULIGINIS RHIZOMA

本品为石蒜科植物仙茅 *Curculigo orchioides* Gaertn. 的干燥根茎。

【原植物】 多年生草本，高 10~40 cm。根茎圆柱形，直径约 1cm。叶基生，3~6 枚，披针形，长 15~30 cm，宽 6~20 mm。花葶极短，隐藏在叶鞘内；花黄色，花被有长疏毛；子房下位，有长毛，花柱细长。浆果长矩圆形，长约 1.2 cm，顶端有宿存细长的花被筒。

【药材性状】 本品呈圆柱形，略弯曲，长 3~10 cm，直径 0.4~1.2 cm。表面棕色至褐色，粗糙，有细孔状的须根痕和横皱纹。质硬而脆，易折断，断面不平坦，灰白色至棕褐色，近中心处色较深。气微香，味微苦、辛。

【饮片性状】 本品呈类圆形或不规则形的厚片或段，外表皮棕色至褐色，粗糙，有的可见纵横皱纹和细孔状的须根痕。切面灰白色至棕褐色，有多数棕色小点，中间有深色环纹。气微香，味微苦、辛。

【性味与归经】 辛，热；有毒。归肾、肝、脾经。

【功能与主治】 补肾阳，强筋骨，祛寒湿。用于阳痿精冷，筋骨痿软，腰膝冷痛，阳虚冷泻。

【用法与用量】 3~10 g。

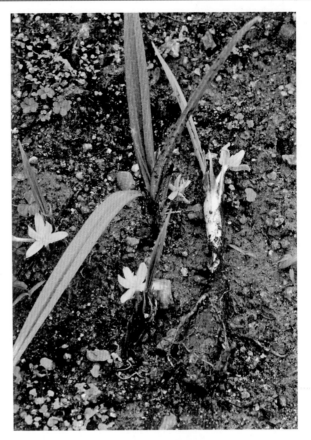

▲ 仙茅（徐克学摄）

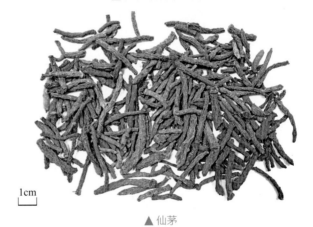

1cm

▲ 仙茅

▲ 仙茅（饮片）

1cm

141. 仙鹤草

Xianhecao

AGRIMONIAE HERBA

本品为蔷薇科植物龙芽草 *Agrimonia pilosa* Ledeb. 的干燥地上部分。

【原植物】多年生草本，高 30~60 cm，全体密生长柔毛。单数羽状复叶，小叶 5~9，杂有小型小叶，边缘有锯齿，两面疏生柔毛，下面有多数腺点。顶生总状花序有多花，花黄色；萼筒外面有槽并有毛，顶端生一圈钩状刺毛。瘦果倒圆锥形，萼裂片宿存。

【药材性状】本品长 50~100 cm，全体被白色柔毛。茎下部圆柱形，直径 4~6 mm，红棕色，上部方柱形，四面略凹陷，绿褐色，有纵沟和棱线，有节；体轻，质硬，易折断，断面中空。单数羽状复叶互生，暗绿色，皱缩卷曲；质脆，易碎；叶片有大小 2 种，相间生于叶轴上，顶端小叶较大，完整小叶片展平后呈卵形或长椭圆形，先端尖，基部楔形，边缘有锯齿，托叶 2，抱茎，斜卵形。总状花序细长，花萼下部呈筒状，萼筒上部有钩刺，先端 5 裂，花瓣黄色。气微，味微苦。

【饮片性状】本品为不规则的段，茎多数方柱形，有纵沟和棱线，有节。切面中空。叶多破碎，暗绿色，边缘有锯齿；托叶抱茎。有时可见黄色花或带钩刺的果实。气微，味微苦。

【性味与归经】苦、涩，平。归心、肝经。

【功能与主治】收敛止血，截疟，止痢，解毒，补虚。用于咯血，吐血，崩漏下血，疟疾，血痢，痈肿疮毒，阴痒带下，脱力劳伤。

【用法与用量】6~12 g。外用适量。

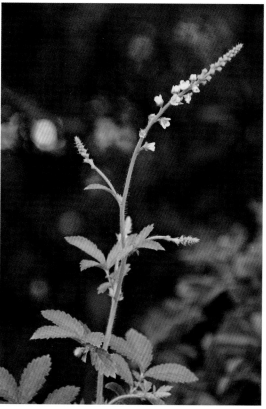

◀ 龙芽草

▼ 龙芽草（果）

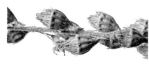

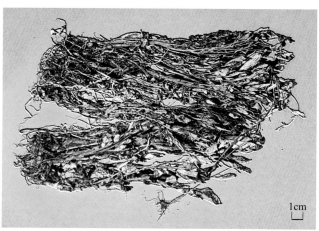

1cm

▲ 仙鹤草

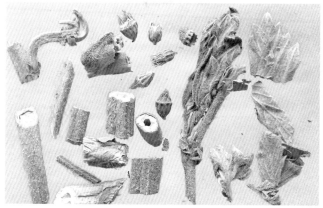

1cm

▲ 仙鹤草（饮片）

142. 白及

Baiji

BLETILLAE RHIZOMA

本品为兰科植物白及 *Bletilla striata* (Thunb.) Reichb. f. 的干燥块茎。

【原植物】多年生草本。地下块茎扁圆形或不规则菱形，肉质，黄白色，常数个并生。叶披针形或广披针形，先端渐尖，基部下延成鞘状抱茎。总状花序顶生，常有花 3~8 朵；花淡紫红色。蒴果纺锤状，有 6 条纵棱。

【药材性状】本品呈不规则扁圆形，多有 2~3 个爪状分枝，少数具 4~5 个爪状分枝，长 1.5~6 cm，厚 0.5~3 cm。表面灰白色至灰棕色，或黄白色，有数圈同心环节和棕色点状须根痕，上面有突起的茎痕，下面有连接另一块茎的痕迹。质坚硬，不易折断，断面类白色，角质样。气微，味苦，嚼之有黏性。

【饮片性状】本品呈不规则的薄片。外表皮灰白色至灰棕色，或黄白色。切面类白色至黄白色，角质样，半透明，维管束小点状，散生。质脆。气微，味苦，嚼之有黏性。

【性味与归经】苦、甘、涩，微寒。归肺、肝、胃经。

【功能与主治】收敛止血，消肿生肌。用于咯血，吐血，外伤出血，疮疡肿毒，皮肤皲裂。

【用法与用量】6~15 g；研末吞服 3~6 g。外用适量。

【注意】不宜与川乌、制川乌、草乌、制草乌、附子药材同用。

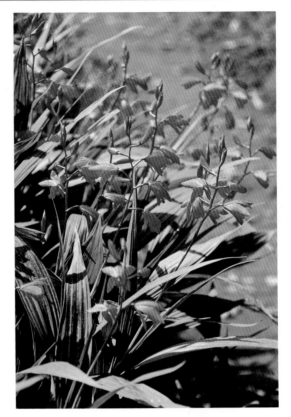

▲▼白及

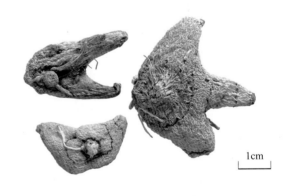

1cm

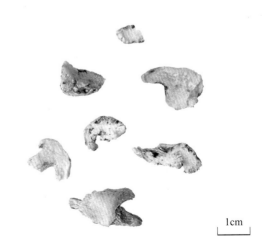

1cm

▲白及（饮片）

五画

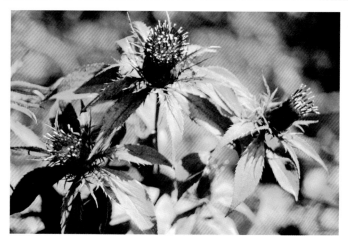

▲▼ 白术

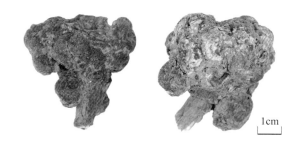

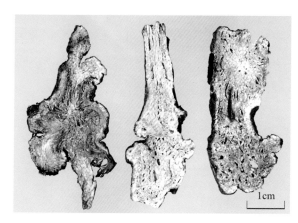

▲ 白术（饮片）

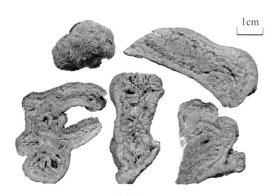

▲ 麸炒白术

143. 白术

Baizhu

ATRACTYLODIS MACROCEPHALAE
RHIZOMA

本品为菊科植物白术 *Atractylodes macrocephala* Koidz. 的干燥根茎。

【原植物】多年生草本。根茎肥厚，略呈拳状，有不规则分枝，外皮灰黄色。叶互生，下部叶有长柄，叶片 3 深裂，偶为 5 深裂，顶端裂片最大，椭圆形至卵状披针形，边缘有刺状齿。头状花序单生于枝顶端，总苞钟状，花冠紫色。瘦果椭圆形，稍扁，被有黄白色绒毛。

【药材性状】本品为不规则的肥厚团块，长 3~13 cm，直径 1.5~7 cm。表面灰黄色或灰棕色，有瘤状突起及断续的纵皱和沟纹，并有须根痕，顶端有残留茎基和芽痕。质坚硬不易折断，断面不平坦，黄白色至淡棕色，有棕黄色的点状油室散在；烘干者断面角质样，色较深或有裂隙。气清香，味甘、微辛，嚼之略带黏性。

【饮片性状】

白术：本品呈不规则的厚片。外表皮灰黄色或灰棕色。切面黄白色至淡棕色，散生棕黄色的点状油室，木部具放射状纹理；烘干者切面角质样，色较深或有裂隙。气清香，味甘、微辛，嚼之略带黏性。

麸炒白术：本品形如白术片，表面黄棕色，偶见焦斑。略有焦香气。

【性味与归经】苦、甘，温。归脾、胃经。

【功能与主治】健脾益气，燥湿利水，止汗，安胎。用于脾虚食少，腹胀泄泻，痰饮眩悸，水肿，自汗，胎动不安。

【用法与用量】6~12 g。

144. 白头翁

Baitouweng

PULSATILLAE RADIX

本品为毛茛科植物白头翁 *Pulsatilla chinensis* (Bge.) Regel 的干燥根。

【原植物】多年生草本。根圆锥形。基生叶4~5，叶片宽卵形，下面有柔毛，3全裂，中央裂片有柄，3深裂，侧生裂片无柄，不等3裂。总苞钟形，有密柔毛。花单朵顶生，萼片花瓣状，6片，紫蓝色，外面有绵毛。瘦果有宿存羽毛状花柱，长3.5~6.5 cm。

【药材性状】本品呈类圆柱形或圆锥形，稍扭曲，长6~20 cm，直径0.5~2 cm。表面黄棕色或棕褐色，具不规则纵皱纹或纵沟，皮部易脱落，露出黄色的木部，有的有网状裂纹或裂隙，近根头处常有朽状凹洞。根头部稍膨大，有白色绒毛，有的可见鞘状叶柄残基。质硬而脆，断面皮部黄白色或淡黄棕色，木部淡黄色。气微，味微苦涩。

【饮片性状】本品呈类圆形的片。外表皮黄棕色或棕褐色，具不规则纵皱纹或纵沟，近根头部有白色绒毛。切面皮部黄白色或淡黄棕色，木部淡黄色。气微，味微苦涩。

【性味与归经】苦，寒。归胃、大肠经。

【功能与主治】清热解毒，凉血止痢。用于热毒血痢，阴痒带下。

【用法与用量】9~15 g。

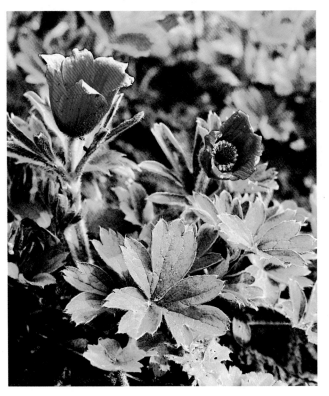

▲▼白头翁

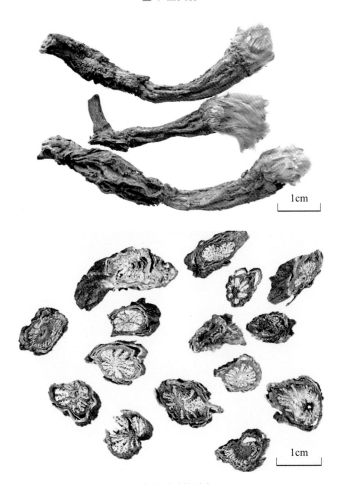

1cm

1cm

▲白头翁（饮片）

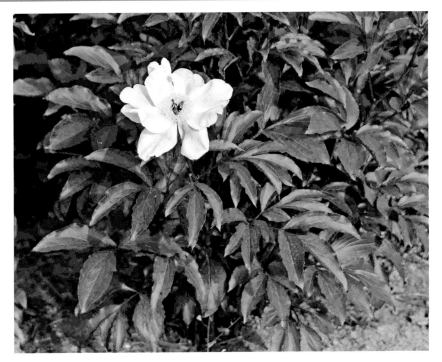

▲ 芍药

145. 白芍

Baishao

PAEONIAE RADIX ALBA

本品为毛茛科植物芍药 *Paeonia lactiflora* Pall. 的干燥根。

【原植物】多年生草本。根粗肥，圆柱形或略呈纺锤形。茎下部叶为二回三出复叶，小叶窄卵形、披针形，边缘密生骨质白色小乳突，下面延脉疏生短柔毛。花大，顶生或腋生，花瓣白色或粉红色。雄蕊多数，心皮 2~5。蓇葖果卵形或卵圆形，先端具喙。

【药材性状】本品呈圆柱形，平直或稍弯曲，两端平截，长 5~18 cm，直径 1~2.5 cm。表面类白色或淡棕红色，光洁或有纵皱纹及细根痕，偶有残存的棕褐色外皮。质坚实，不易折断，断面较平坦，类白色或微带棕红色，形成层环明显，射线放射状。气微，味微苦、酸。

【饮片性状】

白芍：本品呈类圆形的薄片。表面淡棕红色或类白色。切面微带棕红色或类白色，形成层环明显，可见稍隆起的筋脉纹呈放射状排列。气微，味微苦、酸。

炒白芍：本品形如白芍片，表面微黄色或淡棕黄色，有的可见焦斑。气微香。

酒白芍：本品形如白芍片，表面微黄色或淡棕黄色，有的可见焦斑。微有酒香气。

【性味与归经】苦、酸，微寒。归肝、脾经。

【功能与主治】养血调经，敛阴止汗，柔肝止痛，平抑肝阳。用于血虚萎黄，月经不调，自汗，盗汗，胁痛，腹痛，四肢挛痛，头痛眩晕。

【用法与用量】6~15 g。

【注意】不宜与藜芦同用。

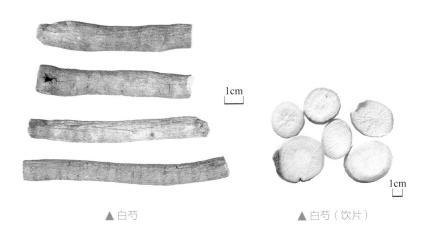

▲ 白芍　　　　　　▲ 白芍（饮片）

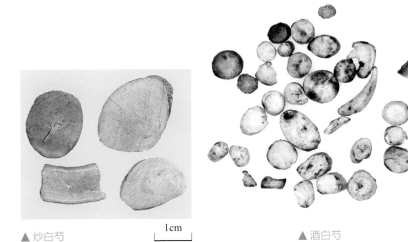

▲ 炒白芍　　　　　　▲ 酒白芍

146. 白芷

Baizhi

ANGELICAE DAHURICAE RADIX

本品为伞形科植物白芷 *Angelica dahurica* (Fisch. ex Hoffm.) Benth. et Hook. f. 或杭白芷 *Angalica dahurica* (Fisch. ex Hoffm.) Benth. et Hook. f. var. *formosana* (Boiss.) Shan et Yuan 的干燥根。

【原植物】
白芷：多年生高大草本，高 2~2.5 m。根粗大，圆锥形。茎粗壮，常带紫色。茎生叶互生，有长柄，叶柄基部扩大成半圆形叶鞘，抱茎，带紫色；二至三回羽状复叶，小叶片披针形至长圆形，基部下延呈翅状。花白色，大型复伞形花序。双悬果扁平，分果具 5 棱，无毛或有极少毛。

杭白芷：植株较矮小。主根的侧根略排成 4 条稍斜纵行，侧根基部的木栓突起粗大而高。花黄绿色。双悬果椭圆形，有疏毛。

【药材性状】本品呈长圆锥形，长 10~25 cm，直径 1.5~2.5 cm。表面灰棕色或黄棕色，根头部钝四棱形或近圆形，具纵皱纹、支根痕及皮孔样的横向突起，有的排列成四纵行。顶端有凹陷的茎痕。质坚实，断面白色或灰白色，粉性，形成层环棕色，近方形或近圆形，皮部散有多数棕色油点。气芳香，味辛、微苦。

【饮片性状】本品呈类圆形的厚片。外表皮灰棕色或黄棕色。切面白色或灰白色，具粉性，形成层环棕色，近方形或近圆形，皮部散有多数棕色油点。气芳香，味辛、微苦。

【性味与归经】辛，温。归胃、大肠、肺经。

【功能与主治】解表散寒，祛风止痛，宣通鼻窍，燥湿止带，消肿排脓。用于感冒头痛，眉棱骨痛，鼻塞流涕，鼻衄，鼻渊，牙痛，带下，疮疡肿痛。

【用法与用量】3~10 g。

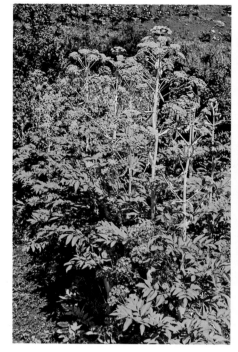 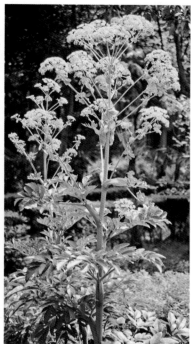

▲ 白芷　　　　　　　　　　▲ 杭白芷

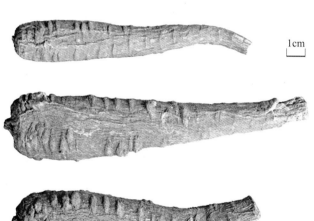

1cm

◀ 白芷（杭白芷）

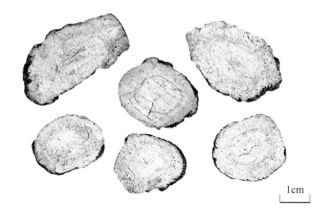

◀ 白芷（饮片）

1cm

五画

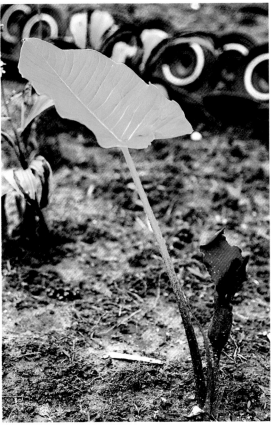

◀ 独角莲

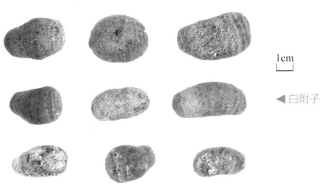

1cm

◀ 白附子

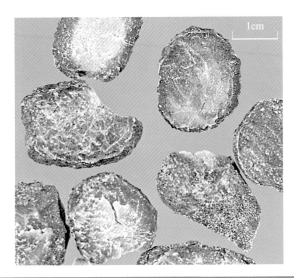

1cm

◀ 制白附子

147. 白附子

Baifuzi

TYPHONII RHIZOMA

本品为天南星科植物独角莲 *Typhonium giganteum* Engl. 的干燥块茎。

【原植物】多年生草本。地下块茎卵形至卵状椭圆形，味麻辣刺舌。叶基生，叶柄长而肥厚，基部扩大成鞘；叶片三角状卵形，基部似箭形，无毛，长10~30 cm。肉穗状花序紫色，被紫色的佛焰苞包围，花序顶端延伸的棒状物不伸出佛焰苞外围。浆果熟时红色。

【药材性状】本品呈椭圆形或卵圆形，长 2~5 cm，直径 1~3 cm。表面白色至黄白色，略粗糙，有环纹及须根痕，顶端有茎痕或芽痕。质坚硬，断面白色，粉性。气微，味淡、麻辣刺舌。

【饮片性状】

生白附子：同药材。

制白附子：本品为类圆形或椭圆形厚片，外表皮淡棕色，切面黄色，角质。味淡，微有麻舌感。

【性味与归经】辛，温；有毒。归胃、肝经。

【功能与主治】祛风痰，定惊搐，解毒散结，止痛。用于中风痰壅，口眼㖞斜，语言謇涩，惊风癫痫，破伤风，痰厥头痛，偏正头痛，瘰疬痰核，毒蛇咬伤。

【用法与用量】3~6 g。一般炮制后用，外用生品适量捣烂，熬膏或研末以酒调敷患处。

【注意】孕妇慎用；生品内服宜慎。

五画

148. 白茅根

Baimaogen

IMPERATAE RHIZOMA

本品为禾本科植物白茅 *Imperata cylindrica* Beauv. var. *major* (Nees) C. E. Hubb. 的干燥根茎。

【原植物】多年生草本。根茎白色，节部生有鳞片。秆直立。单叶互生，叶片条形或条状披针形。圆锥状花序紧缩呈圆柱状，长 5~20 cm，基部的白色丝状柔毛长于小穗 3~5 倍。

【药材性状】本品呈长圆柱形，长 30~60 cm，直径 0.2~0.4 cm。表面黄白色或淡黄色，微有光泽，具纵皱纹，节明显，稍突起，节间长短不等，通常长 1.5~3 cm。体轻，质略脆，断面皮部白色，多有裂隙，放射状排列，中柱淡黄色，易与皮部剥离。气微，味微甜。

【饮片性状】

白茅根：本品呈圆柱形的段。外表皮黄白色或淡黄色，微有光泽，具纵皱纹，有的可见稍隆起的节。切面皮部白色，多有裂隙，放射状排列，中柱淡黄色或中空，易与皮部剥离。气微，味微甜。

茅根炭：本品形如白茅根，表面黑褐色至黑色，具纵皱纹，有的可见淡棕色稍隆起的节。略具焦香气，味苦。

【性味与归经】甘，寒。归肺、胃、膀胱经。

【功能与主治】凉血止血，清热利尿。用于血热吐血，衄血，尿血，热病烦渴，湿热黄疸，水肿尿少，热淋涩痛。

【用法与用量】9~30 g。

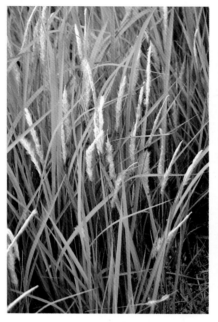
▲ 白茅

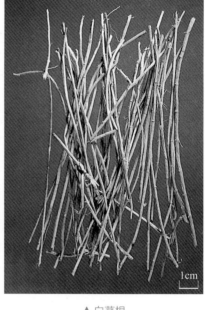
▲ 白茅根

1cm

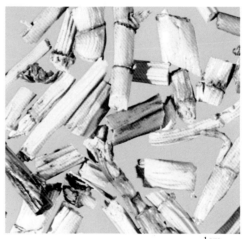
▲ 白茅根（饮片）

1cm

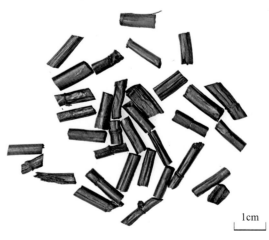
▲ 茅根炭

1cm

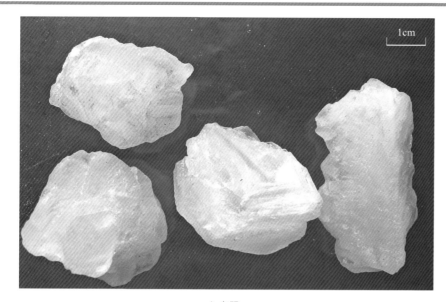

▲ 白矾

149. 白矾

Baifan

ALUMEN

本品为硫酸盐类矿物明矾石族明矾石经加工提炼制成。主含含水硫酸铝钾〔$KAl(SO_4)_2 \cdot 12H_2O$〕。

【原矿物】晶体结构属三方晶系。晶体呈细小的菱面体或板状，通常为致密块状、细粒状、土状等。无色或白色，常夹带浅黄及粉红等色。条痕白色。玻璃状光泽，解理平行面上有时微带珍珠光泽，块状者光泽暗淡或微带蜡状光泽。断口呈贝壳状，块体者呈多片状、参差状。硬度3.5~4。相对密度2.6~2.9。性脆。

【药材性状】本品呈不规则的块状或粒状。无色或淡黄白色，透明或半透明。表面略平滑或凹凸不平，具细密纵棱，有玻璃样光泽。质硬而脆。气微，味酸、微甘而极涩。

【饮片性状】枯矾：本品呈不规则的块状、颗粒或粉末。白色或淡黄白色，无玻璃样光泽。不规则的块状表面粗糙，凹凸不平或呈蜂窝状。体轻，质疏松而脆，手捻易碎，有颗粒感。气微，味微甘而极涩。

【性味与归经】酸、涩，寒。归肺、脾、肝、大肠经。

【功能与主治】外用解毒杀虫，燥湿止痒；内服止血止泻，祛除风痰。外治用于湿疹，疥癣，脱肛，痔疮，聤耳流脓；内服用于久泻不止，便血，崩漏，癫痫发狂。枯矾收湿敛疮，止血化腐。用于湿疹湿疮，脱肛，痔疮，聤耳流脓，阴痒带下，鼻衄齿衄，鼻瘜肉。

【用法与用量】0.6~1.5g。外用适量，研末敷或化水洗患处。

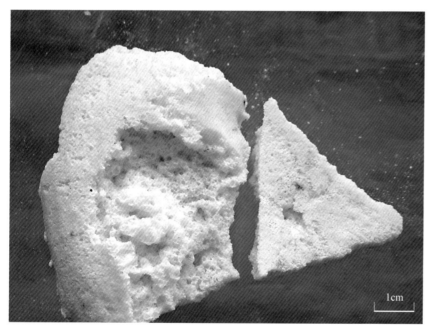

▲ 枯矾

150. 白果

Baiguo

GINKGO SEMEN

本品为银杏科植物银杏 *Ginkgo biloba* L. 的干燥成熟种子。

【原植物】落叶高大乔木，高可达 40 m。叶具长柄，簇生于短枝顶端或螺旋状散生于长枝上，叶片扇形，上缘浅波状，具 2 叉状并列细脉。花单性异株。种子核果状，近球形，外种皮肉质，有臭气，中种皮骨质白色，内种皮膜质，胚乳丰富。

【药材性状】本品略呈椭圆形，一端稍尖，另端钝，长 1.5~2.5 cm，宽 1~2 cm，厚约 1cm。表面黄白色或淡棕黄色，平滑，具 2~3 条棱线。中种皮（壳）骨质，坚硬。内种皮膜质，种仁宽卵球形或椭圆形，一端淡棕色，另一端金黄色，横断面外层黄色，胶质样，内层淡黄色或淡绿色，粉性，中间有空隙。气微，味甘、微苦。

【饮片性状】

白果仁：本品种仁宽卵球形或椭圆形，有残留膜质内种皮，一端淡棕色，另一端金黄色。质地较硬。横断面胶质样，外层黄色，内层淡黄色，粉性，中间有空隙。气微，味甘、微苦。

炒白果仁：本品形如白果仁，色泽加深，略有焦斑，横断面胶质样，外层黄色，内层淡黄色，粉性，中间有空隙。有香气，味甘、微苦。

【性味与归经】甘、苦、涩，平；有毒。归肺、肾经。

【功能与主治】敛肺定喘，止带缩尿。用于痰多喘咳，带下白浊，遗尿尿频。

【用法与用量】5~10 g。

【注意】生食有毒。

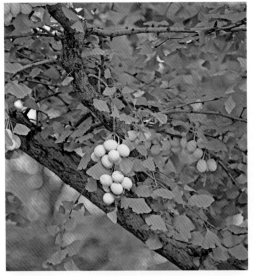
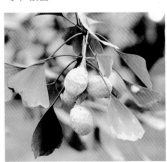

◀▼ 银杏

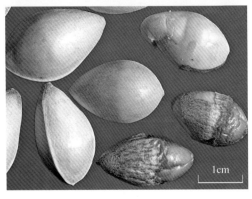

◀ 白果、白果仁

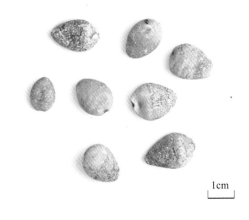

◀ 白果仁

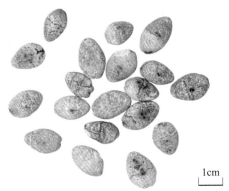

◀ 炒白果仁

五画

151. 白屈菜

Baiqucai

CHELIDONII HERBA

本品为罂粟科植物白屈菜 Chelidonium majus L. 的干燥全草。

【原植物】多年生草本。主根粗壮，圆锥形，侧根多，暗褐色。茎聚伞状多分枝，折断有黄色乳汁，分枝常被短柔毛，节上较密，后变无毛。基生叶少，早凋落；叶片倒卵状长圆形或宽倒卵形，羽状全裂，倒卵状长圆形，具不规则的深裂或浅裂，裂片边缘圆齿状，表面绿色，无毛，背面具白粉，疏被短柔毛。伞形花序多花；苞片小，卵形；萼片卵圆形；花瓣倒卵形，全缘，黄色；子房线形，无毛，花柱柱头 2 裂。蒴果狭圆柱形。种子卵形，暗褐色，具光泽及蜂窝状小格。

【药材性状】本品根呈圆锥状，多有分枝，密生须根。茎干瘪中空，表面黄绿色或绿褐色，有的可见白粉。叶互生，多皱缩、破碎，完整者为一至二回羽状分裂，裂片近对生，先端钝，边缘具不整齐的缺刻；上表面黄绿色，下表面绿灰色，具白色柔毛，脉上尤多。花瓣 4 片，卵圆形，黄色，雄蕊多数，雌蕊 1。蒴果细圆柱形；种子多数，卵形，细小，黑色。气微，味微苦。

【饮片性状】本品为不规则的段。根呈黑褐色，有的可见须根。茎干瘪中空，表面黄绿色或绿褐色，有的可见白粉。叶多破碎，上表面黄绿色，下表面绿灰色，具白色柔毛，脉上尤多。有时可见黄色小花。气微，味微苦。

【性味与归经】苦，凉；有毒。归肺、胃经。

【功能与主治】解痉止痛，止咳平喘。用于胃脘挛痛，咳嗽气喘，百日咳。

【用法与用量】9~18 g。

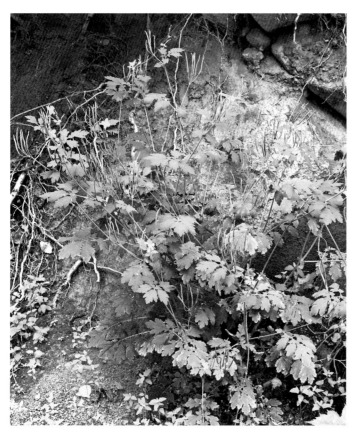

▲ 白屈菜

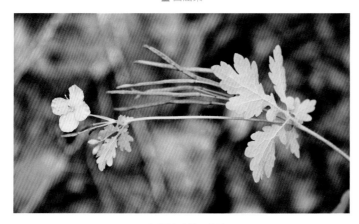

▲ 白屈菜（花、果）

1cm

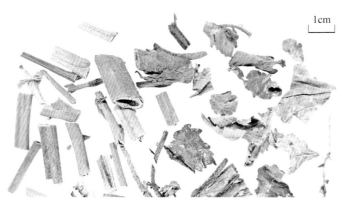

▲ 白屈菜（饮片）

152. 白前

Baiqian

CYNANCHI STAUNTONII RHIZOMA
ET RADIX

本品为萝藦科植物柳叶白前 *Cynanchum stauntonii* (Decne.) Schltr. ex Lévl. 或芫花叶白前 *Cynanchum glaucescens* (Decne.) Hand.-Mazz. 的干燥根茎和根。

【原植物】

柳叶白前：多年生直立草本。根茎横走或斜生，中空如鹅管。单叶对生，叶片披针形，状如柳叶。聚伞花序腋生，花小紫色。蓇葖果长角状。种子多数，顶端具白色丝状绒毛。

芫花叶白前：叶片椭圆形，状如芫花叶。花较大，花冠黄白色。蓇葖果，略呈梭状。种子为扁卵形。

【药材性状】

柳叶白前：根茎呈细长圆柱形，有分枝，稍弯曲，长 4~15 cm，直径 1.5~4 mm。表面黄白色或黄棕色，节明显，节间长 1.5~4.5 cm，顶端有残茎。质脆，断面中空。节处簇生纤细弯曲的根，长可达 10 cm，直径不及 1 mm，有多次分枝呈毛须状，常盘曲成团。气微，味微甜。

芫花叶白前：根茎较短小或略呈块状；表面灰绿色或灰黄色，节间长 1~2 cm。质较硬。根稍弯曲，直径约 1 mm，分枝少。

【饮片性状】

柳叶白前：根茎呈细圆柱形的段，直径 1.5~4 mm。表面黄白色或黄棕色，节明显。质脆，断面中空。有时节处簇生纤细的根或根痕，根直径不及 1 mm。气微，味微甜。

芫花叶白前：根茎呈细圆柱形的段，表面灰绿色或灰黄色。质较硬。根直径约 1 mm。

蜜白前：根茎呈细圆柱形的段，直径 1.5~4 mm。表面深黄色至黄棕色，节明显。断面中空。有时节处簇生纤细的根或根痕。略有黏性，味甜。

【性味与归经】辛、苦，微温。归肺经。

【功能与主治】降气，消痰，止咳。用于肺气壅实，咳嗽痰多，胸满喘急。

【用法与用量】3~10 g。

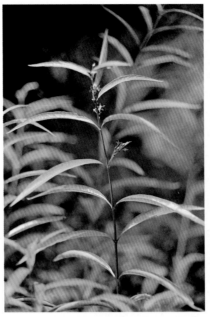
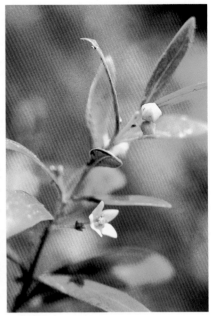

▲ 柳叶白前　　　　　　　　▲ 芫花叶白前

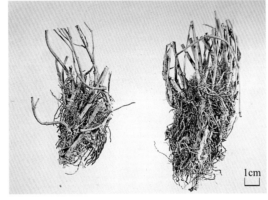

◀ 白前（柳叶白前）

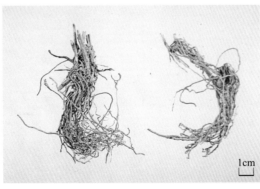

◀ 白前（芫花叶白前）

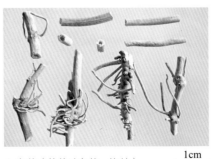

▲ 白前（芫花叶白前，饮片）

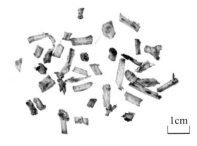

▲ 蜜白前

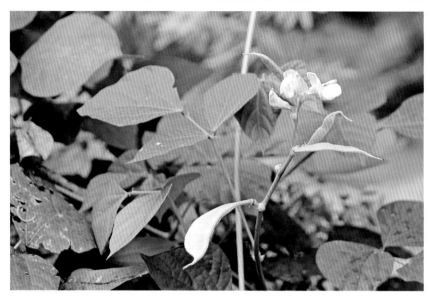

▲ 扁豆

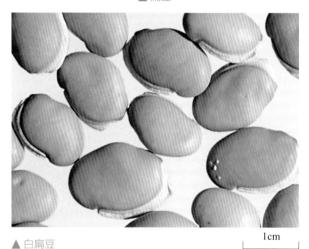

▲ 白扁豆

1cm

153. 白扁豆

Baibiandou

LABLAB SEMEN ALBUM

本品为豆科植物扁豆 *Dolichos lablab* L. 的干燥成熟种子。

【原植物】一年生缠绕藤本。叶为三出复叶，互生；托叶小，三角状卵形；小叶片广宽卵形，先端尖，基部广楔形或楔形，全缘，两面均被疏毛。花蝶形，白色。荚果镰形，扁平，淡绿色。种子2~5粒，白色。

【药材性状】本品呈扁椭圆形或扁卵圆形，长 8~13 mm，宽 6~9 mm，厚约7 mm。表面淡黄白色或淡黄色，平滑，略有光泽，一侧边缘有隆起的白色眉状种阜。质坚硬。种皮薄而脆，子叶2，肥厚，黄白色。气微，味淡，嚼之有豆腥气。

【饮片性状】白扁豆：同药材。

【性味与归经】甘，微温。归脾、胃经。

【功能与主治】健脾化湿，和中消暑。用于脾胃虚弱，食欲不振，大便溏泻，白带过多，暑湿吐泻，胸闷腹胀。炒白扁豆健脾化湿。用于脾虚泄泻，白带过多。

【用法与用量】9~15 g。

五
画

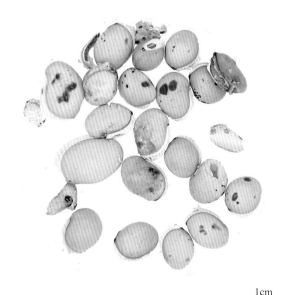

1cm

▲ 炒白扁豆

154. 白蔹

Bailian

AMPELOPSIS RADIX

本品为葡萄科植物白蔹 Ampelopsis japonica (Thunb.) Makino 的干燥块根。

【原植物】多年生攀援藤本。块根粗壮肉质，长纺锤形或卵形，数个聚生。幼枝光滑有条纹，带淡紫色，卷须与叶对生。掌状复叶互生，小叶3~5片，羽状分裂或缺刻，裂叶卵形或披针形。聚伞花序小；黄绿色小花，花盘边缘稍分裂。浆果球形，熟时紫蓝色。

【药材性状】本品纵瓣呈长圆形或近纺锤形，长4~10 cm，直径1~2 cm。切面周边常向内卷曲，中部有1突起的棱线。外皮红棕色或红褐色，有纵皱纹、细横纹及横长皮孔，易层层脱落，脱落处呈淡红棕色。斜片呈卵圆形，长2.5~5 cm，宽2~3 cm。切面类白色或浅红棕色，可见放射状纹理，周边较厚，微翘起或略弯曲。体轻，质硬脆，易折断，折断时，有粉尘飞出。气微，味甘。

【饮片性状】本品为不规则的厚片。外皮红棕色或红褐色，有纵皱纹、细横纹及横长皮孔，易层层脱落，脱落处呈淡红棕色。切面类白色或浅红棕色，可见放射状纹理，周边较厚，微翘起或略弯曲。体轻，质硬脆，易折断，折断时，有粉尘飞出，气微，味甘。

【性味与归经】苦，微寒。归心、胃经。

【功能与主治】清热解毒，消痈散结，敛疮生肌。用于痈疽发背，疔疮，瘰疬，烧烫伤。

【用法与用量】5~10 g。外用适量，煎汤洗或研成极细粉敷患处。

【注意】不宜与川乌、制川乌、草乌、制草乌、附子同用。

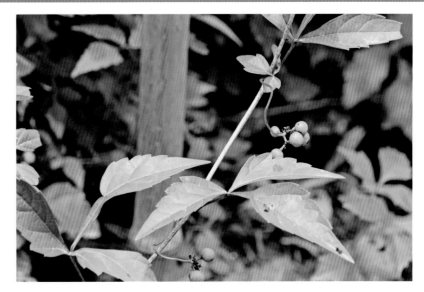

▲▼ 白蔹

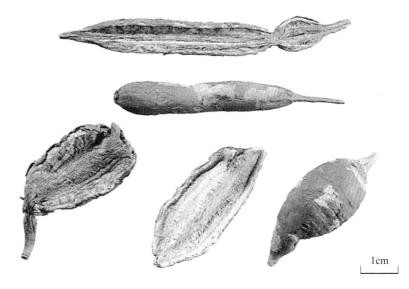

1cm

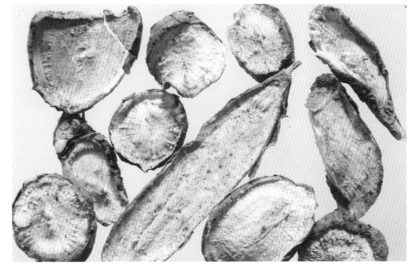

▲ 白蔹（饮片）

1cm

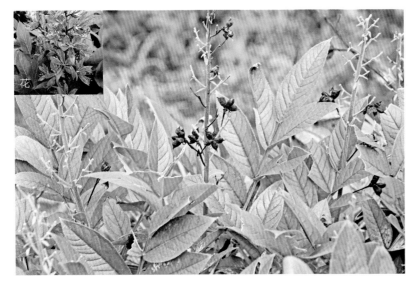

花

▲ 白鲜

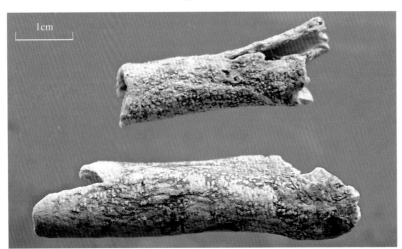

1cm

▲ 白鲜皮

155. 白鲜皮

Baixianpi

DICTAMNI CORTEX

本品为芸香科植物白鲜 *Dictamnus dasycarpus* Turcz. 的干燥根皮。

【原植物】多年生宿根草本，全株有强烈香气。根斜出，肉质，幼嫩部分密被白色的长毛并着生水泡状凸起的腺点。单数羽状复叶互生，小叶 5~13，对生，纸质。总状花序顶生，开白色或淡紫色花。蒴果 5 裂，表面被棕黑色腺点、腺毛及白色细柔毛。

【药材性状】本品呈卷筒状，长 5~15 cm，直径 1~2 cm，厚 0.2~0.5 cm。外表面灰白色或淡灰黄色，具细纵皱纹和细根痕，常有突起的颗粒状小点；内表面类白色，有细纵纹。质脆，折断时有粉尘飞扬，断面不平坦，略呈层片状，剥去外层，迎光可见闪烁的小亮点。有羊膻气，味微苦。

【饮片性状】本品呈不规则的厚片。外表皮灰白色或淡灰黄色，具细纵皱纹及细根痕，常有突起的颗粒状小点；内表面类白色，有细纵纹。切面类白色，略呈层片状。有羊膻气，味微苦。

【性味与归经】苦，寒。归脾、胃、膀胱经。

【功能与主治】清热燥湿，祛风解毒。用于湿热疮毒，黄水淋漓，湿疹，风疹，疥癣疮癞，风湿热痹，黄疸尿赤。

【用法与用量】5~10 g。外用适量，煎汤洗或研粉敷。

五画

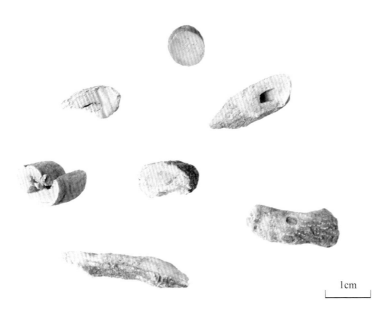

1cm

▲ 白鲜皮（饮片）

156. 白薇

Baiwei

CYNANCHI ATRATI RADIX ET RHIZOMA

本品为萝藦科植物白薇 *Cynanchum atratum* Bge. 或蔓生白薇 *Cynanchum versicolor* Bge. 的干燥根和根茎。

【原植物】

白薇：多年生草本。茎直立，下面簇生多数细长条状根，淡黄色，状如马尾。茎直立，被灰白色短柔毛，折断时有白浆。单叶对生，叶片广卵形或矩圆形。花黑紫色，簇生于茎梢叶腋间。蓇葖果角状纺锤形。种子多数，顶端有白色长绵毛。

蔓生白薇：茎较细长，上部蔓生。花较小，初时黄绿色，后渐变为黑紫色；副花冠小型，较蕊柱短。

【药材性状】本品根茎粗短，有结节，多弯曲。上面有圆形的茎痕，下面及两侧簇生多数细长的根，根长 10~25 cm，直径 0.1~0.2 cm。表面棕黄色。质脆，易折断，断面皮部黄白色，木部黄色。气微，味微苦。

【饮片性状】本品呈不规则的段。根茎不规则形，可见圆形凹陷的茎痕，结节处残存多数簇生的根。根细，直径小于 0.2 cm，表面棕黄色。切面皮部类白色或黄白色，木部较皮部窄小，黄色。质脆。气微，味微苦。

【性味与归经】苦、咸，寒。归胃、肝、肾经。

【功能与主治】清热凉血，利尿通淋，解毒疗疮。用于温邪伤营发热，阴虚发热，骨蒸劳热，产后血虚发热，热淋，血淋，痈疽肿毒。

【用法与用量】5~10 g。

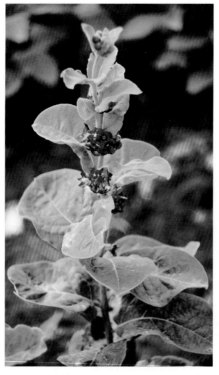
▲ 白薇

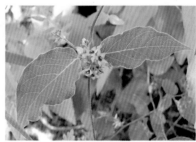
▲ 蔓生白薇（刘冰摄）

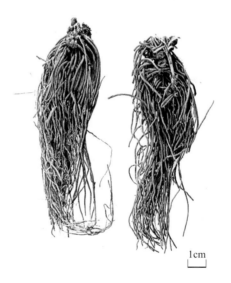
1cm

▲ 白薇（白薇）

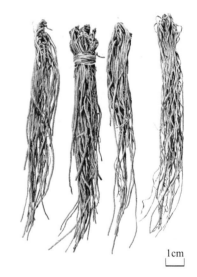
1cm

▲ 白薇（蔓生白薇）

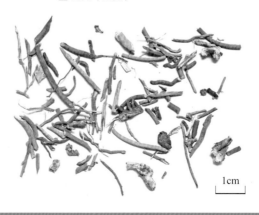
1cm

◀白薇（饮片）

五
画

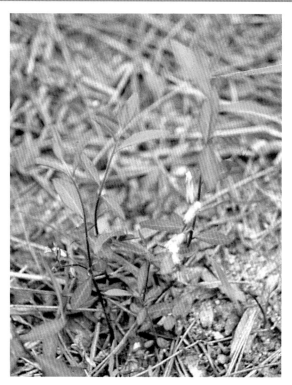

▲▼瓜子金

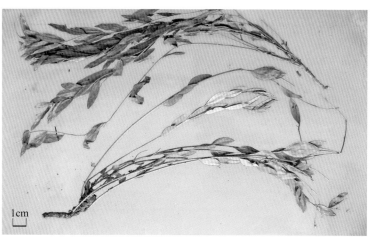

1cm

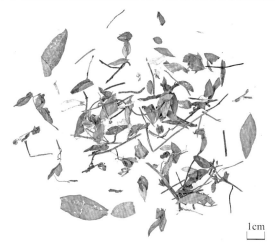

1cm

▲瓜子金（饮片）

157. 瓜子金

Guazijin

POLYGALAE JAPONICAE HERBA

本品为远志科植物瓜子金 *Polygala japonica* Houtt. 的干燥全草。

【原植物】多年生草本。茎被灰褐色细柔毛。单叶互生，叶片厚纸质或亚革质，卵形或卵状披针形，稀狭披针形，先端钝，具短尖头，基部阔楔形至圆形，全缘，叶面绿色，背面淡绿色，两面无毛或被短柔毛；叶柄被短柔毛。总状花序与叶对生，或腋外生。蒴果圆形，顶端凹陷，具喙状突尖，边缘具有横脉的阔翅，无缘毛。种子 2 粒，卵形，黑色，密被白色短柔毛。

【药材性状】本品根呈圆柱形，稍弯曲，直径可达 4 mm；表面黄褐色，有纵皱纹；质硬，断面黄白色。茎少分枝，长 10~30 cm，淡棕色，被细柔毛。叶互生，展平后呈卵形或卵状披针形，长 1~3 cm，宽 0.5~1 cm；侧脉明显，先端短尖，基部圆形或楔形，全缘，灰绿色；叶柄短，有柔毛。总状花序腋生，最上的花序低于茎的顶端；花蝶形。蒴果圆而扁，直径约 5 mm，边缘具膜质宽翅，无毛，萼片宿存。种子扁卵形，褐色，密被柔毛。气微，味微辛苦。

【饮片性状】本品为不规则的段，根、茎、叶混合，花、果偶见。根切段呈圆柱形，直径可达 4 mm，表面黄褐色，有纵皱纹；质硬，切面黄白色。茎灰绿色或绿棕色，密被柔毛或渐脱落；表面具多条纵条棱。叶互生，完整者呈卵形或卵状披针形，长 1~3 cm，宽 0.5~1 cm；侧脉明显，先端短尖，基部圆形或楔形，全缘，灰绿色或有少数黄棕色；叶柄短，有柔毛。可见总状花序腋生，花蝶形。蒴果圆而扁，直径约 5 mm，边缘具膜质宽翅，无毛，萼片宿存。偶见种子扁卵形，褐色，密被柔毛。气微，味微辛苦。

【性味与归经】辛、苦，平。归肺经。

【功能与主治】祛痰止咳，活血消肿，解毒止痛。用于咳嗽痰多，咽喉肿痛。外治跌打损伤，疔疮疖肿，蛇虫咬伤。

【用法与用量】15~30 g。

五画

158. 瓜蒌

Gualou

TRICHOSANTHIS FRUCTUS

本品为葫芦科植物栝楼 *Trichosanthes kirilowii* Maxim. 或双边栝楼 *Trichosanthes rosthornii* Harms 的干燥成熟果实。

【原植物】见"天花粉"。

【药材性状】本品呈类球形或宽椭圆形，长 7~15 cm，直径 6~10 cm。表面橙红色或橙黄色，皱缩或较光滑，顶端有圆形的花柱残基，基部略尖，具残存的果梗。轻重不一。质脆，易破开，内表面黄白色，有红黄色丝络，果瓤橙黄色，黏稠，与多数种子粘结成团。具焦糖气，味微酸、甜。

【饮片性状】本品呈不规则的丝或块状。外表面橙红色或橙黄色，皱缩或较光滑；内表面黄白色，有红黄色丝络，果瓤橙黄色，与多数种子粘结成团。具焦糖气，味微酸、甜。

【性味与归经】甘、微苦，寒。归肺、胃、大肠经。

【功能与主治】清热涤痰，宽胸散结，润燥滑肠。用于肺热咳嗽，痰浊黄稠，胸痹心痛，结胸痞满，乳痈，肺痈，肠痈，大便秘结。

【用法与用量】9~15 g。

【注意】不宜与川乌、制川乌、草乌、制草乌、附子同用。

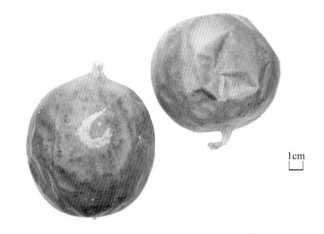

▲ 瓜蒌

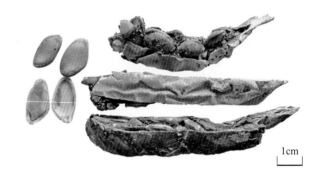

▲ 瓜蒌（饮片）

159. 瓜蒌子

Gualouzi

TRICHOSANTHIS SEMEN

本品为葫芦科植物栝楼 *Trichosanthes kirilowii* Maxim. 或双边栝楼 *Trichosanthes rosthornii* Harms 的干燥成熟种子。

【原植物】见"天花粉"。

【药材性状】

栝楼：呈扁平椭圆形，长 12~15 mm，宽 6~10 mm，厚约 3.5 mm。表面浅棕色至棕褐色，平滑，沿边缘有 1 圈沟纹。顶端较尖，有种脐，基部钝圆或较狭。种皮坚硬；内种皮膜质，灰绿色，子叶 2，黄白色，富油性。气微，味淡。

双边栝楼：较大而扁，长 15~19 mm，宽 8~10 mm，厚约 2.5 mm。表面棕褐色，沟纹明显而环边较宽。顶端平截。

【饮片性状】同药材。

【性味与归经】甘，寒。归肺、胃、大肠经。

【功能与主治】润肺化痰，滑肠通便。用于燥咳痰黏，肠燥便秘。

【用法与用量】9~15 g。

【注意】不宜与川乌、制川乌、草乌、制草乌、附子同用。

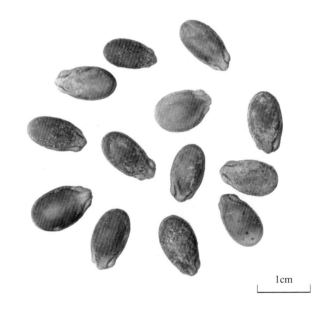

▲ 瓜蒌子

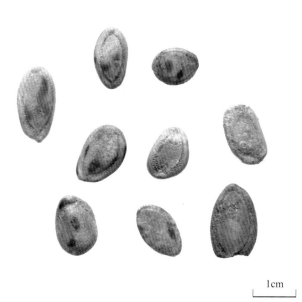

1cm

▲ 炒瓜蒌子

炒瓜蒌子

Chaogualouzi

TRICHOSANTHIS SEMEN TOSTUM

本品为瓜蒌子的炮制加工品。

【**饮片性状**】本品呈扁平椭圆形，长 12~15 mm，宽 6~10 mm，厚度约 3.5 mm。表面浅褐色至棕褐色，平滑，偶有焦斑，沿边缘有 1 圈沟纹，顶端较尖，有种脐，基部钝圆或较狭。种皮坚硬，内种皮膜质，灰绿色，子叶 2，黄白色，富油性。气略焦香，味淡。

【**性味与归经**】甘，寒。归肺、胃、大肠经。

【**功能与主治**】润肺化痰，滑肠通便。用于燥咳痰黏，肠燥便秘。

【**用法与用量**】9~15 g。

【**注意**】不宜与川乌、制川乌、草乌、制草乌、附子同用。

五画

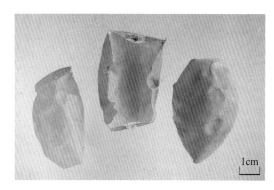

1cm

▲ 瓜蒌皮

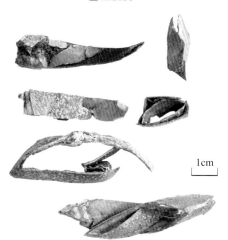

1cm

瓜蒌皮（饮片）▶

160. 瓜蒌皮

Gualoupi

TRICHOSANTHIS PERICARPIUM

本品为葫芦科植物栝楼 *Trichosanthes kirilowii* Maxim. 或双边栝楼 *Trichosanthes rosthornii* Harms 的干燥成熟果皮。

【**原植物**】见"天花粉"。

【**药材性状**】本品常切成 2 至数瓣，边缘向内卷曲，长 6~12 cm。外表面橙红色或橙黄色，皱缩，有的有残存果梗；内表面黄白色。质较脆，易折断。具焦糖气，味淡、微酸。

【**饮片性状**】本品呈丝条状，边缘向内卷曲。外表面橙红色或橙黄色，皱缩，有时可见残存果梗；内表面黄白色。质较脆，易折断。具焦糖气，味淡、微酸。

【**性味与归经**】甘，寒。归肺、胃经。

【**功能与主治**】清热化痰，利气宽胸。用于痰热咳嗽，胸闷胁痛。

【**用法与用量**】6~10 g。

【**注意**】不宜与川乌、制川乌、草乌、制草乌、附子同用。

161. 冬瓜皮

Dongguapi

BENINCASAE EXOCARPIUM

本品为葫芦科植物冬瓜 *Benincasa hispida* (Thunb.) Cogn. 的干燥外层果皮。

【原植物】一年生蔓生草本。茎密被黄褐色毛，卷须 2~3 分叉。叶片肾状近圆形，基部弯曲深，5~7 浅裂或有时中裂，边缘有小锯齿，两面生有硬毛。雌雄同株；花冠黄色；子房卵形或圆筒形，密生黄褐色硬毛。果实大型，长圆柱形，有毛和白粉。种子扁卵形。

【药材性状】本品为不规则的碎片，常向内卷曲，大小不一。外表面灰绿色或黄白色，被有白霜，有的较光滑不被白霜；内表面较粗糙，有的可见筋脉状维管束。体轻，质脆。气微，味淡。

【性味与归经】甘，凉。归脾、小肠经。

【功能与主治】利尿消肿。用于水肿胀满，小便不利，暑热口渴，小便短赤。

【用法与用量】9~30 g。

五画

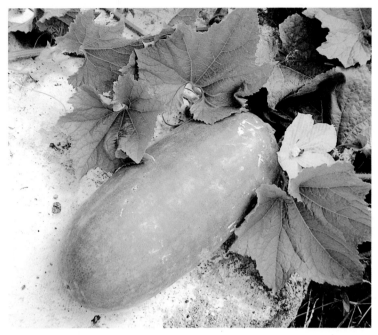

▲ 冬瓜

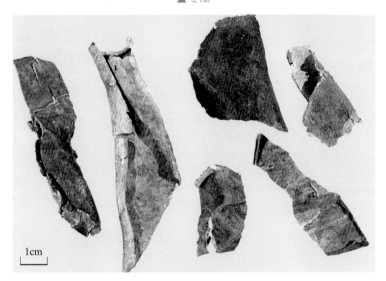

1cm

▲ 冬瓜皮

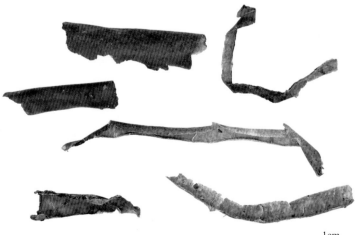

▲ 冬瓜皮（饮片）

1cm

162. 冬虫夏草

Dongchongxiacao

CORDYCEPS

本品为麦角菌科真菌冬虫夏草菌 *Cordyceps sinensis* (BerK.) Sacc. 寄生在蝙蝠蛾科昆虫幼虫上的子座和幼虫尸体的干燥复合体。

【原植物】子座单生，出自寄主的头部，子座柄细长，2~3 cm；顶端部分稍膨大，近圆筒形，长1~1.5 cm，褐色；幼时内部中间充塞，成熟后则空虚；柄基部留在土中与幼虫头部相连。幼虫深黄色，细长圆柱形，长 3~5 cm，有 20~30 环节，形略如蚕。

【药材性状】本品由虫体与从虫头部长出的真菌子座相连而成。虫体似蚕，长 3~5 cm，直径0.3~0.8 cm，表面深黄色至黄棕色，有环纹 20~30个，近头部的环纹较细；头部红棕色；足 8 对，中部 4 对较明显；质脆，易折断，断面略平坦，淡黄白色。子座细长圆柱形，长 4~7 cm，直径约0.3 cm；表面深棕色至棕褐色，有细纵皱纹，上部稍膨大；质柔韧，断面类白色。气微腥，味微苦。

【性味与归经】甘，平。归肺、肾经。

【功能与主治】补肾益肺，止血化痰。用于肾虚精亏，阳痿遗精，腰膝酸痛，久咳虚喘，劳嗽咯血。

【用法与用量】3~9 g。

【注意】久服宜慎。

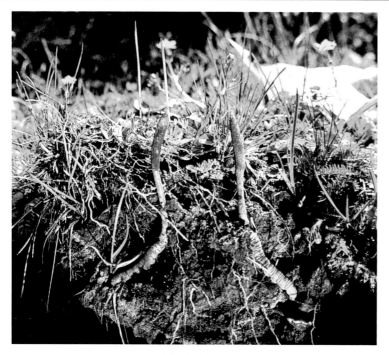

▲▼ 冬虫夏草

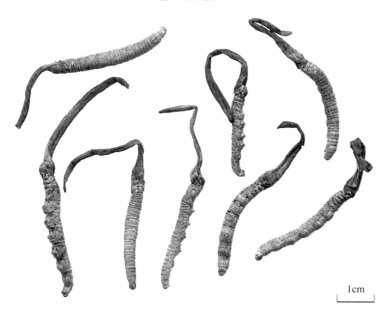

1cm

163. 冬凌草

Donglingcao

RABDOSIAE RUBESCENTIS HERBA

本品为唇形科植物碎米桠 *Rabdosia rubescens* (Hemsl.) Hara 的干燥地上部分。

【原植物】小灌木，高 0.5~1 m。根茎木质，有长纤维状须根。茎直立，基部近圆柱形，上部及分枝四棱形，具条纹，密被小疏柔毛。叶对生，叶片卵圆形或菱状卵圆形，边缘具粗圆齿状锯齿，上面疏被小疏柔毛及腺点，下面密被灰白色短绒毛至近无毛。聚伞花序 3~5 花，在茎及分枝顶上排列成狭圆锥花序；花冠二唇形，上唇外反，先端具 4 圆齿，下唇宽卵形内凹；雄蕊 4，略伸出。小坚果倒卵状三棱形。

【药材性状】本品茎基部近圆形，上部方柱形，长 30~70 cm。表面红紫色，有柔毛；质硬而脆，断面淡黄色。叶对生，有柄；叶片皱缩或破碎，完整者展平后呈卵形或卵形菱状，长 2~6 cm，宽 1.5~3 cm；先端锐尖或渐尖，基部宽楔形，急缩下延成假翅，边缘具粗锯齿；上表面棕绿色，下表面淡绿色，沿叶脉被疏柔毛。有时带花，聚伞状圆锥花序顶生，花小，花萼筒状钟形，5 裂齿，花冠二唇形。气微香，味苦、甘。

【饮片性状】本品为不规则的段。长 0.5~1.5 cm。茎呈近圆形或方柱形，表面灰棕色、灰褐色或红紫色。有的可见柔毛，质硬而脆，切面淡黄色。叶片多皱缩或破碎，完整者展平后呈卵形或菱状卵形，先端锐尖或渐尖，基部宽楔形，急缩下延成假翅，边缘具粗锯齿，上表面棕绿色，下表面淡绿色，沿叶脉被疏柔毛。气微香，味苦、甘。

【性味与归经】苦、甘，微寒。归肺、胃、肝经。

【功能与主治】清热解毒，活血止痛。用于咽喉肿痛，癥瘕痞块，蛇虫咬伤。

【用法与用量】30~60 g。外用适量。

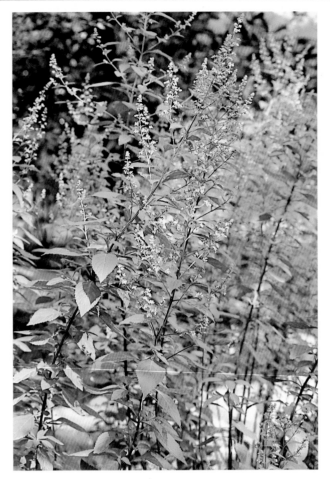

▲ 碎米桠

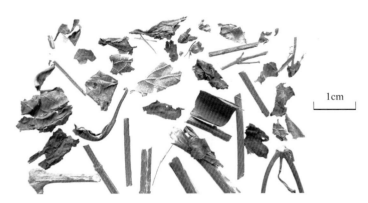

1cm

▲ 冬凌草（饮片）

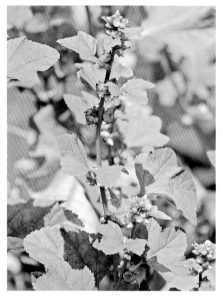

◀ 冬葵

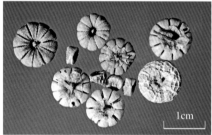

◀ 冬葵果

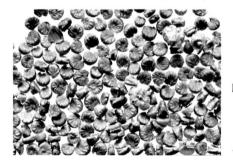

◀ 冬葵果（商品）

164. 冬葵果

Dongkuiguo

MALVAE FRUCTUS

本品系蒙古族习用药材。为锦葵科植物冬葵 *Malva verticillata* L. 的干燥成熟果实。

【原植物】二年生草本，高 60~90 cm。茎直立，有星状长柔毛。叶互生，肾状圆形，掌状 5~7 浅裂，两面被稀疏糙伏毛或几无毛。花小，淡红色，丛生于叶腋间；萼杯状，5 齿裂；花瓣顶端凹入；子房 10~11 室。果扁圆形，由 10~12 个心皮组成，熟时心皮分离并与中轴脱落。

【药材性状】本品呈扁球状盘形，直径 4~7 mm。外被膜质宿萼，宿萼钟状，黄绿色或黄棕色，有的微带紫色，先端 5 齿裂，裂片内卷，其外有条状披针形的小苞片 3 片。果梗细短。果实由分果瓣 10~12 枚组成，在圆锥形中轴周围排成 1 轮，分果类扁圆形，直径 1.4~2.5 mm。表面黄白色或黄棕色，具隆起的环向细脉纹。种子肾形，棕黄色或黑褐色。气微，味涩。

【性味】甘，涩，凉。

【功能与主治】清热利尿，消肿。用于尿闭，水肿，口渴；尿路感染。

【用法与用量】3~9 g。

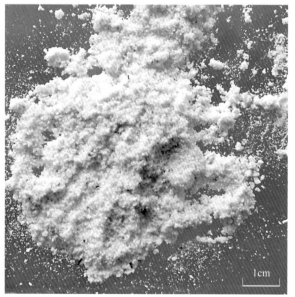

◀ 玄明粉

165. 玄明粉

Xuanmingfen

NATRII SULFAS EXSICCATUS

本品为芒硝经风化干燥制得。主含硫酸钠（Na_2SO_4）。

【药材性状】本品为白色粉末。气微，味咸。有引湿性。

【性味与归经】咸、苦，寒。归胃、大肠经。

【功能与主治】泻下通便，润燥软坚，清火消肿。用于实热积滞，大便燥结，腹满胀痛；外治咽喉肿痛，口舌生疮，牙龈肿痛，目赤，痈肿，丹毒。

【用法与用量】3~9 g，溶入煎好的汤液中服用。外用适量。

【注意】孕妇慎用；不宜与硫黄、三棱同用。

166. 玄参

Xuanshen

SCROPHULARIAE RADIX

本品为玄参科植物玄参 *Scrophularia ningpoensis* Hemsl. 的干燥根。

【原植物】多年生草本。根圆锥形或纺锤形，外皮灰黄褐色，干时内部变黑。茎直立，四棱形，常带暗紫色。叶对生，近茎顶者互生；叶片卵形至卵状披针形，边缘具细密锯齿，下面脉上有毛。花暗紫色，聚伞花序疏散开展呈圆锥状；花冠管壶状，有5个圆形裂片；雄蕊4，二强。蒴果卵圆形，顶端有喙，稍超出宿萼之外。

【药材性状】本品呈类圆柱形，中间略粗或上粗下细，有的微弯曲，长6~20 cm，直径1~3 cm。表面灰黄色或灰褐色，有不规则的纵沟、横长皮孔样突起和稀疏的横裂纹和须根痕。质坚实，不易折断，断面黑色，微有光泽。气特异似焦糖，味甘、微苦。

【饮片性状】本品呈类圆形或椭圆形的薄片。外表皮灰黄色或灰褐色。切面黑色，微有光泽，有的具裂隙。气特异似焦糖，味甘、微苦。

【性味与归经】甘、苦、咸，微寒。归肺、胃、肾经。

【功能与主治】清热凉血，滋阴降火，解毒散结。用于热入营血，温毒发斑，热病伤阴，舌绛烦渴，津伤便秘，骨蒸劳嗽，目赤，咽痛，白喉，瘰疬，痈肿疮毒。

【用法与用量】9~15 g。

【注意】不宜与藜芦同用。

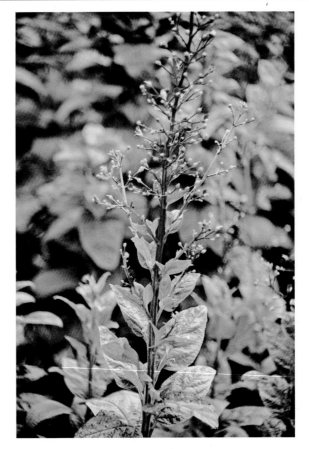

▲▼玄参

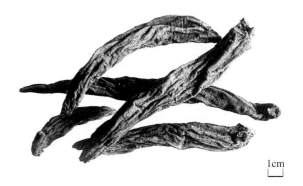

1cm

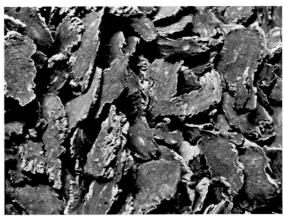

▲玄参（饮片）

1cm

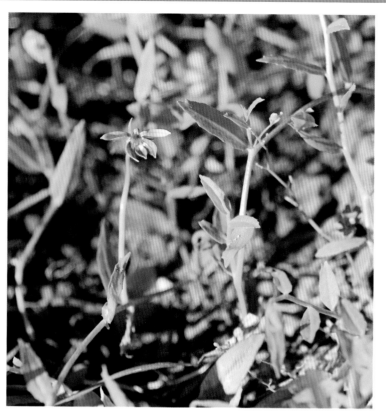

167. 半边莲

Banbianlian

LOBELIAE CHINENSIS HERBA

本品为桔梗科植物半边莲 *Lobelia chinensis* Lour. 的干燥全草。

【原植物】多年生小草本，全株光滑无毛。茎细弱匍匐，节处着地生多数须根。叶互生，无柄；叶片条形或条状披针形，长 1.2~2.5 cm，宽 2.5~6 mm。花小，腋生，单朵，淡紫色或白色；花冠基部合成管状，上部向一边 5 裂展开；雄蕊 5；子房下位。蒴果 2 瓣开裂。种子细小，多数。

【药材性状】本品常缠结成团。根茎极短，直径 1~2 mm；表面淡棕黄色，平滑或有细纵纹。根细小，黄色，侧生纤细须根。茎细长，有分枝，灰绿色，节明显，有的可见附生的细根。叶互生，无柄，叶片多皱缩，绿褐色，展平后叶片呈狭披针形，长 1~2.5 cm，宽 0.2~0.5 cm，边缘具疏而浅的齿或全缘。花梗细长，花小，单生于叶腋，花冠基部筒状，上部 5 裂，偏向一边，浅紫红色，花冠筒内有白色茸毛。气微特异，味微甘而辛。

【饮片性状】本品呈不规则的段。根及根茎细小，表面淡棕黄色或黄色。茎细，灰绿色，节明显。叶无柄，叶片多皱缩，绿褐色，狭披针形，边缘具疏而浅的齿或全缘。气味特异，味微甘而辛。

【性味与归经】辛，平。归心、小肠、肺经。

【功能与主治】清热解毒，利尿消肿。用于痈肿疔疮，蛇虫咬伤，臌胀水肿，湿热黄疸，湿疹湿疮。

【用法与用量】9~15 g。

▲▼半边莲

1cm

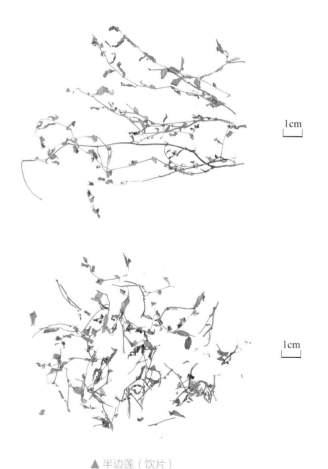

▲ 半边莲（饮片）

168. 半枝莲

Banzhilian

SCUTELLARIAE BARBATAE HERBA

本品为唇形科植物半枝莲 *Scutellaria barbata* D. Don 的干燥全草。

【原植物】一年生或多年生草本。茎下部匍匐生根，上部直立，四棱形。叶对生，有短柄或无柄，叶片卵形至披针形，长 1~3 cm，宽 0.5~1.5 cm。轮伞花序顶生，集成偏一侧的总状花序；花冠浅蓝紫色，二唇形，上唇背部有盾状附属体。小坚果卵形，包于宿萼中。

【药材性状】本品长 15~35 cm，无毛或花轴上疏被毛。根纤细。茎丛生，较细，方柱形；表面暗紫色或棕绿色。叶对生，有短柄；叶片多皱缩，展平后呈三角状卵形或披针形，长 1.5~3 cm，宽 0.5~1 cm；先端钝，基部宽楔形，全缘或有少数不明显的钝齿；上表面暗绿色，下表面灰绿色。花单生于茎枝上部叶腋，花萼裂片钝或较圆；花冠二唇形，棕黄色或浅蓝紫色，长约 1.2 cm，被毛。果实扁球形，浅棕色。气微，味微苦。

【饮片性状】本品呈不规则的段。茎方柱形，中空，表面暗紫色或棕绿色。叶对生，多破碎，上表面暗绿色，下表面灰绿色。花萼下唇裂片钝或较圆；花冠唇形，棕黄色或浅蓝紫色，被毛。果实扁球形，浅棕色。气微，味微苦。

【性味与归经】辛、苦，寒。归肺、肝、肾经。

【功能与主治】清热解毒，化瘀利尿。用于疔疮肿毒，咽喉肿痛，跌扑伤痛，水肿，黄疸，蛇虫咬伤。

【用法与用量】15~30 g。

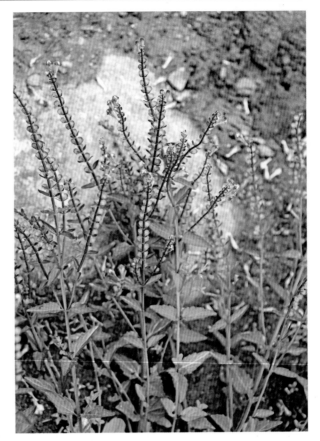

▲▼半枝莲

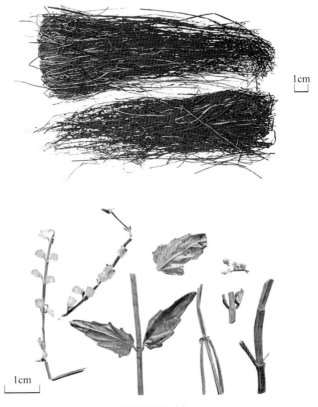

▲半枝莲（饮片）

169. 半夏

Banxia

PINELLIAE RHIZOMA

本品为天南星科植物半夏 *Pinellia ternata* (Thunb.) Breit. 的干燥块茎。

【原植物】多年生草本。地下块茎球形或扁球形，生多数须根。叶从块茎顶端生出，为 3 小叶复叶，小叶椭圆形至披针形，叶柄下部内侧生一白色珠芽。佛焰苞下部细管状，绿色，内部紫黑色。肉穗花序基部一侧与佛焰苞贴生，雌、雄花序间隔 3 mm，花序轴先端附属物延伸呈鼠尾状。浆果绿白色。

【药材性状】本品呈类球形，有的稍偏斜，直径 0.7~1.6 cm。表面白色或浅黄色，顶端有凹陷的茎痕，周围密布麻点状根痕；下面钝圆，较光滑。质坚实，断面洁白，富粉性。气微，味辛辣、麻舌而刺喉。

【饮片性状】生半夏：同药材。

【性味与归经】辛、温；有毒。归脾、胃、肺经。

【功能与主治】燥湿化痰，降逆止呕，消痞散结。用于湿痰寒痰，咳喘痰多，痰饮眩悸，风痰眩晕，痰厥头痛，呕吐反胃，胸脘痞闷，梅核气；外治痈肿痰核。

【用法与用量】内服一般炮制后使用，3~9 g。外用适量，磨汁涂或研末以酒调敷患处。

【注意】不宜与川乌、制川乌、草乌、制草乌、附子同用；生品内服宜慎。

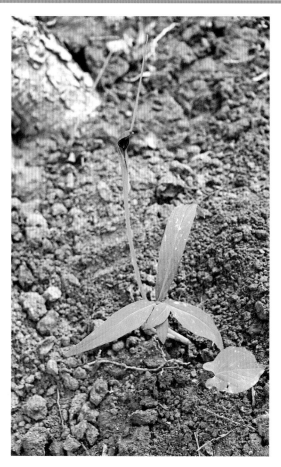

▲ 半夏

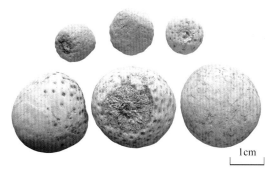

1cm

▲ 半夏（上：野生，下：栽培）

五画

法半夏

Fabanxia

PINELLIAE RHIZOMA PRAEPARATUM

本品为半夏的炮制加工品。

【饮片性状】本品呈类球形或破碎成不规则颗粒状。表面淡黄白色、黄色或棕黄色。质较松脆或硬脆，断面黄色或淡黄色，颗粒者质稍硬脆。气微，味淡略甘、微有麻舌感。

【性味与归经】辛，温。归脾、胃、肺经。

【功能与主治】燥湿化痰。用于痰多咳喘，痰饮眩悸，风痰眩晕，痰厥头痛。

【用法与用量】3~9 g。

【注意】不宜与川乌、制川乌、草乌、制草乌、附子同用。

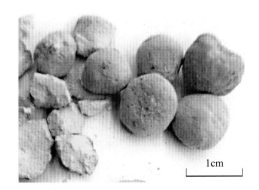

1cm

▲ 法半夏

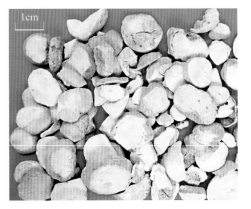

1cm

▲ 法半夏（切片）

姜半夏

Jiangbanxia

PINELLIAE RHIZOMA PRAEPARATUM
CUM ZINGIBERE ET ALUMINE

本品为半夏的炮制加工品。

【饮片性状】本品呈片状、不规则颗粒状或类球形。表面棕色至棕褐色。质硬脆，断面淡黄棕色，常具角质样光泽。气微香，味淡、微有麻舌感，嚼之略粘牙。

【性味与归经】辛，温。归脾、胃、肺经。

【功能与主治】温中化痰，降逆止呕。用于痰饮呕吐，胃脘痞满。

【用法与用量】3~9 g

【注意】不宜与川乌、制川乌、草乌、制草乌、附子同用。

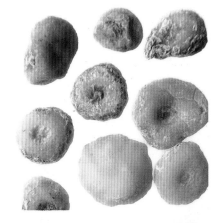

1cm

◀ 姜半夏

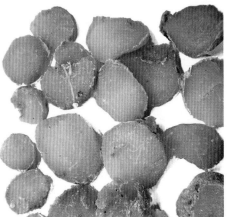

1cm

◀ 姜半夏（切片）

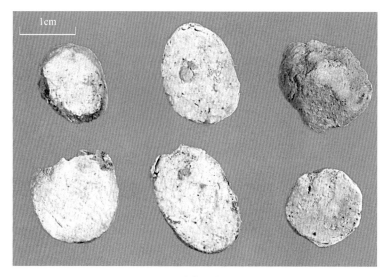

▲ 清半夏片

清半夏

Qingbanxia

PINELLIAE RHIZOMA PRAEPARATUM
CUM ALUMINE

本品为半夏的炮制加工品。

【饮片性状】本品呈椭圆形、类圆形或不规则的片。切面淡灰色至灰白色或黄白色至黄棕色，可见灰白色点状或短线状维管束迹，有的残留栓皮处下方显淡紫红色斑纹。质脆，易折断，断面略呈粉性或角质样。气微，味微涩、微有麻舌感。

【性味与归经】辛，温。归脾、胃、肺经。

【功能与主治】燥湿化痰。用于湿痰咳嗽，胃脘痞满，痰涎凝聚，咯吐不出。

【用法与用量】3~9 g。

【注意】不宜与川乌、制川乌、草乌、制草乌、附子同用。

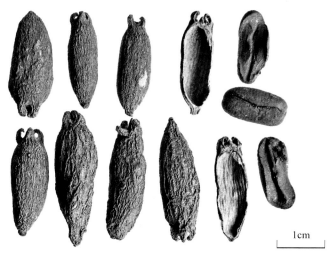

▲ 母丁香

170. 母丁香

Mudingxiang

CARYOPHYLLI FRUCTUS

本品为桃金娘科植物丁香 *Eugenia caryophyllata* Thunb. 的干燥近成熟果实。

【原植物】见"丁香"。

【药材性状】本品呈卵圆形或长椭圆形，长1.5~3 cm，直径0.5~1 cm。表面黄棕色或褐棕色，有细皱纹；顶端有四个宿存萼片向内弯曲成钩状；基部有果梗痕；果皮与种仁可剥离，种仁由两片子叶合抱而成，棕色或暗棕色，显油性，中央具一明显的纵沟；内有胚，呈细杆状。质较硬，难折断。气香，味麻辣。

【饮片性状】同药材。

【性味与归经】辛，温。归脾、胃、肺、肾经。

【功能与主治】温中降逆，补肾助阳。用于脾胃虚寒，呃逆呕吐，食少吐泻，心腹冷痛，肾虚阳痿。

【用法与用量】1~3 g。内服或研末外敷。

【注意】不宜与郁金同用。

171. 丝瓜络

Sigualuo

LUFFAE FRUCTUS RETINERVUS

本品为葫芦科植物丝瓜 *Luffa cylindrica* (L.) Roem. 的干燥成熟果实的维管束。

【原植物】一年生攀援草本。枝具棱，棱上有粗毛，卷须常 3 裂。单叶互生，叶片掌状心形。叶腋开单性花，雌雄同株，花冠黄色。瓠果长圆柱形，下垂。种子扁矩卵形，黑色。

【药材性状】本品为丝状维管束交织而成，多呈长棱形或长圆筒形，略弯曲，长 30~70 cm，直径 7~10 cm。表面黄白色。体轻，质韧，有弹性，不能折断。横切面可见子房 3 室，呈空洞状。气微，味淡。

【性味与归经】甘，平。归肺、胃、肝经。

【功能与主治】祛风，通络，活血，下乳。用于痹痛拘挛，胸胁胀痛，乳汁不通，乳痈肿痛。

【用法与用量】5~12 g。

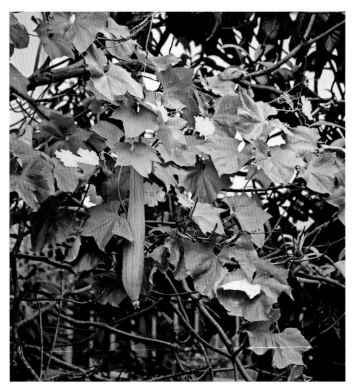

▲ 丝瓜

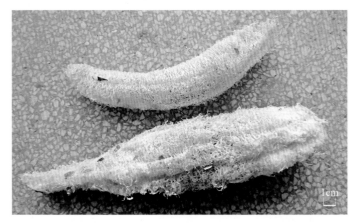

▲ 丝瓜络

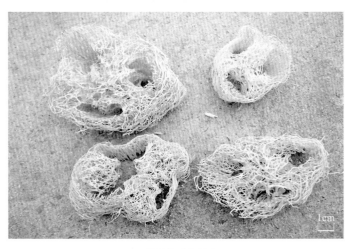

▲ 丝瓜络（饮片）

▲ 牻牛儿苗

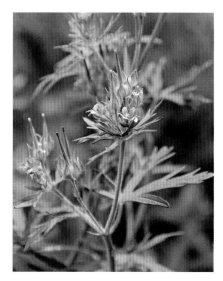

▲ 野老鹳草

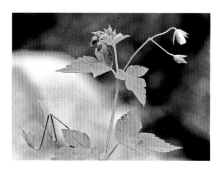

▲ 老鹳草

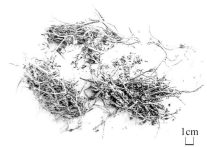

▲ 短嘴老鹳草

1cm

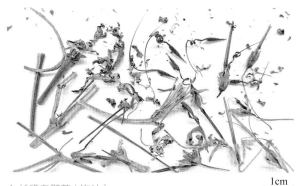

▲ 长嘴老鹳草（饮片）

1cm

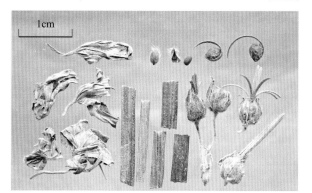

1cm

▲ 短嘴老鹳草（饮片）

172. 老鹳草

Laoguancao

ERODII HERBA GERANII HERBA

本品为牻牛儿苗科植物牻牛儿苗 *Erodium stephanianum* Willd.、老鹳草 *Geranium wilfordii* Maxim. 或野老鹳草 *Geranium carolinianum* L. 的干燥地上部分，前者习称"长嘴老鹳草"，后两者习称"短嘴老鹳草"。

【原植物】

牻牛儿苗：一年生草本，密被白色直生毛。茎平铺或斜生。叶对生，二回羽状深裂或全裂，裂片 3~9 对。伞形花序腋生，常 2~6 朵聚生于细长花序梗顶端，花淡紫色或粉红色。蒴果，被白色长柔毛，顶端有长喙。成熟时喙部由上向下呈螺旋状卷曲。

老鹳草：多年生草本。茎细长，下部稍蔓生，有倒生微柔毛。单叶对生，叶片肾状三角形，基部心形。花序腋生，花 2 朵，花瓣淡红色。蒴果喙较短，成熟时喙部由下向上内卷。

【药材性状】

长嘴老鹳草：茎长 30~50 cm，直径 0.3~0.7 cm，多分枝，节膨大。表面灰绿色或带紫色，有纵沟纹和稀疏茸毛。质脆，断面黄白色，有的中空。叶对生，具细长叶柄；叶片卷曲皱缩，质脆易碎，完整者为二回羽状深裂，裂片披针线形。果实长圆形，长 0.5~1 cm。宿存花柱长 2.5~4 cm，形似鹳喙，有的裂成 5 瓣，呈螺旋形卷曲。气微，味淡。

短嘴老鹳草：茎较细，略短。叶片圆形，3 或 5 深裂，裂片较宽，边缘具缺刻。果实球形，长 0.3~0.5 cm。花柱长 1~1.5 cm，有的 5 裂向上卷曲呈伞形。野老鹳草叶片掌状 5~7 深裂，裂片条形，每裂片又 3~5 深裂。

【饮片性状】本品呈不规则的段。茎表面灰绿色或带紫色，节膨大。切面黄白色，有时中空。叶对生，卷曲皱缩，灰褐色，具细长叶柄。果实长圆形或球形，宿存花柱形似鹳喙。气微，味淡。

【性味与归经】辛、苦，平。归肝、肾、脾经。

【功能与主治】祛风湿，通经络，止泻痢。用于风湿痹痛，麻木拘挛，筋骨酸痛，泄泻痢疾。

【用法与用量】9~15 g。

173. 地龙

Dilong

PHERETIMA

本品为钜蚓科动物参环毛蚓 *Pheretima aspergillum* (E. Perrier)、通俗环毛蚓 *Pheretima vulgaris* Chen、威廉环毛蚓 *Pheretima guillelmi* (Michaelsen) 或栉盲环毛蚓 *Pheretima pectinifera* Michaelsen 的干燥体。前一种习称"广地龙"，后三种习称"沪地龙"。

【原动物】
参环毛蚓：圆筒形，长 11~38 cm，径 0.5~1.2 cm。头部退化，口在前端，全体 100 多体节组成，每节具刚毛 1 圈。雌雄同体，雌生殖孔 1 个位于第 14 节，雄生殖孔 1 对，位于第 18 节腹面两侧，受精囊孔 3 对。

通俗环毛蚓：长 9.6~15.0 cm，宽 0.5~0.8 cm。背部青黄色或灰青色，背中浅青色。第 14~16 节为生殖带，无刚毛。身体上刚毛较细。雄生殖孔在第 18 节两侧，雄交配腔深广，内壁多皱纹，有平顶孔突 3 个。

威廉环毛蚓：体形色泽均与通俗环毛蚓相似，唯雄生殖孔在 18 节两侧一浅交配腔内，陷入时呈纵裂缝，内壁有褶皱，褶皱间有刚毛 2~3 条。无受精囊腔。

栉盲环毛蚓：背面及侧面深紫色或紫红色。雄性生殖孔位于一个十字形突的中央，常被一浅囊状的皮褶所掩盖，受精囊孔 3 对，孔常陷入，副性腺有索状短管，盲管较长。

【药材性状】
广地龙：呈长条状薄片，弯曲，边缘略卷，长 15~20 cm，宽 1~2 cm。全体具环节，背部棕褐色至紫灰色，腹部浅黄棕色；第 14~16 环节为生殖带，习称"白颈"，较光亮。体前端稍尖，尾端钝圆，刚毛圈粗糙而硬，色稍浅。雄生殖孔在第 18 环节腹侧刚毛圈一小孔突上，外缘有数环绕的浅皮褶，内侧刚毛圈隆起，前面两边有横排（一排或二排）小乳突，每边 10~20 个不等。受精囊孔 2 对，位于 7/8 至 8/9 环节间一椭圆形突起上，约占节周 5/11。体轻，略呈革质，不易折断。气腥，味微咸。

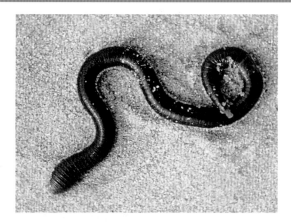

▲ 参环毛蚓

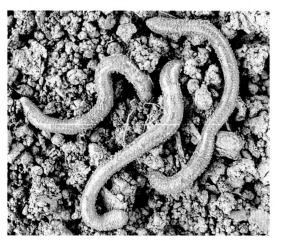

▲ 通俗环毛蚓

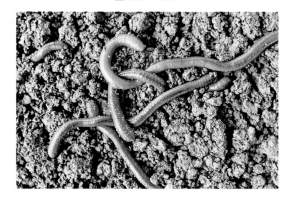

▲ 威廉环毛蚓

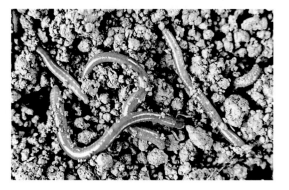

▲ 栉盲环毛蚓

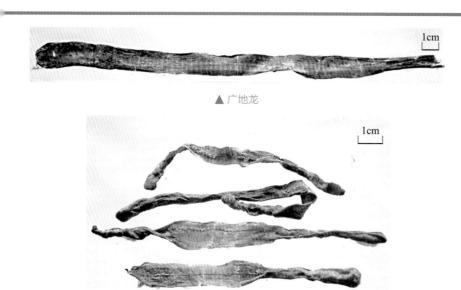

▲ 广地龙

▲ 沪地龙

沪地龙：长 8~15 cm，宽 0.5~1.5 cm。全体具环节，背部棕褐色至黄褐色，腹部浅黄棕色；第 14~16 环节为生殖带，较光亮。第 18 环节有一对雄生殖孔。通俗环毛蚓的雄交配腔能全部翻出，呈花菜状或阴茎状；威廉环毛蚓的雄交配腔孔呈纵向裂缝状；栉盲环毛蚓的雄生殖孔内侧有 1 或多个小乳突。受精囊孔 3 对，在 6/7 至 8/9 环节间。

【**性味与归经**】咸，寒。归肝、脾、膀胱经。

【**功能与主治**】清热定惊，通络，平喘，利尿。用于高热神昏，惊痫抽搐，关节痹痛，肢体麻木，半身不遂，肺热喘咳，水肿尿少。

【**用法与用量**】5~10 g。

六画

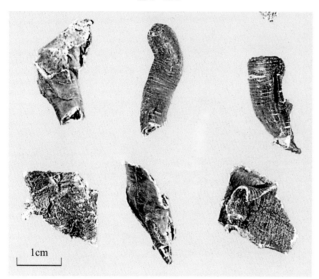

▲ 广地龙（饮片）

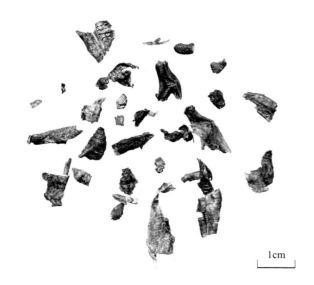

▲ 沪地龙（饮片）

174. 地枫皮

Difengpi

ILLICII CORTEX

本品为木兰科植物地枫皮 *Illicium difengpi* K. I. B. et K. I. M. 的干燥树皮。

【原植物】常绿灌木，全株芳香。叶片革质倒披针形、长椭圆形或倒卵状椭圆形。花腋生或近顶生，红色，花被片 15~17（~20）片，肉质；雄蕊两轮，常为 21。聚合果常由 9~11 个成熟心皮组成，蓇葖果顶端有弯尖头。

【药材性状】本品呈卷筒状或槽状，长 5~15 cm，直径 1~4 cm，厚 0.2~0.3 cm。外表面灰棕色至深棕色，有的可见灰白色地衣斑，粗皮易剥离或脱落，脱落处棕红色。内表面棕色或棕红色，具明显的细纵皱纹。质松脆，易折断，断面颗粒状。气微香，味微涩。

【饮片性状】本品形如药材，呈不规则颗粒状或块片状。气微香，味微涩。

【性味与归经】微辛、涩，温；有小毒。归膀胱、肾经。

【功能与主治】祛风除湿，行气止痛。用于风湿痹痛，劳伤腰痛。

【用法与用量】6~9 g。

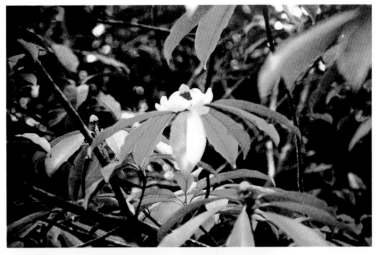

◀▲ 地枫皮

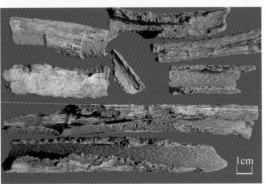

1cm

175. 地肤子

Difuzi

KOCHIAE FRUCTUS

本品为藜科植物地肤 *Kochia scoparia* (L.) Schrad. 的干燥成熟果实。

【原植物】一年生草本。多分枝，老枝红色，幼枝有白色短柔毛。单叶互生，无柄；叶片线状披针形；基脉 3 条明显。黄绿色小花，单生或 2 朵并生于叶腋，花被 5 裂，结果时自背部生出三角形横突起成翅状。胞果扁球形，包于宿存的花被内。种子横生，扁平。

【药材性状】本品呈扁球状五角星形，直径 1~3 mm。外被宿存花被，表面灰绿色或浅棕色，周围具膜质小翅 5 枚，背面中心有微突起的点状果梗痕及放射状脉纹 5~10 条；剥离花被，可见膜质果皮，半透明。种子扁卵形，长约 1 mm，黑色。气微，味微苦。

【性味与归经】辛、苦，寒。归肾、膀胱经。

【功能与主治】清热利湿，祛风止痒。用于小便涩痛，阴痒带下，风疹，湿疹，皮肤瘙痒。

【用法与用量】9~15 g。外用适量，煎汤熏洗。

◀▼ 地肤

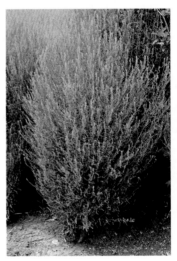

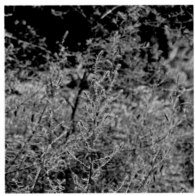

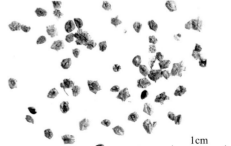

1cm

◀ 地肤子

176. 地骨皮

Digupi

LYCII CORTEX

本品为茄科植物枸杞 *Lycium chinense* Mill. 或宁夏枸杞 *Lycium barbarum* L. 的干燥根皮。

【原植物】
枸杞：灌木。主根长，有支根，外皮黄褐色，粗糙。枝条细长，先端通常弯曲下垂，小枝常有刺。叶互生，叶片卵状披针形。花单生或 3~5 朵簇生叶腋，花冠漏斗状，淡紫色。浆果卵形至长卵形，熟时深红色。种子多数。

宁夏枸杞：灌木，高 50~150 cm，树冠圆形。小枝常变为刺状。叶互生或簇生，卵状披针形，全缘，叶端锐尖，厚纸质或稍呈肉质。花簇生于叶腋，淡紫色，花冠漏斗状，5 浅裂，花冠管部约 8 mm，较冠片为长，花梗细。浆果长卵形或椭圆形，红色或橘红色。

【药材性状】本品呈筒状或槽状，长 3~10 cm，宽 0.5~1.5 cm，厚 0.1~0.3 cm。外表面灰黄色至棕黄色，粗糙，有不规则纵裂纹，易成鳞片状剥落。内表面黄白色至灰黄色，较平坦，有细纵纹。体轻，质脆，易折断，断面不平坦，外层黄棕色，内层灰白色。气微，味微甘而后苦。

【饮片性状】本品呈筒状或槽状，长短不一。外表面灰黄色至棕黄色，粗糙，有不规则纵裂纹，易成鳞片状剥落。内表面黄白色至灰黄色，较平坦，有细纵纹。体轻，质脆，易折断，断面不平坦，外层黄棕色，内层灰白色。气微，味微甘而后苦。

【性味与归经】甘，寒。归肺、肝、肾经。

【功能与主治】凉血除蒸，清肺降火。用于阴虚潮热，骨蒸盗汗，肺热咳嗽，咯血，衄血，内热消渴。

【用法与用量】9~15 g。

六
画

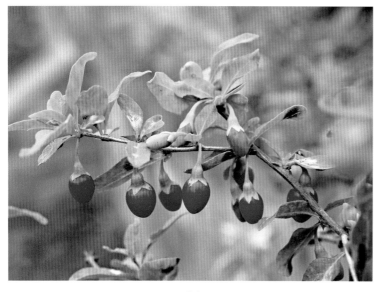
▲ 枸杞

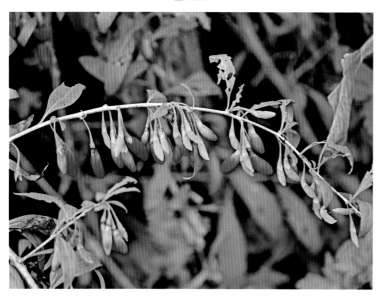
▲ 宁夏枸杞

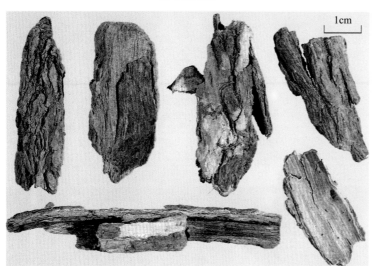

1cm

▲ 地骨皮

177. 地黄

Dihuang

REHMANNIAE RADIX

本品为玄参科植物地黄 *Rehmannia glutinosa* Libosch. 的新鲜或干燥块根。

【原植物】多年生草本，全株被灰白色长柔毛及腺毛。块根肥厚肉质。叶基生成丛，长椭圆形，上面多皱，下面带紫色。花茎顶端有稀疏的总状花序；花萼钟状；花冠紫红色，里面常有黄色带紫的条纹；花冠管弯曲，先端略成二唇形。蒴果卵形。

【性状药材】

鲜地黄：呈纺锤形或条状，长 8~24 cm，直径 2~9 cm。外皮薄，表面浅红黄色，具弯曲的纵皱纹、芽痕、横长皮孔样突起及不规则疤痕。肉质，易断，断面皮部淡黄白色，可见橘红色油点，木部黄白色，导管呈放射状排列。气微，味微甜、微苦。

生地黄：多呈不规则的团块状或长圆形，中间膨大，两端稍细，有的细小，长条状，稍扁而扭曲，长 6~12 cm，直径 2~6 cm。表面棕黑色或棕灰色，极皱缩，具不规则的横曲纹。体重，质较软而韧，不易折断，断面棕黄色至黑色或乌黑色，有光泽，具黏性。气微，味微甜。

【饮片性状】本品呈类圆形或不规则的厚片。外表皮棕黑色或棕灰色，极皱缩，具不规则的横曲纹。切面棕黄色至黑色或乌黑色，有光泽，具黏性。气微，味微甜。

【性味与归经】

鲜地黄：甘、苦，寒。归心、肝、肾经。

生地黄：甘，寒。归心、肝、肾经。

【功能与主治】

鲜地黄：清热生津，凉血，止血。用于热病伤阴，舌绛烦渴，温毒发斑，吐血，衄血，咽喉肿痛。

生地黄：清热凉血，养阴生津。用于热入营血，温毒发斑，吐血衄血，热病伤阴，舌绛烦渴，津伤便秘，阴虚发热，骨蒸劳热，内热消渴。

【用法与用量】

鲜地黄：12~30 g。

生地黄：10~15 g。

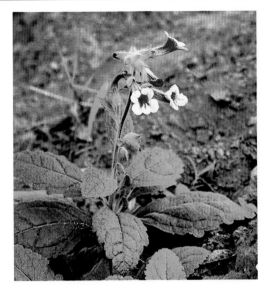

▲ 地黄

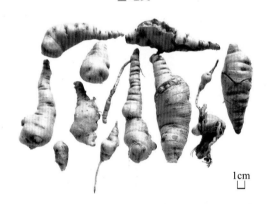

▲ 鲜地黄

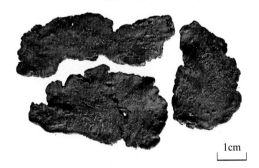

▲ 生地黄（饮片）

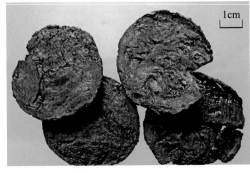

▲ 生地黄（机器压制，饮片）

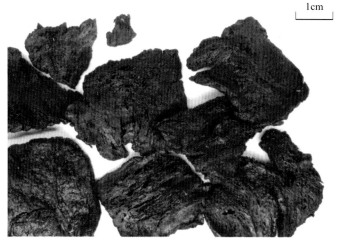

1cm

▲ 熟地黄

熟地黄

Shudihuang

REHMANNIAE RADIX PRAEPARATA

本品为生地黄的炮制加工品。

【饮片性状】本品为不规则的块片、碎块，大小、厚薄不一。表面乌黑色，有光泽，黏性大。质柔软而带韧性，不易折断，断面乌黑色，有光泽。气微，味甜。

【性味与归经】甘，微温。归肝、肾经。

【功能与主治】补血滋阴，益精填髓。用于血虚萎黄，心悸怔忡，月经不调，崩漏下血，肝肾阴虚，腰膝酸软，骨蒸潮热，盗汗遗精，内热消渴，眩晕，耳鸣，须发早白。

【用法与用量】9~15 g。

六画

178. 地榆

Diyu

SANGUISORBAE RADIX

本品为蔷薇科植物地榆 *Sanguisorba officinalis* L. 或长叶地榆 *Sanguisorba officinalis* L. var. *longifolia* (Bert.) Yü et Li 的干燥根。后者习称"绵地榆"。

【原植物】

地榆：为多年生草本。根茎粗，木质化，生多数条纺锤形或长圆柱形的根，外面红褐色，断面带暗红色。叶为单数羽状复叶，小叶 7~19 片，基生叶较大。花小密集，穗状花序呈头状，直立，5~8 个花序再排成疏散的聚伞状；花被 4 裂，暗紫红色。瘦果椭圆形，棕色。种子 1 粒。

长叶地榆：基生小叶线状长圆形至线状披针形，基部微心形至宽楔形，茎生叶与基生叶相似，但较细长。穗状花序圆柱形，长 2~6 cm，直径通常 0.5~1 cm。

【药材性状】

地榆：本品呈不规则纺锤形或圆柱形，稍弯曲，长 5~25 cm，直径 0.5~2 cm。表面灰褐色至暗棕色，粗糙，有纵纹。质硬，断面较平坦，粉红色或淡黄色，木部略呈放射状排列。气微，味微苦涩。

绵地榆：本品呈长圆柱形，稍弯曲，着生于短粗的根茎上；表面红棕色或棕紫色，有细纵纹。质坚韧，断面黄棕色或红棕色，皮部有多数黄白色或黄棕色绵状纤维。气微，味微苦涩。

【饮片性状】

地榆：本品呈不规则的类圆形片或斜切片。外表皮灰褐色至深褐色。切面较平坦，粉红色、淡黄色或黄棕色，木部略呈放射状排列；或皮部有多数黄棕色绵状纤维。气微，味微苦涩。

地榆炭：本品形如地榆片，表面焦黑色，内部棕褐色。具焦香气，味微苦涩。

【性味与归经】苦、酸、涩，微寒。归肝、大肠经。

【功能与主治】凉血止血，解毒敛疮。用于便血，痔血，血痢，崩漏，水火烫伤，痈肿疮毒。

【用法与用量】9~15 g。外用适量，研末涂敷患处。

六画

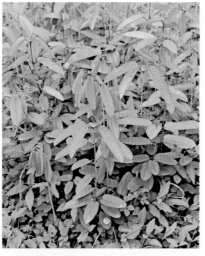

◀ 地榆

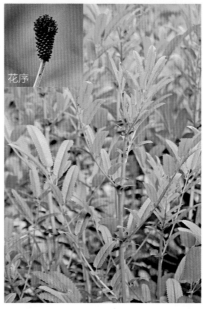

花序

◀ 长叶地榆

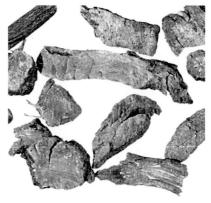

1cm

◀ 地榆（饮片）

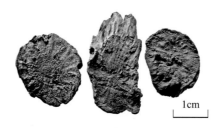

1cm

◀ 地榆炭

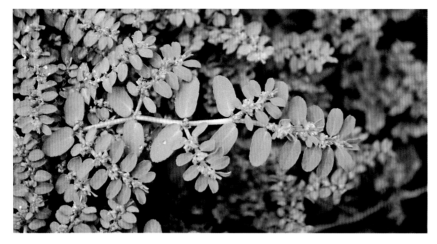

▲ 地锦

179. 地锦草

Dijincao

EUPHORBIAE HUMIFUSAE HERBA

本品为大戟科植物地锦 *Euphorbia humifusa* Willd. 或斑地锦 *Euphorbia maculata* L. 的干燥全草。

【原植物】

地锦：一年生匍匐小草本，含白色乳汁。枝柔细，紫红色。单叶对生，具短柄；叶片长圆至长矩圆形，边缘有细齿状缺刻，下面灰绿色或略带紫色。花单性同株；总苞倒圆锥形，浅红色，顶端4裂；腺体4，具白色花瓣状附属体。蒴果三棱状锥形。种子卵形，黑褐色。

斑地锦：植株小，有白色细柔毛。叶片边缘中部以上有细锯齿，上面中央有紫色斑纹。

【药材性状】

地锦：常皱缩卷曲，根细小。茎细，呈叉状分枝，表面带紫红色，光滑无毛或疏生白色细柔毛；质脆，易折断，断面黄白色，中空。单叶对生，具淡红色短柄或几无柄；叶片多皱缩或已脱落，展平后呈长椭圆形，长5~10 mm，宽4~6 mm；绿色或带紫红色，通常无毛或疏生细柔毛；先端钝圆，基部偏斜，边缘具小锯齿或呈微波状。杯状聚伞花序腋生，细小。蒴果三棱状球形，表面光滑。种子细小，卵形，褐色。气微，味微涩。

斑地锦：叶上表面具红斑。蒴果被稀疏白色短柔毛。

【饮片性状】

地锦：本品呈段状。根细小。茎细，呈叉状分枝，表面黄绿色或紫红色，光滑无毛或疏生白色细柔毛；质脆，易折断，断面黄白色，中空。单叶对生，具淡红色短柄或几无柄；叶片多皱缩或已脱落；绿色或带紫红色，通常无毛或疏生细柔毛；先端钝圆，基部偏斜，边缘具小锯齿或呈微波状。可见蒴果三棱状球形，表面光滑。种子细小，卵形，褐色。气微，味微涩。

斑地锦：叶上表面具红斑。蒴果被稀疏白色短柔毛。

【性味与归经】辛，平。归肝、大肠经。

【功能与主治】清热解毒，凉血止血，利湿退黄。用于痢疾，泄泻，咯血，尿血，便血，崩漏，疮疖痈肿，湿热黄疸。

【用法与用量】9~20 g。外用适量。

六画

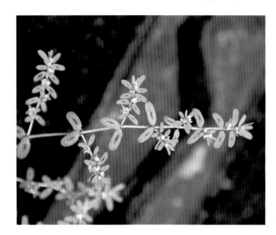

◀ 斑地锦

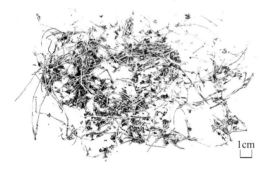

1cm

◀ 地锦草

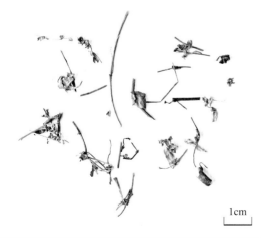

1cm

◀ 地锦草（饮片）

180. 芒硝

Mangxiao

NATRII SULFAS

本品为硫酸盐类矿物芒硝族芒硝，经加工精制而成的结晶体。主含含水硫酸钠（$Na_2SO_4 \cdot 10H_2O$）。

【原矿物】为天然硫酸钠。晶体结构属单斜晶系。晶体呈短柱状或针状，通常成致密或疏松的块状，或呈皮壳、被膜或盐华。无色透明，多为白色或带浅黄、灰白或绿、蓝等色调，含有机质者发黑。条痕白色，半透明至近透明，新鲜断面玻璃光泽，风化面无光泽；致密集合体表面不平呈蜡状、油脂状光泽。一组解理完全。断面贝壳状。硬度 1.5~2。性脆，易碎为粉末状。极易溶于水。在干燥的空气中逐渐失去水分而转变为白色粉末状。

【药材性状】本品为棱柱状、长方形或不规则块状及粒状。无色透明或类白色半透明。质脆，易碎，断面呈玻璃样光泽。气微，味咸。

【性味与归经】咸、苦，寒。归胃、大肠经。

【功能与主治】泻下通便，润燥软坚，清火消肿。用于实热积滞，腹满胀痛，大便燥结，肠痈肿痛；外治乳痈，痔疮肿痛。

【用法与用量】6~12 g，一般不入煎剂，待汤剂煎得后，溶入汤液中服用。外用适量。

【注意】孕妇慎用；不宜与硫黄、三棱同用。

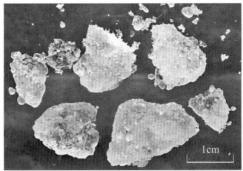
◀ 芒硝（块状）

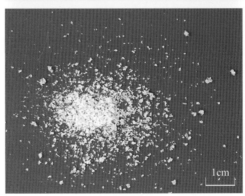
◀ 芒硝（粒状）

181. 亚乎奴（锡生藤）

Yahunu

CISSAMPELOTIS HERBA

本品系傣族习用药材。为防己科植物锡生藤 *Cissampelos pareira* L. var. *hirsuta* (Buch. ex DC.) Forman 的干燥全株。

【原植物】藤本。根粗壮，扁圆柱形。缠绕茎纤细，具扭旋纵棱和细沟，密被黄棕色柔毛。单叶互生，纸质，圆肾形或心形，全缘，两面被黄棕色柔毛。花单性，雌雄异株；花瓣 4，合生成一杯状体。核果扁卵形，核马蹄形，扁平。

【药材性状】本品根呈扁圆柱形，多弯曲，长短不一，直径约 1 cm。表面棕褐色或暗褐色，有皱纹及支根痕；断面枯木状。匍匐茎圆柱形，节略膨大，常有根痕或细根；表面棕褐色，节间有扭旋的纵沟纹；易折断，折断时有粉尘飞扬，断面具放射状纹理。缠绕茎纤细，有分枝，表面被黄棕色绒毛。叶互生，有柄，微盾状着生；叶片多皱缩，展平后呈心状扁圆形，先端微凹，具小突尖，上表面疏被白色柔毛，下表面密被褐黄色绒毛。气微，味苦、微甜。

【性味】甘、苦，温。

【功能与主治】消肿止痛，止血，生肌。用于外伤肿痛，创伤出血。

【用法与用量】外伤肿痛，干粉适量加酒或蛋清调敷患处。创伤出血，干粉适量外敷，一日 1 次。

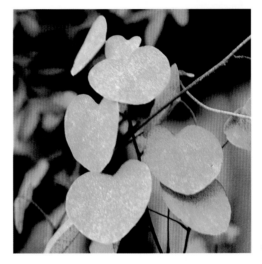
◀ 锡生藤

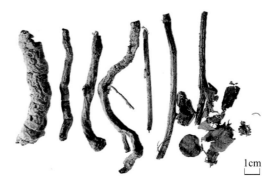
▲ 亚乎奴

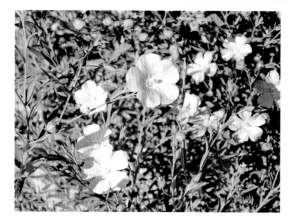

▲ 亚麻

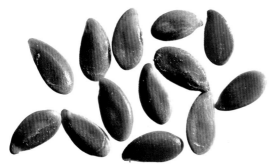

▲ 亚麻子

1cm

182. 亚麻子

Yamazi

LINI SEMEN

本品为亚麻科植物亚麻 Linum usitatissimum L. 的干燥成熟种子。

【原植物】一年生草本。茎直立，小枝表面纵纹较为明显，呈角棱状。叶互生，叶片线形，三出脉。花多数，萼片 5，宿存；花瓣 5，蓝色或白色；雄蕊 5，花丝基部合生。蒴果球形稍扁。种子扁平，黄褐色。

【药材性状】本品呈扁平卵圆形，一端钝圆，另端尖而略偏斜，长 4~6 mm，宽 2~3 mm。表面红棕色或灰褐色，平滑有光泽，种脐位于尖端的凹入处；种脊浅棕色，位于一侧边缘。种皮薄，胚乳棕色，薄膜状；子叶 2，黄白色，富油性。气微，嚼之有豆腥味。

【性味与归经】甘，平。归肺、肝、大肠经。

【功能与主治】润燥通便，养血祛风。用于肠燥便秘，皮肤干燥，瘙痒，脱发。

【用法与用量】9~15 g。

【注意】大便滑泻者禁用。

183. 西瓜霜

Xiguashuang

MIRABILITUM PRAEPARATUM

本品为葫芦科植物西瓜 Citrullus lanatus (Thunb.) Matsumu. et Nakai 的成熟新鲜果实与皮硝经加工制成。

【原植物、原矿物】

西瓜：一年生蔓生草本。茎粗壮，匍匐，有明显的棱沟，卷须 2 歧。叶片三角状卵形、广卵形，3 深裂或近 3 全裂，中间裂片较长，裂片再作不规则羽状分裂。雌雄同株，雄花、雌花均单生于叶腋。雄花花萼合生成广钟形，被长毛，先端 5 裂；花冠合生成漏斗状，被长柔毛，上部 5 深裂；雄蕊 5，其中 4 枚成对合生，1 枚分离。雌花较雄花大，花和雄花相似，子房下位。瓠果近圆形或长椭圆形，表面绿色、浅绿色，多具深浅相间的条纹。种子多数，扁形，略呈卵形。

皮硝：为硫酸盐类芒硝族矿物芒硝的加工品，见"芒硝"。

【药材性状】本品为类白色至黄白色的结晶性粉末。气微、味咸。

【性味与归经】咸，寒。归肺、胃、大肠经。

【功能与主治】清热泻火，消肿止痛。用于咽喉肿痛，喉痹，口疮。

【用法与用量】0.5~1.5 g。外用适量，研末吹敷患处。

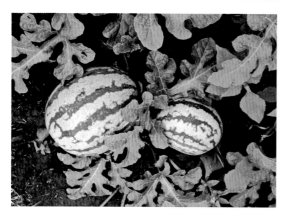

▲ 西瓜

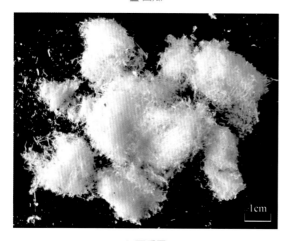

1cm

▲ 西瓜霜

184. 西红花

Xihonghua

CROCI STIGMA

本品为鸢尾科植物番红花 *Crocus sativus* L. 的干燥柱头。

【原植物】多年生宿根草本。地下球茎直径约3 cm。叶窄条形，花后长大。花单生于花葶顶端，花被6片，呈淡红紫色；子房下位，花柱细长，其上部分成3条下垂的柱头，呈深红色。蒴果长椭圆形。

【药材性状】本品呈线形，三分枝，长约3 cm。暗红色，上部较宽而略扁平，顶端边缘显不整齐的齿状，内侧有一短裂隙，下端有时残留一小段黄色花柱。体轻，质松软，无油润光泽，干燥后质脆易断。气特异，微有刺激性，味微苦。

【性味与归经】甘，平。归心、肝经。

【功能与主治】活血化瘀，凉血解毒，解郁安神。用于经闭癥瘕，产后瘀阻，温毒发斑，忧郁痞闷，惊悸发狂。

【用法与用量】1~3 g，煎服或沸水泡服。

【注意】孕妇慎用。

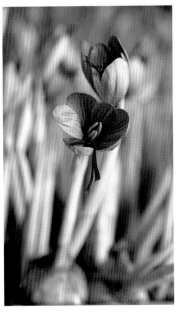
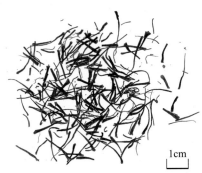

▲ 番红花　　　　▲ 西红花

1cm

185. 西青果

Xiqingguo

CHEBULAE FRUCTUS IMMATURUS

本品为使君子科植物诃子 *Terminalia chebula* Retz. 的干燥幼果。

【原植物】见"诃子"。

【药材性状】本品呈长卵形，略扁，长1.5~3 cm，直径0.5~1.2 cm。表面黑褐色，具有明显的纵皱纹，一端较大，另一端略小，钝尖，下部有果梗痕。质坚硬。断面褐色，有胶质样光泽，果核不明显，常有空心，小者黑褐色，无空心。气微，味苦涩，微甘。

【饮片性状】本品完整者形如药材。破碎、切碎者呈不规则片或块状。表面黄褐色至黑褐色，具明显纵皱纹。断面黄色、褐色或黑褐色，有胶质样光泽。质坚硬，气微，味苦涩，微甘。

【性味与归经】苦、酸、涩，平。归肺、大肠经。

【功能与主治】清热生津，解毒。用于阴虚白喉。

【用法与用量】1.5~3 g。

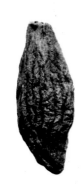
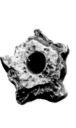
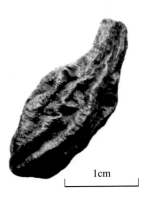

1cm

◀ 西青果

六画

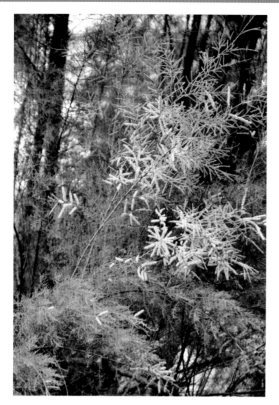

▲ 柽柳

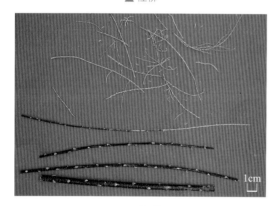

▲ 西河柳

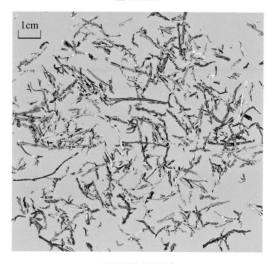

▲ 西河柳（饮片）

186. 西河柳

Xiheliu

TAMARICIS CACUMEN

本品为柽柳科植物柽柳 *Tamarix chinensis* Lour. 的干燥细嫩枝叶。

【原植物】 落叶灌木或小乔木。枝条柔弱扩展而下垂，紫红色。单叶互生，无柄，蓝绿色；叶片鳞片状，在当年新枝上作覆瓦状紧密地排列。纤弱总状花序生新枝顶端，常下垂；花小，淡红色；萼片、花瓣、雄蕊均各为5。蒴果3瓣裂。种子先端有丛毛。

【药材性状】 本品茎枝呈细圆柱形，直径0.5~1.5 mm。表面灰绿色；有多数互生的鳞片状小叶。质脆，易折断。稍粗的枝表面红褐色，叶片常脱落而残留突起的叶基，断面黄白色，中心有髓。气微，味淡。

【饮片性状】 本品呈圆柱形的段。表面灰绿色或红褐色，叶片常脱落而残留突起的叶基。切面黄白色，中心有髓。气微，味淡。

【性味与归经】 甘、辛，平。归心、肺、胃经。

【功能与主治】 发表透疹，祛风除湿。用于麻疹不透，风湿痹痛。

【用法与用量】 3~6 g。外用适量，煎汤擦洗。

六画

187. 西洋参

Xiyangshen

PANACIS QUINQUEFOLII RADIX

本品为五加科植物西洋参 *Panax quinquefolium* L. 的干燥根。

【原植物】多年生草本，茎无毛。根肉质，纺锤形，有时呈分枝状。根茎短。茎圆柱形，长约 25 cm，有纵条纹，或略具棱。掌状 5 出复叶，轮生于茎端，小叶片膜质，广卵形至倒卵形。总花梗由茎端叶柄中央抽出，较叶柄稍长或近于等长；伞形花序，花多数，花梗细短，基部有卵形小苞片 1 枚；雄蕊 5；雌蕊 1，子房下位，2 室，花柱 2，上部分离呈叉状，下部合生；花盘肉质环状。浆果扁圆形，成对状，熟时鲜红色，果柄伸长。

【药材性状】本品呈纺锤形、圆柱形或圆锥形，长 3~12 cm，直径 0.8~2 cm。表面浅黄褐色或黄白色，可见横向环纹和线形皮孔状突起，并有细密浅纵皱纹和须根痕，主根中下部有一至数条侧根，多已折断。有的上端有根茎（芦头），环节明显，茎痕（芦碗）圆形或半圆形，具不定根（芋）或已折断。体重，质坚实，不易折断，断面平坦，浅黄白色，略显粉性，皮部可见黄棕色点状树脂道，形成层环纹棕黄色，木部略呈放射状纹理。气微而特异，味微苦、甘。

【饮片性状】本品呈长圆形或类圆形薄片。外表皮浅黄褐色。切面淡黄白至黄白色，形成层环棕黄色，皮部有黄棕色点状树脂道，近形成层环处较多而明显，木部略呈放射状纹理。气微而特异，味微苦、甘。

【性味与归经】甘、微苦，凉。归心、肺、肾经。

【功能与主治】补气养阴，清热生津。用于气虚阴亏，虚热烦倦，咳喘痰血，内热消渴，口燥咽干。

【用法与用量】3~6 g，另煎兑服。

【注意】不宜与藜芦同用。

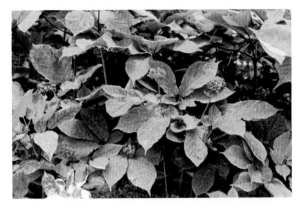
◀ 西洋参

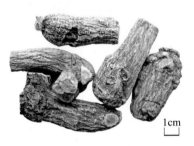
▲ 西洋参（进口软枝）

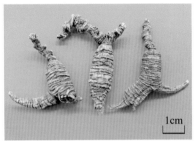
▲ 西洋参（进口野生）

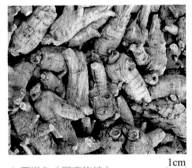
▲ 西洋参（国产软枝）

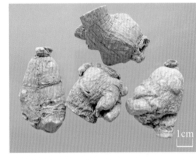
▲ 西洋参（国产硬枝，短枝）

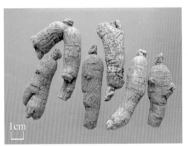
▲ 西洋参（国产硬枝，长枝）

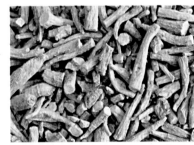
▲ 西洋参支根

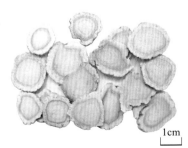
▲ 西洋参片（软枝）

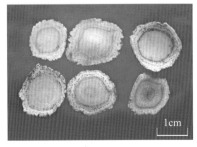
▲ 西洋参片（半软半硬）

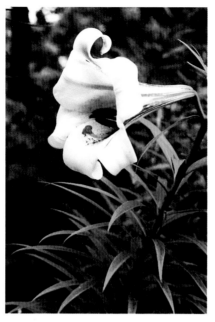

▲ 卷丹　　　　　　　　　　　▲ 百合

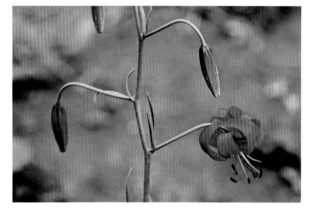

◀ 细叶百合

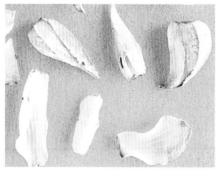

▲ 百合　　　　　　　1cm

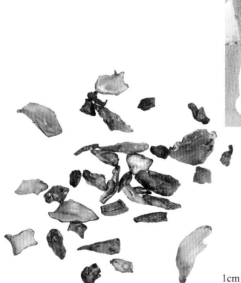

1cm

▲ 蜜百合

188. 百合

Baihe

LILII BULBUS

本品为百合科植物卷丹 *Lilium lancifolium* Thunb.、百合 *Lilium brownii* F. E. Brown var. *viridulum* Baker 或细叶百合 *Lilium pumilum* DC. 的干燥肉质鳞叶。

【原植物】

卷丹：多年生草本。鳞茎卵圆扁球形，茎直立，被白毛。叶互生，无柄，披针形至椭圆状披针形。花下垂，花被片6枚，披针形，橙红色，有紫黑色斑点，花被片强烈外卷；雄蕊伸出极长。

百合：鳞茎球形，淡白色，其暴露部分带紫色。茎常带紫色斑点。叶互生，全缘或微波状，平行脉5条。花大，单生于茎顶，花被白色而背带褐色。

细叶百合：叶密集，窄条形。花俯垂，花被向外反卷，鲜红色或紫红色，内面无暗色斑点。

【药材性状】本品呈长椭圆形，长2~5 cm，宽1~2 cm，中部厚1.3~4 mm。表面黄白色至淡棕黄色，有的微带紫色，有数条纵直平行的白色维管束。顶端稍尖，基部较宽，边缘薄，微波状，略向内弯曲。质硬而脆，断面较平坦，角质样。气微，味微苦。

【饮片性状】蜜百合：本品形如百合，表面棕黄色，偶见焦斑，略带黏性。味甜。

【性味与归经】甘，寒。归心、肺经。

【功能与主治】养阴润肺，清心安神。用于阴虚燥咳，劳嗽咳血，虚烦惊悸，失眠多梦，精神恍惚。

【用法与用量】6~12 g。

189. 百部

Baibu

STEMONAE RADIX

本品为百部科植物直立百部 *Stemona sessilifolia* (Miq.) Miq.、蔓生百部 *Stemona japonica* (Bl.) Miq. 或对叶百部 *Stemona tuberosa* Lour. 的干燥块根。

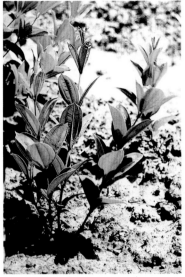
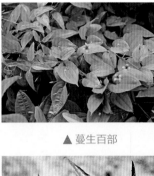

▲ 蔓生百部

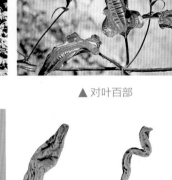

【原植物】

直立百部： 多年生草本。块根肉质，呈纺锤形，数个至数十个簇生。茎直立，不分枝。叶3~4片轮生，近无柄；叶片卵形或椭圆形，全缘，主叶脉3~5（~7）条，中间三条明显。花生于茎下部鳞叶腋间，花被4片成二轮，紫色。蒴果扁卵形。

蔓生百部： 多年生缠绕草本。叶具柄，叶片卵形至卵状披针形，边缘微波状，叶脉5~9条，两面隆起。花单生，基部贴生于叶片中脉上，每梗通常生花1朵，开放后花被外反卷。蒴果卵状，稍扁。

对叶百部： 多年生攀援草本。块根大。叶通常对生，叶片宽卵形，全缘或微波状，基部浅心形，叶脉7~11条。花大，腋生，花梗与叶分离。蒴果倒卵形。

▲ 直立百部　　　　　　　▲ 对叶百部

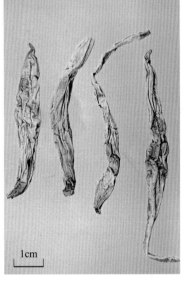

【药材性状】

直立百部： 呈纺锤形，上端较细长，皱缩弯曲，长5~12 cm，直径0.5~1 cm。表面黄白色或淡棕黄色，有不规则深纵沟，间或有横皱纹。质脆，易折断，断面平坦，角质样，淡黄棕色或黄白色，皮部较宽，中柱扁缩。气微，味甘、苦。

蔓生百部： 两端稍狭细，表面多不规则皱褶和横皱纹。

对叶百部： 呈长纺锤形或长条形，长8~24 cm，直径0.8~2 cm。表面浅黄棕色至灰棕色，具浅纵皱纹或不规则纵槽。质坚实，断面黄白色至暗棕色，中柱较大，髓部类白色。

▲ 百部（直立百部）

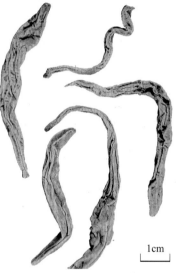

▲ 百部（蔓生百部）

【饮片性状】

百部： 本品呈不规则厚片或不规则条形斜片；表面灰白色、棕黄色，有深纵皱纹；切面灰白色、淡黄棕色或黄白色，角质样；皮部较厚，中柱扁缩。质韧软。气微、味甘、苦。

蜜百部： 本品形同百部片，表面棕黄色或褐棕色，略带焦斑，稍有黏性。味甜。

【性味与归经】甘、苦，微温。归肺经。

【功能与主治】润肺下气止咳，杀虫灭虱。用于新久咳嗽，肺痨咳嗽，顿咳；外用于头虱，体虱，蛲虫病，阴痒。蜜百部润肺止咳。用于阴虚劳嗽。

【用法与用量】3~9 g。外用适量，水煎或酒浸。

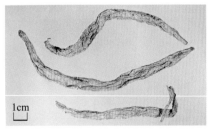

▲ 百部（对叶百部）

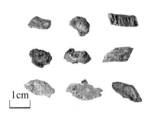

▲ 蜜百部

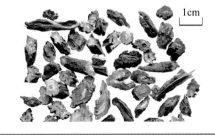

◀ 百部（饮片）

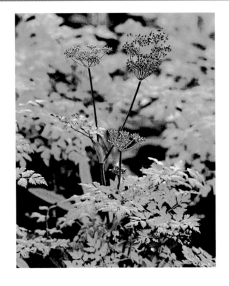

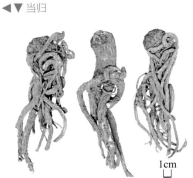

▲▼当归

1cm

190. 当归

Danggui

ANGELICAE SINENSIS RADIX

本品为伞形科植物当归 *Angelica sinensis* (Oliv.) Diels 的干燥根。

【原植物】多年生草本，全株有特异香气。主根粗短，肥大肉质。下面分为多数粗长支根。茎直立，带紫色。叶互生，基部呈鞘状抱茎，紫褐色，叶为二至三回羽状复叶，最终裂片卵形或椭圆形，边缘有齿状缺刻或粗锯齿。复伞形花序顶生，伞辐 10~14，上开绿白色小花。双悬果椭圆形，分果有果棱 5 条，侧棱具宽翅。

【药材性状】本品略呈圆柱形，下部有支根 3~5 条或更多，长 15~25 cm。表面浅棕色至棕褐色，具纵皱纹和横长皮孔样突起。根头（归头）直径 1.5~4 cm，具环纹，上端圆钝，或具数个明显突出的根茎痕，有紫色或黄绿色的茎和叶鞘的残基；主根（归身）表面凹凸不平；支根（归尾）直径 0.3~1 cm，上粗下细，多扭曲，有少数须根痕。质柔韧，断面黄白色或淡黄棕色，皮部厚，有裂隙和多数棕色点状分泌腔，木部色较淡，形成层环黄棕色。有浓郁的香气，味甘、辛、微苦。

柴性大、干枯无油或断面呈绿褐色者不可供药用。

【饮片性状】

当归：本品呈类圆形、椭圆形或不规则薄片。外表皮浅棕色至棕褐色。切面浅棕黄色或黄白色，平坦，有裂隙，中间有浅棕色的形成层环，并有多数棕色的油点，香气浓郁，味甘、辛、微苦。

酒当归：本品形如当归片。切面深黄色或浅棕黄色，略有焦斑。香气浓郁，并略有酒香气。

【性味与归经】甘、辛，温。归肝、心、脾经。

【功能与主治】补血活血，调经止痛，润肠通便。用于血虚萎黄，眩晕心悸，月经不调，经闭痛经，虚寒腹痛，风湿痹痛，跌扑损伤，痈疽疮疡，肠燥便秘。酒当归活血通经。用于经闭痛经，风湿痹痛，跌扑损伤。

【用法与用量】6~12 g。

1cm

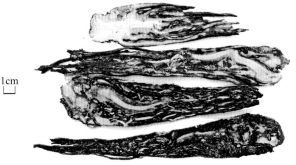

▲当归（全当归，饮片）

1cm

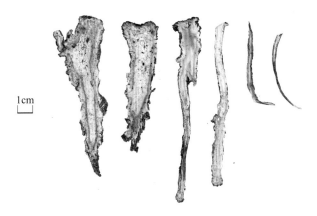

▲当归（左3根：归头+归身，右3根：归尾；饮片）

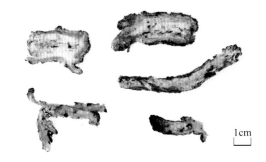

1cm

▲酒当归

191. 当药

Dangyao

SWERTIAE HERBA

本品为龙胆科植物瘤毛獐牙菜 *Swertia pseudochinensis* Hara 的干燥全草。

【原植物】一年生草本，高 10~15 cm。主根明显。茎直立，四棱形，棱上有窄翅，从下部起多分枝，基部直径 2~3 mm。叶无柄，线状披针形至线形。圆锥状复聚伞花序多花，开展；花 5 数，直径达 2 cm；花萼绿色，与花冠近等长，裂片线形；花冠蓝紫色，具深色脉纹，裂片披针形先端锐尖，边缘具长柔毛状流苏；花丝线形；子房无柄，狭椭圆形，花柱短，不明显，柱头 2 裂，裂片半圆形。

【药材性状】本品长 10~40 cm。根呈长圆锥形，长 2~7 cm，表面黄色或黄褐色，断面类白色。茎方柱形，常具狭翅，多分枝，直径 1~2.5 mm；表面黄绿色或黄棕色带紫色，节处略膨大；质脆，易折断，断面中空。叶对生，无柄；叶片多皱缩或破碎，完整者展平后呈条状披针形，长 2~4 cm，宽 0.3~0.9 cm，先端渐尖，基部狭，全缘。圆锥状聚伞花序顶生或腋生。花萼 5 深裂，裂片线形。花冠淡蓝紫色或暗黄色，5 深裂，裂片内侧基部有 2 腺体，腺体周围有长毛。蒴果椭圆形。气微，味苦。

【饮片性状】本品为不规则的段。根呈类圆柱形；表面黄色或黄褐色。茎方柱形，常具狭翅，有的可见分枝；表面黄绿色或黄棕色带紫色，节处略膨大，切面中空。叶片与花多破碎，花冠裂片内侧基部有 2 腺体，腺体周围有长毛。蒴果椭圆形。气微，味苦。

【性味与归经】苦，寒。归肝、胃、大肠经。

【功能与主治】清湿热，健胃。用于湿热黄疸，胁痛，痢疾腹痛，食欲不振。

【用法与用量】6~12 g，儿童酌减。

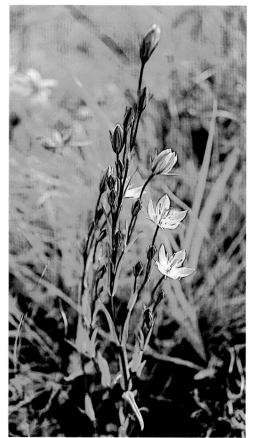

◀瘤毛獐牙菜

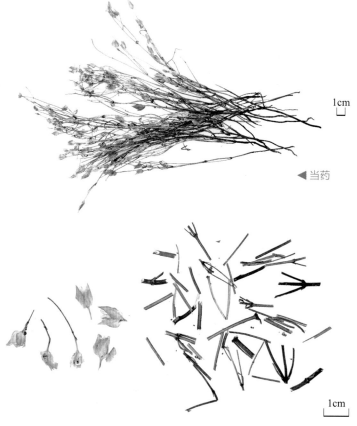

1cm

◀当药

1cm

▲当药（左：花，右：茎；饮片）

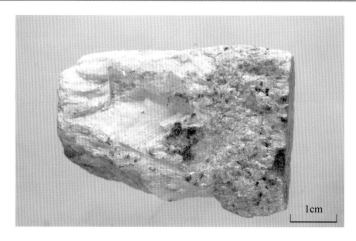

▲▼ 虫白蜡

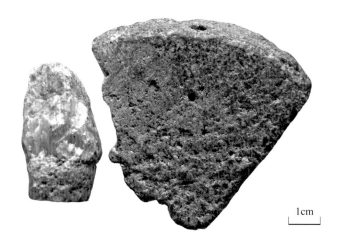

192. 虫白蜡

Chongbaila

CERA CHINENSIS

本品为蜡蚧科昆虫白蜡蚧（白蜡虫）
Ericerus pela (Chavannes) Guerin 的雄虫群
栖于木犀科植物白蜡树 *Fraxinus chinensis*
Roxb.、女贞 *Ligustrum lucidum* Ait. 或女
贞属他种植物枝干上分泌的蜡，经精制
而成。

【原植物、原动物】

白蜡蚧（白蜡虫）：雌虫体椭圆形，长
1.2~1.5 mm。体表褐色，有深黑斑点。单
眼 1 对，口器为甲壳质针状吸收器，腹
面灰黄色，有多个尖棘，沿身体边缘排
列。尾端有深凹陷。雄虫体色与雌虫相
似，但有粗大的足，腹部有硬棘及很多
分泌蜡孔。

白蜡树：见"秦皮"。

女贞：见"女贞子"。

【药材性状】本品呈块状，白色或类白
色。表面平滑，或稍有皱纹，具光泽。
体轻，质硬而稍脆，搓捻则粉碎。断面
呈条状或颗粒状。气微，味淡。

【用途】作为赋形剂，制丸、片的润
滑剂。

六
画

193. 肉苁蓉

Roucongrong

CISTANCHES HERBA

本品为列当科植物肉苁蓉 *Cistanche deserticoLa* Y. C. Ma 或管花肉苁蓉 *Cistanche tubulosa* (Schenk) Wight 的干燥带鳞叶的肉质茎。

【原植物】多年生肉质寄生草本。茎肉质肥厚，扁平，不分枝；叶密集，螺旋排列，肉质鳞片状，黄色；基部叶三角状卵形；上部叶渐窄长，三角状披针形。穗状花序粗大，花冠管黄色，5 裂裂片蓝紫色；雄蕊 2 对，花丝基部有毛。蒴果 2 裂。种子极多，细小。

【药材性状】

肉苁蓉：呈扁圆柱形，稍弯曲，长 3~15 cm，直径 2~8 cm。表面棕褐色或灰棕色，密被覆瓦状排列的肉质鳞叶，通常鳞叶先端已断。体重，质硬，微有柔性，不易折断，断面棕褐色，有淡棕色点状维管束，排列成波状环纹。气微，味甜、微苦。

管花肉苁蓉：呈类纺锤形、扁纺锤形或扁柱形，稍弯曲，长 5~25 cm，直径 2.5~9 cm。表面棕褐色至黑褐色。断面颗粒状，灰棕色至灰褐色，散生点状维管束。

【饮片性状】

肉苁蓉片：呈不规则形的厚片。表面棕褐色或灰棕色。有的可见肉质鳞叶。切面有淡棕色或棕黄色点状维管束，排列成波状环纹。气微，味甜、微苦。

管花肉苁蓉片：切面散生点状维管束。

酒苁蓉：形如肉苁蓉片。表面黑棕色，切面点状维管束，排列成波状环纹。质柔润。略有酒香气，味甜，微苦。

酒管花肉苁蓉：切面散生点状维管束。

【性味与归经】甘、咸，温。归肾、大肠经。

【功能与主治】补肾阳，益精血，润肠通便。用于肾阳不足，精血亏虚，阳痿不孕，腰膝酸软，筋骨无力，肠燥便秘。

【用法与用量】6~10 g。

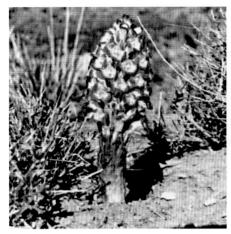
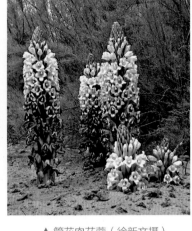

▲ 肉苁蓉　　　　　　　▲ 管花肉苁蓉（徐新文摄）

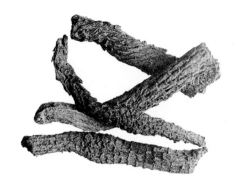

◀ 肉苁蓉

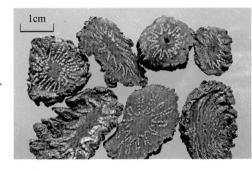

肉苁蓉片 ▶

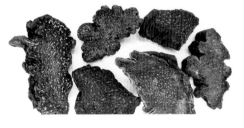

◀ 管花肉苁蓉片

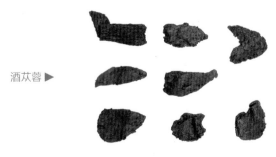

酒苁蓉 ▶

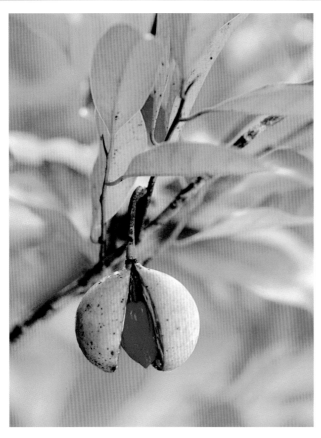

▲▼ 肉豆蔻

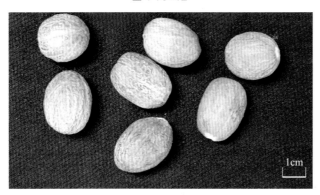

1cm

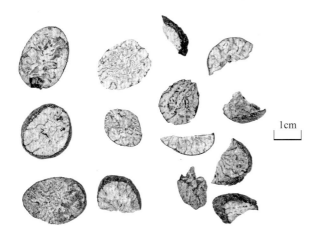

▲ 麸煨肉豆蔻

194. 肉豆蔻

Roudoukou

MYRISTICAE SEMEN

本品为肉豆蔻科植物肉豆蔻 *Myristica fragrans* Houtt. 的干燥种仁。

【原植物】高大乔木。叶常绿，叶片椭圆状披针形，革质，全缘。总状花序，花小；小苞片鳞片状。果实梨形或近圆球形，淡红色至黄色，成熟后纵裂 2 瓣显出绯红色假种皮。种子木质，长球形，种皮红褐色。

【药材性状】本品呈卵圆形或椭圆形，长 2~3 cm，直径 1.5~2.5 cm。表面灰棕色或灰黄色，有时外被白粉 (石灰粉末)。全体有浅色纵行沟纹和不规则网状沟纹。种脐位于宽端，呈浅色圆形突起，合点呈暗凹陷。种脊呈纵沟状，连接两端。质坚，断面显棕黄色相杂的大理石花纹，宽端可见干燥皱缩的胚，富油性。气香浓烈，味辛。

【饮片性状】

肉豆蔻：同药材。

麸煨肉豆蔻：本品形如肉豆蔻，表面为棕褐色，有裂隙。气香，味辛。

【性味与归经】辛，温。归脾、胃、大肠经。

【功能与主治】温中行气，涩肠止泻。用于脾胃虚寒，久泻不止，脘腹胀痛，食少呕吐。

【用法与用量】3~10 g。

六画

195. 肉桂

Rougui

CINNAMOMI CORTEX

本品为樟科植物肉桂 *Cinnamomum cassia* Presl 的干燥树皮。

【原植物】常绿乔木。树皮外表面灰棕色，皮孔椭圆形，芳香而味甜。叶互生，叶柄鞘稍膨大；叶片革质，长椭圆形或披针形，全缘，具离基三出脉。枝顶或叶腋开黄绿色小花，聚伞花序聚成圆锥花序；花被 6 片，雄蕊 9，退化雄蕊 3。果实椭圆形，熟时暗紫色。

【药材性状】本品呈槽状或卷筒状，长 30~40 cm，宽或直径 3~10 cm，厚 0.2~0.8 cm。外表面灰棕色，稍粗糙，有不规则的细皱纹和横向突起的皮孔，有的可见灰白色的斑纹；内表面红棕色，略平坦，有细纵纹，划之显油痕。质硬而脆，易折断，断面不平坦，外层棕色而较粗糙，内层红棕色而油润，两层间有 1 条黄棕色的线纹。气香浓烈，味甜、辣。

【饮片性状】同药材。

【性味与归经】辛、甘，大热。归肾、脾、心、肝经。

【功能与主治】补火助阳，引火归元，散寒止痛，温通经脉。用于阳痿宫冷，腰膝冷痛，肾虚作喘，虚阳上浮，眩晕目赤，心腹冷痛，虚寒吐泻，寒疝腹痛，痛经经闭。

【用法与用量】1~5 g。

【注意】有出血倾向者及孕妇慎用；不宜与赤石脂同用。

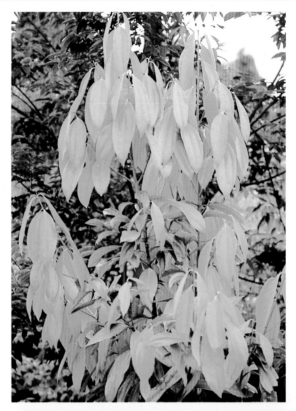

◀▼ 肉桂

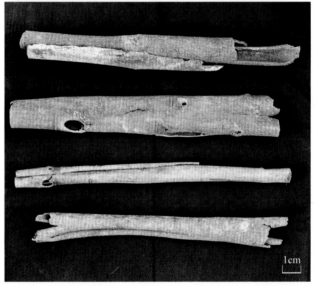

1cm

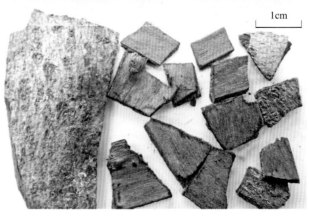

1cm

◀ 肉桂（块状）

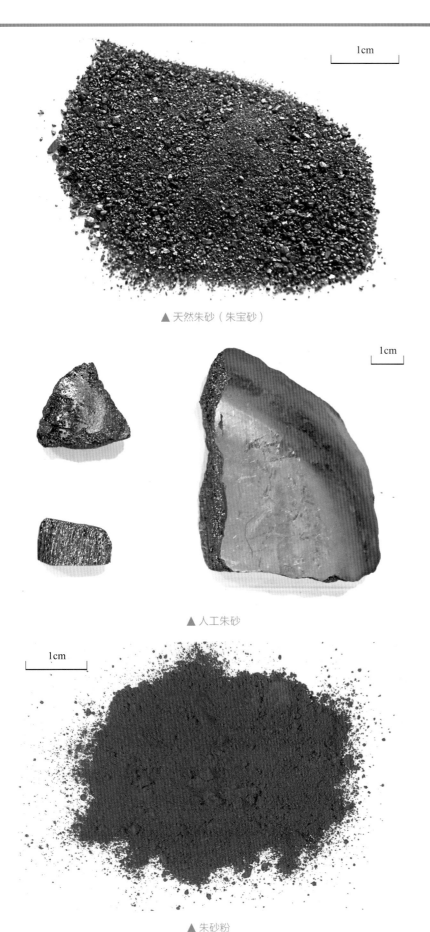

▲ 天然朱砂（朱宝砂）

▲ 人工朱砂

▲ 朱砂粉

196. 朱砂

Zhusha

CINNABARIS

本品为硫化物类矿物辰砂族辰砂，主含硫化汞（HgS）。

【原矿物】晶体结构属三方晶系。晶体成厚板状或菱面体，有时呈极不规则的粒状集合体或致密块状体出现。呈朱红色至黑红色，有时带铅灰色。条痕为红色。具金刚光泽。硬度 2~2.5。易碎裂成片，有平行的完全解理。断口呈半贝壳状或参差状。相对密度 8.09~8.2。

【药材性状】本品为粒状或块状集合体，呈颗粒状或块片状。鲜红色或暗红色，条痕红色至褐红色，具光泽。体重，质脆，片状者易破碎，粉末状者有闪烁的光泽。气微，味淡。

【饮片性状】朱砂粉：本品为朱红色极细粉末，体轻，以手指撮之无粒状物，以磁铁吸之，无铁末。气微，味淡。

【性味与归经】甘，微寒；有毒。归心经。

【功能与主治】清心镇惊，安神，明目，解毒。用于心悸易惊，失眠多梦，癫痫发狂，小儿惊风，视物昏花，口疮，喉痹，疮疡肿毒。

【用法与用量】0.1~0.5 g，多入丸散服，不宜入煎剂。外用适量。

【注意】本品有毒，不宜大量服用，也不宜少量久服；孕妇及肝肾功能不全者禁用。

六画

197. 朱砂根

Zhushagen

ARDISIAE CRENATAE RADIX

本品为紫金牛科植物朱砂根 *Ardisia crenata* Sims 的干燥根。

【原植物】灌木。茎粗壮，无毛，除侧生特殊花枝外，无分枝。叶片革质或坚纸质，椭圆形、椭圆状披针形至倒披针形。伞形花序或聚伞花序，着生于侧生特殊花枝顶端；花瓣白色，稀略带粉红色，盛开时反卷；雄蕊较花瓣短，花药三角状披针形，背面常具腺点；雌蕊与花瓣近等长或略长；子房卵珠形，无毛，具腺点；胚珠 5 枚，1 轮。果球形，直径 6~8 mm，鲜红色，具腺点。

【药材性状】本品根簇生于略膨大的根茎上，呈圆柱形，略弯曲，长 5~30 cm，直径 0.2~1 cm。表面灰棕色或棕褐色，可见多数纵皱纹，有横向或环状断裂痕，皮部与木部易分离。质硬而脆，易折断，断面不平坦，皮部厚，约占断面的 1/3~1/2，类白色或粉红色，外侧有紫红色斑点散在，习称“朱砂点”；木部黄白色，不平坦。气微，味微苦，有刺舌感。

【饮片性状】本品呈不规则的段。外表皮灰棕色或棕褐色，可见纵皱纹，有横向或环状断裂痕，皮部与木部易分离。切面皮部厚，约占 1/3~1/2，类白色或粉红色，外侧有紫色斑点散在；木部黄白色，不平坦。气微，味微苦，有刺舌感。

【性味与归经】微苦、辛，平。归肺、肝经。

【功能与主治】解毒消肿，活血止痛，祛风除湿。用于咽喉肿痛，风湿痹痛，跌打损伤。

【用法与用量】3~9 g。

六画

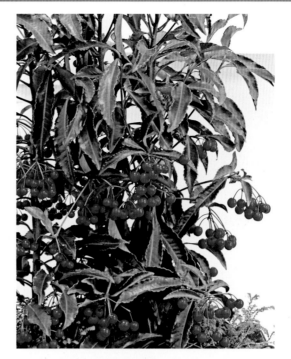

▲ 朱砂根

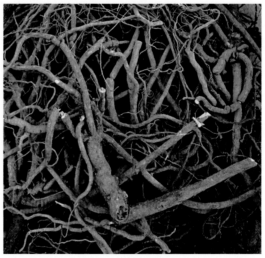

▲ 朱砂根（李爱民摄） 1cm

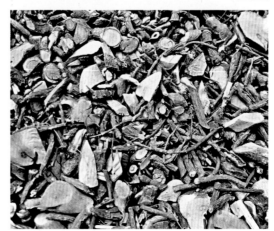

▲ 朱砂根（饮片）（李爱民摄） 1cm

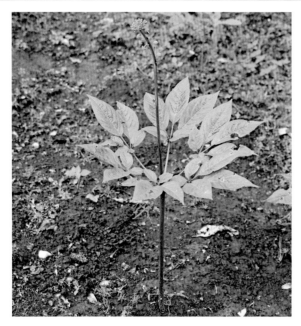

198. 竹节参

Zhujieshen

PANACIS JAPONICI RHIZOMA

本品为五加科植物竹节参 *Panax japonicus* C. A. Mey. 的干燥根茎。

【原植物】多年生草本。根茎横卧呈竹鞭状，节结膨大，节间较短，每节有一浅环形的茎基痕，侧面常生多数圆锥状肉质根。茎直立。掌状复叶数个轮生茎顶，边缘有锯齿，脉上有时疏生短刺毛。伞形花序，花淡黄绿色。核果浆果状，熟时红色，顶端常为黑色。种子 2~3 粒。

【药材性状】本品略呈圆柱形，稍弯曲，有的具肉质侧根。长 5~22 cm，直径 0.8~2.5 cm。表面黄色或黄褐色，粗糙，有致密的纵皱纹及根痕。节明显，节间长 0.8~2 cm，每节有 1 凹陷的茎痕。质硬，断面黄白色至淡黄棕色，黄色点状维管束排列成环。气微，味苦、后微甜。

【性味与归经】甘、微苦，温。归肝、脾、肺经。

【功能与主治】散瘀止血，消肿止痛，祛痰止咳，补虚强壮。用于痨嗽咯血，跌扑损伤，咳嗽痰多，病后虚弱。

【用法与用量】6~9 g。

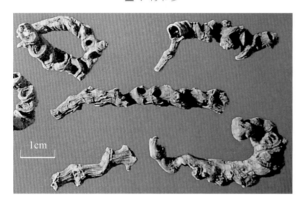

▲▼竹节参

199. 竹茹

Zhuru

BAMBUSAE CAULIS IN TAENIAS

本品为禾本科植物青秆竹 *Bambusa tuldoides* Munro、大头典竹 *Sinocalamus beecheyanus* (Munro) McClure var. *pubescens* P. F. Li 或 淡 竹 *Phyllostachys nigra* (Lodd.) Munro var. *henonis* (Mitf.) Stapf ex Rendle 的茎秆的干燥中间层。

【原植物】
青秆竹：乔木或灌木。秆直立，中空，节间圆筒形，表面绿色。叶互生，叶片狭披针形，淡绿色，基部圆形，全缘，疏生细柔毛。花少见，生长数十年开花后植物即死亡。

大头典竹：秆稍弯曲，节间有毡状毛茸。

淡竹：秆的每节分枝2枚，其不分枝的节间作圆筒形，而分枝的一侧则扁平或具纵沟。

【药材性状】本品为卷曲成团的不规则丝条或呈长条形薄片状。宽窄厚薄不等，浅绿色、黄绿色或黄白色。纤维性，体轻松，质柔韧，有弹性。气微，味淡。

【饮片性状】

竹茹：同药材。

姜竹茹：本品形如竹茹，表面黄色。微有姜香气。

【性味与归经】甘，微寒。归肺、胃、心、胆经。

【功能与主治】清热化痰，除烦，止呕。用于痰热咳嗽，胆火挟痰，惊悸不宁，心烦失眠，中风痰迷，舌强不语，胃热呕吐，妊娠恶阻，胎动不安。

【用法与用量】5~10 g。

六画

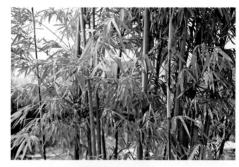

◀ 青秆竹

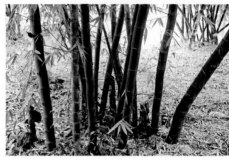

◀ 大头典竹（徐克学摄）

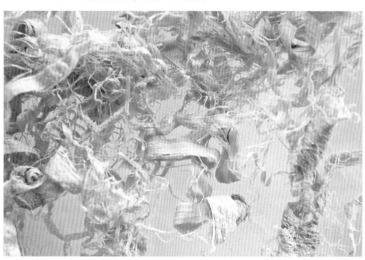

1cm

◀ 散竹茹

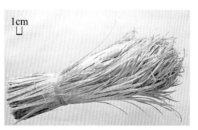

1cm

▲ 齐竹茹

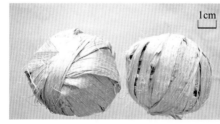

1cm

▲ 竹茹球

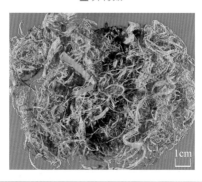

1cm

◀ 竹茹团

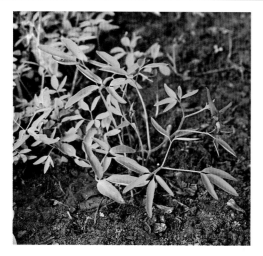

▲▼ 延胡索

200. 延胡索（元胡）

Yanhusuo

CORYDALIS RHIZOMA

本品为罂粟科植物延胡索 *Corydalis yanhusuo* W. T. Wang 的干燥块茎。

【原植物】多年生草本。块茎扁圆球形。茎直立，纤细，常分枝。叶互生，有长柄，二回三出全裂，末回裂片披针形或长圆状披针形，全缘或顶端有大小不等的缺刻。总状花序，花红紫色，有距。蒴果线形。

【药材性状】本品呈不规则的扁球形，直径 0.5~1.5 cm。表面黄色或黄褐色，有不规则网状皱纹。顶端有略凹陷的茎痕，底部常有疙瘩状突起。质硬而脆，断面黄色，角质样，有蜡样光泽。气微，味苦。

【饮片性状】

延胡索：本品呈不规则的圆形厚片。外表皮黄色或黄褐色，有不规则细皱纹。切面或断面黄色，角质样，具蜡样光泽。气微，味苦。

醋延胡索：本品形如延胡索或片，表面和切面黄褐色，质较硬。微具醋香气。

【性味与归经】辛、苦，温。归肝、脾经。

【功能与主治】活血，行气，止痛。用于胸胁、脘腹疼痛，胸痹心痛，经闭痛经，产后瘀阻，跌扑肿痛。

【用法与用量】3~10 g；研末吞服，一次1.5~3 g。

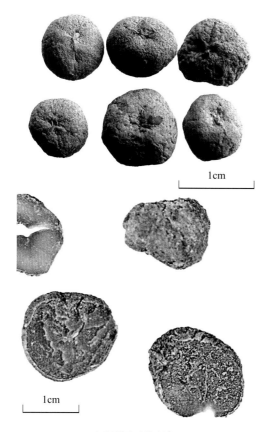

1cm

1cm

▲ 延胡索（饮片）

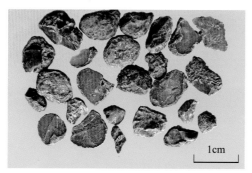

1cm

▲ 醋延胡索

六画

201. 华山参

Huashanshen

PHYSOCHLAINAE RADIX

本品为茄科植物漏斗泡囊草 *Physochlaina infundibu-laris* Kuang 的干燥根。

【原植物】多年生草本。根圆锥状，肉质。茎被白色长柔毛。叶互生，叶片宽卵形或三角状宽卵形，全缘或微波状，有时具疏齿。伞房状聚伞花序，顶生或腋生；花冠漏斗状钟形，黄色或微带紫色。蒴果近球形。

【药材性状】本品呈长圆锥形或圆柱形，略弯曲，有的有分枝，长 10~20 cm，直径 1~2.5 cm。表面棕褐色，有黄白色横长皮孔样突起、须根痕及纵皱纹，上部有环纹。顶端常有 1 至数个根茎，其上有茎痕和疣状突起。质硬，断面类白色或黄白色，皮部狭窄，木部宽广，可见细密的放射状纹理。具烟草气，味微苦，稍麻舌。

【性味与归经】甘、微苦，温；有毒。归肺、心经。

【功能与主治】温肺祛痰，平喘止咳，安神镇惊。用于寒痰喘咳，惊悸失眠。

【用法与用量】0.1~0.2 g。

【注意】不宜多服，以免中毒；青光眼患者禁服；孕妇及前列腺重度肥大者慎用。

六画

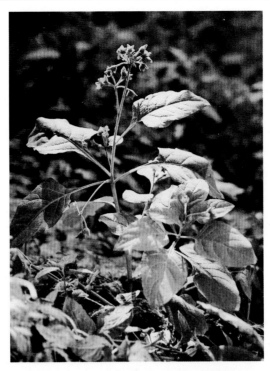

◀漏斗泡囊草

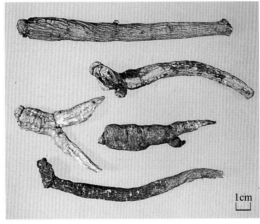

1cm

◀华山参

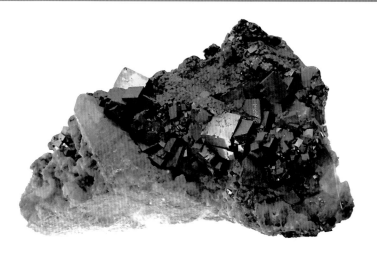

▲ 黄铁矿（矿石）

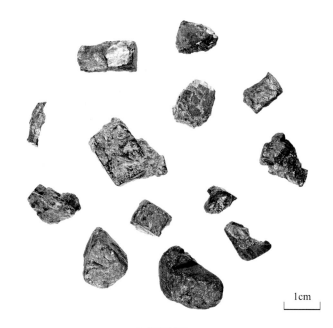

1cm

▲ 煅自然铜

202. 自然铜

Zirantong

PYRITUM

本品为硫化物类矿物黄铁矿族黄铁矿，主含二硫化铁（FeS_2）。

【原矿物】晶体结构属等轴晶系。呈立方体、五角十二面体以及八面体的晶形，在立方体或五角十二面体晶面上有条纹，相邻两个晶面的条纹互相垂直。集合体呈致密块状、浸染状和球状结核体。药用者多为立方体，浅黄铜色，表面常带黄褐色锖色。条痕绿黑色。强金属光泽。硬度6~6.5，性脆。相对密度4.9~5.2。无解理，断口参差状。

【药材性状】本品晶形多为立方体，集合体呈致密块状。表面亮淡黄色，有金属光泽；有的黄棕色或棕褐色，无金属光泽。具条纹，条痕绿黑色或棕红色。体重，质坚硬或稍脆，易砸碎，断面黄白色，有金属光泽；或断面棕褐色，可见银白色亮星。

【饮片性状】

自然铜：同药材。

煅自然铜：本品为小立方体或不规则的碎粒或粉末状，呈棕褐色至黑褐色或灰黑色，无金属光泽。质酥脆。略有醋酸气。

【性味与归经】辛，平。归肝经。

【功能与主治】散瘀止痛，续筋接骨。用于跌打损伤，筋骨折伤，瘀肿疼痛。

【用法与用量】3~9 g，多入丸散服，若入煎剂宜先煎。外用适量。

六画

203. 伊贝母

Yibeimu

FRITILLARIAE PALLIDIFLORAE BULBUS

本品为百合科植物新疆贝母 *Fritillaria walujewii* Regel 或伊犁贝母 *Fritillaria pallidiflora* Schrenk 的干燥鳞茎。

【原植物】

新疆贝母：多年生草本。鳞茎直径 1~1.5 cm。叶披针形、线状披针形至线形，除基部的叶外，其余的顶端多少卷曲。苞片顶端极卷曲。单花顶生，俯垂，花被钟状，外面灰紫色，内面紫红色，有浅色小方格。蒴果具棱。

伊犁贝母：多年生草本。鳞茎大形，直径 1.4~2.8 cm。叶互生或对生。花黄色，下垂。

【药材性状】

新疆贝母：呈扁球形，高 0.5~1.5 cm。表面类白色，光滑。外层鳞叶 2 瓣，月牙形，肥厚，大小相近而紧靠。顶端平展而开裂，基部圆钝，内有较大的鳞片和残茎、心芽各 1 枚。质硬而脆，断面白色，富粉性。气微，味微苦。

伊犁贝母：呈圆锥形，较大。表面稍粗糙，淡黄白色。外层鳞叶两瓣，心脏形，肥大，一片较大或近等大，抱合。顶端稍尖，少有开裂，基部微凹陷。

【性味与归经】苦、甘，微寒。归肺、心经。

【功能与主治】清热润肺，化痰止咳。用于肺热燥咳，干咳少痰，阴虚劳嗽，咳痰带血。

【用法与用量】3~9 g。

【注意】不宜与川乌、制川乌、草乌、制草乌、附子同用。

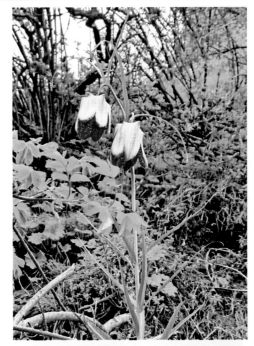

◀ 新疆贝母（王果平摄）

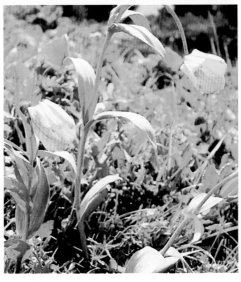

◀ 伊犁贝母

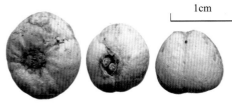

1cm

◀ 新疆贝母

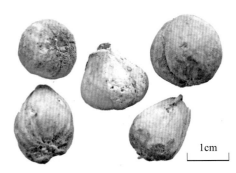

1cm

◀ 伊犁贝母

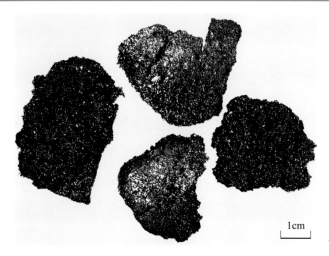

1cm

◀ 血余炭

204. 血余炭

Xueyutan

CRINIS CARBONISATUS

本品为人发制成的炭化物。

【**药材性状**】本品呈不规则块状，乌黑光亮，有多数细孔。体轻，质脆。用火烧之有焦发气，味苦。

【**性味与归经**】苦，平。归肝、胃经。

【**功能与主治**】收敛止血，化瘀，利尿。用于吐血，咯血，衄血，血淋，尿血，便血，崩漏，外伤出血，小便不利。

【**用法与用量**】5~10 g。

六
画

205. 血竭

Xuejie

DRACONIS SANGUIS

本品为棕榈科植物麒麟竭 *Daemonorops draco* Bl. 果实渗出的树脂经加工制成。

【**原植物**】多年生常绿藤本。茎被叶鞘并遍生尖刺。羽状复叶在枝梢互生，在下部有时近对生，小叶互生，线状披针形；叶柄及叶轴具锐刺。肉穗花序，开淡黄色的冠状花，单性，雌雄异株；花被 6，排成 2 轮；雄花雄蕊 6，花药长锥形；雌花有不育雄蕊 6，雌蕊 1，瓶状，子房略呈卵状，密被鳞片，花柱短，柱头 3 深裂。果实核果状，卵状球形，赤褐色，具黄色鳞片；果实内含深赤色的液状树脂，常由鳞片下渗出，干后如血块样。种子 1 枚。

【**药材性状**】本品略呈类圆四方形或方砖形，表面暗红，有光泽，附有因摩擦而成的红粉。质硬而脆，破碎面红色，研粉为砖红色。气微，味淡。在水中不溶，在热水中软化。

【**性味与归经**】甘、咸，平。归心、肝经。

【**功能与主治**】活血定痛，化瘀止血，生肌敛疮。用于跌打损伤，心腹瘀痛，外伤出血，疮疡不敛。

【**用法与用量**】研末，1~2 g，或入丸剂。外用研末撒或入膏药用。

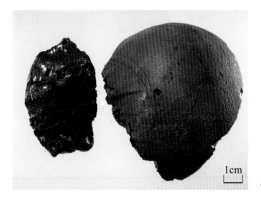

◀ 麒麟竭（李爱民摄）

1cm

◀ 血竭

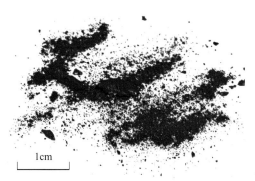

1cm

◀ 血竭（粉末）

206. 全蝎

Quanxie

SCORPIO

本品为钳蝎科动物东亚钳蝎 *Buthus martensii* Karsch 的干燥体。

【原动物】体长约 6 cm，分头胸部及腹部。头胸部 7 节，前面有钳肢 1 对及下颚（螯肢）1 对，前端两侧各一单眼，胸部有 4 对足。腹部分前腹部及后腹部，前腹部 7 节，后腹部狭长，末端具强大毒刺。

【药材性状】本品头胸部与前腹部呈扁平长椭圆形，后腹部呈尾状，皱缩弯曲，完整者体长约 6 cm。头胸部呈绿褐色，前面有 1 对短小的螯肢和 1 对较长大的钳状脚须，形似蟹螯，背面覆有梯形背甲，腹面有足 4 对，均为 7 节，末端各具 2 爪钩；前腹部由 7 节组成，第 7 节色深，背甲上有 5 条隆脊线。背面绿褐色，后腹部棕黄色，6 节，节上均有纵沟，末节有锐钩状毒刺，毒刺下方无距。气微腥，味咸。

【饮片性状】同药材。

【性味与归经】辛，平；有毒。归肝经。

【功能与主治】息风镇痉，通络止痛，攻毒散结。用于肝风内动，痉挛抽搐，小儿惊风，中风口㖞，半身不遂，破伤风，风湿顽痹，偏正头痛，疮疡，瘰疬。

【用法与用量】3~6 g。

【注意】孕妇禁用。

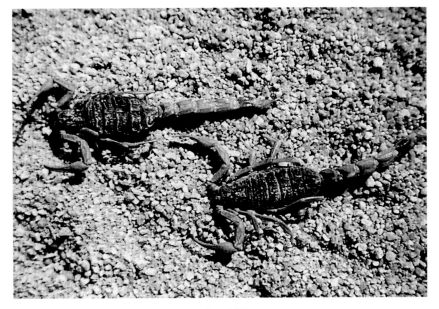

▲ 东亚钳蝎

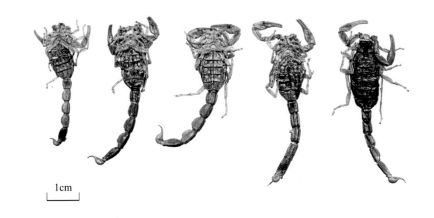

1cm

▲ 全蝎

六画

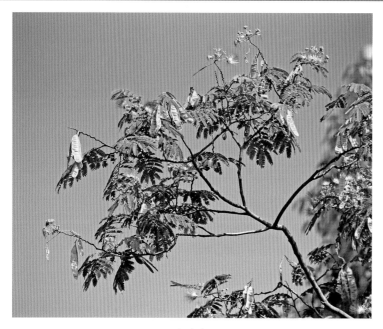

▲ 合欢

207. 合欢皮

Hehuanpi

ALBIZIAE CORTEX

本品为豆科植物合欢 *Albizia julibrissin Durazz.* 的干燥树皮。

【原植物】落叶乔木。树皮灰棕色，平滑。幼枝带棱角，被毛，散生黄棕色近圆形皮孔。二回偶数羽状复叶，互生，羽片 4~16 对，每片小叶 10~30 对，日开夜合，小叶片镰状长圆形。头状花序簇生叶腋或密集小枝先端，呈伞房状；花冠漏斗形，淡红色；雄蕊多数，远长于花冠，长达 4 cm，上部粉红色。荚果长椭圆形，先端尖，边缘波状。种子小，扁椭圆形。

【药材性状】本品呈卷曲筒状或半筒状，长 40~80 cm，厚 0.1~0.3 cm。外表面灰棕色至灰褐色，稍有纵皱纹，有的成浅裂纹，密生明显的椭圆形横向皮孔，棕色或棕红色，偶有突起的横棱或较大的圆形枝痕，常附有地衣斑；内表面淡黄棕色或黄白色，平滑，有细密纵纹。质硬而脆，易折断，断面呈纤维性片状，淡黄棕色或黄白色。气微香，味淡、微涩、稍刺舌，而后喉头有不适感。

【饮片性状】本品呈弯曲的丝或块片状。外表面灰棕色至灰褐色，稍有纵皱纹，密生明显的椭圆形横向皮孔，棕色或棕红色。内表面淡黄棕色或黄白色，平滑，具细密纵纹。切面呈纤维性片状，淡黄棕色或黄白色。气微香，味淡、微涩、稍刺舌，而后喉头有不适感。

【性味与归经】甘，平。归心、肝、肺经。

【功能与主治】解郁安神，活血消肿。用于心神不安，忧郁失眠，肺痈，疮肿，跌扑伤痛。

【用法与用量】6~12 g。外用适量，研末调敷。

六
画

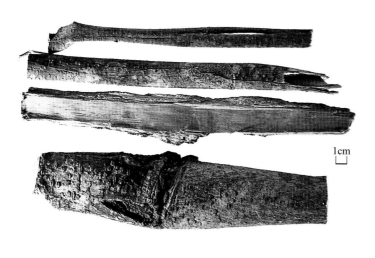

1cm

▲ 合欢皮

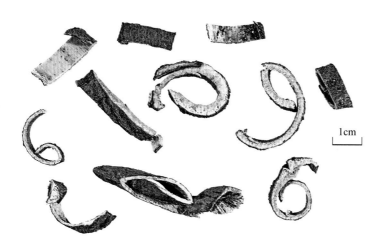

1cm

▲ 合欢皮（饮片）

208. 合欢花

Hehuanhua

ALBIZIAE FLOS

本品为豆科植物合欢 *Albizia julibrissin* Durazz. 的干燥花序或花蕾。

【原植物】见"合欢皮"。

【药材性状】

合欢花：头状花序，皱缩成团。总花梗长 3~4 cm，有时与花序脱离，黄绿色，有纵纹，被稀疏毛茸。花全体密被毛茸，细长而弯曲，长 0.7~1 cm，淡黄色或黄褐色，无花梗或几无花梗。花萼筒状，先端有 5 小齿；花冠筒长约为萼筒的 2 倍，先端 5 裂，裂片披针形；雄蕊多数，花丝细长，黄棕色至黄褐色，下部合生，上部分离，伸出花冠筒外。气微香，味淡。

合欢米：呈棒槌状，长 2~6 mm，膨大部分直径约 2 mm，淡黄色至黄褐色，全体被毛茸，花梗极短或无。花萼筒状，先端有 5 小齿；花冠未开放；雄蕊多数，细长并弯曲，基部连合，包于花冠内。气微香，味淡。

【性味与归经】甘，平。归心、肝经。

【功能与主治】解郁安神。用于心神不安，忧郁失眠。

【用法与用量】5~10 g。

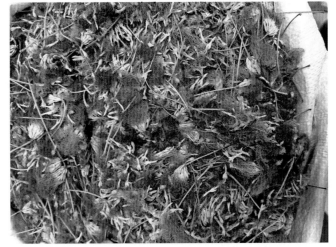

◀ 合欢花（新货）

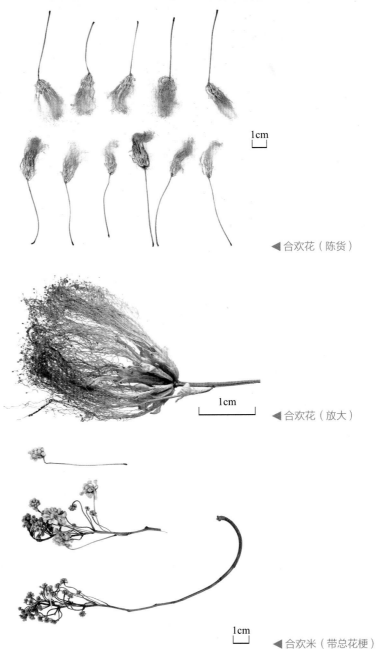

◀ 合欢花（陈货）

1cm

◀ 合欢花（放大）

1cm

◀ 合欢米（带总花梗）

1cm

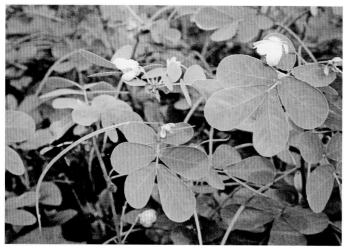

◀ 钝叶决明

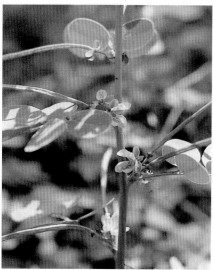

◀ 决明（小决明）

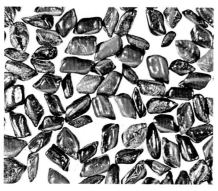

1cm

◀ 决明

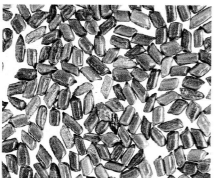

1cm

◀ 小决明

209. 决明子

Juemingzi

CASSIAE SEMEN

本品为豆科植物钝叶决明 *Cassia obtusifolia* L. 或决明（小决明）*Cassia tora* L. 的干燥成熟种子。

【原植物】

钝叶决明：为一年生半灌木状草本，高50~150 cm。上部多分枝，全体被短柔毛。叶互生，偶数羽状复叶，叶轴上第1对小叶间或在第1对和第2对小叶间各有一长约2 mm 的针刺状暗红色腺体；托叶腺形，早落；小叶片3对。花冠黄色。荚果细长，四棱柱状，略扁，稍弯曲。

决明（小决明）：植株较小。叶轴上第1、第2对小叶间均有1针刺状腺体。荚果较短。

【药材性状】

决明：略呈菱方形或短圆柱形，两端平行倾斜，长3~7 mm，宽2~4 mm。表面绿棕色或暗棕色，平滑有光泽。一端较平坦，另端斜尖，背腹面各有1条突起的棱线，棱线两侧各有1条斜向对称而色较浅的线形凹纹。质坚硬，不易破碎。种皮薄，子叶2，黄色，呈"S"形折曲并重叠。气微，味微苦。

小决明：呈短圆柱形，较小，长3~5 mm，宽2~3 mm。表面棱线两侧各有1片宽广的浅黄棕色带。

【饮片性状】

决明子：同药材。

炒决明子：本品形如决明子，微鼓起，表面绿褐色或暗棕色，偶见焦斑。微有香气。

【性味与归经】甘、苦、咸，微寒。归肝、大肠经。

【功能与主治】清热明目，润肠通便。用于目赤涩痛，羞明多泪，头痛眩晕，目暗不明，大便秘结。

【用法与用量】9~15 g。

210. 冰片（合成龙脑）

Bingpian

BORNEOLUM SYNTHETICUM

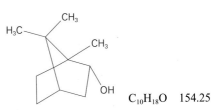

$C_{10}H_{18}O$ 154.25

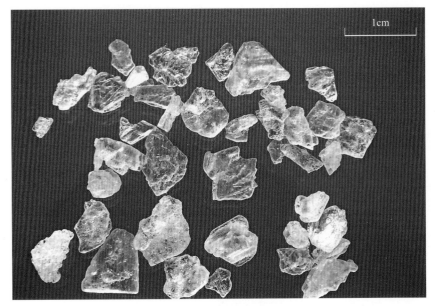

▲ 冰片

【药材性状】本品为无色透明或白色半透明的片状松脆结晶；气清香，味辛、凉；具挥发性，点燃发生浓烟，并有带光的火焰。

本品在乙醇、三氯甲烷或乙醚中易溶，在水中几乎不溶。

熔点：应为205~210℃（通则0612）

【性味与归经】辛、苦，微寒。归心、脾、肺经。

【功能与主治】开窍醒神，清热止痛。用于热病神昏、惊厥，中风痰厥，气郁暴厥，中恶昏迷，胸痹心痛，目赤，口疮，咽喉肿痛，耳道流脓。

【用法与用量】0.15~0.3 g，入丸散用。外用研粉点敷患处。

【注意】孕妇慎用。

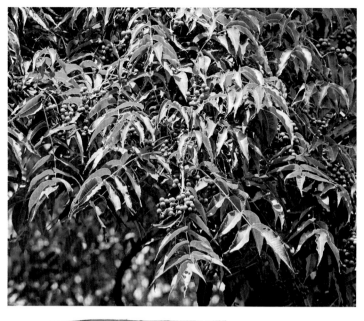

◀ 黄檗

211. 关黄柏

Guanhuangbo

PHELLODENDRI AMURENSIS CORTEX

本品为芸香科植物黄檗 *Phellodendron amurense* Rupr. 的干燥树皮。

【原植物】落叶乔木。成年树的树皮有厚木栓层，浅灰或灰褐色，深沟状或不规则网状开裂，内皮薄，鲜黄色，味苦，黏质。叶轴及叶柄均纤细，有小叶 5~13 片，小叶薄纸质或纸质，卵状披针形或卵形，一侧斜尖，或为圆形，叶缘有细钝齿和缘毛。花序顶生；萼片细小，阔卵形；花瓣紫绿色；雄花的雄蕊比花瓣长，退化雌蕊短小。果圆球形，蓝黑色。种子通常 5 粒。

【药材性状】本品呈板片状或浅槽状，长宽不一，厚 2~4 mm。外表面黄绿色或淡棕黄色，较平坦，有不规则的纵裂纹，皮孔痕小而少见，偶有灰白色的粗皮残留；内表面黄色或黄棕色。体轻，质较硬，断面纤维性，有的呈裂片状分层，鲜黄色或黄绿色。气微，味极苦，嚼之有黏性。

【饮片性状】

关黄柏：本品呈丝状。外表面黄绿色或淡棕黄色，较平坦。内表面黄色或黄棕色。切面鲜黄色或黄绿色，有的呈片状分层。气微，味极苦。

盐关黄柏：本品形如关黄柏丝，深黄色，偶有焦斑。略具咸味。

关黄柏炭：本品形如关黄柏丝，表面焦黑色，断面焦褐色。质轻而脆。味微苦、涩。

【性味与归经】苦，寒。归肾、膀胱经。

【功能与主治】清热燥湿，泻火除蒸，解毒疗疮。用于湿热泻痢，黄疸尿赤，带下阴痒，热淋涩痛，脚气痿躄，骨蒸劳热，盗汗，遗精，疮疡肿毒，湿疹湿疮。盐关黄柏滋阴降火。用于阴虚火旺，盗汗骨蒸。

【用法与用量】3~12 g。外用适量。

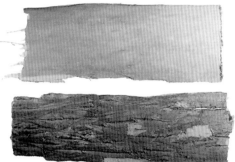

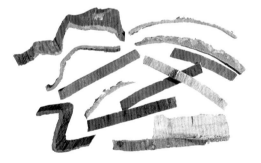

◀ 关黄柏

1cm

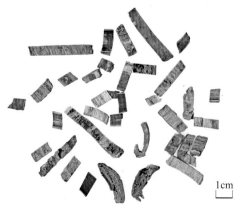

◀ 关黄柏（饮片）

1cm

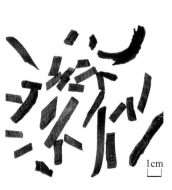

1cm

▲ 盐关黄柏

1cm

▲ 关黄柏炭

212. 灯心草

Dengxincao

JUNCI MEDULLA

本品为灯心草科植物灯心草 *Juncus effusus* L. 的干燥茎髓。

【原植物】 多年生草本。根茎粗壮，横走，黑褐色。秆直立丛生，圆柱形，内充满白色髓。无叶，下部有鳞片状鞘状叶数个，基部叶鞘紫褐色或淡褐色，叶鞘先端常具芒尖。花序假侧生，疏散为复聚伞花序；花小，绿色。蒴果三棱状倒锥形，淡黄褐色。

【药材性状】 本品呈细圆柱形，长达 90 cm，直径 0.1~0.3 cm。表面白色或淡黄白色，有细纵纹。体轻，质软，略有弹性，易拉断，断面白色。气微，味淡。

【饮片性状】

灯心草：本品形如药材，呈段状，约 2~5 cm。体轻，质软，断面白色。气微，味淡。

灯心炭：本品呈细圆柱形的段。表面黑色。体轻，质松脆，易碎。气微，味微涩。

【性味与归经】 甘，淡，微寒。归心、肺、小肠经。

【功能与主治】 清心火，利小便。用于心烦失眠，尿少涩痛，口舌生疮。

【用法与用量】 1~3 g。

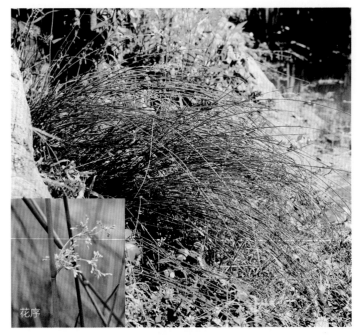

花序

▲▼灯心草

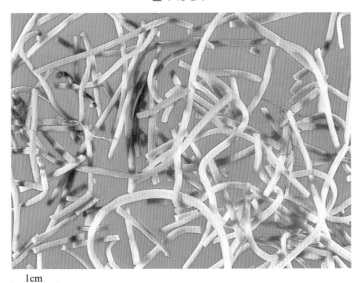

1cm

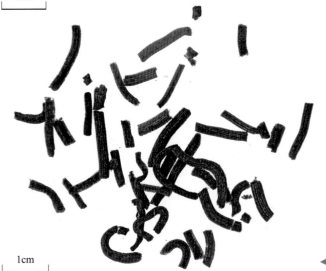

1cm

◀灯心炭

六画

213. 灯盏细辛（灯盏花）

Dengzhanxixin

ERIGERONTIS HERBA

本品为菊科植物短葶飞蓬 *Erigeron breviscapus* (Vant.) Hand. -Mazz. 的干燥全草。

【原植物】多年生草本。根状茎木质，粗厚或扭成块状，分枝或不分枝，具纤维状根，颈部常被残叶的基部。茎数个或单生。叶主要集中于基部，基部叶密集，莲座状，花期生存，倒卵状披针形或宽匙形；茎叶少数，狭长圆状披针形或狭披针。头状花序单生于茎或分枝的顶端，总苞半球形，总苞片3层，线状披针形；外围的雌花舌状；中央的两性花管状，黄色；瘦果狭长圆形，长 1.5 mm，扁压，背面常具 1 肋，被密短毛；冠毛淡褐色，2 层，刚毛状。

【药材性状】本品长 15~25 cm。根茎长 1~3 cm，直径 0.2~0.5 cm；表面凹凸不平，着生多数圆柱形细根，直径约 0.1 cm， 淡褐色至黄褐色。茎圆柱形，长 14~22 cm，直径 0.1~0.2 cm；黄绿色至淡棕色，具细纵棱线，被白色短柔毛；质脆，断面黄白色，有髓或中空。基生叶皱缩、破碎，完整者展平后呈倒卵状披针形、匙形、阔披针形或阔倒卵形，长 1.5~9 cm，宽 0.5~1.3 cm；黄绿色，先端钝圆，有短尖，基部渐狭，全缘；茎生叶互生，披针形，基部抱茎。头状花序顶生。瘦果扁倒卵形。气微香，味微苦。

【性味与归经】辛、微苦，温。归心、肝经。

【功能与主治】活血通络止痛，祛风散寒。用于中风偏瘫，胸痹心痛，风湿痹痛，头痛，牙痛。

【用法与用量】9~15 g，煎服或研末蒸鸡蛋服。外用适量。

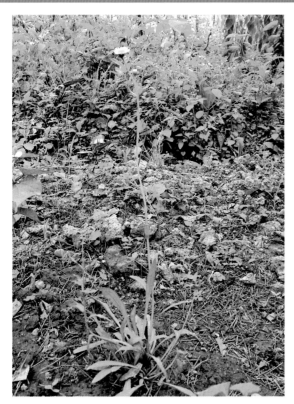

▲ 短葶飞蓬（刘成洪摄）

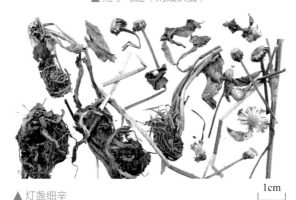

▲ 灯盏细辛

1cm

六画

214. 安息香

Anxixiang

BENZOINUM

本品为安息香科植物白花树 *Styrax tonkinensis* (Pierre) Craib ex Hart. 的干燥树脂。

【原植物】乔木，树干直径达1.3 m。树皮灰色，光滑；幼枝被黄色星状毛。叶卵形，全缘或近上部呈微齿状，表面光滑。花序圆锥状，腋生或顶生；花多，白色。果实卵形。种子1枚，偶有2枚。

【药材性状】本品为不规则的小块，稍扁平，常黏结成团块。表面橙黄色，具蜡样光泽（自然出脂）；或为不规则的圆柱状、扁平块状。表面灰白色至淡黄白色（人工割脂）。质脆，易碎，断面平坦，白色，放置后逐渐变为淡黄棕色至红棕色。加热则软化熔融。气芳香，味微辛，嚼之有沙粒感。

【性味与归经】辛、苦，平。归心、脾经。

【功能与主治】开窍醒神，行气活血，止痛。用于中风痰厥，气郁暴厥，中恶昏迷，心腹疼痛，产后血晕，小儿惊风。

【用法与用量】0.6~1.5 g，多入丸散用。

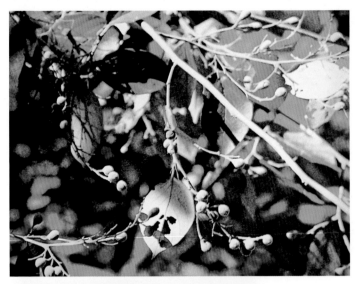

◀白花树

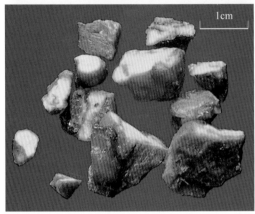

1cm

◀安息香

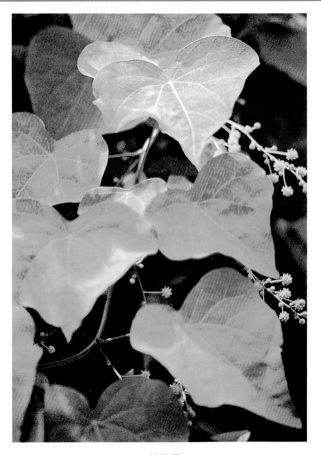

▲ 粉防己

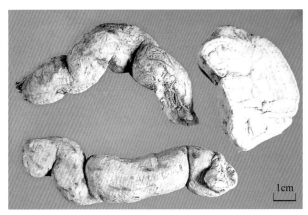

▲ 防己

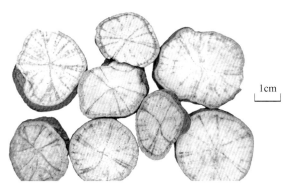

▲ 防己（饮片）

215. 防己

Fangji

STEPHANIAE TETRANDRAE RADIX

本品为防己科植物粉防己 *Stephania tetrandra* S. Moore 的干燥根。

【原植物】多年生落叶藤本，长可达数米。根圆柱状而弯曲，直径 3~5 cm。茎缠绕。叶互生，叶柄盾状着生；叶片宽三角状卵形，下面灰绿色或粉白色，两面有短柔毛。花单性，雌雄异株；雄花序由许多头状聚伞花序组成，再作长总状排列；雄花萼片 3~5，花瓣 4，雄蕊 4，花丝合生成柱状。雌花序较短；雌花萼片、花瓣与雄花同数，心皮 1，花柱 3，子房上位。核果球形，熟时红色，直径 5~6 mm。

【药材性状】本品呈不规则圆柱形、半圆柱形或块状，多弯曲，长 5~10 cm，直径 1~5 cm。表面淡灰黄色，在弯曲处常有深陷横沟而成结节状的瘤块样。体重，质坚实，断面平坦，灰白色，富粉性，有排列较稀疏的放射状纹理。气微，味苦。

【饮片性状】本品呈类圆形或半圆形的厚片。外表皮淡灰黄色。切面灰白色，粉性，有稀疏的放射状纹理。气微，味苦。

【性味与归经】苦，寒。归膀胱、肺经。

【功能与主治】祛风止痛，利水消肿。用于风湿痹痛，水肿脚气，小便不利，湿疹疮毒。

【用法与用量】5~10 g。

216. 防风

Fangfeng

SAPOSHNIKOVIAE RADIX

本品为伞形科植物防风 *Saposhnikovia divaricata* (Turcz.) Schischk. 的干燥根。

【原植物】多年生草本，高 20~80 cm，全体无毛。根近圆柱形，顶端密被棕黄色叶柄残基。茎单生，二歧分枝。基生叶具长柄，柄基部成鞘状而抱茎；叶片二至三回羽状分裂，最终裂片条形至倒披针形，顶端 2~3 裂或不裂；茎生叶较小。复伞形花序顶生，常排成聚伞状圆锥花序；总苞片无或具 1 片，小总苞片4~5，条形至披针形；小伞形花序有花4~9 朵；花小，白色。双悬果长卵形，具疣状突起，分果具 5 棱。

【药材性状】本品呈长圆锥形或长圆柱形，下部渐细，有的略弯曲，长15~30 cm，直径 0.5~2 cm。表面灰棕色或棕褐色，粗糙，有纵皱纹、多数横长皮孔样突起及点状的细根痕。根头部有明显密集的环纹，有的环纹上残存棕褐色毛状叶基。体轻，质松，易折断。断面不平坦，皮部棕黄色至棕色，有裂隙，木部黄色。气特异，味微甘。

【饮片性状】本品为圆形或椭圆形的厚片。外表皮灰棕色或棕褐色，有纵皱纹、有的可见横长皮孔样突起、密集的环纹或残存的毛状叶基。切面皮部棕黄色至棕色，有裂隙，木部黄色，具放射状纹理。气特异，味微甘。

【性味与归经】辛、甘、微温。归膀胱、肝、脾经。

【功能与主治】祛风解表，胜湿止痛，止痉。用于感冒头痛，风湿痹痛，风疹瘙痒，破伤风。

【用法与用量】5~10 g。

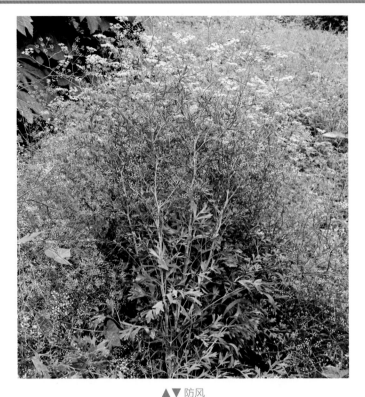

▲▼ 防风

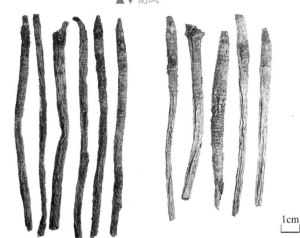

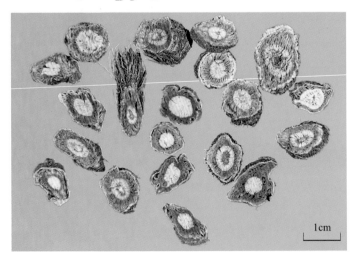

▲ 防风（饮片）

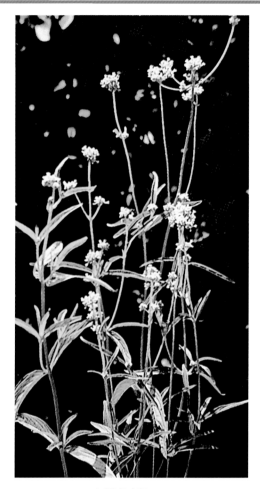

217. 红大戟

Hongdaji

KNOXIAE RADIX

本品为茜草科植物红大戟 *Knoxia valerianoides* Thorel et Pitard 的干燥块根。

【原植物】多年生草本，高 0.3~1 m。通常具 2~6 个纺锤形块根，红褐色或棕褐色。茎直立，上部稍呈蔓状，稍具棱。叶对生，无柄；叶片长椭圆形至条状披针形，全缘，有短毛，脉上更甚。花序顶生，密集成球形，直径 1~1.5 cm；花萼 4 齿裂；花冠管状漏斗形，淡紫红色或白色，喉部密被长毛，先端 4 裂；雄蕊 4，着生于花冠管中部；子房下位。果实小，卵形或椭圆形。

【药材性状】本品略呈纺锤形，偶有分枝，稍弯曲，长 3~10 cm，直径 0.6~1.2 cm。表面红褐色或红棕色，粗糙，有扭曲的纵皱纹。上端常有细小的茎痕。质坚实，断面皮部红褐色，木部棕黄色。气微，味甘、微辛。

【饮片性状】本品呈不规则长圆形或圆形厚片。外表皮红褐色或棕黄色，切面棕黄色。气微，味甘、微辛。

【性味与归经】苦，寒；有小毒。归肺、脾、肾经。

【功能与主治】泻水逐饮，消肿散结。用于水肿胀满，胸腹积水，痰饮积聚，气逆咳喘，二便不利，痈肿疮毒，瘰疬痰核。

【用法与用量】1.5~3 g，入丸散服，每次 1 g；内服醋制用。外用适量，生用。

▲▼红大戟

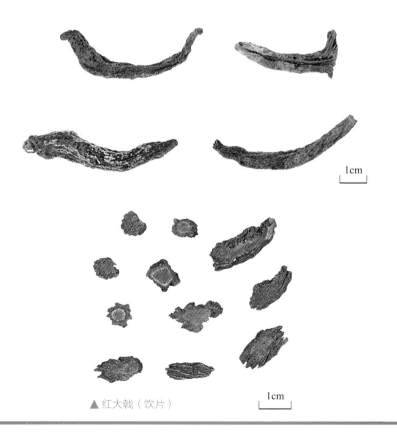

1cm

▲ 红大戟（饮片）

1cm

218. 红花

Honghua

CARTHAMI FLOS

本品为菊科植物红花 *Carthamus tinctorius* L. 的干燥花。

【原植物】一年生草本，高 40~100 cm。茎直立。叶互生，几无柄，叶片长椭圆形或卵状披针形，边缘具不规则锐锯齿，齿端有针状刺，两面无毛，上部叶成苞片状围绕着头状花序。头状花序顶生，直径 3~4 cm，常多个排成伞房状；总苞片多列，外侧 2~3 列边缘具尖刺，内侧数列卵形，最内列为条形，薄膜质。花两性，全为管状花，先端 5 深裂，初放时黄色，渐变为橘红色至深红色。瘦果类白色，具 4 棱。

【药材性状】本品为不带子房的管状花，长 1~2 cm。表面红黄色或红色。花冠筒细长，先端 5 裂，裂片呈狭条形，长 5~8 mm；雄蕊 5，花药聚合成筒状，黄白色；柱头长圆柱形，顶端微分叉。质柔软。气微香，味微苦。

【饮片性状】同药材。

【性味与归经】辛，温。归心、肝经。

【功能与主治】活血通经，散瘀止痛。用于经闭，痛经，恶露不行，癥瘕痞块，胸痹心痛，瘀滞腹痛，胸胁刺痛，跌扑损伤，疮疡肿痛。

【用法与用量】3~10 g。

【注意】孕妇慎用。

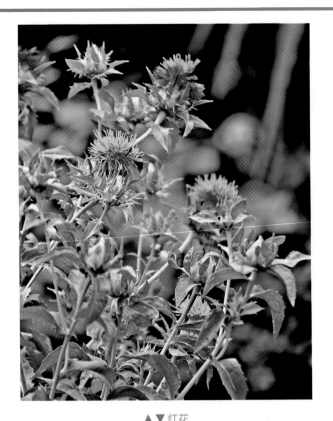

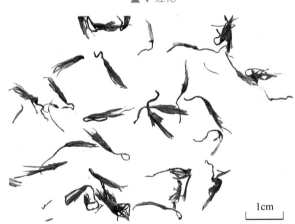

▲▼红花

1cm

219. 红花龙胆

Honghualongdan

GENTIANAE RHODANTHAE HERBA

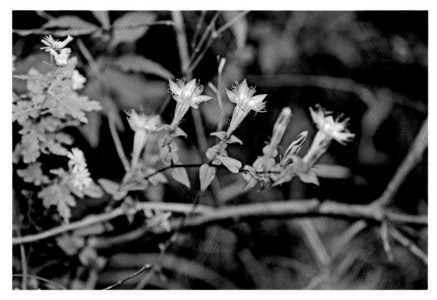

▲ 红花龙胆（黎跃成摄）

本品为龙胆科植物红花龙胆 *Gentiana rhodantha* Franch. 的干燥全草。

【原植物】多年生草本。具短缩根茎。根细条形，黄色。茎直立，单生或数个丛生，常带紫色，具细条棱，微粗糙，上部多分枝。基生叶呈莲座状，椭圆形、倒卵形或卵形；茎生叶宽卵形或卵状三角形。花单生茎顶，无花梗；花萼膜质，有时微带紫色；花冠淡红色，上部有紫色纵纹，筒状，上部稍开展，裂片卵形或卵状三角形，先端具细长流苏；雄蕊着生于冠筒下部，花药椭圆形；子房椭圆形。蒴果内藏或仅先端外露，淡褐色，长椭圆形，两端渐狭。

【药材性状】本品长 30~60 cm。根茎短，具数条细根；根直径 1~2 mm，表面浅棕色或黄白色。茎具棱，直径 1~2 mm，黄绿色或带紫色，质脆，断面中空。花单生于枝顶及上部叶腋，花萼筒状，5 裂；花冠喇叭状，长 2~3.5 cm，淡紫色或淡黄棕色，先端 5 裂，裂片间褶流苏状。蒴果狭长，2 瓣裂。种子扁卵形，长约 1 mm，具狭翅。气微清香，茎叶味微苦，根味极苦。

【性味与归经】苦，寒。归肝、胆经。

【功能与主治】清热除湿，解毒，止咳。用于湿热黄疸，小便不利，肺热咳嗽。

【用法与用量】9~15 g。

六画

220. 红芪

Hongqi

HEDYSARI RADIX

本品为豆科植物多序岩黄芪 *Hedysarum polybotrys* Hand.-Mazz. 的干燥根。

【原植物】直立草本，高可达 1.5 m。根长柱形，灰红棕色，具皮孔。茎多分枝，细瘦。单数羽状复叶互生，小叶 7~25 枚，先端近平截或微凹，有小刺尖。总状花序腋生，具花 20 余朵，花梗有长柔毛；花萼斜钟形；花冠蝶形，淡黄色，长约 1 cm。荚果有 3~5 个荚节，边缘有狭翅，扁平，表面有稀疏网纹及短柔毛，每节有椭圆形种子 1 颗。

【药材性状】本品呈圆柱形，少有分枝，上端略粗，长 10~50 cm，直径 0.6~2 cm。表面灰红棕色，有纵皱纹、横长皮孔样突起及少数支根痕，外皮易脱落，剥落处淡黄色。质硬而韧，不易折断，断面纤维性，并显粉性，皮部黄白色，木部淡黄棕色，射线放射状，形成层环浅棕色。气微，味微甜，嚼之有豆腥味。

【饮片性状】本品呈类圆形或椭圆形的厚片。外表皮红棕色或黄棕色。切面皮部黄白色，形成层环浅棕色，木质部淡黄棕色，呈放射状纹理。气微，味微甜，嚼之有豆腥味。

【性味与归经】甘，微温。归肺、脾经。

【功能与主治】补气升阳，固表止汗，利水消肿，生津养血，行滞通痹，托毒排脓，敛疮生肌。用于气虚乏力，食少便溏，中气下陷，久泻脱肛，便血崩漏，表虚自汗，气虚水肿，内热消渴，血虚萎黄，半身不遂，痹痛麻木，痈疽难溃，久溃不敛。

【用法与用量】9~30 g。

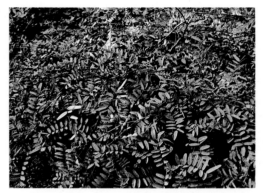
◀ 多序岩黄芪

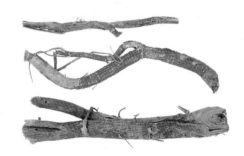
◀ 红芪

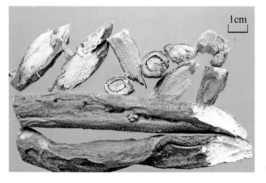
◀ 红芪（药材及饮片）

炙红芪

Zhihongqi

HEDYSARI RADIX PRAEPARATA CUM MELLE

本品为红芪的炮制加工品。

【饮片性状】本品呈圆形或椭圆形的厚片，直径 0.4~1.5 cm，厚 0.2~0.4 cm。外表皮红棕色，略有光泽，可见纵皱纹和残留少数支根痕。切面皮部浅黄色，形成层环浅棕色，木质部浅黄棕色至浅棕色，可见放射状纹理。具蜜香气，味甜，略带黏性，嚼之有豆腥味。

【性味与归经】甘，温。归肺、脾经。

【功能与主治】补中益气。用于气虚乏力，食少便溏。

【用法与用量】9~30 g。

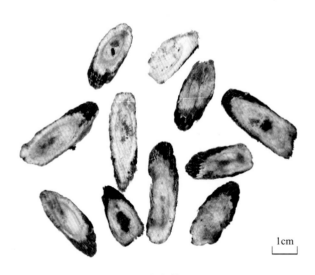
▲ 炙红芪

221. 红豆蔻

Hongdoukou

GALANGAE FRUCTUS

本品为姜科植物大高良姜 *Alpinia galanga* Willd. 的干燥成熟果实。

【原植物】多年生草本，高可达 2 m。茎直立。叶排成 2 列；叶鞘长而抱茎；叶片长 30~60 cm，两面无毛；叶舌短而圆，有毛。圆锥花序顶生，花序轴密生短柔毛，分枝较多；花绿白色，稍带淡红色条纹，有异味；小苞片、萼筒宿存；花冠管长约 6~10 mm，裂片长圆形，唇瓣倒卵状匙形，白色而具红条纹，深 2 裂。果矩圆形，熟时橙红色。种子多数，黑色。

【药材性状】本品呈长球形，中部略细，长 0.7~1.2 cm，直径 0.5~0.7 cm。表面红棕色或暗红色，略皱缩，顶端有黄白色管状宿萼，基部有果梗痕。果皮薄，易破碎。种子 6，扁圆形或三角状多面形，黑棕色或红棕色，外被黄白色膜质假种皮，胚乳灰白色。气香，味辛辣。

【饮片性状】同药材。

【性味与归经】辛，温。归脾、肺经。

【功能与主治】散寒燥湿，醒脾消食。用于脘腹冷痛，食积胀满，呕吐泄泻，饮酒过多。

【用法与用量】3~6 g。

六画

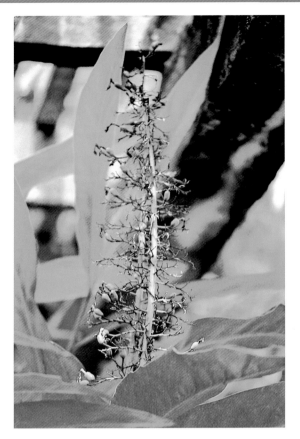

▲ 大高良姜

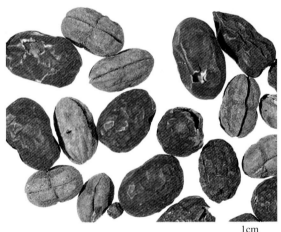

▲ 红豆蔻

1cm

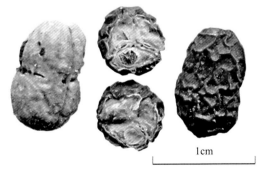

1cm

▲ 红豆蔻（左：种子团，中：果实横断面，右：果实）

222. 红参

Hongshen

GINSENG RADIX ET RHIZOMA RUBRA

本品为五加科植物人参 *Panax ginseng* C. A. Mey. 的栽培品经蒸制后的干燥根和根茎。

【原植物】见"人参"。

【药材性状】主根呈纺锤形、圆柱形或扁方柱形，长 3~10 cm，直径 1~2 cm。表面半透明，红棕色，偶有不透明的暗黄褐色斑块，具纵沟、皱纹及细根痕；上部有时具断续的不明显环纹；下部有 2~3 条扭曲交叉的支根，并带弯曲的须根或仅具须根残迹。根茎（芦头）长 1~2 cm，上有数个凹窝状茎痕（芦碗），有的带有 1~2 条完整或折断的不定根（芋）。质硬而脆，断面平坦，角质样。气微香而特异，味甘、微苦。

【饮片性状】红参片：本品呈类圆形或椭圆形薄片。外表皮红棕色，半透明。切面平坦，角质样。质硬而脆。气微香而特异，味甘、微苦。

【性味与归经】甘、微苦，温。归脾、肺、心、肾经。

【功能与主治】大补元气，复脉固脱，益气摄血。用于体虚欲脱，肢冷脉微，气不摄血，崩漏下血。

【用法与用量】3~9 g，另煎兑服。

【注意】不宜与藜芦、五灵脂同用。

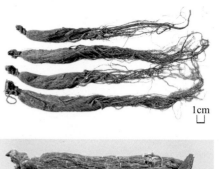

1cm

◀ 红参（全须）

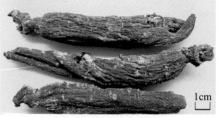

1cm

◀ 红参

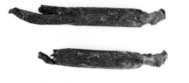

1cm

◀ 红参（压制）

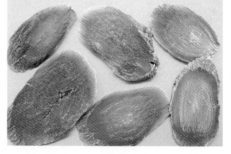

1cm

◀ 红参片

223. 红粉

Hongfen

HYDRARGYRI OXYDUM RUBRUM

本品为红氧化汞（HgO）。

【药材性状】本品为橙红色片状或粉状结晶，片状的一面光滑略具光泽，另一面较粗糙。粉末橙色。质硬，性脆，遇光颜色逐渐变深。气微。

【性味与归经】辛，热；有大毒。归肺、脾经。

【功能与主治】拔毒，除脓，去腐，生肌。用于痈疽疔疮，梅毒下疳，一切恶疮，肉暗紫黑，腐肉不去，窦道瘘管，脓水淋漓，久不收口。

【用法与用量】外用适量，研极细粉单用或与其他药味配成散剂或制成药捻。

【注意】本品有毒，只可外用，不可内服；外用亦不宜久用；孕妇禁用。

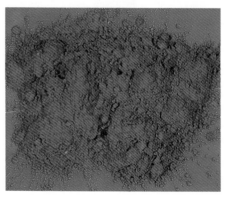

1cm

◀ 红粉

六画

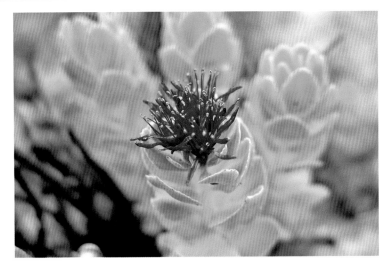

▲ 大花红景天（张浩摄）

224. 红景天

Hongjingtian

RHODIOLAE CRENULATAE RADIX ET RHIZOMA

本品为景天科植物大花红景天 *Rhodiola crenulata* (Hook. f. et Thoms.) H. Ohba 的干燥根和根茎。

【原植物】多年生草本。地上的根茎短，残存花枝茎少数。花茎多，直立或扇状排列。叶有短的假柄，椭圆状长圆形至几为圆形。花序伞房状，有苞片；花大形，有长梗，雌雄异株；雄花萼片5；花瓣5，红色；雄蕊10，与花瓣同长；鳞片5，近正方形至长方形；心皮5，披针形；雌花蓇葖5，直立。种子倒卵形，两端有翅。

【药材性状】本品根茎呈圆柱形，粗短，略弯曲，少数有分枝，长5~20 cm，直径2.9~4.5 cm。表面棕色或褐色，粗糙有褶皱，剥开外表皮有一层膜质黄色表皮且具粉红色花纹；宿存部分老花茎，花茎基部被三角形或卵形膜质鳞片；节间不规则，断面粉红色至紫红色，有一环纹，质轻，疏松。主根呈圆柱形，粗短，长约20 cm，上部直径约1.5 cm，侧根长10~30 cm；断面橙红色或紫红色，有时具裂隙。气芳香，味微苦涩、后甜。

【饮片性状】本品呈圆形、类圆形或不规则的片状。外表皮棕色、红棕色或褐色，有的剥开外表皮有一层膜质黄色表皮，具粉红色花纹。切面粉红色至紫红色，有时具裂隙。质轻，疏松。气芳香，味微苦涩、后甜。

【性味与归经】甘，苦，平。归肺、心经。

【功能与主治】益气活血，通脉平喘。用于气虚血瘀，胸痹心痛，中风偏瘫，倦怠气喘。

【用法与用量】3~6 g。

1cm

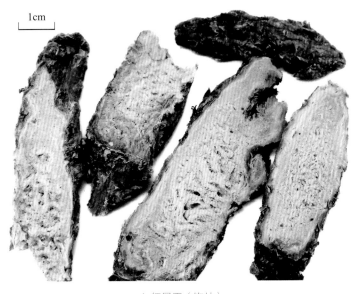

▲ 红景天（饮片）

225. 麦冬

Maidong

OPHIOPOGONIS RADIX

本品为百合科植物麦冬 *Ophiopogon japonicus* (L.f) Ker-Gawl. 的干燥块根。

【原植物】多年生常绿草本。根茎横走，节上具膜质鳞片；须根细长，先端或中部常膨大成纺锤形的肉质块根。叶基生成丛，长条形，长 15~30 cm，宽 2~4 mm，两面光滑无毛，暗绿色。花葶从叶丛中生出，短于叶，长 7~12 cm；总状花序顶生，长 2~4 cm，具 8~10 朵花，常 1~3 朵聚生；花被片 6，淡紫色或白色，长约 5 mm，稍下垂；雄蕊 6；子房半下位，花柱长约 4 mm。果实球形，熟时蓝黑色。

【药材性状】本品呈纺锤形，两端略尖，长 1.5~3 cm，直径 0.3~0.6 cm。表面淡黄色或灰黄色，有细纵纹。质柔韧，断面黄白色，半透明，中柱细小。气微香，味甘、微苦。

【饮片性状】本品形如麦冬，或为轧扁的纺锤形块片。表面淡黄色或灰黄色，有细纵纹。质柔韧，断面黄白色，半透明，中柱细小。气微香，味甘、微苦。

【性味与归经】甘、微苦，微寒。归心、肺、胃经。

【功能与主治】养阴生津，润肺清心。用于肺燥干咳，阴虚痨嗽，喉痹咽痛，津伤口渴，内热消渴，心烦失眠，肠燥便秘。

【用法与用量】6~12 g。

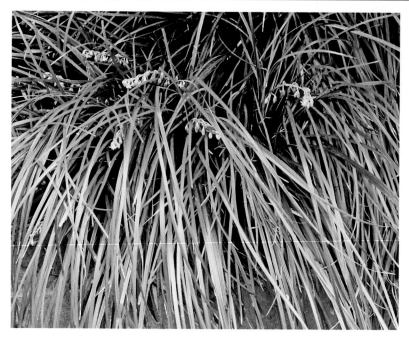

▲▼麦冬

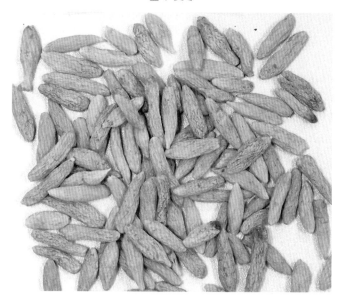

1cm

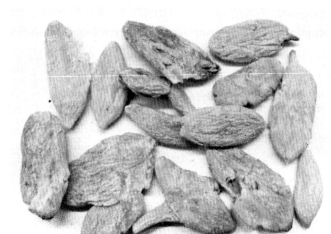

1cm

▲ 麦冬（饮片）

226. 麦芽

Maiya

HORDEI FRUCTUS GERMINATUS

本品为禾本科植物大麦 *Hordeum vulgare* L. 的成熟果实经发芽干燥的炮制加工品。

【原植物】一年生或二年生草本，高 60~100 cm。秆直立，光滑。叶鞘先端两侧具弯曲钩状的叶耳；叶舌小，长 1~2 mm，膜质；叶片带状，上面粗糙，下面较平滑。穗状花序长 4~10 cm，每节生 3 枚结实小穗；颖线形，无脉，长 8~14 mm，顶端延伸成 8~14 mm 的芒；内稃与外稃等长。颖果腹面具纵沟，成熟后与稃体黏着不易脱粒。

【药材性状】本品呈梭形，长 8~12 mm，直径 3~4 mm。表面淡黄色，背面为外稃包围，具 5 脉；腹面为内稃包围。除去内外稃后，腹面有 1 条纵沟；基部胚根处生出幼芽和须根，幼芽长披针状条形，长约 5 mm。须根数条，纤细而弯曲。质硬，断面白色，粉性。气微，味微甘。

【饮片性状】

麦芽：同药材。

炒麦芽：本品形如麦芽，表面棕黄色，偶有焦斑。有香气，味微苦。

焦麦芽：本品形如麦芽，表面焦褐色，有焦斑。有焦香气，味微苦。

【性味与归经】甘，平。归脾、胃经。

【功能与主治】行气消食，健脾开胃，回乳消胀。用于食积不消，脘腹胀痛，脾虚食少，乳汁郁积，乳房胀痛，妇女断乳，肝郁胁痛，肝胃气痛。生麦芽健脾和胃，疏肝行气。用于脾虚食少，乳汁郁积。炒麦芽行气消食回乳。用于食积不消，妇女断乳。焦麦芽消食化滞。用于食积不消，脘腹胀痛。

【用法与用量】10~15 g；回乳炒用 60 g。

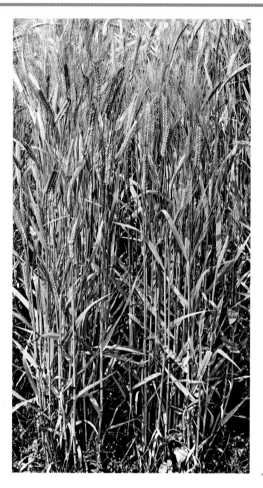

◄ 大麦

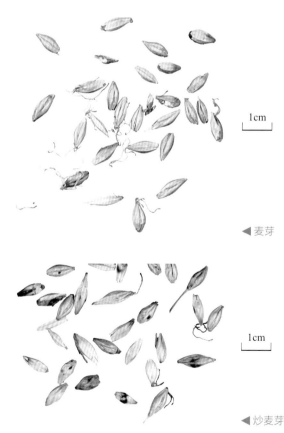

1cm

◄ 麦芽

1cm

◄ 炒麦芽

227. 远志

Yuanzhi

POLYGALAE RADIX

本品为远志科植物远志 *Polygala tenuifolia* Willd. 或卵叶远志 *Polygala sibirica* L. 的干燥根。

【原植物】
远志：多年生草本，高 25~40 cm。主根圆柱形，弯曲。茎直立或斜生，丛生状，上部多分枝，绿色。叶互生，线形或条形，长 1~4 cm，宽 0.1~0.3 cm。总状花序顶生；萼 5 片，其中 2 片呈花瓣状；花瓣 3，淡紫色，侧瓣歪倒卵形，中央花瓣较大，龙骨状，顶端生丝状附属物；雄蕊 8，花丝基部愈合成鞘状。蒴果卵形而扁，先端微凹，平滑无毛，基部有宿存的花萼。

卵叶远志：多年生草本，高 8~20 cm。叶椭圆形至矩圆状披针形，长 0.8~2 cm，宽 3~6 mm，具短柄。总状花序顶生或腋生，花蓝紫色。蒴果具狭翅，疏生短睫毛。

【药材性状】本品呈圆柱形，略弯曲，长 2~30 cm，直径 0.2~1 cm。表面灰黄色至灰棕色，有较密并深陷的横皱纹、纵皱纹及裂纹，老根的横皱纹较密更深陷，略呈结节状。质硬而脆，易折断，断面皮部棕黄色，木部黄白色，皮部易与木部剥离，抽取木心者中空。气微，味苦、微辛，嚼之有刺喉感。

【饮片性状】
远志：本品呈圆筒形的段。外表皮灰黄色至灰棕色，有横皱纹。切面棕黄色。气微，味苦、微辛，嚼之有刺喉感。

制远志：本品形如远志段，表面黄棕色。味微甜。

【性味与归经】苦、辛，温。归心、肾、肺经。

【功能与主治】安神益智，交通心肾，祛痰，消肿。用于心肾不交引起的失眠多梦、健忘惊悸、神志恍惚，咳痰不爽，疮疡肿毒，乳房肿痛。

【用法与用量】3~10 g。

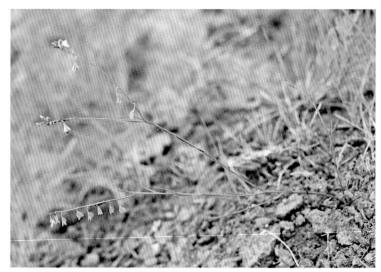
▲远志

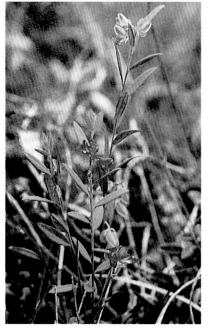
▲卵叶远志

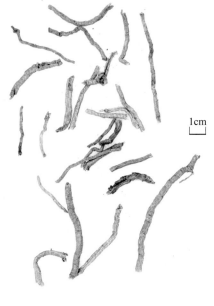
▲远志

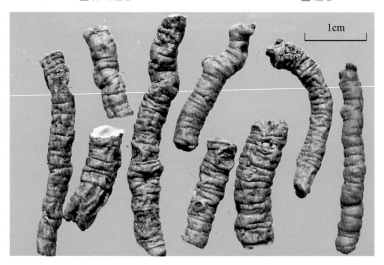
▲制远志

七画

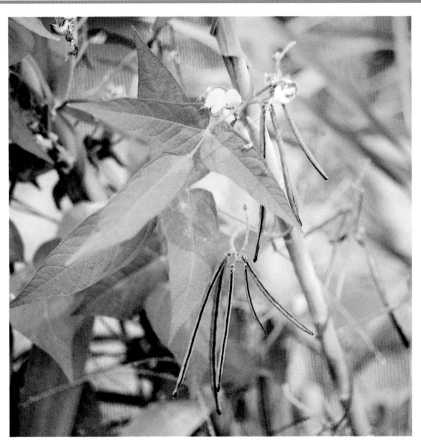

228. 赤小豆

Chixiaodou

VIGNAE SEMEN

本品为豆科植物赤小豆 *Vigna umbellata* Ohwi et Ohashi 或赤豆 *Vigna angularis* Ohwi et Ohashi 的干燥成熟种子。

【原药材】

赤小豆：一年生半攀援草本，茎密被倒生毛。托叶披针形；三出复叶，小叶披针形或长圆状披针形。总状花序顶生或腋生，具花 2~4 朵；花冠蝶形，黄色；二体雄蕊；子房密被短硬毛。荚果圆柱形，细瘦，内含 6~10 粒种子。种子暗红色，长矩圆形，长 6~8 mm，直径约 4 mm，种脐凹陷。

赤豆：一年生直立草本，有时攀援状。三出复叶的顶生小叶片宽卵形，侧生小叶片偏斜。种子矩圆形，长 5~6 mm，径 4~6 mm，赤红色。

【药材性状】

赤小豆：呈长圆形而稍扁，长 5~8 mm，直径 3~5 mm。表面紫红色，无光泽或微有光泽；一侧有线形突起的种脐，偏向一端，白色，约为全长 2/3，中间凹陷成纵沟；另侧有 1 条不明显的棱脊。质硬，不易破碎。子叶 2，乳白色。气微，味微甘。

赤豆：呈短圆柱形，两端较平截或钝圆，直径 4~6 mm。表面暗棕红色，有光泽，种脐不突起。

【饮片性状】同药材。

【性味与归经】甘、酸，平。归心、小肠经。

【功能与主治】利水消肿，解毒排脓。用于水肿胀满，脚气浮肿，黄疸尿赤，风湿热痹，痈肿疮毒，肠痈腹痛。

【用法与用量】9~30 g。外用适量，研末调敷。

▲▼ 赤小豆

1cm

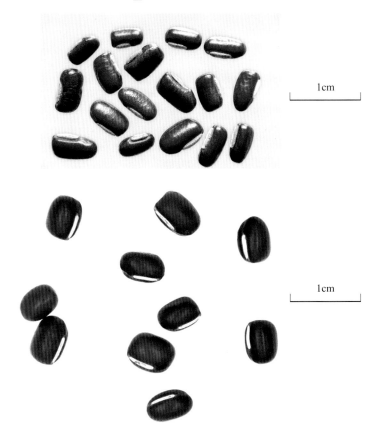

1cm

▲ 赤豆

229. 赤石脂

Chishizhi

HALLOYSITUM RUBRUM

本品为硅酸盐类矿物多水高岭石族多水高岭石，主含四水硅酸铝 $[Al_4(Si_4O_{10})(OH)_8 \cdot 4H_2O]$。

【药材性状】本品为块状集合体，呈不规则的块状。粉红色、红色至紫红色，或有红白相间的花纹。质软，易碎，断面有的具蜡样光泽。吸水性强。具黏土气，味淡，嚼之无沙粒感。

【性味与归经】甘、酸、涩，温。归大肠、胃经。

【功能与主治】涩肠，止血，生肌敛疮。用于久泻久痢，大便出血，崩漏带下；外治疮疡久溃不敛，湿疮脓水浸淫。

【用法与用量】9~12 g，先煎。外用适量，研末敷患处。

【注意】不宜与肉桂同用。

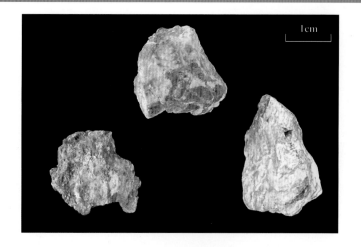

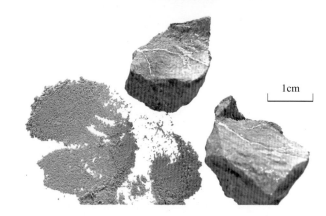

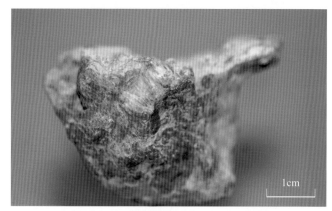

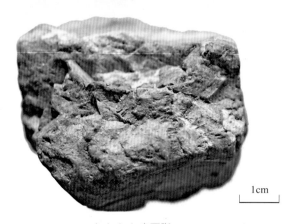

▲▲▲▲ 赤石脂

230. 赤芍

Chishao

PAEONIAE RADIX RUBRA

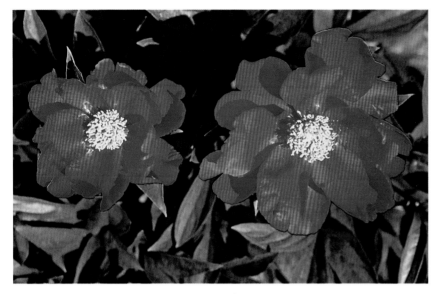
▲ 川赤芍

本品为毛茛科植物芍药 *Paeonia lactiflora* Pall. 或川赤芍 *Paeonia veitchii* Lynch 的干燥根。

【原植物】
芍药：见"白芍"。
川赤芍：多年生草本。根圆柱形，直径 1.5~2 cm。茎高 30~80 cm，少有 1 m 以上，无毛。小叶为二回羽状分裂，小裂片条状披针形或披针形，宽 0.8~1.5 cm，上面叶脉疏生短毛；花 2~4 朵生茎顶或其下叶腋，心皮有黄色绒毛。

【药材性状】本品呈圆柱形，稍弯曲，长 5~40 cm，直径 0.5~3 cm。表面棕褐色，粗糙，有纵沟和皱纹，并有须根痕和横长的皮孔样突起，有的外皮易脱落。质硬而脆，易折断，断面粉白色或粉红色，皮部窄，木部放射状纹理明显，有的有裂隙。气微香，味微苦、酸涩。

【饮片性状】本品为类圆形切片，外表皮棕褐色，切面粉白色或粉红色，皮部窄，木部放射状纹理明显，有的有裂隙。

【性味与归经】苦，微寒。归肝经。

【功能与主治】清热凉血，散瘀止痛。用于热入营血，温毒发斑，吐血衄血，目赤肿痛，肝郁胁痛，经闭痛经，癥瘕腹痛，跌扑损伤，痈肿疮疡。

【用法与用量】6~12 g。

【注意】不宜与藜芦同用。

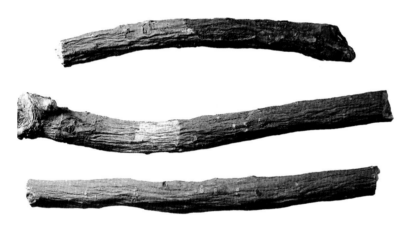
▲ 赤芍

1cm

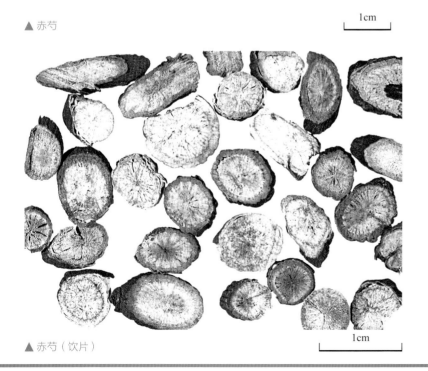
▲ 赤芍（饮片）

1cm

231. 芫花

Yuanhua

GENKWA FLOS

本品为瑞香科植物芫花 *Daphne genkwa* Sieb. et Zucc. 的干燥花蕾。

【原植物】落叶灌木，高 40~120 cm。根多分枝，外皮红棕色，内皮白色。茎直立，多分枝，不易折断，外皮带紫褐色。单叶对生，有时互生，叶片长椭圆形，长 2.5~5 cm，宽 0.5~2 cm，幼时两面密被短柔毛，老时渐脱落，仅下面脉上有柔毛。花先叶开放，淡紫红色，3~6 朵成簇腋生；花被筒状，长约 1.5 cm，外被绢状毛，裂片 4；雄蕊 8，2 轮，分别着生于花被筒中部及上部；花盘杯状；子房密被淡黄色柔毛。核果长圆形，熟时白色。

【药材性状】本品常 3~7 朵簇生于短花轴上，基部有苞片 1~2 片，多脱落为单朵。单朵呈棒槌状，多弯曲，长 1~1.7 cm，直径约 1.5 mm；花被筒表面淡紫色或灰绿色，密被短柔毛，先端 4 裂，裂片淡紫色或黄棕色。质软。气微，味甘、微辛。

【饮片性状】

芫花：同药材。

醋芫花：本品形如芫花，表面微黄色。微有醋香气。

【性味与归经】苦、辛，温；有毒。归肺、脾、肾经。

【功能与主治】泻水逐饮；外用杀虫疗疮。用于水肿胀满，胸腹积水，痰饮积聚，气逆咳喘，二便不利；外治疥癣秃疮，痈肿，冻疮。

【用法与用量】1.5~3 g。醋芫花研末吞服，一次 0.6~0.9 g，一日 1 次。外用适量。

【注意】孕妇禁用；不宜与甘草同用。

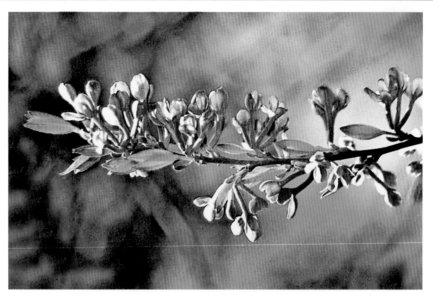

▲▼ 芫花

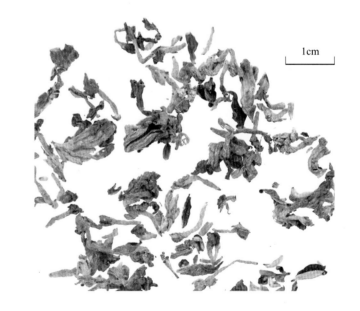

1cm

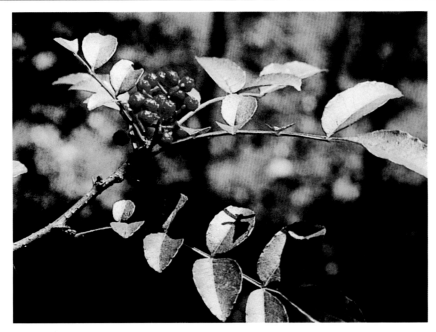

232. 花椒

Huajiao

ZANTHOXYLI PERICARPIUM

本品为芸香科植物青椒 *Zanthoxylum schinifolium* Sieb. et Zucc. 或花椒 *Zanthoxylum bungeanum* Maxim. 的干燥成熟果皮。

【原植物】

青椒：灌木，高 1~3 m。树皮暗灰色，枝暗紫色，疏生平直而尖锐的皮刺。单数羽状复叶，互生；小叶 7~19，边缘有细锯齿，齿缝有腺点。伞房状圆锥花序顶生；花单性，萼片及花瓣均 5 片，花瓣淡黄白色，雄花退化，雌蕊甚短，雌花有心皮 3 个，很少 4 或 5 个。蓇葖有短喙；种子蓝黑色，有光泽。

花椒：高 2~5 m，小叶 5~13 片，近无柄；叶轴基部两侧常有一对扁平皮刺；小叶片卵形或卵状矩圆形，下面中脉基部两侧有一簇锈褐色长柔毛，果实熟时红色或暗红色。

【药材性状】

青椒：多为 2~3 个上部离生的小蓇葖果，集生于小果梗上，蓇葖果球形，沿腹缝线开裂，直径 3~4 mm。外表面灰绿色或暗绿色，散有多数油点和细密的网状隆起皱纹；内表面类白色，光滑。内果皮常由基部与外果皮分离。残存种子呈卵形，长 3~4 mm，直径 2~3 mm，表面黑色，有光泽。气香，味微甜而辛。

花椒：蓇葖果多单生，直径 4~5 mm。外表面紫红色或棕红色，散有多数疣状突起的油点，直径 0.5~1 mm，对光观察半透明；内表面淡黄色。香气浓，味麻辣而持久。

【饮片性状】

花椒：同药材。

炒花椒：本品形如药材，可见或偶见焦斑。

【性味与归经】辛，温。归脾、胃、肾经。

【功能与主治】温中止痛，杀虫止痒。用于脘腹冷痛，呕吐泄泻，虫积腹痛；外治湿疹，阴痒。

【用法与用量】3~6 g。外用适量，煎汤熏洗。

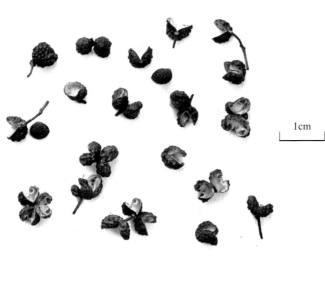

▲▼ 花椒

1cm

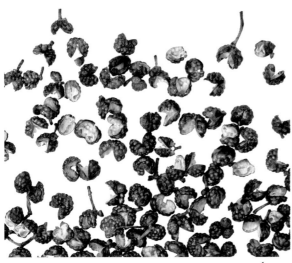

▲ 炒花椒

1cm

233. 花蕊石

Huaruishi

OPHICALCITUM

本品为变质岩类岩石蛇纹大理岩。主含碳酸钙（$CaCO_3$）。

【原矿物】为常见的一种大理石，由方解石颗粒组成，并含有蛇纹石。为大小不等的结块，色白，灰褐或淡红。断面白色或灰色，并有黄、绿、棕斑点。

【药材性状】本品为粒状和致密块状的集合体，呈不规则的块状，具棱角，而不锋利。白色或浅灰白色，其中夹有点状或条状的蛇纹石，呈浅绿色或淡黄色，习称"彩晕"，对光观察有闪星状光泽。体重，质硬，不易破碎。气微，味淡。

【性味与归经】酸、涩，平。归肝经。

【功能与主治】化瘀止血。用于咯血，吐血，外伤出血，跌扑伤痛。

【用法与用量】4.5~9 g，多研末服。外用适量。

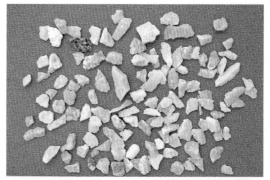

▲ 花蕊石（小粒）

1cm

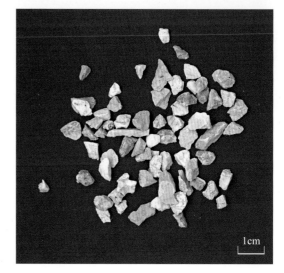

1cm

▲ 煅花蕊石

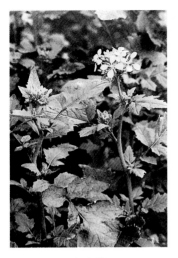

▲ 白芥

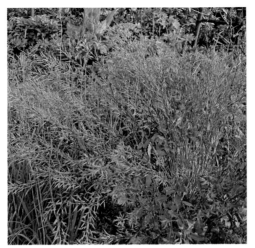

▲ 芥

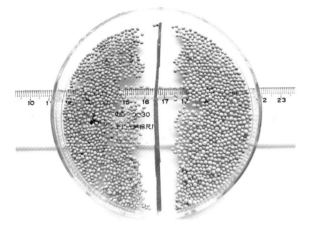

▲ 芥子（左：黄芥子，右：白芥子）

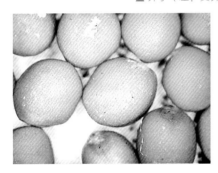

▲ 白芥子（放大）

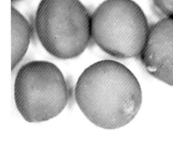

▲ 黄芥子（放大）

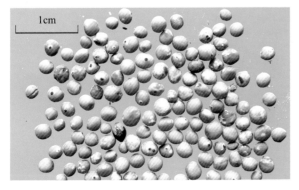

▲ 炒芥子

234. 芥子

Jiezi

SINAPIS SEMEN

本品为十字花科植物白芥 *Sinapis alba* L. 或 芥 *Brassica juncea* (L.) Czern. et Coss. 的干燥成熟种子。前者习称"白芥子"，后者习称"黄芥子"。

【原植物】

白芥：一年生或二年生草本，高达1 m。全体被稀疏粗毛。叶互生，茎基部叶具长柄，叶片宽大，倒卵形，琴状深裂或近全裂；茎上部叶具短柄，叶片较小。总状花序顶生，花黄色，四强雄蕊。长角果广条形，长2~3 cm，密被粗白毛，先端有喙。种子圆形，淡黄白色，直径1.5~2 mm。

芥：茎顶部叶常全缘。花淡黄色。长角果光滑无毛，先端无长喙。种子较小，色较黄。

【药材性状】

白芥子：呈球形，直径1.5~2.5 mm。表面灰白色至淡黄色，具细微的网纹，有明显的点状种脐。种皮薄而脆，破开后内有白色折叠的子叶，有油性。气微，味辛辣。

黄芥子：较小，直径1~2 mm。表面黄色至棕黄色，少数呈暗红棕色。研碎后加水浸湿，则产生辛烈的特异臭气。

【饮片性状】

芥子：同药材。

炒芥子：本品形如芥子，表面淡黄色至深黄色（炒白芥子）或深黄色至棕褐色（炒黄芥子），偶有焦斑。有香辣气。

【性味与归经】辛，温。归肺经。

【功能与主治】温肺豁痰利气，散结通络止痛。用于寒痰咳嗽，胸胁胀痛，痰滞经络，关节麻木、疼痛，痰湿流注，阴疽肿毒。

【用法与用量】3~9 g。外用适量。

七画

235. 苍术

Cangzhu

ATRACTYLODIS RHIZOMA

本品为菊科植物茅苍术 *Atractylodes lancea* (Thunb.) DC. 或北苍术 *Atractylodes chinensis* (DC.) Koidz. 的干燥根茎。

【原植物】

茅苍术：多年生草本，高 30~70 cm。根茎粗，结节状，棕褐色，有香气。茎直立，有纵棱。叶互生，有柄或无柄，常在花期前凋落，中部叶椭圆状披针形，完整或 3~7 羽状浅裂，边缘有刺状锯齿。头状花序顶生，两性花与单性花多异株，花全为管状，白色或稍带紫色，两性花具羽状长冠毛。瘦果长圆形，被棕黄色柔毛。

北苍术：叶通常无柄，叶片一般为羽状 5 深裂，上部叶 3~5 羽状浅裂或不裂。

【药材性状】

茅苍术：呈不规则连珠状或结节状圆柱形，略弯曲，偶有分枝，长 3~10 cm，直径 1~2 cm。表面灰棕色，有皱纹、横曲纹及残留须根，顶端具茎痕或残留茎基。质坚实，断面黄白色或灰白色，散有多数橙黄色或棕红色油室，暴露稍久，可析出白色细针状结晶。气香特异，味微甘、辛、苦。

北苍术：呈疙瘩块状或结节状圆柱形，长 4~9 cm，直径 1~4 cm。表面黑棕色，除去外皮者黄棕色。质较疏松，断面散有黄棕色油室。香气较淡，味辛、苦。

【饮片性状】

苍术：本品呈不规则类圆形或条形厚片。外表皮灰棕色至黄棕色，有皱纹，有时可见根痕。切面黄白色或灰白色，散有多数橙黄色或棕红色油室，有的可析出白色细针状结晶。气香特异，味微甘、辛、苦。

麸炒苍术：本品形如苍术片，表面深黄色，散有多数棕褐色油室。有焦香气。

【性味与归经】辛、苦，温。归脾、胃、肝经。

【功能与主治】燥湿健脾，祛风散寒，明目。用于湿阻中焦，脘腹胀满，泄泻，水肿，脚气痿躄，风湿痹痛，风寒感冒，夜盲，眼目昏涩。

【用法与用量】3~9 g。

七画

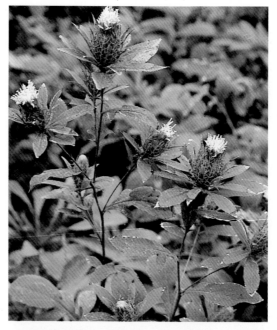

◀ 茅苍术

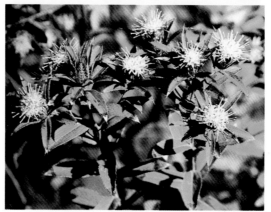

◀ 北苍术

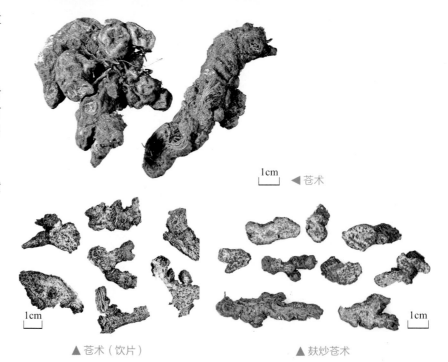

1cm ◀ 苍术

1cm

1cm

▲ 苍术（饮片）

▲ 麸炒苍术

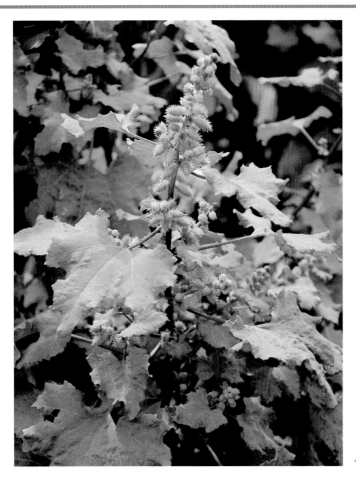

◀ 苍耳

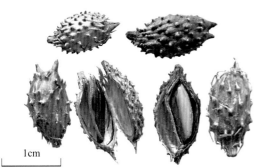

1cm

◀ 苍耳子

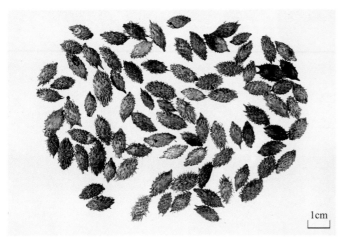

1cm

▲ 炒苍耳子

236. 苍耳子

Cang'erzi

XANTHII FRUCTUS

本品为菊科植物苍耳 *Xanthium sibiricum* Patr. 的干燥成熟带总苞的果实。

【原植物】一年生草本。全株被白色短毛。叶互生，叶片宽三角形，两面被短毛。头状花序几无梗，腋生，顶生或聚生，花单性同株；雄花序球状；雌花序在下部，内层总苞片结合成囊状；成熟而具瘦果的总苞体坚硬，灰褐色，表面疏生钩状的总苞刺。瘦果 2，倒卵形。

【药材性状】本品呈纺锤形或卵圆形，长 1~1.5 cm，直径 0.4~0.7 cm。表面黄棕色或黄绿色，全体有钩刺，顶端有 2 枚较粗的刺，分离或相连，基部有果梗痕。质硬而韧，横切面中央有纵隔膜，2 室，各有 1 枚瘦果。瘦果略呈纺锤形，一面较平坦，顶端具 1 突起的花柱基，果皮薄，灰黑色，具纵纹。种皮膜质，浅灰色，子叶 2，有油性。气微，味微苦。

【饮片性状】

苍耳子：同药材。

炒苍耳子：本品形如苍耳子，表面黄褐色，有刺痕。微有香气。

【性味与归经】辛、苦，温；有毒。归肺经。

【功能与主治】散风寒，通鼻窍，祛风湿。用于风寒头痛，鼻塞流涕，鼻衄，鼻渊，风疹瘙痒，湿痹拘挛。

【用法与用量】3~10 g。

七画

237. 芡实

Qianshi

EURYALES SEMEN

本品为睡莲科植物芡 *Euryale ferox* Salisb. 的干燥成熟种仁。

【原植物】一年生水生草本，全株具尖刺。叶浮于水面，革质，圆形或稍呈心形，直径 65~130 cm，多皱褶，下面紫色。花单生于花葶顶端，部分露出水面；萼片 4，宿存，内面紫色，外面绿色，密生钩状刺；雄蕊多数，子房下位，8 室。浆果球形，海绵质，有刺。种子球形。

【药材性状】本品呈类球形，多为破粒，完整者直径 5~8 mm。表面有棕红色或红褐色内种皮，一端黄白色，约占全体 1/3，有凹点状的种脐痕，除去内种皮显白色。质较硬，断面白色，粉性。气微，味淡。

【饮片性状】

芡实：同药材。

麸炒芡实：本品形如芡实，表面黄色或微黄色。味淡、微酸。

【性味与归经】甘、涩，平。归脾、肾经。

【功能与主治】益肾固精，补脾止泻，除湿止带。用于遗精滑精，遗尿尿频，脾虚久泻，白浊，带下。

【用法与用量】9~15 g。

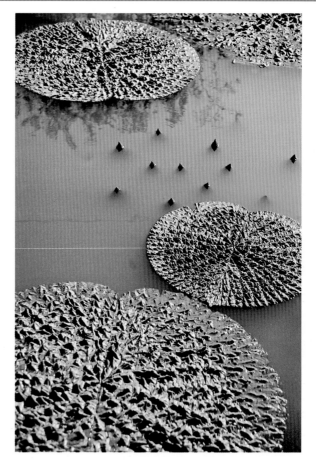

▲芡

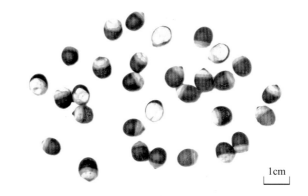

▲芡实

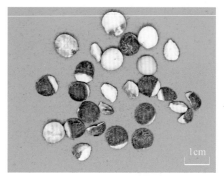

▲麸炒芡实

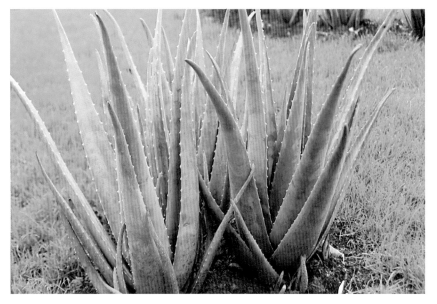

▲ 库拉索芦荟

238. 芦荟

Luhui

ALOE

本品为百合科植物库拉索芦荟 *Aloe barbadensis* Miller、好望角芦荟 *Aloe ferox* Miller 或其他同属近缘植物叶的汁液浓缩干燥物。

【原植物】

库拉索芦荟：多年生肉质草本。茎高0.3~0.6 m，其上密生莲座式排列的肉质叶，叶肥厚半圆状，叶缘具尖齿状刺，幼时被白粉。穗状花序顶生，长可达1 m；花管状，鲜黄色。蒴果。

好望角芦荟：茎直立，高 3~6 m。叶30~50 片，生于茎的顶端，紧密排列呈莲座式；叶片披针形，具刺，深绿色至蓝绿色，被白粉。圆锥状花长 60 cm；花被呈管状；上端分离微反卷，淡红色至黄绿色。蒴果。

【药材性状】

库拉索芦荟：呈不规则块状，常破裂为多角形，大小不一。表面呈暗红褐色或深褐色，无光泽。体轻，质硬，不易破碎，断面粗糙或显麻纹。富吸湿性。有特殊臭气，味极苦。

好望角芦荟：表面呈暗褐色，略显绿色，有光泽。体轻，质松，易碎，断面玻璃样而有层纹。

【性味与归经】苦，寒。归肝、胃、大肠经。

【功能与主治】泻下通便，清肝泻火，杀虫疗疳。用于热结便秘，惊痫抽搐，小儿疳积；外治癣疮。

【用法与用量】2~5 g，宜入丸散。外用适量，研末敷患处。

【注意】孕妇慎用。

七画

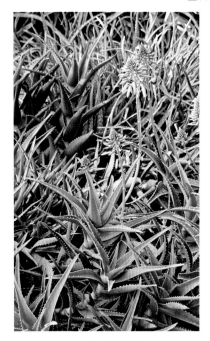

▲ 好望角芦荟

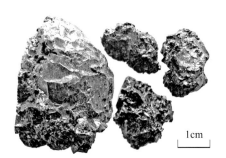

1cm

▲ 芦荟（好望角芦荟）

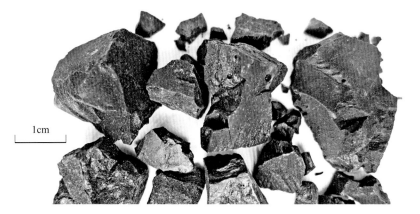

1cm

▲ 芦荟（库拉索芦荟）

239. 芦根

Lugen

PHRAGMITIS RHIZOMA

本品为禾本科植物芦苇 *Phragmites communis* Trin. 的新鲜或干燥根茎。

【原植物】多年生高大湿生草本。地下根茎横走，黄白色，节上生多数须根。地上茎直立，高 2~4 m。叶片狭披针形至条形；叶鞘包围着秆，叶舌有毛。圆锥花序由多数穗状花序组成，顶生，棕紫色；小穗有 3~7 花。颖果椭圆形，与内稃和外稃分离。

【药材性状】
鲜芦根：呈长圆柱形，有的略扁，长短不一，直径 1~2 cm。表面黄白色，有光泽，外皮疏松可剥离，节呈环状，有残根和芽痕。体轻，质韧，不易折断。切断面黄白色，中空，壁厚 1~2 mm，有小孔排列成环。气微，味甘。

芦根：呈扁圆柱形。节处较硬，节间有纵皱纹。

【饮片性状】
鲜芦根：本品呈圆柱形段。表面黄白色，有光泽，节呈环状。切面黄白色，中空，有小孔排列成环。气微，味甘。

芦根：本品呈扁圆柱形段。表面黄白色，节间有纵皱纹。切面中空，有小孔排列成环。

【性味与归经】甘，寒。归肺、胃经。

【功能与主治】清热泻火，生津止渴，除烦，止呕，利尿。用于热病烦渴，肺热咳嗽，肺痈吐脓，胃热呕哕，热淋涩痛。

【用法与用量】15~30 g；鲜品用量加倍，或捣汁用。

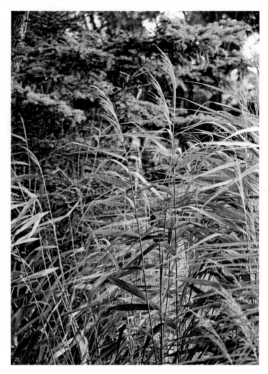

▲ 芦苇

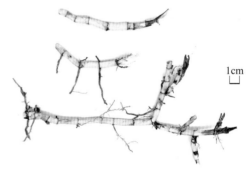

1cm

▲ 鲜芦根

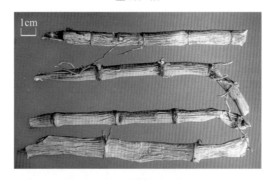

1cm

▲ 芦根

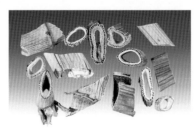

1cm

◀ 芦根（饮片）

240. 苏木

Sumu

SAPPAN LIGNUM

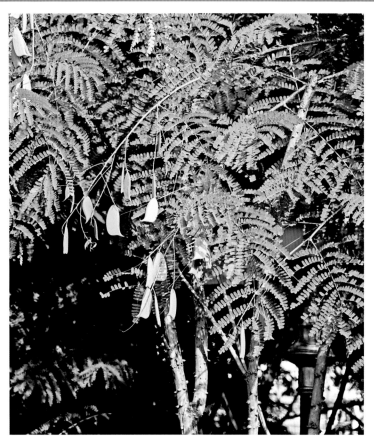

▲▼苏木

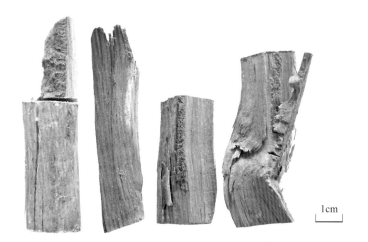

本品为豆科植物苏木 *Caesalpinia sappan* L. 的干燥心材。

【原植物】乔木或大灌木，高可达6 cm。树干及枝条有疏刺。二回偶数羽状复叶对生或互生，小叶 7~13 对，矩圆形，偏斜，先端圆而微缺，基部近截形，有腺点。圆锥花序顶生或腋生；萼 5 裂；花瓣 5，黄色；雄蕊 10，花丝下部密被绵毛；子房密生棕色绒毛。荚果倒卵状矩圆形，木质，有喙。

【药材性状】本品呈长圆柱形或对剖半圆柱形，长 10~100 cm，直径 3~12 cm。表面黄红色至棕红色，具刀削痕，常见纵向裂缝。质坚硬。断面略具光泽，年轮明显，有的可见暗棕色、质松、带亮星的髓部。气微，味微涩。

【饮片性状】本品呈细条状、不规则片状，或为粗粉。片、条表面黄红色至棕红色，常见纵向纹理。质坚硬。有的可见暗棕色、质松、带亮星的髓部。气微，味微涩。

【性味与归经】甘、咸，平。归心、肝、脾经。

【功能与主治】活血祛瘀，消肿止痛。用于跌打损伤，骨折筋伤，瘀滞肿痛，经闭痛经，产后瘀阻，胸腹刺痛，痈疽肿痛。

【用法与用量】3~9 g。

【注意】孕妇慎用。

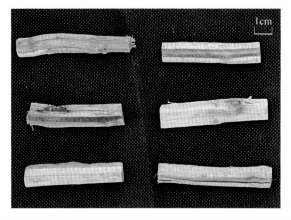

◄苏木（条状，饮片）

241. 苏合香

Suhexiang

STYRAX

本品为金缕梅科植物苏合香树 *Liquidambar orientalis* Mill. 的树干渗出的香树脂经加工精制而成。

【原植物】乔木。叶互生，具长柄；托叶小，早脱；叶片掌状五裂，裂片卵形，先端急尖基部心形，边缘有锯齿。花小，单性，雌雄同株，多数成圆头状花序，黄绿色，无花瓣。果序圆球状。

【药材性状】本品为半流动性的浓稠液体。棕黄色或暗棕色，半透明。质黏稠。气芳香。

本品在 90% 乙醇、二硫化碳、三氯甲烷或冰醋酸中溶解，在乙醚中微溶。

【性味与归经】辛，温。归心、脾经。

【功能与主治】开窍，辟秽，止痛。用于中风痰厥，猝然昏倒，胸痹心痛，胸腹冷痛，惊痫。

【用法与用量】0.3~1 g，宜入丸散服。

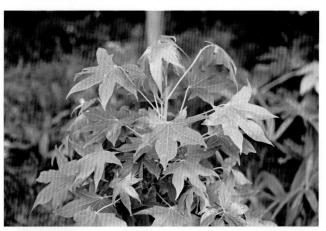

▲ 苏合香树

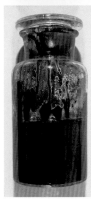

◀ 苏合香

242. 杜仲

Duzhong

EUCOMMIAE CORTEX

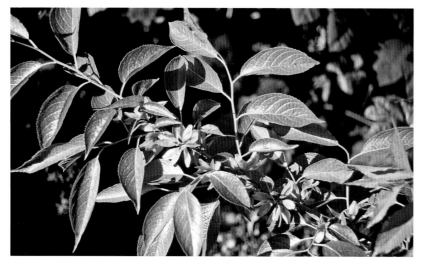

◀▲ 杜仲

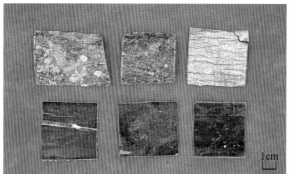

1cm

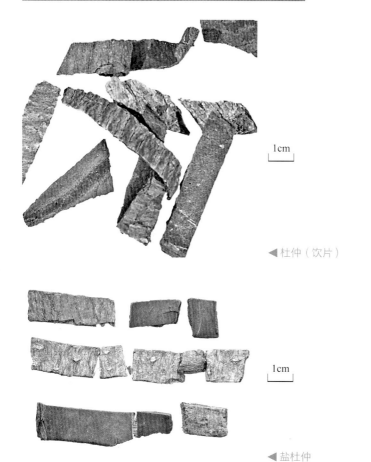

1cm

◀ 杜仲（饮片）

1cm

◀ 盐杜仲

本品为杜仲科植物杜仲 *Eucommia ulmoides* Oliv. 的干燥树皮。

【原植物】落叶乔木，高 10~20 m。树皮、枝叶、果皮内含硬性橡胶，折断后见有银白色细丝。树皮灰色，小枝具皮孔。叶椭圆状卵形，互生，长 6~13 cm，宽 3~7.5 cm。花单性，雌雄异株，无花被，先叶开放或与叶同时开放，生于小枝基部；雄花有雄蕊 6~10 枚，花药条形，花丝极短；雌花长约 8 mm，子房狭长，花柱 2 叉状。翅果扁而薄，长椭圆形，长约 3.5 cm。种子 1 粒。

【药材性状】本品呈板片状或两边稍向内卷，大小不一，厚 3~7 mm。外表面淡棕色或灰褐色，有明显的皱纹或纵裂槽纹，有的树皮较薄，未去粗皮，可见明显的皮孔。内表面暗紫色，光滑。质脆，易折断，断面有细密、银白色、富弹性的橡胶丝相连。气微，味稍苦。

【饮片性状】

杜仲：本品呈小方块或丝状。外表面淡棕色或灰褐色，有明显的皱纹。内表面暗紫色，光滑。断面有细密、银白色、富弹性的橡胶丝相连。气微，味稍苦。

盐杜仲：本品形如杜仲块或丝，表面黑褐色，内表面褐色，折断时胶丝弹性较差。味微咸。

【性味与归经】甘，温。归肝、肾经。

【功能与主治】补肝肾，强筋骨，安胎。用于肝肾不足，腰膝酸痛，筋骨无力，头晕目眩，妊娠漏血，胎动不安。

【用法与用量】6~10 g。

243. 杜仲叶

Duzhongye

EUCOMMIAE FOLIUM

本品为杜仲科植物杜仲 *Eucommia ulmoides* Oliv. 干燥叶。

【原植物】见"杜仲"。

【药材性状】本品多破碎，完整叶片展平后呈椭圆形或卵形，长 7~15 cm，宽 3.5~7 cm。表面黄绿色或黄褐色，微有光泽，先端渐尖，基部圆形或广楔形，边缘有锯齿，具短叶柄。质脆，搓之易碎，折断面有少量银白色橡胶丝相连。气微，味微苦。

【性味与归经】微辛，温。归肝、肾经。

【功能与主治】补肝肾，强筋骨。用于肝肾不足，头晕目眩，腰膝酸痛，筋骨痿软。

【用法与用量】10~15 g。

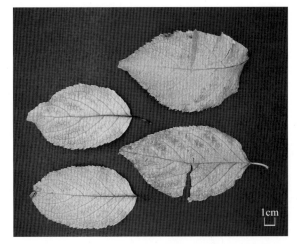

◀ 杜仲叶

244. 杠板归

Gangbangui

POLYGONI PERFOLIATI HERBA

本品为蓼科植物杠板归 *Polygonum perfoliatum* L. 的干燥地上部分。

【原植物】一年生蔓生草本。茎攀援，具纵棱，红褐色，有倒生钩刺。叶互生，盾状着生；叶片近三角形，先端尖，基部近心形或截形，下面沿脉疏生钩刺；托叶鞘近圆形，抱茎；叶柄长，疏生倒钩刺。花序短穗状，苞片圆形；花被 5 深裂，淡红色或白色，结果时增大，肉质，变为深蓝色；雄蕊8；花柱 3 裂。瘦果球形，包于蓝色多汁的花被内。

【药材性状】本品茎略呈方柱形，有棱角，多分枝，直径可达 0.2 cm；表面紫红色或紫棕色，棱角上有倒生钩刺，节略膨大，节间长 2~6 cm，断面纤维性，黄白色，有髓或中空。叶互生，有长柄，盾状着生；叶片多皱缩，展平后呈近等边三角形，灰绿色至红棕色，下表面叶脉和叶柄均有倒生钩刺；托叶鞘包于茎节上或脱落。短穗状花序顶生或生于上部叶腋，苞片圆形，花小，多萎缩或脱落。气微，茎味淡，叶味酸。

【饮片性状】本品呈不规则的段，其余同药材。

【性味与归经】酸，微寒。归肺、膀胱经。

【功能与主治】清热解毒，利水消肿，止咳。用于咽喉肿痛，肺热咳嗽，小儿顿咳，水肿尿少，湿热泻痢，湿疹，疖肿，蛇虫咬伤。

【用法与用量】15~30 g。外用适量，煎汤熏洗。

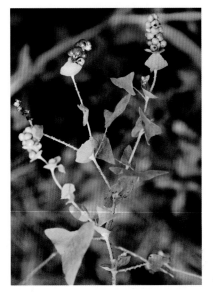

◀ 杠板归

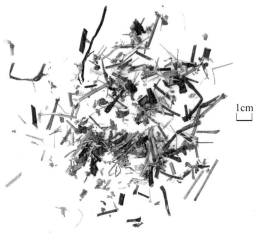

◀ 杠板归（饮片）

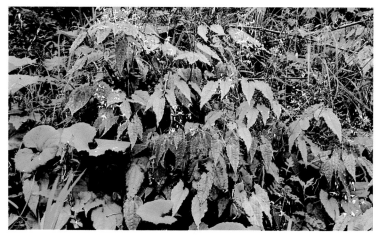

245. 巫山淫羊藿

Wushan Yinyanghuo

EPIMEDII WUSHANENSIS FOLIUM

本品为小檗科植物巫山淫羊藿 *Epimedium wushanense* T. S. Ying 的干燥叶。

【原植物】多年生常绿草本。根状茎结节状，粗短，质地坚硬，表面被褐色鳞片，多须根。一回三出复叶基生和茎生，具长柄，小叶 3 枚；小叶具柄，叶片革质，披针形至狭披针形，边缘具刺齿，顶生小叶基部具均等的圆形裂片，侧生小叶基部的裂片偏斜，内边裂片小，圆形，外边裂片大，三角形，渐尖；上面无毛，背面被绵毛或秃净，叶缘具刺锯齿。圆锥花序顶生，具多数花朵，序轴无毛；花淡黄色；萼片 2 轮；花瓣呈角状距，淡黄色，向内弯曲，基部浅杯状，有时基部带紫色。蒴果长约 1.5 cm，宿存花柱喙状。

【药材性状】本品为三出复叶，小叶片披针形至狭披针形，长 9~23 cm，宽 1.8~4.5 cm，先端渐尖或长渐尖，边缘具刺齿，侧生小叶基部的裂片偏斜，内边裂片小，圆形，外边裂片大，三角形，渐尖。下表面被绵毛或秃净。近革质。气微，味微苦。

【性味与归经】辛、甘，温。归肝、肾经。

【功能与主治】补肾阳，强筋骨，祛风湿。用于肾阳虚衰，阳痿遗精，筋骨痿软，风湿痹痛，麻木拘挛，绝经期眩晕。

【用法与用量】3~9 g。

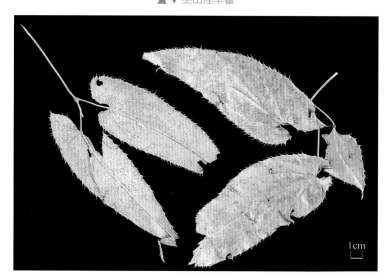

▲▼ 巫山淫羊藿

246. 豆蔻

Doukou

AMOMI FRUCTUS ROTUNDUS

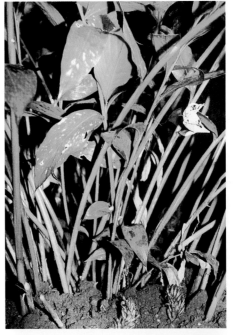

◀白豆蔻

本品为姜科植物白豆蔻 *Amomum kravanh* Pierre ex Gagnep. 或爪哇白豆蔻 *Amomum compactum* Soland ex Maton 的干燥成熟果实。按产地不同分为"原豆蔻"和"印尼白蔻"。

【原植物】

白豆蔻：多年生草本，高 2~2.5 cm。根茎粗壮。叶 2 列，披针形，无柄；叶舌浅黄色，叶舌及前鞘口密被长粗毛。总状花序从根茎抽出，苞片长 3.5~4 cm；花冠黄色，唇瓣中央淡黄色。蒴果近球形，被粗毛。

爪哇白豆蔻：叶边缘近波状，叶鞘口无毛。蒴果近球形，光滑。

【药材性状】

原豆蔻：呈类球形，直径 1.2~1.8 cm。表面黄白色至淡黄棕色，有 3 条较深的纵向槽纹，顶端有突起的柱基，基部有凹下的果柄痕，两端均具浅棕色绒毛。果皮体轻，质脆，易纵向裂开，内分 3 室，每室含种子约 10 粒；种子呈不规则多面体，背面略隆起，直径 3~4 mm，表面暗棕色，有皱纹，并被有残留的假种皮。气芳香，味辛凉略似樟脑。

印尼白蔻：个略小。表面黄白色，有的微显紫棕色。果皮较薄，种子瘦瘪。气味较弱。

【饮片性状】同药材。

【性味与归经】辛，温。归肺、脾、胃经。

【功能与主治】化湿行气，温中止呕，开胃消食。用于湿浊中阻，不思饮食，湿温初起，胸闷不饥，寒湿呕逆，胸腹胀痛，食积不消。

【用法与用量】3~6 g，后下。

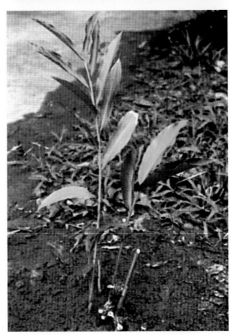

◀爪哇白豆蔻

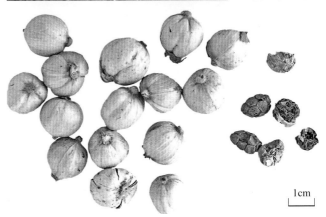

1cm

▲豆蔻（左：完整者，右：种子团）

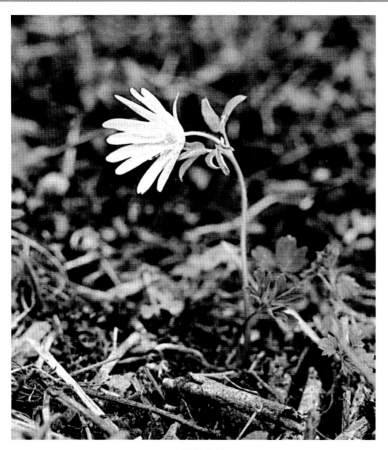

▲ 多被银莲花

247. 两头尖

Liangtoujian

ANEMONES RADDEANAE RHIZOMA

本品为毛茛科植物多被银莲花 *Anemone raddeana* Regel 的干燥根茎。

【原植物】多年生草本，高约 10~30 cm。根茎横走，纺锤形，两头稍尖，黑褐色。叶通常 1 枚，基生，三出复叶，小叶 3~5 裂，每裂片又 3 浅裂。花单生，花茎有叶状苞片 3 枚；花被 10~16 片，黄白色，外侧略带紫色；雄蕊多数；心皮多数，离生。蓇葖果。

【药材性状】本品呈类长纺锤形，两端尖细，微弯曲，其中近一端处较膨大，长 1~3 cm，直径 2~7 mm。表面棕褐色至棕黑色，具微细纵皱纹，膨大部位常有 1~3 个支根痕呈鱼鳍状突起，偶见不明显的 3~5 环节。质硬而脆，易折断，断面略平坦，类白色或灰褐色，略角质样。气微，味先淡后微苦而麻辣。

【性味与归经】辛，热；有毒。归脾经。

【功能与主治】祛风湿，消痈肿。用于风寒湿痹，四肢拘挛，骨节疼痛，痈肿溃烂。

【用法与用量】1~3 g。外用适量。

【注意】孕妇禁用。

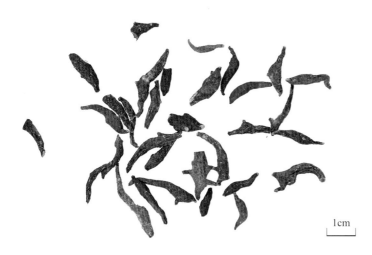

1cm

▲ 两头尖

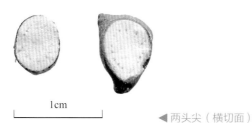

1cm

◀ 两头尖（横切面）

248. 两面针

Liangmianzhen

ZANTHOXYLI RADIX

本品为芸香科植物两面针 *Zanthoxylum nitidum* (Roxb.) DC. 的干燥根。

【原植物】木质藤本。茎、枝、叶轴下面和小叶中脉两面均着生钩状皮刺。单数羽状复叶，小叶 3~11 对生，革质，卵状至卵状矩圆形，顶端短尾状，基部圆形或宽楔形；伞房状圆锥花序，腋生；花 4 数，萼片宽卵形，雄蕊药隔顶端有短的突尖体，退化的心皮顶端常为叉裂。蓇葖果成熟时紫红色，有粗大腺点，顶端具短喙。

【药材性状】本品为厚片或圆柱形短段，长 2~20 cm，厚 0.5~6（10）cm。表面淡棕黄色或淡黄色，有鲜黄色或黄褐色类圆形皮孔样斑痕。切面较光滑，皮部淡棕色，木部淡黄色，可见同心性环纹和密集的小孔。质坚硬。气微香，味辛辣麻舌而苦。

【性味与归经】苦、辛，平；有小毒。归肝、胃经。

【功能与主治】活血化瘀，行气止痛，祛风通络，解毒消肿。用于跌扑损伤，胃痛，牙痛，风湿痹痛，毒蛇咬伤；外治烧烫伤。

【用法与用量】5~10 g。外用适量，研末调敷或煎水洗患处。

【注意】不能过量服用；忌与酸味食物同服。

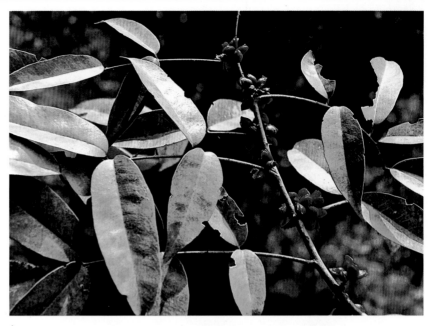

▲▼ 两面针

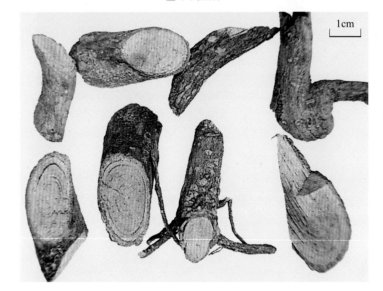

249. 连钱草

Lianqiancao

GLECHOMAE HERBA

本品为唇形科植物活血丹 *Glechoma longituba* (Nakai) Kupr. 的干燥地上部分。

【原植物】多年生匍匐草本。茎四棱形，幼嫩部分被柔毛。叶对生，叶片心形或肾形，两面脉上具短柔毛。轮伞花序腋生，通常 2 花；花萼 5 齿裂，齿端有芒；花冠唇形，蓝紫色或淡紫色，下唇具深色斑点，冠筒细，向喉部扩展；雄蕊 4，二强，花丝顶端分 2 枝，其中 1 枝着生花药；柱头 2 裂。小坚果褐色。

【药材性状】本品长 10~20 cm，疏被短柔毛。茎呈方柱形，细而扭曲，表面黄绿色或紫红色，节上有不定根；质脆，易折断，断面常中空。叶对生，叶片多皱缩，展平后呈肾形或近心形，长 1~3 cm，宽 1.5~3 cm，灰绿色或绿褐色，边缘具圆齿；叶柄纤细，长 4~7 cm。轮伞花序腋生，花冠二唇形，长达 2 cm。搓之气芳香，味微苦。

【饮片性状】本品呈不规则的段。茎四方形，表面黄绿色或紫红色。切面常中空。叶对生，叶片多皱缩，灰绿色或绿褐色。轮伞花序腋生，花冠唇形。搓之气芳香，味微苦。

【性味与归经】辛、微苦，微寒。归肝、肾、膀胱经。

【功能与主治】利湿通淋，清热解毒，散瘀消肿。用于热淋，石淋，湿热黄疸，疮痈肿痛，跌打损伤。

【用法与用量】15~30 g。外用适量，煎汤洗。

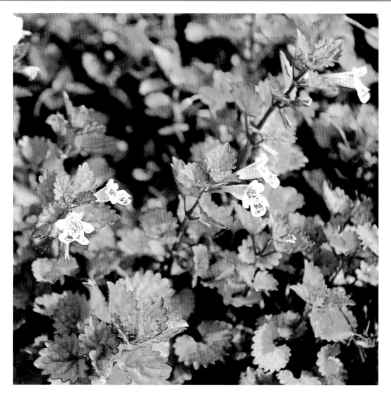

▲ 活血丹

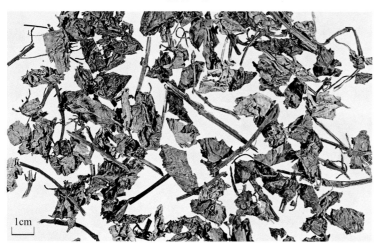

1cm

▲ 连钱草（饮片）

250. 连翘

Lianqiao

FORSYTHIAE FRUCTUS

本品为本犀科植物连翘 *Forsythia suspensa* (Thunb.) Vahl 的干燥果实。秋季果实初熟尚带绿色时采收，除去杂质，蒸熟，晒干，习称"青翘"；果实熟透时采收，晒干，除去杂质，习称"老翘"。

【原植物】落叶灌木，高 2~3 m。枝细长平展或下垂，中空。叶对生；单叶，有时三深裂或为三出复叶，叶片卵形或宽卵形，边缘有不整齐锯齿。花先叶开放，1~4 朵生于叶腋；花萼 4 深裂；花冠浅黄色，4 深裂，裂片卵状矩圆形；雄蕊 2，着生于花冠筒基都，短于花柱；花柱细长，柱头 2 裂。蒴果木质，鸟嘴状，有多数疣状突起。种子多数，有薄翅。

【药材性状】本品呈长卵形至卵形，稍扁，长 1.5~2.5 cm，直径 0.5~1.3 cm。表面有不规则的纵皱纹和多数突起的小斑点，两面各有 1 条明显的纵沟。顶端锐尖，基部有小果梗或已脱落。青翘多不开裂，表面绿褐色，突起的灰白色小斑点较少；质硬；种子多数，黄绿色，细长，一侧有翅。老翘自顶端开裂或裂成两瓣，表面黄棕色或红棕色，内表面多为浅黄棕色，平滑，具一纵隔；质脆；种子棕色，多已脱落。气微香，味苦。

【性味与归经】苦，微寒。归肺、心、小肠经。

【功能与主治】清热解毒，消肿散结，疏散风热。用于痈疽，瘰疬，乳痈，丹毒，风热感冒，温病初起，温热入营，高热烦渴，神昏发斑，热淋涩痛。

【用法与用量】6~15 g。

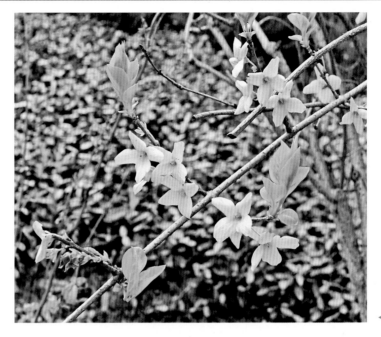

◀ 连翘

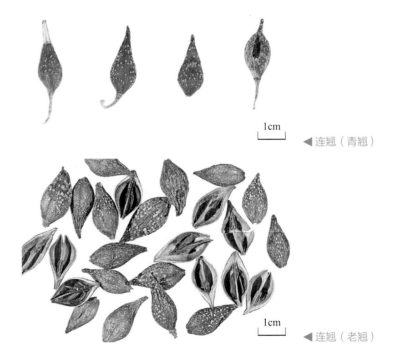

1cm

◀ 连翘（青翘）

◀ 连翘（老翘）

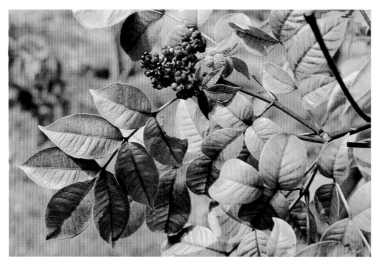

◀吴茱萸

251. 吴茱萸

Wuzhuyu

EUODIAE FRUCTUS

本品为芸香科植物吴茱萸 *Euodia rutaecarpa* (Juss.) Benth.、石虎 *Euodia rutaecarpa* (Juss.) Benth. var. *officinalis* (Dode) Huang 或疏毛吴茱萸 *Euodia rutaecarpa* (Juss.) Benth. var. *bodinieri* (Dode) Huang 的干燥近成熟果实。

【原植物】

吴茱萸：落叶小乔木或灌木，高 3~10 m。幼枝、叶轴及花序轴均被锈色长柔毛，小枝紫褐色。单数羽状复叶对生，小叶 5~9 片，椭圆形或卵圆形，上面疏被柔毛，下面密被白色柔毛，有粗大透明油腺点。花单性异株，聚伞圆锥花序顶生；雄花萼片、花瓣、雄蕊均 5 数，具退化子房；雌花花瓣质较肥厚，退化雄蕊 5，心皮 5。蓇葖果熟时紫红色。种子黑色。

石虎：小叶片较窄，呈长卵状披针形，先端渐尖。雌花的花瓣较短小，长 3~4 mm。

疏毛吴茱萸：植株被毛较稀疏。

【药材性状】本品呈球形或略呈五角状扁球形，直径 2~5 mm。表面暗黄绿色至褐色，粗糙，有多数点状突起或凹下的油点。顶端有五角星状的裂隙，基部残留被有黄色茸毛的果梗。质硬而脆，横切面可见子房 5 室，每室有淡黄色种子 1 粒。气芳香浓郁，味辛辣而苦。

【饮片性状】

吴茱萸：同药材。

制吴茱萸：本品形如吴茱萸，表面棕褐色至暗褐色。

【性味与归经】辛、苦，热；有小毒。归肝、脾、胃、肾经。

【功能与主治】散寒止痛，降逆止呕，助阳止泻。用于厥阴头痛，寒疝腹痛，寒湿脚气，经行腹痛，脘腹胀痛，呕吐吞酸，五更泄泻。

【用法与用量】2~5 g。外用适量。

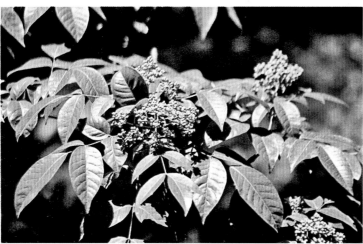

◀石虎

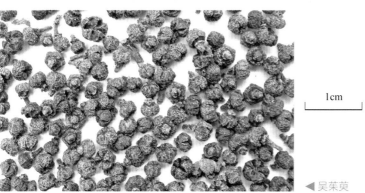

1cm

◀吴茱萸

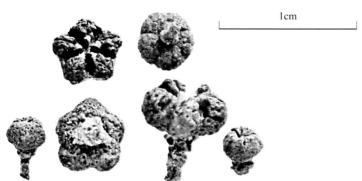

1cm

◀吴茱萸（放大）

252. 牡丹皮

Mudanpi

MOUTAN CORTEX

本品为毛茛科植物牡丹 *Paeonia suffruticosa* Andr. 的干燥根皮。秋季采挖根部，除去细根和泥沙，剥取根皮，晒干；或刮去粗皮，除去木心，晒干。前者习称"连丹皮"，后者习称"刮丹皮"。

【原植物】落叶灌木，高 1~2 m。树皮黑灰色。多为二回三出复叶，顶生小叶 3 裂，侧生小叶 2 浅裂或不裂，叶片下面有白粉。花大，单生于枝顶，直径10~20 cm；萼片 5，绿色；花瓣 5 或重瓣，因品种不同而有白、红、紫红、黄等多种颜色，药用品种多为白色，少数淡粉红色；雄蕊多数，花药黄色；心皮 5，被柔毛。蓇葖果卵形。

【药材性状】

连丹皮：呈筒状或半筒状，有纵剖开的裂缝，略向内卷曲或张开，长 5~20 cm，直径 0.5~1.2 cm，厚 0.1~0.4 cm。外表面灰褐色或黄褐色，有多数横长皮孔样突起和细根痕，栓皮脱落处粉红色；内表面淡灰黄色或浅棕色，有明显的细纵纹，常见发亮的结晶。质硬而脆，易折断，断面较平坦，淡粉红色，粉性。气芳香，味微苦而涩。

刮丹皮：外表面有刮刀削痕，外表面红棕色或淡灰黄色，有时可见灰褐色斑点状残存外皮。

【饮片性状】本品呈圆形或卷曲形的薄片。连丹皮外表面灰褐色或黄褐色，栓皮脱落处粉红色；刮丹皮外表面红棕色或淡灰黄色。内表面有时可见发亮的结晶。切面淡粉红色，粉性。气芳香，味微苦而涩。

【性味与归经】苦、辛，微寒。归心、肝、肾经。

【功能与主治】清热凉血，活血化瘀。用于热入营血，温毒发斑，吐血衄血，夜热早凉，无汗骨蒸，经闭痛经，跌扑伤痛，痈肿疮毒。

【用法与用量】6~12 g。

【注意】孕妇慎用。

七
画

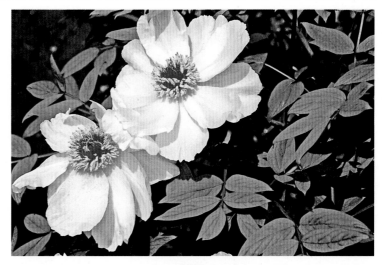

▲▼ 牡丹

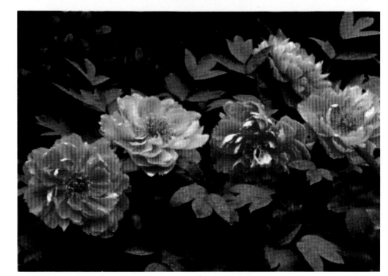

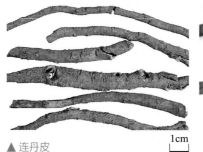

▲ 连丹皮　1cm

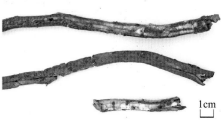

▲ 刮丹皮　1cm

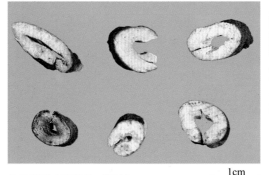

▲ 牡丹皮（连丹皮，饮片）　1cm

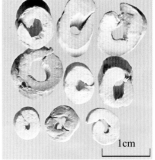

▲ 牡丹皮（刮丹皮，饮片）　1cm

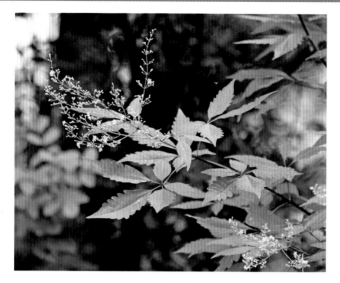

▲ 牡荆

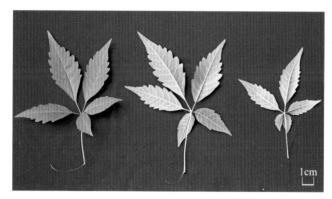

1cm

▲ 牡荆叶

253. 牡荆叶

Mujingye

VITICIS NEGUNDO FOLIUM

本品为马鞭草科植物牡荆 *Vitex negundo* L. var. *cannabifolia* (Sieb. et Zucc.) Hand. - Mazz. 的新鲜叶。

【原植物】落叶灌木或小乔木，高 2~5 m。小枝四棱形。掌状复叶对生，小叶 5 枚，广披针形，边缘具粗锯齿。圆锥花序顶生；花萼 5 齿裂，被毛；花冠二唇形，淡紫色；雄蕊 4，上位 2 枚较短；子房球形，柱头 2。核果小，黑褐色，基部由宿萼包被。

【药材性状】本品为掌状复叶，小叶 5 片或 3 片，披针形或椭圆状披针形，中间小叶长 5~10 cm，宽 2~4 cm，两侧小叶依次渐小，先端渐尖，基部楔形，边缘具粗锯齿；上表面绿色，下表面淡绿色，两面沿叶脉有短茸毛，嫩叶下表面毛较密；总叶柄长 2~6 cm，有一浅沟槽，密被灰白色茸毛。气芳香，味辛微苦。

【性味与归经】微苦、辛，平。归肺经。

【功能与主治】祛痰，止咳，平喘。用于咳嗽痰多。

【用法与用量】鲜用，供提取牡荆油用。

七画

254. 牡蛎

Muli

OSTREAE CONCHA

本品为牡蛎科动物长牡蛎 *Ostrea gigas* Thunberg、大连湾牡蛎 *Ostrea talienwhanensis* Crosse 或近江牡蛎 *Ostrea rivularis* Gould 的贝壳。

【原动物】

长牡蛎：贝壳长而厚，呈长条形或长卵形，背、腹缘几乎平行，壳长一般为壳高的3倍。壳表面较平坦或有数个大而浅的凹陷，自壳顶向后缘环生排列稀疏的鳞片，没有明显的放射肋。壳外面淡紫色、灰白色或黄褐色，闭壳肌痕呈马蹄形，棕黄色。

大连湾牡蛎：贝壳近三角形或长三角形。右壳较扁平，壳顶的鳞片趋向愈合，其他各区有稀疏的同心鳞片，鳞片起伏成波状，壳表面淡黄色，间有紫色条纹或斑点。左壳较凸，自壳顶射出放射肋数个，明显，内面凹入如盒状。

近江牡蛎：贝壳呈圆形、卵圆形或不规则三角形。右壳略扁平，较左壳小，表面环生极薄的黄褐色或暗紫色鳞片。1~2年生个体鳞片薄而脆，多年生的鳞片层层相叠，坚厚如石。贝壳内面白色，边缘为灰紫色，韧带槽呈牛角形，韧带紫黑色。闭壳肌痕多为卵圆形或肾形。

【药材性状】

长牡蛎：呈长片状，背腹缘几平行，长10~50 cm，高4~15 cm。右壳较小，鳞片坚厚，层状或层纹状排列。壳外面平坦或具数个凹陷，淡紫色、灰白色或黄褐色；内面瓷白色，壳顶二侧无小齿。左壳凹陷深，鳞片较右壳粗大，壳顶附着面小。质硬，断面层状，洁白。气微，味微咸。

大连湾牡蛎：呈类三角形，背腹缘呈八字形。右壳外面淡黄色，具疏松的同心鳞片，鳞片起伏成波浪状，内面白色。左壳同心鳞片坚厚，自壳顶部放射肋数个，明显，内面凹下呈盒状，铰合面小。

近江牡蛎：呈圆形、卵圆形或三角形等。右壳外面稍不平，有灰、紫、棕、黄等色，环生同心鳞片，幼体者鳞片薄而脆，多年生长后鳞片层层相叠，内面白色，边缘有的淡紫色。

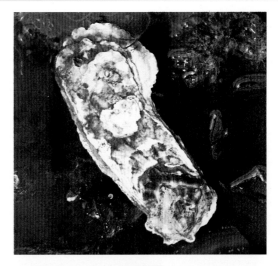

▲ 长牡蛎

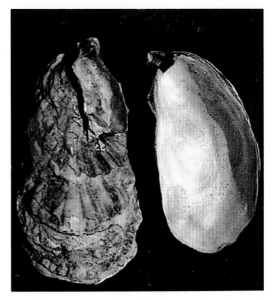

▲ 大连湾牡蛎

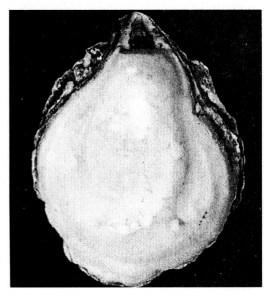

▲ 近江牡蛎

七画

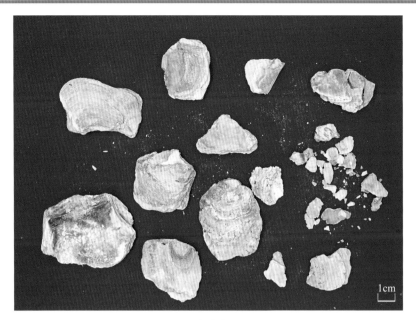

▲ 煅牡蛎

【饮片性状】
牡蛎：本品为不规则的碎块。白色。质硬，断面层状。气微，味微咸。

煅牡蛎：本品为不规则的碎块或粗粉。灰白色。质酥脆，断面层状。

【性味与归经】咸，微寒。归肝、胆、肾经。

【功能与主治】重镇安神，潜阳补阴，软坚散结。用于惊悸失眠，眩晕耳鸣，瘰疬痰核，癥瘕痞块。煅牡蛎收敛固涩，制酸止痛。用于自汗盗汗，遗精滑精，崩漏带下，胃痛吞酸。

【用法与用量】9~30 g，先煎。

255. 体外培育牛黄

Tiwai Peiyu Niuhuang

BOVIS CALCULUS SATIVUS

本品以牛科动物牛 *Bos taurus domesticus* Gmelin 的新鲜胆汁作母液，加入去氧胆酸、胆酸、复合胆红素钙等制成。

【原动物】见"牛黄"。

【药材性状】本品呈球形或类球形，直径 0.5~3 cm。表面光滑，呈黄红色至棕黄色。体轻，质松脆，断面有同心层纹。气香，味苦而后甘，有清凉感，嚼之易碎，不粘牙。

【性味与归经】甘，凉。归心、肝经。

【功能与主治】清心，豁痰，开窍，凉肝，息风，解毒。用于热病神昏，中风痰迷，惊痫抽搐，癫痫发狂，咽喉肿痛，口舌生疮，痈肿疔疮。

【用法与用量】0.15~0.35 g，多入丸散用。外用适量，研末敷患处。

【注意】孕妇慎用；偶有轻度消化道不适。

256. 何首乌

Heshouwu

POLYGONI MULTIFLORI RADIX

本品为蓼科植物何首乌 *Polygonum multiflorum* Thunb. 的干燥块根。

【原植物】多年生草质藤本。茎缠绕，长 3~5 m，地下具块根。单叶互生，叶片卵形至心形；托叶鞘干膜质，棕色，易破裂。圆锥花序生于枝顶或腋生；苞片卵状披针形；花被 5 深裂，外面 3 片肥厚，背部有翅；雄蕊 8，较花被短。翅果椭圆形，具三棱，包于宿存的花被内，黑色，有光泽。

【药材性状】本品呈团块状或不规则纺锤形，长 6~15 cm，直径 4~12 cm。表面红棕色或红褐色，皱缩不平，有浅沟，并有横长皮孔样突起和细根痕。体重，质坚实，不易折断，断面浅黄棕色或浅红棕色，显粉性，皮部有 4~11 个类圆形异型维管束环列，形成云锦状花纹，中央木部较大，有的呈木心。气微，味微苦而甘涩。

【饮片性状】本品呈不规则的厚片或块。外表皮红棕色或红褐色，皱缩不平，有浅沟，并有横长皮孔样突起及细根痕。切面浅黄棕色或浅红棕色，显粉性；横切面有的皮部可见云锦状花纹，中央木部较大，有的呈木心。气微，味微苦而甘涩。

【性味与归经】苦、甘、涩，微温。归肝、心、肾经。

【功能与主治】解毒，消痈，截疟，润肠通便。用于疮痈，瘰疬，风疹瘙痒，久疟体虚，肠燥便秘。

【用法与用量】3~6 g。

七
画

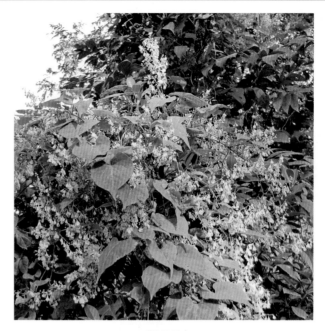

▲▼ 何首乌

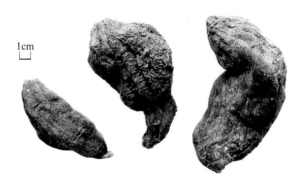

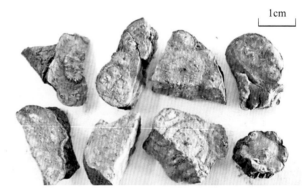

▲ 何首乌（切块）

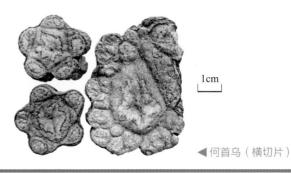

◀ 何首乌（横切片）

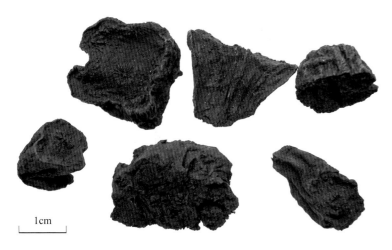

▲ 制何首乌

制何首乌

Zhiheshouwu

POLYGONI MULTIFLORI RADIX
PRAEPARATA

本品为何首乌的炮制加工品。

【饮片性状】本品呈不规则皱缩状的块片，厚约 1 cm。表面黑褐色或棕褐色，凹凸不平。质坚硬，断面角质样，棕褐色或黑色。气微，味微甘而苦涩。

【性味与归经】苦、甘、涩，微温。归肝、心、肾经。

【功能与主治】补肝肾，益精血，乌须发，强筋骨，化浊降脂。用于血虚萎黄，眩晕耳鸣，须发早白，腰膝酸软，肢体麻木，崩漏带下，高脂血症。

【用法与用量】6~12 g。

七画

257. 伸筋草

Shenjincao

LYCOPODII HERBA

本品为石松科植物石松 *Lycopodium japonicum* Thunb. 的干燥全草。

【原植物】多年生草本。匍匐茎横走，分枝；直立茎营养枝常为两歧分枝。叶小，多列密生，线状钻形，长 3~5 mm，先端芒状；孢子枝从第二或第三年营养枝上长出，高出营养枝；孢子囊穗单生或 2~6 个着生于孢子枝上部；孢子叶卵状三角形，边缘有不规则锯齿；孢子囊肾形。

【药材性状】本品匍匐茎呈细圆柱形，略弯曲，长可达 2 m，直径 1~3 mm，其下有黄白色细根；直立茎作二叉状分枝。叶密生茎上，螺旋状排列，皱缩弯曲，线形或针形，长 3~5 mm，黄绿色至淡黄棕色，无毛，先端芒状，全缘，易碎断。质柔软，断面皮部浅黄色，木部类白色。气微，味淡。

【饮片性状】本品呈不规则的段，茎呈圆柱形，略弯曲。叶密生茎上，螺旋状排列，皱缩弯曲，线形或针形，黄绿色至淡黄棕色，先端芒状，全缘。切面皮部浅黄色，木部类白色。气微，味淡。

【性味与归经】微苦、辛，温。归肝、脾、肾经。

【功能与主治】祛风除湿，舒筋活络。用于关节酸痛，屈伸不利。

【用法与用量】3~12 g。

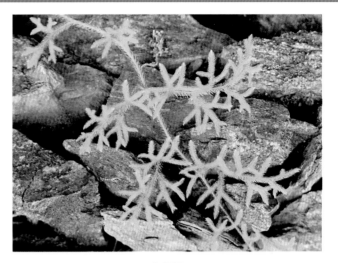

▲ 石松

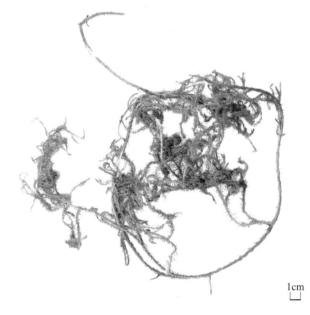

▲ 伸筋草

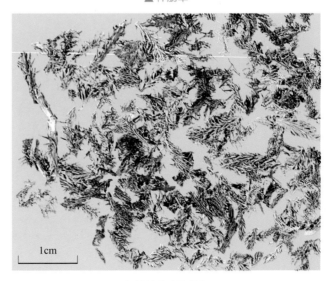

▲ 伸筋草（饮片）

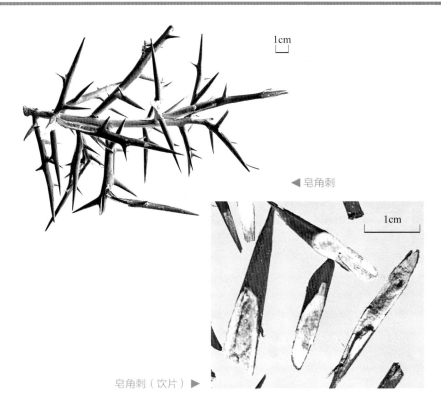

1cm

◀ 皂角刺

皂角刺（饮片）▶

1cm

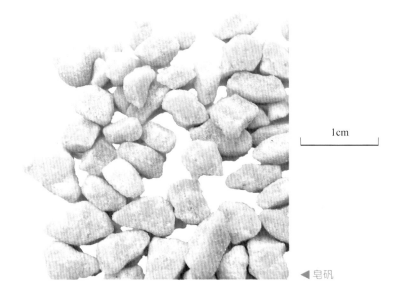

1cm

◀ 皂矾

258. 皂角刺

Zaojiaoci

GLEDITSIAE SPINA

本品为豆科植物皂荚 *Gleditsia sinensis* Lam. 的干燥棘刺。

【原植物】见"大皂角"。

【药材性状】本品为主刺和 1~2 次分枝的棘刺。主刺长圆锥形，长 3~15 cm 或更长，直径 0.3~1 cm；分枝刺长 1~6 cm，刺端锐尖。表面紫棕色或棕褐色。体轻，质坚硬，不易折断。切片厚 0.1~0.3 cm，常带有尖细的刺端；木部黄白色，髓部疏松，淡红棕色；质脆，易折断。气微，味淡。

【性味与归经】辛，温。归肝、胃经。

【功能与主治】消肿托毒，排脓，杀虫。用于痈疽初起或脓成不溃；外治疥癣麻风。

【用法与用量】3~10 g。外用适量，醋蒸取汁涂患处。

259. 皂矾（绿矾）

Zaofan

MELANTERITUM

本品为硫酸盐类矿物水绿矾族水绿矾的矿石。主含含水硫酸亚铁（$FeSO_4 \cdot 7H_2O$）。

【原矿物】晶体结构属单斜晶系。晶体为短柱状、厚板状、细粒状或纤维状，集合体呈粒块状，纤维放射状块体或皮壳、被膜。呈各种色调的绿色，条痕浅于颜色。通常半透明，风化表面不透明。玻璃状、丝绢状光泽或为土状光泽。晶体解理完全，断口呈贝壳状；风化者见不到清晰解理。硬度 2；失水或羟基化者硬度稍增大；纤维状、土状者硬度更低。相对密度约 1.90。易溶于水。性脆，易碎。

【药材性状】本品为不规则碎块。浅绿色或黄绿色，半透明，具光泽，表面不平坦。质硬脆，断面具玻璃样光泽。有铁锈气，味先涩后微甜。

【性味与归经】酸，凉。归肝、脾经。

【功能与主治】解毒燥湿，杀虫补血。用于黄肿胀满，疳积久痢，肠风便血，血虚萎黄，湿疮疥癣，喉痹口疮。

【用法与用量】0.8~1.6 g。外用适量。

【注意】孕妇慎用。

260. 佛手

Foshou

CITRI SARCODACTYLIS FRUCTUS

本品为芸香科植物佛手 *Citrus medica* L. var. *sarcodactylis* Swingle 的干燥果实。

【原植物】小乔木或灌木。枝有刺，幼枝带紫红色。单叶互生，叶柄短而无翅；叶片长椭圆形或倒卵形，先端钝或有时微凹，侧脉明显，叶缘具波状钝锯齿。花单生、簇生或为短总状花序；萼片5；花瓣5，内面白色，外面紫色；雄蕊30枚以上；子房上部窄尖。果实分裂如拳或张开如指，橙黄色，皮粗糙。种子7~8粒。

【药材性状】本品为类椭圆形或卵圆形的薄片，常皱缩或卷曲，长6~10 cm，宽3~7 cm，厚0.2~0.4 cm。顶端稍宽，常有3~5个手指状的裂瓣，基部略窄，有的可见果梗痕。外皮黄绿色或橙黄色，有皱纹和油点。果肉浅黄白色或浅黄色，散有凹凸不平的线状或点状维管束。质硬而脆，受潮后柔韧。气香，味微甜后苦。

【饮片性状】本品为类椭圆形、卵圆形的薄片或不规则的丝条，常皱缩或卷曲。薄片长6~10 cm，宽3~7 cm，厚0.2~0.4 cm；顶端稍宽，常有3~5个手指状的裂瓣，基部略窄，有的可见果梗痕。丝长0.4~10 cm，宽0.2~1 cm，厚0.2~0.4 cm。外皮黄绿色或橙黄色，有皱纹和油点。果肉浅黄白色或浅黄色，散有凹凸不平的线状或点状维管束。质硬而脆，受潮后柔韧。气香，味微甜后苦。

【性味与归经】辛、苦、酸，温。归肝、脾、胃、肺经。

【功能与主治】疏肝理气，和胃止痛，燥湿化痰。用于肝胃气滞，胸胁胀痛，胃脘痞满，食少呕吐，咳嗽痰多。

【用法与用量】3~10 g。

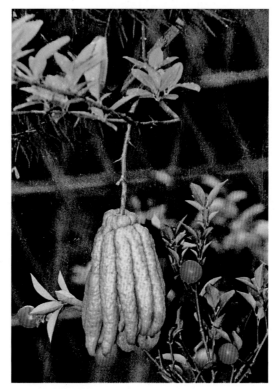
◀ 佛手

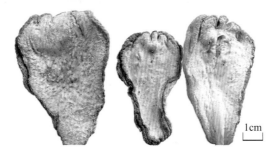
◀ 广佛手（果实变黄时采收）

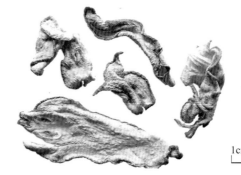
◀ 川佛手（未变黄时采收）

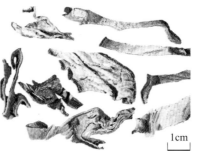
▲ 广佛手丝

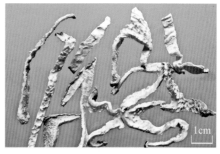
▲ 川佛手丝

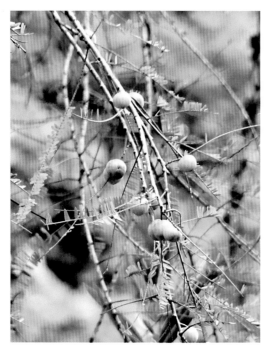

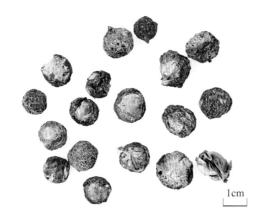

▲▼余甘子

1cm

261. 余甘子

Yuganzi

PHYLLANTHI FRUCTUS

本品系藏族习用药材。为大戟科植物余甘子 *Phyllanthus emblica* L. 的干燥成熟果实。

【原植物】落叶灌木或小乔木，高2~8 m。树皮灰白色，易脱落。叶互生，2列，形似复叶；叶片长矩圆形，长1~2 cm；托叶小，棕红色。花单性同株，无花瓣，3~6朵簇生于叶腋；萼片6；雄花花盘成6个小形腺体，雄蕊3，合生；雌花花盘杯状，包围子房。蒴果球形，熟时带红色。味先酸后甜。

【药材性状】本品呈球形或扁球形，直径1.2~2 cm。表面棕褐色或墨绿色，有浅黄色颗粒状突起，具皱纹及不明显的6棱，果梗长约1 mm。外果皮厚1~4 mm，质硬而脆。内果皮黄白色，硬核样，表面略具6棱，背缝线的偏上部有数条筋脉纹，干后可裂成6瓣，种子6，近三棱形，棕色。气微，味酸涩，回甜。

【性味与归经】甘、酸、涩，凉。归肺、胃经。

【功能与主治】清热凉血，消食健胃，生津止咳。用于血热血瘀，消化不良，腹胀，咳嗽，喉痛，口干。

【用法与用量】3~9 g，多入丸散服。

262. 谷芽

Guya

SETARIAE FRUCTUS GERMINATUS

本品为禾本科植物粟 *Setaria italica* (L.) Beauv. 的成熟果实经发芽干燥的炮制加工品。

【原植物】一年生草本，高可达 1 m。秆直立，光滑。叶条状披针形，粗糙；叶鞘光滑无毛，叶舌略具纤毛。穗状圆锥花序紧密而下垂，长 10~40 cm，径 2~5 cm，穗轴密被柔毛。

【药材性状】本品呈类圆球形，直径约 2 mm，顶端钝圆，基部略尖。外壳为革质的稃片，淡黄色，具点状皱纹，下端有初生的细须根，长约 3~6 mm，剥去稃片，内含淡黄色或黄白色颖果（小米）1 粒。气微，味微甘。

【饮片性状】

谷芽：同药材。

炒谷芽：本品形如谷芽，表面深黄色。有香气，味微苦。

焦谷芽：本品形如谷芽，表面焦褐色。有焦香气。

【性味与归经】甘，温。归脾、胃经。

【功能与主治】消食和中，健脾开胃。用于食积不消，腹胀口臭，脾胃虚弱，不饥食少。炒谷芽偏于消食，用于不饥食少。焦谷芽善化积滞，用于积滞不消。

【用法与用量】9~15 g。

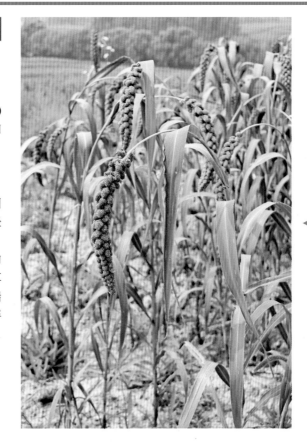

◀ 粟

◀ 谷芽

1cm

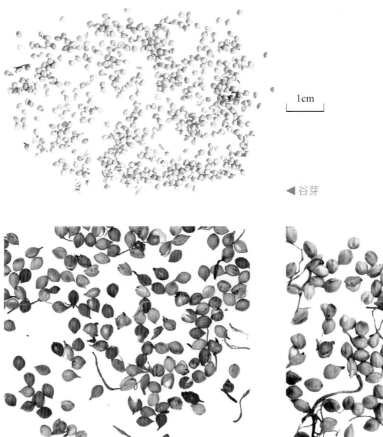

▲ 焦谷芽　　1cm　　▲ 炒谷芽　　1cm

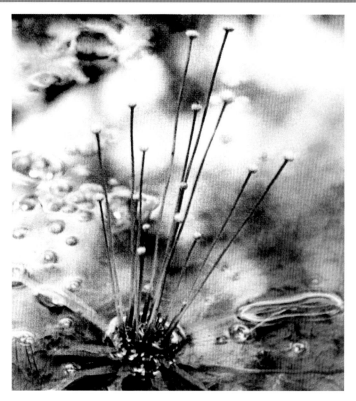

▲▼ 谷精草

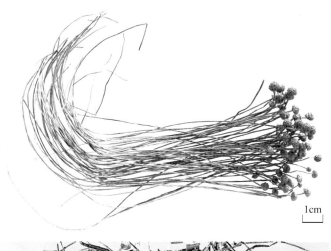

1cm

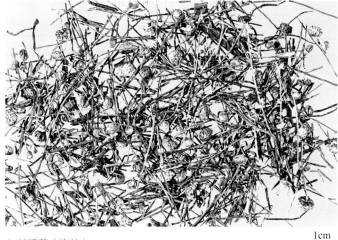

▲ 谷精草（饮片）

1cm

263. 谷精草

Gujingcao

ERIOCAULI FLOS

本品为谷精草科植物谷精草 *Eriocaulon buergerianum* Koern. 的干燥带花茎的头状花序。

【原植物】一年生湿生草本。须根细软而稠密。叶丛生，条状披针形，有横脉。花葶多数，长短不一；头状花序近球形，直径 4~6 mm；花单性，生于苞片腋内，雌雄花同生于头状花序之上；雄花少数，生于花序中央，花药黑色；雌花生于花序周围。蒴果 3 裂，长约 1 mm。

【药材性状】本品头状花序呈半球形，直径 4~5 mm。底部有苞片层层紧密排列，苞片淡黄绿色，有光泽，上部边缘密生白色短毛；花序顶部灰白色。揉碎花序，可见多数黑色花药和细小黄绿色未成熟的果实。花茎纤细，长短不一，直径不及 1 mm，淡黄绿色，有数条扭曲的棱线。质柔软。气微，味淡。

【性味与归经】辛、甘，平。归肝、肺经。

【功能与主治】疏散风热，明目退翳。用于风热目赤，肿痛羞明，眼生翳膜，风热头痛。

【用法与用量】5~10 g。

七画

264. 龟甲

Guijia

TESTUDINIS CARAPAX ET PLASTRUM

本品为龟科动物乌龟 Chinemys reevesii (Gray) 的背甲及腹甲。

【原动物】爬行动物。头部光滑，上、下颌无齿而具角质硬喙。躯体背、腹两面均披硬甲，背甲棕褐色，中央脊鳞甲5枚，两侧各有肋鳞甲4枚，缘鳞甲每侧11枚，肛鳞甲2枚；腹甲由6对鳞甲片组成，淡黄色。尾短而尖细，四肢较扁平，指、趾间具蹼，后肢第五趾无爪，余皆有爪。

【药材性状】本品背甲及腹甲由甲桥相连，背甲稍长于腹甲，与腹甲常分离。背甲呈长椭圆形拱状，长7.5~22 cm，宽6~18 cm；外表面棕褐色或黑褐色，脊棱3条；颈盾1块，前窄后宽；椎盾5块，第1椎盾长大于宽或近相等，第2~4椎盾宽大于长；肋盾两侧对称，各4块；缘盾每侧11块；臀盾2块。腹甲呈板片状，近长方椭圆形，长6.4~21 cm，宽5.5~17 cm；外表面淡黄棕色至棕黑色，盾片12块，每块常具紫褐色放射状纹理，腹盾、胸盾和股盾中缝均长，喉盾、肛盾次之，肱盾中缝最短；内表面黄白色至灰白色，有的略带血迹或残肉，除净后可见骨板9块，呈锯齿状嵌接；前端钝圆或平截，后端具三角形缺刻，两侧残存呈翼状向斜上方弯曲的甲桥。质坚硬，气微腥，味微咸。

【饮片性状】

龟甲：同药材。

醋龟甲：本品呈不规则的块状。背甲盾片略呈拱状隆起，腹甲盾片呈平板状，大小不一。表面黄色或棕褐色，有的可见深棕褐色斑点，有不规则纹理。内表面棕黄色或棕褐色，边缘有的呈锯齿状。断面不平整，有的有蜂窝状小孔。质松脆。气微腥，味微咸，微有醋香气。

【性味与归经】咸、甘，微寒。归肝、肾、心经。

【功能与主治】滋阴潜阳，益肾强骨，养血补心，固经止崩。用于阴虚潮热，骨蒸盗汗，头晕目眩，虚风内动，筋骨痿软，心虚健忘，崩漏经多。

【用法与用量】9~24 g，先煎。

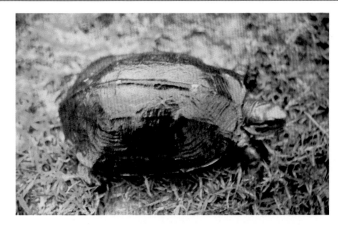

◀乌龟

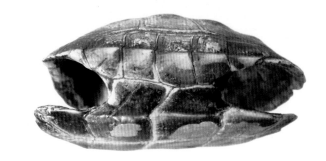

1cm

◀龟甲（上、下甲）

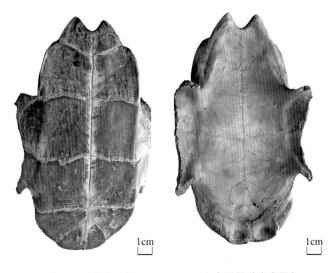

1cm   1cm

▲龟下甲（外表面）   ▲龟下甲（内表面）

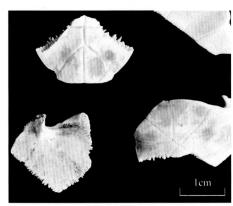

1cm

◀醋龟甲（饮片）

七画

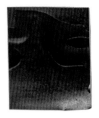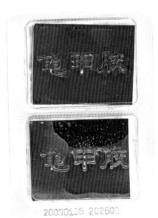

265. 龟甲胶

Guijiajiao

TESTUDINIS CARAPACIS ET PLASTRI COLLA

本品为龟甲经水煎煮、浓缩制成的固体胶。

【药材性状】本品呈长方形或方形的扁块或丁状。深褐色。质硬而脆，断面光亮，对光照视时呈半透明状。气微腥，味淡。

【性味与归经】咸、甘，凉。归肝、肾、心经。

【功能与主治】滋阴，养血，止血。用于阴虚潮热，骨蒸盗汗，腰膝酸软，血虚萎黄，崩漏带下。

【用法与用量】3~9 g，烊化兑服。

▲ 龟甲胶（右：带包装）

七画

266. 辛夷

Xinyi

MAGNOLIAE FLOS

本品为木兰科植物望春花 *Magnolia biondii* Pamp.、玉兰 *Magnolia denudata* Desr. 或武当玉兰 *Magnolia sprengeri* Pamp. 的干燥花蕾。

【原植物】

望春花：落叶乔木。单叶互生，叶片长圆状披针形或卵状披针形，长 10~18 cm，宽 3.5~6.5 cm，先端渐尖，基部圆形或楔形，全缘，下面沿脉有疏毛。花先叶开放，外轮花被 3，近线形，内轮花被 6，红色，外基部带紫红色；雄蕊、雌蕊多数。聚合蓇葖果圆柱形稍扭曲。

玉兰：叶倒卵形至倒卵状长圆形，先端有短急尖头；花被片 9 枚，白色。

武当玉兰：花较大，直径达 20 cm，花被片 12 枚。

【药材性状】

望春花：呈长卵形，似毛笔头，长 1.2~2.5 cm，直径 0.8~1.5 cm。基部常具短梗，长约 5 mm，梗上有类白色点状皮孔。苞片 2~3 层，每层 2 片，两层苞片间有小鳞芽，苞片外表面密被灰白色或灰绿色茸毛，内表面类棕色，无毛。花被片 9，棕色，外轮花被片 3，条形，约为内两轮长的 1/4，呈萼片状，内两轮花被片 6，每轮 3，轮状排列。雄蕊和雌蕊多数，螺旋状排列。体轻，质脆。气芳香，味辛凉而稍苦。

玉兰：长 1.5~3 cm，直径 1~1.5 cm。基部枝梗较粗壮，皮孔浅棕色。苞片外表面密被灰白色或灰绿色茸毛。花被片 9，内外轮同型。

武当玉兰：长 2~4 cm，直径 1~2 cm。基部枝梗粗壮，皮孔红棕色。苞片外表面密被淡黄色或淡黄绿色茸毛，有的最外层苞片茸毛已脱落而呈黑褐色。花被片 10~12（15），内外轮无显著差异。

【性味与归经】辛，温。归肺、胃经。

【功能与主治】散风寒，通鼻窍。用于风寒头痛，鼻塞流涕，鼻鼽，鼻渊。

【用法与用量】3~10 g，包煎。外用适量。

七画

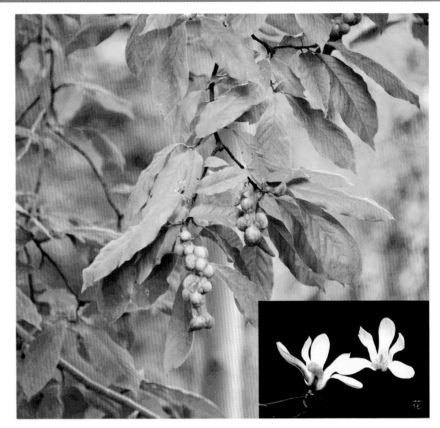

▲ 望春花

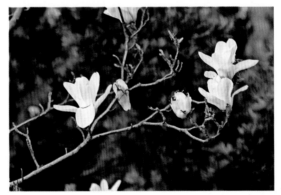

◀ 玉兰

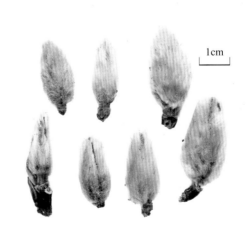

1cm

▲ 辛夷（带花梗）

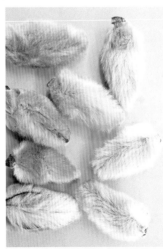

1cm

▲ 辛夷（不带花梗）

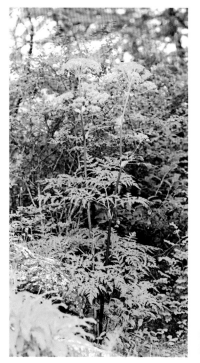

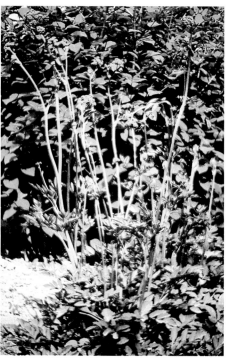

▲ 羌活（朱仁斌摄）　　　　　　　▲ 宽叶羌活

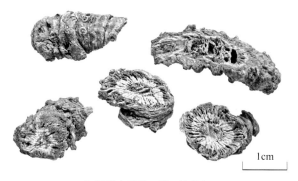

1cm

▲ 羌活（根茎、根，饮片）

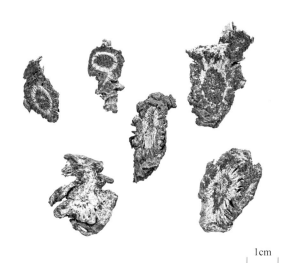

1cm

▲ 羌活（根，饮片）

267. 羌活

Qianghuo

NOTOPTERYGII RHIZOMA ET RADIX

本品为伞形科植物羌活 *Notopterygium incisum* Ting ex H. T. Chang 或宽叶羌活 *Notopterygium franchetii* H. de Boiss. 的干燥根茎和根。

【原植物】
羌活：多年生草本。基生叶和下部叶二至三回单数羽状复叶，最终裂片披针形，边缘有不等的钝锯齿。复伞形花序无总苞片。双悬果卵形，背棱及侧棱有翅，接合面有 5~6 油管。

宽叶羌活：茎基部紫红色。多为三出式三回羽状复叶，最终小叶（裂）片较宽，卵状披针形。花黄色。双悬果稍圆形，接合面有油管 4 个。

【药材性状】
羌活：为圆柱状略弯曲的根茎，长 4~13 cm，直径 0.6~2.5 cm，顶端具茎痕。表面棕褐色至黑褐色，外皮脱落处呈黄色。节间缩短，呈紧密隆起的环状，形似蚕，习称"蚕羌"；节间延长，形如竹节状，习称"竹节羌"。节上有多数点状或瘤状突起的根痕及棕色破碎鳞片。体轻，质脆，易折断，断面不平整，有多数裂隙，皮部黄棕色至暗棕色，油润，有棕色油点，木部黄白色，射线明显，髓部黄色至黄棕色。气香，味微苦而辛。

宽叶羌活：为根茎和根。根茎类圆柱形，顶端具茎和叶鞘残基，根类圆锥形，有纵皱纹和皮孔；表面棕褐色，近根茎处有较密的环纹，长 8~15 cm，直径 1~3 cm，习称"条羌"。有的根茎粗大，不规则结节状，顶部具数个茎基，根较细，习称"大头羌"。质松脆，易折断，断面略平坦，皮部浅棕色，木部黄白色。气味较淡。

【饮片性状】本品呈类圆形、不规则形横切或斜切片，表皮棕褐色至黑褐色，切面外侧棕褐色，木部黄白色，有的可见放射状纹理。体轻，质脆。气香，味微苦而辛。

【性味与归经】辛、苦，温。归膀胱、肾经。

【功能与主治】解表散寒，祛风除湿，止痛。用于风寒感冒，头痛项强，风湿痹痛，肩背酸痛。

【用法与用量】3~10 g。

七画

268. 沙苑子

Shayuanzi

ASTRAGALI COMPLANATI SEMEN

本品为豆科植物扁茎黄芪 *Astragalus complanatus* R. Br. 的干燥成熟种子。

【原植物】多年生草本，高 50~100 cm，通体被柔毛。茎有棱，较细弱，基部常倾卧，有分枝。单数羽状复叶，小叶 9~21，长圆状椭圆形。总状花序腋生，花 3~7 朵，浅黄色，子房密生白色柔毛。荚果纺锤形。膨胀，先端有喙，表面被黑色硬毛，里面具假隔膜。种子圆肾形。

【药材性状】本品略呈肾形而稍扁，长 2~2.5 mm，宽 1.5~2 mm，厚约 1 mm。表面光滑，褐绿色或灰褐色，边缘一侧微凹处具圆形种脐。质坚硬，不易破碎。子叶 2，淡黄色，胚根弯曲，长约 1 mm。气微，味淡，嚼之有豆腥味。

【饮片性状】

沙苑子：同药材。

盐沙苑子：本品形如沙苑子，表面鼓起，深褐绿色或深灰褐色。气微，味微咸，嚼之有豆腥味。

【性味与归经】甘，温。归肝、肾经。

【功能与主治】补肾助阳，固精缩尿，养肝明目。用于肾虚腰痛，遗精早泄，遗尿尿频，白浊带下，眩晕，目暗昏花。

【用法与用量】9~15 g。

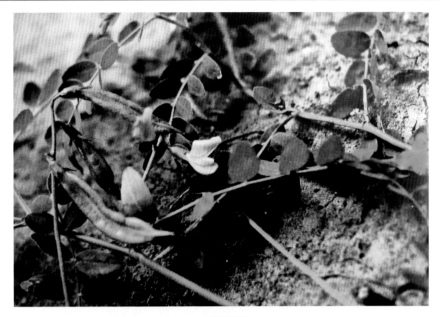

▲ 扁茎黄芪

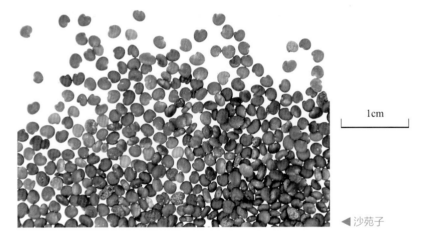

1cm

◀ 沙苑子

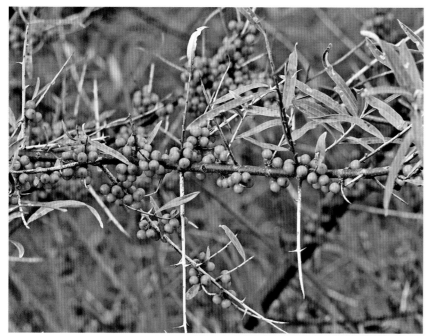

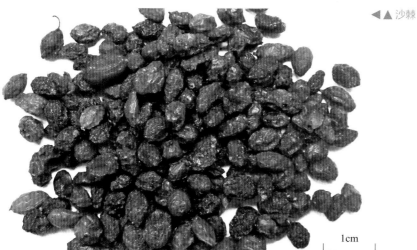

◀▲ 沙棘

269. 沙棘

Shaji

HIPPOPHAE FRUCTUS

本品系蒙古族、藏族习用药材。为胡颓子科植物沙棘 *Hippophae rhamnoides* L. 的干燥成熟果实。

【**原植物**】落叶乔木或灌木，高可达8 m。小枝常具粗壮棘刺，幼时密被锈褐色鳞片。叶互生或近对生，条状披针形。花先叶开放，雌雄异株，着生小枝基部，成短总状花序；花小，淡黄色，雌花比雄花后开放。浆果近球形或卵球形，为橙黄色肉质花被管包围，直径5~10 mm。

【**药材性状**】本品呈类球形或扁球形，有的数个粘连，单个直径 5~8 mm。表面橙黄色或棕红色，皱缩，顶端有残存花柱，基部具短小果梗或果梗痕。果肉油润，质柔软。种子斜卵形，长约 4 mm，宽约 2 mm；表面褐色，有光泽，中间有一纵沟；种皮较硬，种仁乳白色，有油性。气微，味酸、涩。

【**性味与归经**】酸、涩，温。归脾、胃、肺、心经。

【**功能与主治**】健脾消食，止咳祛痰，活血散瘀。用于脾虚食少，食积腹痛，咳嗽痰多，胸痹心痛，瘀血经闭，跌扑瘀肿。

【**用法与用量**】3~10 g。

七画

270. 沉香

Chenxiang

AQUILARIAE LIGNUM RESINATUM

本品为瑞香科植物白木香 *Aquilaria sinensis* (Lour.) Gilg 含有树脂的木材。

【原植物】常绿乔木，高可达 20 m。根和茎有香气。幼枝疏被柔毛。单叶互生，叶片椭圆形或卵形，全缘。伞形花序顶生或腋生，花黄绿色，有香气；花萼浅钟状，裂片 5；花瓣 10，鳞片状；雄蕊 10；子房卵状，2 室。蒴果木质，倒卵形，具宿存萼。

【药材性状】本品呈不规则块、片状或盔帽状，有的为小碎块。表面凹凸不平，有刀痕，偶有孔洞，可见黑褐色树脂与黄白色木部相间的斑纹，孔洞及凹窝表面多呈朽木状。质较坚实，断面刺状。气芳香，味苦。

【饮片性状】本品呈不规则片状、长条形或类方形小碎块状，长 0.3~7.0 cm，宽 0.2~5.5 cm。表面凹凸不平，有的有刀痕，偶有孔洞，可见黑褐色树脂与黄白色木部相间的斑纹。质较坚实，刀切面平整，折断面刺状。气芳香，味苦。

【性味与归经】辛、苦，微温。归脾、胃、肾经。

【功能与主治】行气止痛，温中止呕，纳气平喘。用于胸腹胀闷疼痛，胃寒呕吐呃逆，肾虚气逆喘急。

【用法与用量】1~5 g，后下。

七画

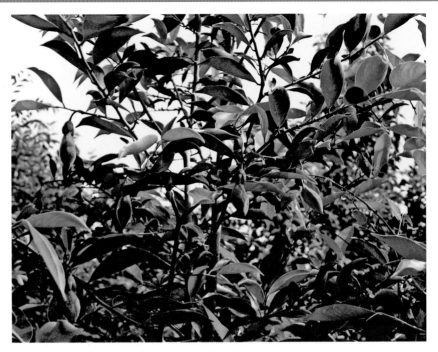

▲ 白木香

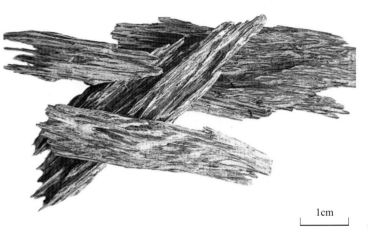

1cm

◀ 沉香

▲ 天然没药

▲ 胶质没药

▲ 醋没药

271. 没药

Moyao

MYRRHA

本品为橄榄科植物地丁树 *Commiphora myrrha* Engl. 或哈地丁树 *Commiphora molmol* Engl. 的干燥树脂。分为天然没药和胶质没药。

【原植物】

地丁树：低矮灌木或乔木。树干粗，具多数不规则尖刺状的粗枝。树皮薄，光滑，小片状剥落。叶散生或丛生，单叶或三出复叶，小叶倒长卵形或倒披针形，中央 1 片远较两侧 1 对为大，钝头，全缘或于末端稍具锯齿。花小，丛生短枝上；萼杯状，宿存，上具 4 钝齿；花冠白色，4 瓣；雄蕊 8；子房 3 室，每室各具胚珠 2 枚。核果卵形，外果皮革质或肉质。种子 1~3 枚，但仅 1 枚成熟，其余均萎缩。

哈地丁树：低矮灌木或小乔木，高 2~4 m，主干高 32~54 cm，直径 38~46 cm。树皮银灰色，光滑，组织松散。枝条无尖刺。叶散生或丛生，单叶或 3~5 出复叶，柄短，钝头，全缘或于末端稍有锯齿，两面均无毛。树枝顶端偶见白色小花，并分泌少量透明黏液。不结果，无种子。

【药材性状】

天然没药：呈不规则颗粒性团块，大小不等，大者直径长达 6 cm 以上。表面黄棕色或红棕色，近半透明部分呈棕黑色，被有黄色粉尘。质坚脆，破碎面不整齐，无光泽。有特异香气，味苦而微辛。

胶质没药：呈不规则块状和颗粒，多黏结成大小不等的团块，大者直径长达 6 cm 以上，表面棕黄色至棕褐色，不透明，质坚实或疏松，有特异香气，味苦而有黏性。

【饮片性状】醋没药：本品呈不规则小块状或类圆形颗粒状，表面棕褐色或黑褐色，有光泽。具特异香气，略有醋香气，味苦而微辛。

【性味与归经】辛、苦，平。归心、肝、脾经。

【功能与主治】散瘀定痛，消肿生肌。用于胸痹心痛，胃脘疼痛，痛经经闭，产后瘀阻，癥瘕腹痛，风湿痹痛，跌打损伤，痈肿疮疡。

【用法与用量】3~5 g，炮制去油，多入丸散用。

【注意】孕妇及胃弱者慎用。

272. 诃子

Hezi

CHEBULAE FRUCTUS

本品为使君子科植物诃子 *Terminalia chebula* Retz. 或 绒 毛 诃 子 *Terminalia chebula* Retz. var. *tomentella* Kurt. 的干燥成熟果实。

【原植物】

诃子：落叶大乔木。小枝，幼叶被棕色毛。单叶互生或近对生，稍革质，叶柄顶端常有 2 腺体，叶片椭圆形或卵形。圆锥花序顶生，由数个穗状花序组成；花两性，无梗，花萼杯状，5 裂，内面有棕黄色长毛；无花瓣；雄蕊 10；子房下位，1 室。核果，长 2.4~4.5 cm。

绒毛诃子：幼枝被铜色伏长柔毛；苞片长过于花；果卵形，长不足 2.5 cm。

【药材性状】本品为长圆形或卵圆形，长 2~4 cm，直径 2~2.5 cm。表面黄棕色或暗棕色，略具光泽，有 5~6 条纵棱线和不规则的皱纹，基部有圆形果梗痕。质坚实。果肉厚 0.2~0.4 cm，黄棕色或黄褐色。果核长 1.5~2.5 cm，直径 1~1.5 cm，浅黄色，粗糙，坚硬。种子狭长纺锤形，长约 1 cm，直径 0.2~0.4 cm，种皮黄棕色，子叶 2，白色，相互重叠卷旋。气微，味酸涩后甜。

【饮片性状】

诃子：同药材。

诃子肉：本品呈全裂或半裂开的扁长梭形、扁长圆形或扁卵圆形、横断裂开的锥形或不规则块状。外表面棕色、黄褐色或暗棕褐色。内表面暗棕色、暗黄褐色或暗棕褐色，粗糙凹凸不平。质坚脆、可碎断。气微，味微酸、涩后甜。

【性味与归经】苦、酸、涩，平。归肺、大肠经。

【功能与主治】涩肠止泻，敛肺止咳，降火利咽。用于久泻久痢，便血脱肛，肺虚喘咳，久嗽不止，咽痛音哑。

【用法与用量】3~10 g。

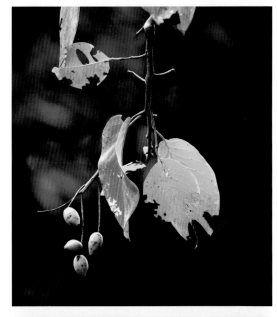

◀诃子

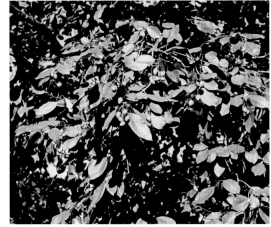

◀绒毛诃子

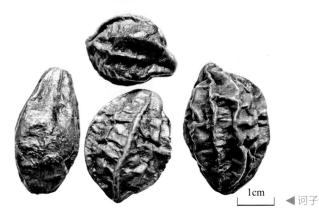

1cm ◀诃子

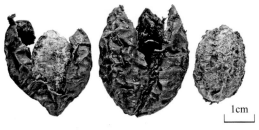

1cm ◀诃子肉、果核

273. 补骨脂

Buguzhi

PSORALEAE FRUCTUS

本品为豆科植物补骨脂 *Psoralea corylifolia* L. 的干燥成熟果实。

【原植物】一年生草本，高 60~150 cm，全体被黑棕色腺点及白色柔毛。单叶互生，叶片宽卵圆形，边缘有粗而不规则的锯齿。花密集成近头状的总状花序，腋生；蝶形花冠淡紫色或白色。荚果卵形，不开裂，果皮黑色，与种子粘贴。种子 1，有香气。

【药材性状】本品呈肾形，略扁，长 3~5 mm，宽 2~4 mm，厚约 1.5 mm。表面黑色、黑褐色或灰褐色，具细微网状皱纹。顶端圆钝，有一小突起，凹侧有果梗痕。质硬。果皮薄，与种子不易分离；种子 1 枚，子叶 2，黄白色，有油性。气香，味辛、微苦。

【饮片性状】

补骨脂：同药材。

盐补骨脂：本品形如补骨脂。表面黑色或黑褐色，微鼓起。气微香，味微咸。

【性味与归经】辛、苦，温。归肾、脾经。

【功能与主治】温肾助阳，纳气平喘，温脾止泻；外用消风祛斑。用于肾阳不足，阳痿遗精，遗尿尿频，腰膝冷痛，肾虚作喘，五更泄泻；外用治白癜风，斑秃。

【用法与用量】6~10 g。外用 20%~30% 酊剂涂患处。

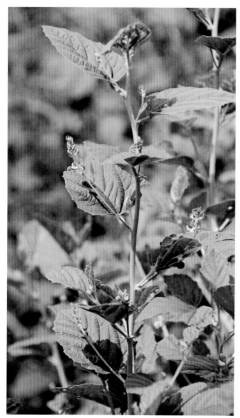

◀▼ 补骨脂

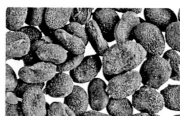

1cm

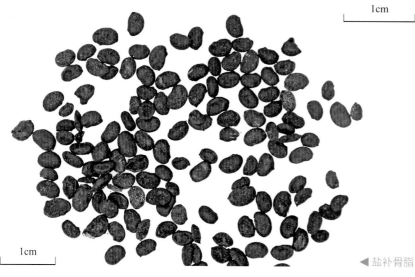

1cm

◀ 盐补骨脂

274. 灵芝

Lingzhi

GANODERMA

本品为多孔菌科真菌赤芝 *Ganoderma lucidum* (Leyss. ex Fr.) Karst. 或紫芝 *Ganoderma sinense* Zhao, Xu et Zhang 的干燥子实体。

【原植物】

赤芝：担子果一年生，有柄，栓质。菌盖半圆形或肾形，直径 10~20 cm 或更大，盖肉厚 1.5~2 cm，盖表褐黄色或红褐色，盖边渐趋淡黄，有同心环纹，微皱或平滑，有亮漆状光泽，边缘微钝。菌肉乳白色，近管处淡褐色。菌管长达 1 cm，每 1 mm 间 4~5 个。管口近圆形，初白色，后呈淡黄色或黄褐色。菌柄圆柱形，侧生或偏生，偶中生。长 10~19 cm，粗 1.5~4 cm，与菌盖色泽相似。皮壳部菌丝呈棒状，顶端膨大。孢子卵形，双层壁，顶端平截，外壁透明，内壁淡褐色，有小刺，大小（9~11）μm×（6~7）μm。

紫芝：菌盖多呈紫黑色至近褐黑色；菌肉呈均匀的褐色、深褐色至栗褐色；孢子顶端脐突形，内壁突出的小刺明显，孢子较大，大小（9.5~13.8）μm×（6.9~8.5）μm。

【药材性状】

赤芝：外形呈伞状，菌盖肾形、半圆形或近圆形，直径 10~18 cm，厚 1~2 cm。皮壳坚硬，黄褐色至红褐色，有光泽，具环状棱纹和辐射状皱纹，边缘薄而平截，常稍内卷。菌肉白色至淡棕色。菌柄圆柱形，侧生，少偏生，长 7~15 cm，直径 1~3.5 cm，红褐色至紫褐色，光亮。孢子细小，黄褐色。气微香，味苦涩。

紫芝：皮壳紫黑色，有漆样光泽。菌肉锈褐色。菌柄长 17~23 cm。

栽培品：子实体较粗壮、肥厚，直径 12~22 cm，厚 1.5~4 cm。皮壳外常被有大量粉尘样的黄褐色孢子。

【性味与归经】甘，平。归心、肺、肝、肾经。

【功能与主治】补气安神，止咳平喘。用于心神不宁，失眠心悸，肺虚咳喘，虚劳短气，不思饮食。

【用法与用量】6~12 g。

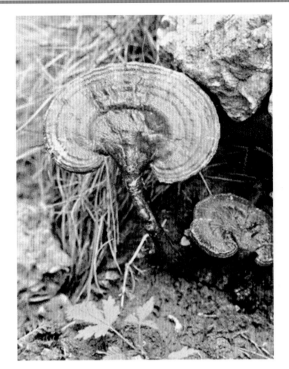

▲▼ 赤芝

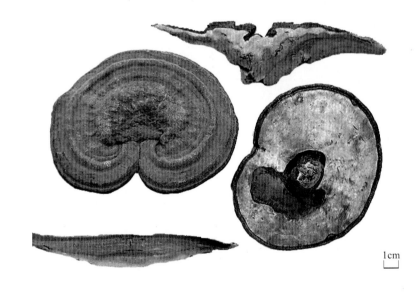

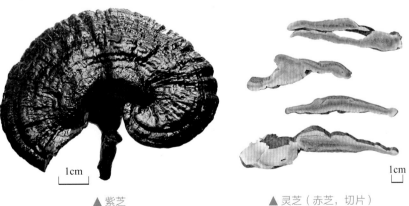

▲ 紫芝　　　　　　　▲ 灵芝（赤芝，切片）

七画

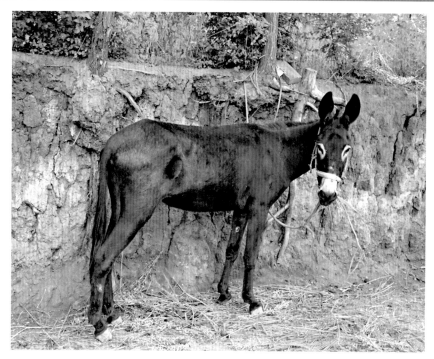

▲ 驴

275. 阿胶

Ejiao

ASINI CORII COLLA

本品为马科动物驴 *Equus asinus* L. 的干燥皮或鲜皮经煎煮、浓缩制成的固体胶。

【原动物】体型比马小，体重一般200 kg 左右。头型较长，眼圆，其上生有 1 对显眼的长耳。颈部长而宽厚，颈背鬃毛短而稀少。躯体匀称，四肢短粗，蹄质坚硬，尾尖端处生有长毛。体色主要以黑、栗、灰三种为主多见。

【药材性状】本品呈长方形块、方形块或丁状。棕色至黑褐色，有光泽。质硬而脆，断面光亮，碎片对光照视呈棕色半透明状。气微，味微甘。

【饮片性状】

阿胶：本品呈不规则块状，大小不一。其余同药材。

阿胶珠：本品呈类球形。表面棕黄色或灰白色，附有白色粉末。体轻，质酥，易碎。断面中空或多孔状，淡黄色至棕色。气微，味微甜。

【性味与归经】甘，平。归肺、肝、肾经。

【功能与主治】补血滋阴，润燥，止血。用于血虚萎黄，眩晕心悸，肌痿无力，心烦不眠，虚风内动，肺燥咳嗽，劳嗽咯血，吐血尿血，便血崩漏，妊娠胎漏。

【用法与用量】3~9 g。烊化兑服。

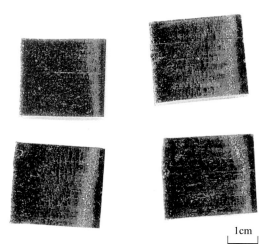

1cm

▲ 阿胶块

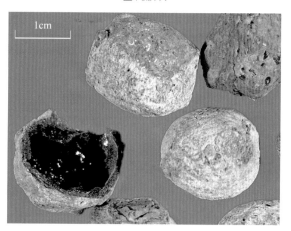

1cm

▲ 阿胶珠

七画

276. 阿魏

Awei

FERULAE RESINA

本品为伞形科植物新疆阿魏 *Ferula sinkiangensis* K. M. Shen 或阜康阿魏 *Ferula fukanensis* K. M. Shen 的树脂。

【原植物】

新疆阿魏：多年生一次结果的草本植物，具葱蒜样臭味。主根粗大，圆锥形。茎高 0.5~1.5 m，有毛，基部分枝互生，上面枝轮生。叶柔软，基生叶较大；叶柄基部鞘状，叶片三回羽状全裂，有柔毛，最终裂片广披针形；茎生叶较小；上部无叶，只有叶鞘。复伞形花序生于枝端；小伞形花序具花 10~20，花瓣黄色，长 2 mm，椭圆形，内弯，外面有毛。果实椭圆状球形，有疏毛，具突起果棱。

阜康阿魏：叶的最终裂片较宽，多为三浅裂；花瓣长圆状披针形。果实长卵形，有乳状突起。

【药材性状】本品呈不规则的块状和脂膏状。颜色深浅不一，表面蜡黄色至棕黄色。块状者体轻，质地似蜡，断面稍有孔隙；新鲜切面颜色较浅，放置后色渐深。脂膏状者黏稠，灰白色。具强烈而持久的蒜样特异臭气，味辛辣，嚼之有灼烧感。

【性味与归经】苦、辛，温。归脾、胃经。

【功能与主治】消积，化癥，散痞，杀虫。用于肉食积滞，瘀血癥痕，腹中痞块，虫积腹痛。

【用法与用量】1~1.5 g，多入丸散和外用膏药。

【注意】孕妇禁用。

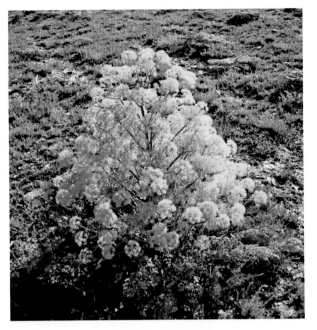

▲ 新疆阿魏（王果平摄）

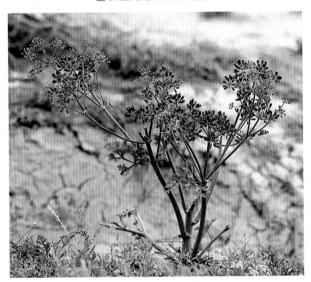

▲ 阜康阿魏

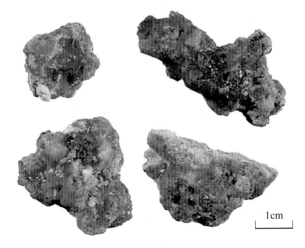

1cm

▲ 阿魏

277. 陈皮

Chenpi

CITRI RETICULATAE PERICARPIUM

本品为芸香科植物橘 *Citrus reticulata* Blanco 及其栽培变种的干燥成熟果皮。药材分为"陈皮"和"广陈皮"。

【原植物】常绿小乔木，高约 3 m。茎枝常有刺。叶互生，叶柄细长，翅不明显；叶片革质，卵状披针形或长椭圆形，全缘或有波状齿。花单生或簇生于叶腋；萼片 5；花瓣 5，黄白色；雄蕊 18~24，花丝常 3~5 枚合生；子房 9~15 室。柑果扁球形，直径 5~7 cm，橙黄色或红黄色，果皮与肉瓢易分离。种子黄白色。栽培品种多。

【药材性状】

陈皮：常剥成数瓣，基部相连，有的呈不规则的片状，厚 1~4 mm。外表面橙红色或红棕色，有细皱纹和凹下的点状油室；内表面浅黄白色，粗糙，附黄白色或黄棕色筋络状维管束。质稍硬而脆。气香，味辛、苦。

广陈皮：常 3 瓣相连，形状整齐，厚度均匀，约 1 mm。外表面橙黄色至棕褐色，点状油室较大，对光照视，透明清晰。质较柔软。

【饮片性状】本品呈不规则的条状或丝状。外表面橙红色或红棕色，有细皱纹和凹下的点状油室。内表面浅黄白色，粗糙，附黄白色或黄棕色筋络状维管束。气香，味辛、苦。

【性味与归经】苦、辛，温。归肺、脾经。

【功能与主治】理气健脾，燥湿化痰。用于脘腹胀满，食少吐泻，咳嗽痰多。

【用法与用量】3~10 g。

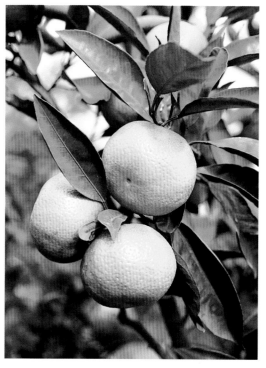

◀ 橘

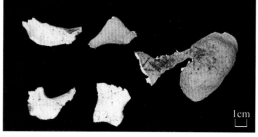

◀ 陈皮

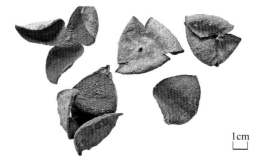

◀ 广陈皮

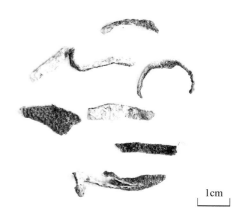

◀ 陈皮（饮片）

278. 附子

Fuzi

ACONITI LATERALIS RADIX PRAEPARATA

本品为毛茛科植物乌头 *Aconitum carmichaelii* Debx. 的子根的加工品。根据加工方法不同分为"盐附子""黑顺片""白附片"。

【原植物】见"川乌"。

【药材性状】

盐附子：呈圆锥形，长 4~7 cm，直径 3~5 cm。表面灰黑色，被盐霜，顶端有凹陷的芽痕，周围有瘤状突起的支根或支根痕。体重，横切面灰褐色，可见充满盐霜的小空隙和多角形形成层环纹，环纹内侧导管束排列不整齐。气微，味咸而麻，刺舌。

黑顺片：为纵切片，上宽下窄，长 1.7~5 cm，宽 0.9~3 cm，厚 0.2~0.5 cm。外皮黑褐色，切面暗黄色，油润具光泽，半透明状，并有纵向导管束。质硬而脆，断面角质样。气微，味淡。

白附片：无外皮，黄白色，半透明，厚约 0.3 cm。

【饮片性状】

附片（黑顺片、白附片）：同药材。

淡附片：本品呈纵切片，上宽下窄，长 1.7~5 cm，宽 0.9~3 cm，厚 0.2~0.5 cm。外皮褐色。切面褐色，半透明，有纵向导管束。质硬，断面角质样。气微，味淡，口尝无麻舌感。

炮附片：本品形如黑顺片或白附片，表面鼓起黄棕色，质松脆。气微，味淡。

【性味与归经】辛、甘，大热；有毒。归心、肾、脾经。

【功能与主治】回阳救逆，补火助阳，散寒止痛。用于亡阳虚脱，肢冷脉微，心阳不足，胸痹心痛，虚寒吐泻，脘腹冷痛，肾阳虚衰，阳痿宫冷，阴寒水肿，阳虚外感，寒湿痹痛。

【用法与用量】3~15 g，先煎，久煎。

【注意】孕妇慎用；不宜与半夏、瓜蒌、瓜蒌子、瓜蒌皮、天花粉、川贝母、浙贝母、平贝母、伊贝母、湖北贝母、白蔹、白及同用。

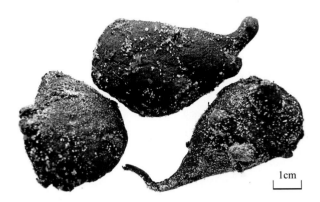

▲ 盐附子

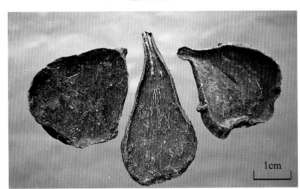

▲ 黑顺片

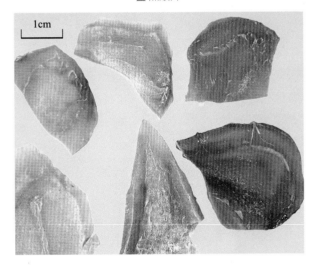

▲ 白附片

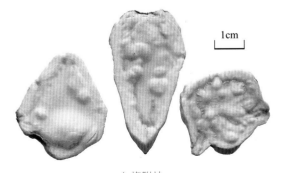

▲ 炮附片

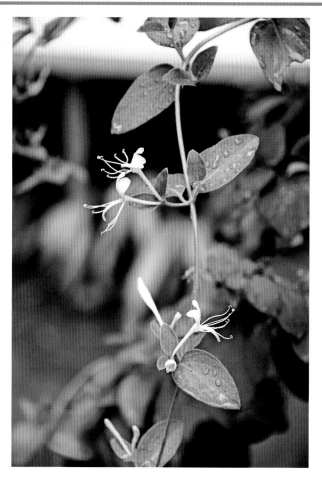

▲ 忍冬

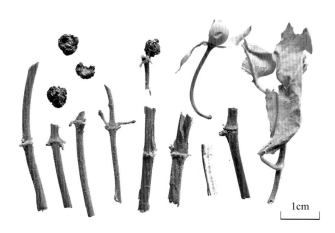

▲ 忍冬藤（饮片）

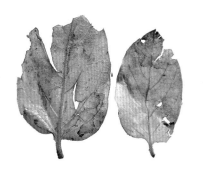

◀ 忍冬叶（水浸展开）

279. 忍冬藤

Rendongteng

LONICERAE JAPONICAE CAULIS

本品为忍冬科植物忍冬 *Lonicera japonica* Thunb. 的干燥茎枝。

【原植物】半常绿缠绕性藤本。茎中空，外皮呈条状剥离，幼时密被短柔毛和腺毛。叶对生，卵形至长卵形，全缘，幼时两面有毛，后上面无毛。花成对腋生；苞片叶状；花萼5裂；花冠长3~4 cm，管部与瓣近等长，初开时白色，后变黄色，二唇形，上唇4裂，下唇不裂而狭；雄蕊5；子房无毛，花柱和雄蕊略长于花冠。浆果球形，熟时黑色。

【药材性状】本品呈长圆柱形，多分枝，常缠绕成束，直径1.5~6 mm。表面棕红色至暗棕色，有的灰绿色，光滑或被茸毛；外皮易剥落。枝上多节，节间长6~9 cm，有残叶和叶痕。质脆，易折断，断面黄白色，中空。气微，老枝味微苦，嫩枝味淡。

【饮片性状】本品呈不规则的段。表面棕红色（嫩枝），有的灰绿色，光滑或被茸毛；外皮易脱落。切面黄白色，中空。偶有残叶，暗绿色，略有茸毛。气微，老枝味微苦，嫩枝味淡。

【性味与归经】甘，寒。归肺、胃经。

【功能与主治】清热解毒，疏风通络。用于温病发热，热毒血痢，痈肿疮疡，风湿热痹，关节红肿热痛。

【用法与用量】9~30 g。

七 画

280. 鸡内金

Jineijin

GALLI GIGERII ENDOTHELIUM
CORNEUM

本品为雉科动物家鸡 *Gallus gallus domesticus* Brisson 的干燥沙囊内壁。

【原动物】家禽。嘴略呈圆锥状，上嘴稍弯曲。鼻孔被有鳞状瓣。眼有瞬膜。头上有肉冠，雄者较雌者大，喉部两侧有肉垂，均呈褐红色。翼短，雄者羽色较雌者美丽，并有长而鲜丽的尾羽。足健壮，跗、跖及趾均被有鳞板；趾 4，前 3 后 1。雄者跗跖部后方有距。本种因人工饲养杂交，品种繁多，体型、大小、毛色不一。

【药材性状】本品为不规则卷片，厚约 2 mm。表面黄色、黄绿色或黄褐色，薄而半透明，具明显的条状皱纹。质脆，易碎，断面角质样，有光泽。气微腥，味微苦。

【饮片性状】炒鸡内金：本品表面暗黄褐色或焦黄色，用放大镜观察，显颗粒状或微细泡状。轻折即断，断面有光泽。

【性味与归经】甘，平。归脾、胃、小肠、膀胱经。

【功能与主治】健胃消食，涩精止遗，通淋化石。用于食积不消，呕吐泻痢，小儿疳积，遗尿，遗精，石淋涩痛，胆胀胁痛。

【用法与用量】3~10 g。

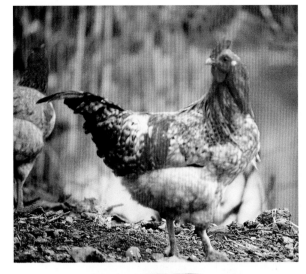

◀ 家鸡

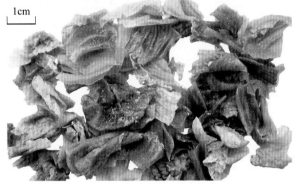

1cm

◀ 鸡内金

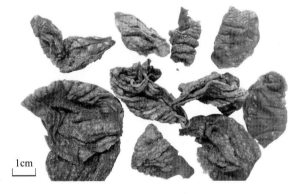

1cm

◀ 炒鸡内金

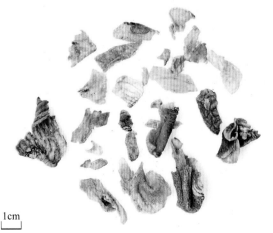

1cm

◀ 醋鸡内金

七画

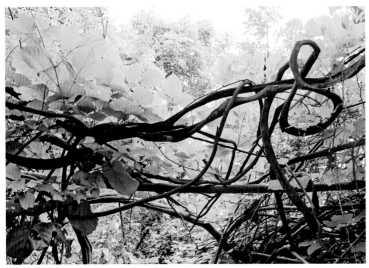

◀ 密花豆

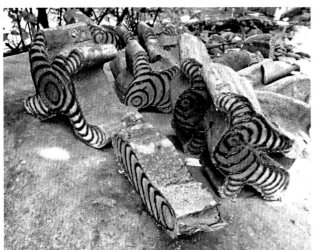

◀ 鸡血藤（鲜）

281. 鸡血藤

Jixueteng

SPATHOLOBI CAULIS

本品为豆科植物密花豆 *Spatholobus suberectus* Dunn 的干燥藤茎。

【原植物】木质藤本。老茎扁柱形，折断后流出红色汁液。三出复叶互生，托叶和小托叶早落，叶片宽椭圆形或宽卵形，先端短渐尖，基部圆形，全缘，下面脉间有毛茸。圆锥花序腋生，花序轴及总花梗均有黄色短柔毛；萼二唇形；花冠白色，蝶形，长 1 cm；二体雄蕊。荚果扁平，刀状，具黄色绒毛，种子 1 粒。

【药材性状】本品为椭圆形、长矩圆形或不规则的斜切片，厚 0.3~1 cm。栓皮灰棕色，有的可见灰白色斑，栓皮脱落处显红棕色。质坚硬。切面木部红棕色或棕色，导管孔多数；韧皮部有树脂状分泌物呈红棕色至黑棕色，与木部相间排列呈数个同心性椭圆形环或偏心性半圆形环；髓部偏向一侧。气微，味涩。

【性味与归经】苦、甘，温。归肝、肾经。

【功能与主治】活血补血，调经止痛，舒筋活络。用于月经不调，痛经，经闭，风湿痹痛，麻木瘫痪，血虚萎黄。

【用法与用量】9~15 g。

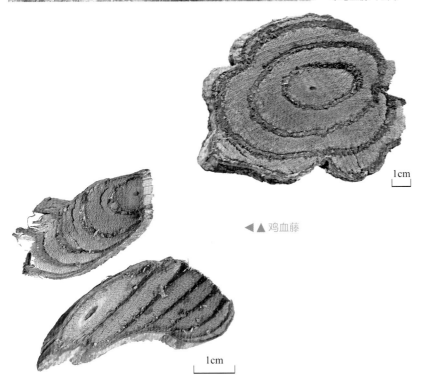

1cm

◀▲ 鸡血藤

1cm

282. 鸡骨草

Jigucao

ABRI HERBA

本品为豆科植物广州相思子 *Abrus cantoniensis* Hance 的干燥全株。

【原植物】藤状小灌木，长 1~2 m。茎细瘦，被浅棕色短毛。偶数羽状复叶互生，托叶狭披针形，小叶 16~24 枝，矩圆形，长 0.7~1.2cm，先端具小尖刺，全缘。总状花序，总花梗密被棕黄色长绒毛；蝶形花冠，淡红紫色，长约 8 mm。荚果矩圆形，扁平。种子 4~6 粒，黑棕色，光滑。

【药材性状】本品根多呈圆锥形，上粗下细，有分枝，长短不一，直径 0.5~1.5 cm；表面灰棕色，粗糙，有细纵纹，支根极细，有的断落或留有残基；质硬。茎丛生，长 50~100 cm，直径约 0.2 cm；灰棕色至紫褐色，小枝纤细，疏被短柔毛。羽状复叶互生，小叶 8~11 对，多脱落，小叶矩圆形，长 0.8~1.2 cm；先端平截，有小突尖，下表面被伏毛。气微香，味微苦。

【饮片性状】本品为不规则的段，根多呈圆柱形，直径 0.2~1.5 cm，表面灰棕色至紫褐色，粗糙，有细纵纹，部分疏被短柔毛，切面淡黄色。小叶多脱落，矩圆形，先端平截，有小突尖，下表面被伏毛。气微香，味微苦。

【性味与归经】甘、微苦，凉。归肝、胃经。

【功能与主治】利湿退黄，清热解毒，疏肝止痛。用于湿热黄疸，胁肋不舒，胃脘胀痛，乳痈肿痛。

【用法与用量】15~30 g。

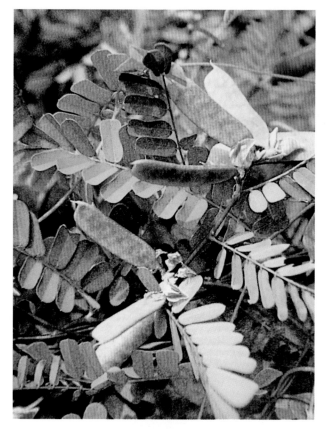

▲ 广州相思子

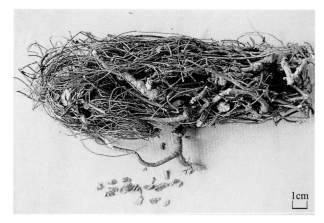

1cm

▲ 鸡骨草

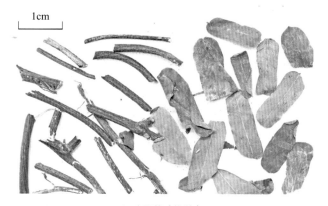

1cm

▲ 鸡骨草（饮片）

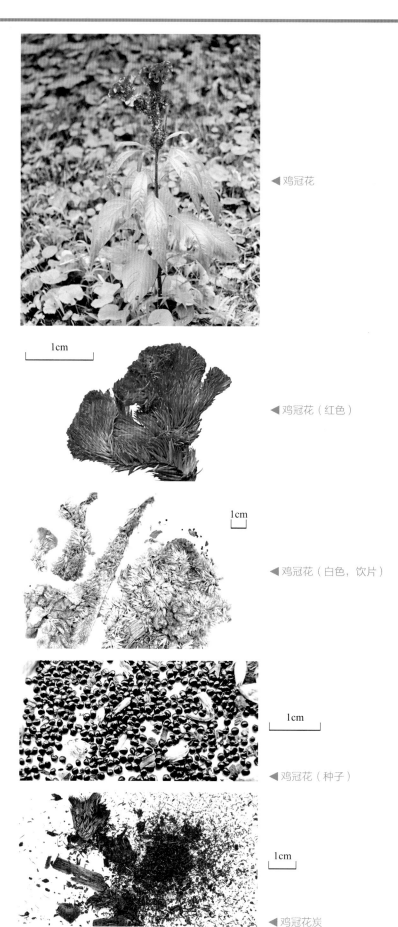

◀ 鸡冠花

◀ 鸡冠花（红色）

◀ 鸡冠花（白色，饮片）

◀ 鸡冠花（种子）

◀ 鸡冠花炭

283. 鸡冠花

Jiguanhua

CELOSIAE CRISTATAE FLOS

本品为苋科植物鸡冠花 *Celosia cristata* L. 的干燥花序。

【原植物】一年生草本，高 40~80 cm。茎直立，近上部扁平，绿色或带红色。单叶互生，叶片长卵形或卵状披针形，先端渐尖或长尖，全缘。穗状花序顶生或茎上部腋生，扁平似鸡冠状；苞片、小苞片和花被片紫红色、黄色、黄白色或淡红色，干膜质，宿存；雄蕊 5，花丝下部合生成环状。胞果卵形，盖裂，包于宿存花被内。

【药材性状】本品为穗状花序，多扁平而肥厚，呈鸡冠状，长 8~25 cm，宽 5~20 cm，上缘宽，具皱褶，密生线状鳞片，下端渐窄，常残留扁平的茎。表面红色、紫红色或黄白色。中部以下密生多数小花，每花宿存的苞片和花被片均呈膜质。果实盖裂，种子扁圆肾形，黑色，有光泽。体轻，质柔韧。气微，味淡。

【饮片性状】

鸡冠花：本品为不规则的块段。扁平，有的呈鸡冠状。表面红色、紫红色或黄白色。可见黑色扁圆肾形的种子。气微，味淡。

鸡冠花炭：本品形如鸡冠花。表面黑褐色，内部焦褐色。可见黑色种子。具焦香气，味苦。

【性味与归经】甘、涩，凉。归肝、大肠经。

【功能与主治】收敛止血，止带，止痢。用于吐血，崩漏，便血，痔血，赤白带下，久痢不止。

【用法与用量】6~12 g。

七画

284. 青风藤

Qingfengteng

SINOMENII CAULIS

本品为防己科植物青藤 *Sinomenium acutum* (Thunb.) Rehd. et Wils. 和毛青藤 *Sinomenium acutum* (Thunb.) Rehd. et Wils. var. *cinereum* Rehd. et Wils. 的干燥藤茎。

【原植物】
青藤：木质藤本。枝条灰褐色，具细沟纹。叶互生，厚纸质或革质，宽卵形，顶端渐尖，基部圆形、截形或心形，全缘，少数叶片4~7浅裂，叶柄长。花雌雄异株，圆锥花序，腋生。核果扁球形，蓝黑色。

毛青藤：叶上面具短绒毛，下面灰色，密被绒毛。

【药材性状】本品呈长圆柱形，常微弯曲，长20~70 cm或更长，直径0.5~2 cm。表面绿褐色至棕褐色，有的灰褐色，有细纵纹和皮孔。节部稍膨大，有分枝。体轻，质硬而脆，易折断，断面不平坦，灰黄色或淡灰棕色，皮部窄，木部射线呈放射状排列，髓部淡黄白色或黄棕色。气微，味苦。

【饮片性状】本品呈类圆形的厚片。外表面绿褐色至棕褐色，有的灰褐色，有纵纹，有的可见皮孔。切面灰黄色至淡灰黄色，皮部窄，木部有明显的放射状纹理，其间具有多数小孔，髓部淡黄白色至棕黄色。气微，味苦。

【性味与归经】苦、辛，平。归肝、脾经。

【功能与主治】祛风湿，通经络，利小便。用于风湿痹痛，关节肿胀，麻痹瘙痒。

【用法与用量】6~12 g。

八画

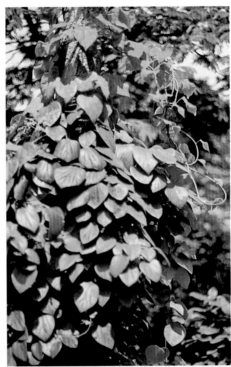
◀ 青藤

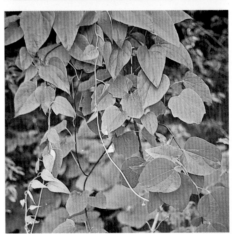
◀ 毛青藤

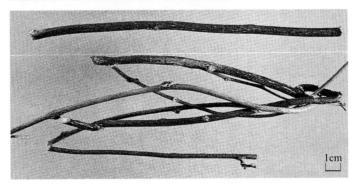
1cm
◀ 青风藤

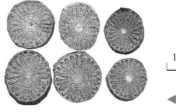
1cm
◀ 青风藤（饮片）

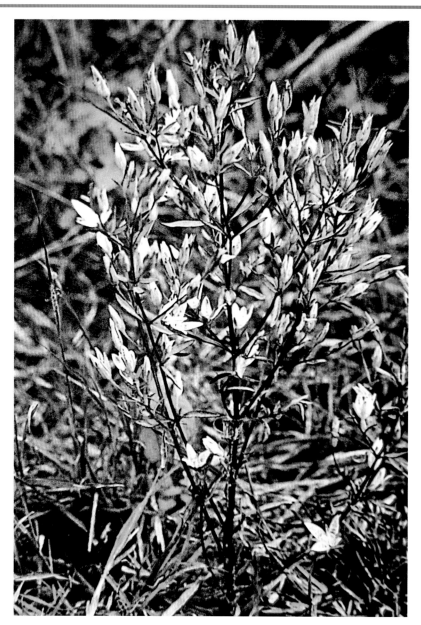

▲▼青叶胆

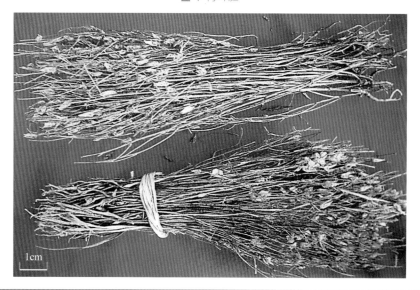

1cm

285. 青叶胆

Qingyedan

SWERTIAE MILEENSIS HERBA

本品为龙胆科植物青叶胆 *Swertia mileensis* T. N. Ho et W. L. Shih 的干燥全草。

【原植物】一年生草本。茎四棱形，具窄翅，下部常紫色。叶对生，无柄，披针形至线形，具 3 脉。圆锥状聚伞花序多花，花 4 数；花萼绿色；花冠淡蓝色，裂片卵状披针形，下部具 2 腺窝，腺窝顶端具短柔毛状流苏。蒴果椭圆形或长椭圆形。种子棕褐色，卵球形。

【药材性状】本品长 15~45 cm。根长圆锥形，长 2~7 cm，直径约 0.2 cm，有的有分枝；表面黄色或黄棕色。茎四棱形，棱角具极狭的翅，直径 0.1~0.2 cm；表面黄绿色或黄棕色，下部常显红紫色，断面中空。叶对生，无柄；叶片多皱缩或破碎，完整者展平后呈条形或狭披针形，长 1~4 cm，宽 0.2~0.7 cm。圆锥状聚伞花序，萼片 4，条形，黄绿色；花冠 4，深裂，黄色，裂片卵状披针形，内侧基部具 2 腺窝；雄蕊 4。蒴果狭卵形，种子多数，细小，棕褐色。气微，味苦。

【饮片性状】本品呈不规则的段。根类圆形，有的有分枝；表面黄色或黄棕色。茎四棱形，棱角具极狭的翅；表面黄绿色或黄棕色，切面中空。叶片多破碎。气微，味苦。

【性味与归经】苦、甘，寒。归肝、胆、膀胱经。

【功能与主治】清肝利胆，清热利湿。用于肝胆湿热，黄疸尿赤，胆胀胁痛，热淋涩痛。

【用法与用量】10~15 g。

【注意】虚寒者慎服。

八画

286. 青皮

Qingpi

CITRI RETICULATAE PERICARPIUM VIRIDE

本品为芸香科植物橘 *Citrus reticulata* Blanco 及其栽培变种的干燥幼果或未成熟果实的果皮。5~6 月收集自落的幼果，晒干，习称"个青皮"；7~8 月采收未成熟的果实，在果皮上纵剖成四瓣至基部，除尽瓤瓣，晒干，习称"四花青皮"。

【原植物】见"陈皮"。

【药材性状】

四花青皮：果皮剖成 4 裂片，裂片长椭圆形，长 4~6 cm，厚 0.1~0.2 cm。外表面灰绿色或黑绿色，密生多数油室；内表面类白色或黄白色，粗糙，附黄白色或黄棕色小筋络。质稍硬，易折断，断面外缘有油室 1~2 列。气香，味苦、辛。

个青皮：呈类球形，直径 0.5~2 cm。表面灰绿色或黑绿色，微粗糙，有细密凹下的油室，顶端有稍突起的柱基，基部有圆形果梗痕。质硬，断面果皮黄白色或淡黄棕色，厚 0.1~0.2 cm，外缘有油室 1~2 列。瓤囊 8~10 瓣，淡棕色。气清香，味酸、苦、辛。

【饮片性状】

青皮：本品呈类圆形厚片或不规则丝状。表面灰绿色或黑绿色，密生多数油室，切面黄白色或淡黄棕色，有时可见瓤囊 8~10 瓣，淡棕色。气香，味苦、辛。

醋青皮：本品形如青皮片或丝，色泽加深，略有醋香气，味苦、辛。

【性味与归经】苦、辛，温。归肝、胆、胃经。

【功能与主治】疏肝破气，消积化滞。用于胸胁胀痛，疝气疼痛，乳癖，乳痈，食积气滞，脘腹胀痛。

【用法与用量】3~10 g。

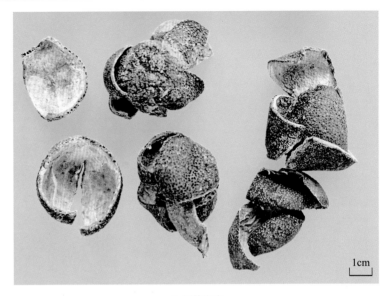

▲ 四花青皮

1cm

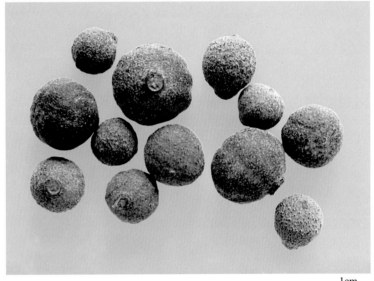

▲ 个青皮

1cm

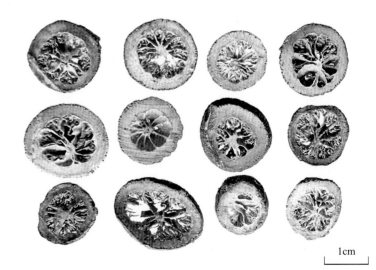

▲ 青皮片

1cm

八画

287. 青果

Qingguo

CANARII FRUCTUS

本品为橄榄科植物橄榄 *Canarium album* Raeusch. 的干燥成熟果实。

【原植物】常绿乔木，有黏性的芳香树脂。单数羽状复叶互生，小叶 5~15，对生，具短柄，叶片革质，心卵状长圆形，先端渐尖，基部偏斜，下面网脉上有小窝点。圆锥花序顶生或腋生，略短于复叶；花小，萼杯状，3 浅裂，花瓣 3~5，雄蕊 6。核果卵状长圆形，青黄色。

【药材性状】本品呈纺锤形，两端钝尖，长 2.5~4 cm，直径 1~1.5 cm。表面棕黄色或黑褐色，有不规则皱纹。果肉灰棕色或棕褐色，质硬。果核梭形，暗红棕色，具纵棱；内分 3 室，各有种子 1 粒。气微，果肉味涩，久嚼微甜。

【饮片性状】同药材。

【性味与归经】甘、酸，平。归肺、胃经。

【功能与主治】清热解毒，利咽，生津。用于咽喉肿痛，咳嗽痰黏，烦热口渴，鱼蟹中毒。

【用法与用量】5~10 g。

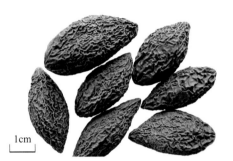

▲ 青果（外皮棕黄色）

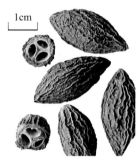

◀ 橄榄

▲ 青果（外皮黑褐色）

288. 青葙子

Qingxiangzi

CELOSIAE SEMEN

本品为苋科植物青葙 *Celosia argentea* L. 的干燥成熟种子。

【原植物】一年生草本。茎绿色或带红紫色，有纵条纹。叶互生，椭圆状披针形至披针形。穗状花序单生于茎顶或分枝顶，呈圆柱形或圆锥状；苞片、小苞片和花被片干膜质，淡红色，后变白色，雄蕊花丝下部合生成环状。胞果卵形，盖裂。种子肾圆形，黑色，有光泽。

【药材性状】本品呈扁圆形，少数呈圆肾形，直径 1~1.5 mm。表面黑色或红黑色，光亮，中间微隆起，侧边微凹处有种脐。种皮薄而脆。气微，味淡。

【饮片性状】青葙子：同药材。

【性味与归经】苦，微寒。归肝经。

【功能与主治】清肝泻火，明目退翳。用于肝热目赤，目生翳膜，视物昏花，肝火眩晕。

【用法与用量】9~15 g。

【注意】本品有扩散瞳孔作用，青光眼患者禁用。

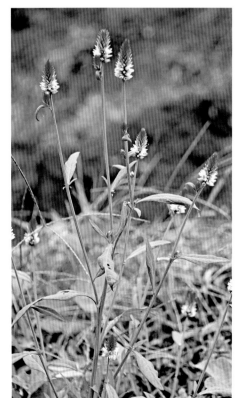

▲ 青葙

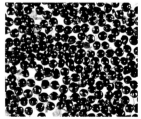

▲ 青葙子

289. 青蒿

Qinghao

ARTEMISIAE ANNUAE HERBA

本品为菊科植物黄花蒿 *Artemisia annua* L. 的干燥地上部分。

【原植物】一年生草本。全株黄绿色，有臭气。茎多分枝。基部及下部叶在花期枯萎；中部叶卵形，三次羽状深裂，小裂片线形，先端尖，两面微被短毛，叶轴两侧具窄翅；上部叶小。头状花序多数，球形，有短梗，排成圆锥状，常有条形苞叶；总苞片2~3层；花筒状，全为管状花，外层雌性，中央的两性。瘦果矩圆形。

【药材性状】本品茎呈圆柱形，上部多分枝，长30~80 cm，直径0.2~0.6 cm；表面黄绿色或棕黄色，具纵棱线；质略硬，易折断，断面中部有髓。叶互生，暗绿色或棕绿色，卷缩易碎，完整者展平后为三回羽状深裂，裂片和小裂片矩圆形或长椭圆形，两面被短毛。气香特异，味微苦。

【饮片性状】本品呈不规则的段，长0.5~1.5 cm。茎呈圆柱形，表面黄绿色或棕黄色，具纵棱线，质略硬，切面黄白色，髓白色。叶片多皱缩或破碎，暗绿色或棕绿色，完整者展平后为三回羽状深裂，裂片及小裂片矩圆形或长椭圆形，两面被短毛。花黄色，气香特异，味微苦。

【性味与归经】苦、辛，寒。归肝、胆经。

【功能与主治】清虚热，除骨蒸，解暑热，截疟，退黄。用于温邪伤阴，夜热早凉，阴虚发热，骨蒸劳热，暑邪发热，疟疾寒热，湿热黄疸。

【用法与用量】6~12 g，后下。

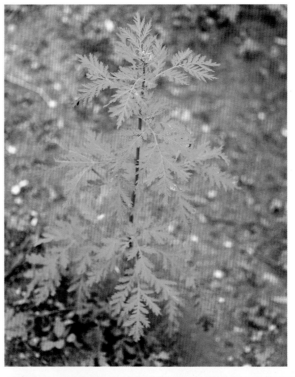

◀ 黄花蒿

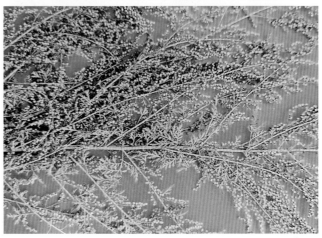

▲ 青蒿　 1cm

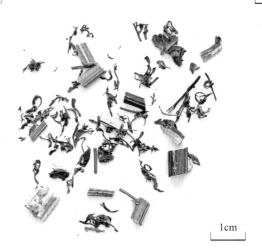

▲ 青蒿（饮片）

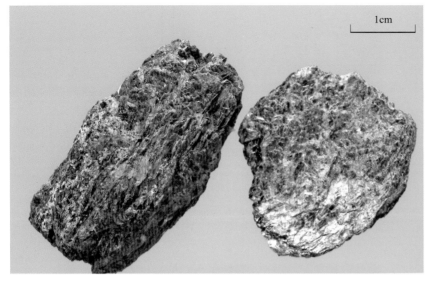

▲ 青礞石（褐黑色）

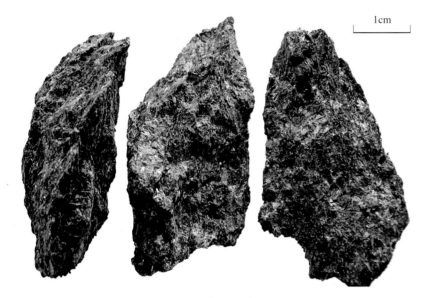

▲ 青礞石（绿黑色）

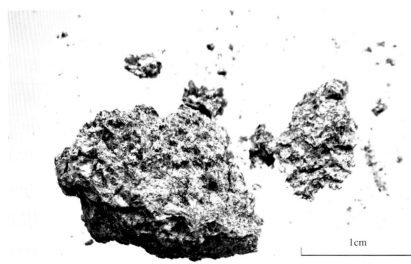

▲ 青礞石（灰色）

290. 青礞石

Qingmengshi

CHLORITI LAPIS

本品为变质岩类黑云母片岩或绿泥石化云母碳酸盐片岩。

【原矿物】

黑云母片岩：主要由黑云母及少量石英、中长石和绿帘石等矿物组成的集合体。呈不规则扁块状，无明显棱角，其中有鳞片状矿物定向排列，彼此相连。断面可见明显片状构造及鳞片状变晶结构。黑色，有的带暗绿色调，珍珠光泽。质软而脆，易剥碎。

绿泥石化云母碳酸盐片岩：主要由方解石、白云石、金云母（部分转变为绿泥石，即绿泥石化）、绢云母、石英等矿物组成的集合体，呈不规则块状。岩石呈灰绿色，夹于其中的鳞片状矿物显珍珠光泽。质地疏松，易剥碎。

【药材性状】

黑云母片岩：主为鳞片状或片状集合体。呈不规则扁块状或长斜块状，无明显棱角。褐黑色或绿黑色，具玻璃样光泽。质软，易碎，断面呈较明显的层片状。碎粉主为绿黑色鳞片（黑云母），有似星点样的闪光。气微，味淡。

绿泥石化云母碳酸盐片岩：为鳞片状或粒状集合体。呈灰色或绿灰色，夹有银色或淡黄色鳞片，具光泽。质松，易碎，粉末为灰绿色鳞片（绿泥石化云母片）和颗粒（主为碳酸盐），片状者具星点样闪光。遇稀盐酸产生气泡，加热后泡沸激烈。气微，味淡。

【饮片性状】

青礞石：本品呈鳞片状、不规则碎块状或颗粒，碎块直径 0.5~2 cm，厚 0.5~1 cm，无明显棱角。褐黑色、绿褐色或灰绿色，具玻璃样光泽。碎块断面呈较明显层片状。质软，易碎，气微，味淡。

煅青礞石：本品呈不规则碎块状或鳞片状粉末，碎块直径 0.5~1.5 cm，厚 0.5~1 cm，无明显棱角。黄绿色至青黄色，鳞片状粉末光泽性更强。碎块断面呈较明显层片状。质松软，易碎，气微，味淡。

【性味与归经】甘、咸，平。归肺、心、肝经。

【功能与主治】坠痰下气，平肝镇惊。用于顽痰胶结，咳逆喘急，癫痫发狂，烦躁胸闷，惊风抽搐。

【用法与用量】多入丸散服，3~6 g；煎汤 10~15 g，布包先煎。

八画

291. 青黛

Qingdai

INDIGO NATURALIS

本品为爵床科植物马蓝 *Baphicacanthus cusia* (Nees) Bremek.、蓼科植物蓼蓝 *Polygonum tinctorium* Ait. 或十字花科植物菘蓝 *Isatis indigotica* Fort. 的叶或茎叶经加工制得的干燥粉末、团块或颗粒。

【原植物】

马蓝：多年生草本。茎基部稍木质化，常成对分枝，幼嫩部分及花序均被褐色柔毛。叶对生，椭圆形或卵形，边缘有粗齿，干时变黑色。穗状花序，通常具2~3节，每节对生2朵淡紫色花；苞片叶状，早落；花萼5裂，其中一片较长；花冠筒喉部窄钟形，裂片5。蒴果棒状，稍具4棱。种子有微毛。

蓼蓝：一年生草本。茎直立，有分枝。叶互生，具柄；叶片卵形或宽椭圆形，先端圆钝，全缘，沿叶脉有短毛，灰绿色，干后变暗蓝色；托叶鞘膜质，圆筒状，有长睫毛。花序穗状，顶生或腋生；苞片膜质；花淡红色，密集；花被5深裂，雄蕊6~8，花柱3。瘦果卵形，有3棱，褐色，包于宿存的花被内。

菘蓝：见"大青叶"。

【药材性状】本品为深蓝色的粉末，体轻，易飞扬；或呈不规则多孔性的团块、颗粒，用手搓捻即成细末。微有草腥气，味淡。

【性味与归经】咸，寒。归肝经。

【功能与主治】清热解毒，凉血消斑，泻火定惊。用于温毒发斑，血热吐衄，胸痛咳血，口疮，痄腮，喉痹，小儿惊痫。

【用法与用量】1~3 g，宜入丸散用。外用适量。

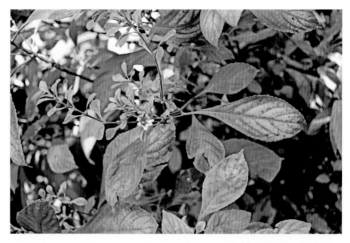

▲ 马蓝

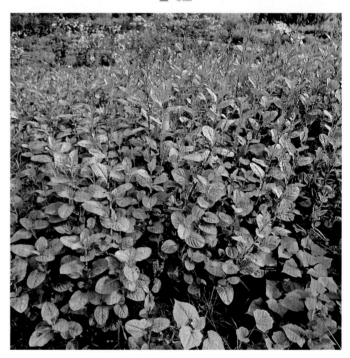

▲ 蓼蓝

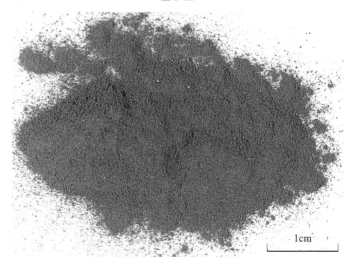

1cm

▲ 青黛

292. 玫瑰花

Meiguihua

ROSAE RUGOSAE FLOS

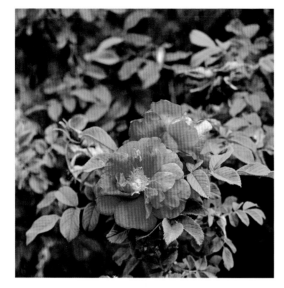

▲ 玫瑰

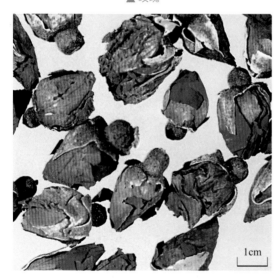

▲ 玫瑰花

本品为蔷薇科植物玫瑰 *Rosa rugosa* Thunb. 的干燥花蕾。

【原植物】灌木。茎枝有皮刺和刺毛，小枝密被绒毛。单数羽状复叶互生，小叶 5~9，椭圆形或椭圆状倒卵形，边缘有钝锯齿，多皱，无毛，下面有柔毛和腺体；叶柄和叶轴有绒毛，疏生小皮刺和刺毛，托叶大部附着于叶柄，边缘有腺点；叶柄基部的刺常成对着生。花单生或数朵聚生；花冠鲜艳，紫红色，芳香；花梗有绒毛和腺体。蔷薇果扁球形，熟时红色，内有多数小瘦果，萼片宿存。

【药材性状】本品略呈半球形或不规则团状，直径 0.7~1.5 cm。残留花梗上被细柔毛，花托半球形，与花萼基部合生；萼片 5，披针形，黄绿色或棕绿色，被有细柔毛；花瓣多皱缩，展平后宽卵形，呈覆瓦状排列，紫红色，有的黄棕色；雄蕊多数，黄褐色；花柱多数，柱头在花托口集成头状，略突出，短于雄蕊。体轻，质脆。气芳香浓郁，味微苦涩。

【性味与归经】甘、微苦，温。归肝、脾经。

【功能与主治】行气解郁，和血，止痛。用于肝胃气痛，食少呕恶，月经不调，跌扑伤痛。

【用法与用量】3~6 g。

293. 苦木

Kumu

PICRASMAE RAMULUS ET FOLIUM

本品为苦木科植物苦木 *Picrasma quassioides* (D. Don) Benn. 的干燥枝和叶。

【原植物】灌木或小乔木。小枝有黄色皮孔。单数羽状复叶互生；小叶9~15，卵形至长圆状卵形。聚伞花序腋生，总花梗长，被柔毛；花雌雄异株，黄绿色。核果倒卵形，3~4个并生，蓝色至红色，萼宿存。

【药材性状】本品枝呈圆柱形，长短不一，直径0.5~2 cm；表面灰绿色或棕绿色，有细密的纵纹和多数点状皮孔；质脆，易折断，断面不平整，淡黄色，嫩枝色较浅且髓部较大。叶为单数羽状复叶，易脱落；小叶卵状长椭圆形或卵状披针形，近无柄，长4~16 cm，宽1.5~6 cm；先端锐尖，基部偏斜或稍圆，边缘具钝齿；两面通常绿色，有的下表面淡紫红色，沿中脉有柔毛。气微，味极苦。

【性味与归经】苦，寒；有小毒。归肺、大肠经。

【功能与主治】清热解毒，祛湿。用于风热感冒，咽喉肿痛，湿热泻痢，湿疹，疮疖，蛇虫咬伤。

【用法与用量】枝3~4.5 g；叶1~3 g。外用适量。

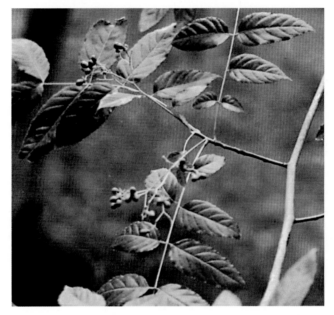

▲ 苦木

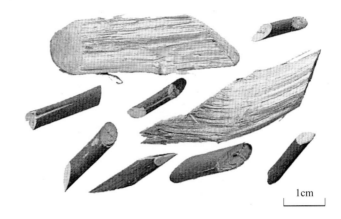

1cm

▲ 苦木（枝，切段）

294. 苦玄参

Kuxuanshen

PICRIAE HERBA

本品为玄参科植物苦玄参 *Picria fel-terrae* Lour. 的干燥全草。

【原植物】草本。基部匍匐或倾卧，节上生根；枝叉分，有条纹，被短糙毛，节常膨大。叶对生，叶片卵形，上面密布粗糙的短毛，下面脉上有糙毛。花序总状排列，有花 4~8 朵；花冠白色或红褐色，上唇直立，基部很宽，向上转狭，顶端微缺，下唇宽阔，3 裂。蒴果卵形，长 5~6 mm，室间 2 裂，包于宿存的萼片内，种子多数。

【药材性状】本品须根细小。茎略呈方柱形，节稍膨大，多分枝，长 30~80 cm，直径 1.5~2.5 mm，黄绿色，老茎略带紫色；折断面纤维性，髓部中空。单叶对生，多皱缩，完整者展平后呈卵形或卵圆形，长 3~5 cm，宽 2~3 cm，黄绿色至灰绿色；先端锐尖，基部楔形，边缘有圆钝锯齿。叶柄长 1~2 cm。全体被短糙毛。总状花序顶生或腋生，花萼裂片 4，外 2 片较大，卵圆形，内 2 片细小，条形；花冠唇形。蒴果扁卵形，包于宿存的萼片内。种子细小，多数。气微，味苦。

【性味与归经】苦，寒。归肺、胃、肝经。

【功能与主治】清热解毒，消肿止痛。用于风热感冒，咽喉肿痛，喉痹，痄腮，脘腹疼痛，痢疾，跌打损伤，疖肿，毒蛇咬伤。

【用法与用量】9~15 g。外用适量。

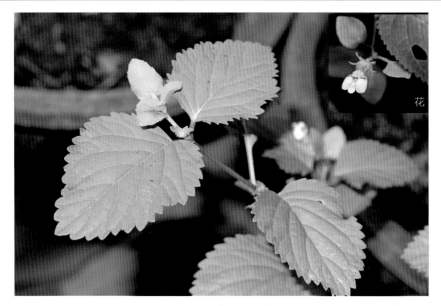

花

▲ 苦玄参（徐晔春摄）

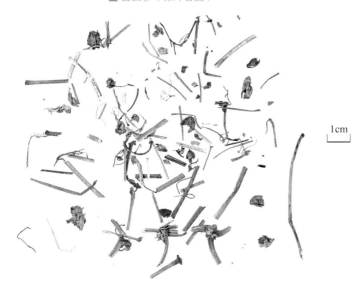

1cm

▲ 苦玄参（切段）

295. 苦地丁

Kudiding

CORYDALIS BUNGEANAE HERBA

本品为罂粟科植物地丁草 *Corydalis bungeana* Turcz. 的干燥全草。

【原植物】二年生灰绿色草本，高 10~50 cm，具主根。茎自基部铺散分枝，灰绿色，具棱。基生叶多数，叶柄基部多少具鞘，边缘膜质；叶片上面绿色，下面苍白色，二至三回羽状全裂。总状花序多花，先密集，后疏离；花粉红色至淡紫色，平展；外花瓣顶端多少下凹，具浅鸡冠状突起，边缘具浅圆齿；上花瓣长 1.1~1.4 cm，距长约 4~5 mm，稍向上斜伸，末端多少囊状膨大；下花瓣稍向前伸出，爪向后渐狭，稍长于瓣片。内花瓣顶端深紫色。蒴果椭圆形，具 2 列种子。

【药材性状】本品皱缩成团，长 10~30 cm。主根圆锥形，表面棕黄色。茎细，多分枝，表面灰绿色或黄绿色，具 5 纵棱，质软，断面中空。叶多皱缩破碎，暗绿色或灰绿色，完整叶片二至三回羽状全裂。花少见，花冠唇形，有距，淡紫色。蒴果扁长椭圆形，呈荚果状。种子扁心形，黑色，有光泽。气微，味苦。

【饮片性状】本品呈不规则的段。茎细，表面灰绿色，具 5 纵棱，断面中空。叶多破碎，暗绿色或灰绿色。花少见，花冠唇形，有距，淡紫色。蒴果扁长椭圆形，呈荚果状。种子扁心形，黑色，有光泽。气微，味苦。

【性味与归经】苦，寒。归心、肝、大肠经。

【功能与主治】清热解毒，散结消肿。用于时疫感冒，咽喉肿痛，疔疮肿痛，痈疽发背，痄腮丹毒。

【用法与用量】9~15 g。外用适量，煎汤洗患处。

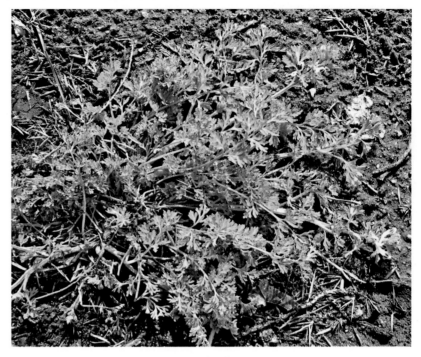

▲ 地丁草

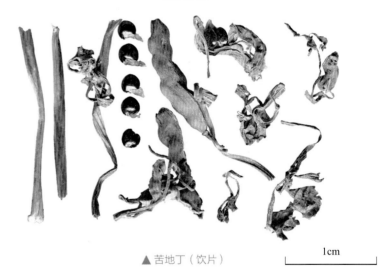

▲ 苦地丁（饮片）

1cm

八画

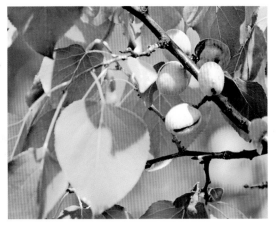

▲ 山杏　　　　　　　　　▲ 西伯利亚杏

296. 苦杏仁

Kuxingren

ARMENIACAE SEMEN AMARUM

本品为蔷薇科植物山杏 *Prunus armeniaca* L. var. *ansu* Maxim.、西伯利亚杏 *Prunus sibirica* L.、东北杏 *Prunus mandshurica* (Maxim.) Koehne 或杏 *Prunus armeniaca* L. 的干燥成熟种子。

【原植物】

山杏：乔木。叶互生，卵形至近圆形，长 4~5 cm，先端尖，基部阔楔形。花单生，先叶开放，几无花梗。核果球形、黄白色或黄红色，常有红晕，有沟，果肉较薄；核平滑，边缘薄而锐利。种子味苦。

西伯利亚杏：灌木或小乔木。叶先端长尾渐尖。果小而干，熟时开裂；核边缘扁而锐利。

东北杏：叶缘有深而锐的重锯齿。花梗明显。果核边缘圆钝。

杏：叶广卵形或卵圆形，长 5~10 cm，基部圆形。果肉多汁。

【药材性状】本品呈扁心形，长 1~1.9 cm，宽 0.8~1.5 cm，厚 0.5~0.8 cm。表面黄棕色至深棕色，一端尖，另端钝圆，肥厚，左右不对称，尖端一侧有短线形种脐，圆端合点处向上具多数深棕色的脉纹。种皮薄，子叶 2，乳白色，富油性。气微，味苦。

【饮片性状】

苦杏仁：同药材。

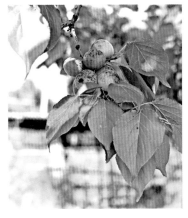

▲ 东北杏

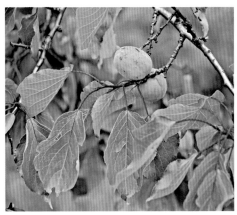

▲ 杏

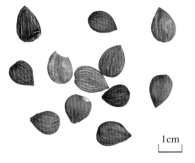

▲ 苦杏仁（山杏）

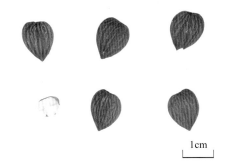

▲ 苦杏仁（东北杏）

焯苦杏仁：本品呈扁心形。表面乳白色或黄白色，一端尖，另端钝圆，肥厚，左右不对称，富油性。有特异的香气，味苦。

炒苦杏仁：本品形如焯苦杏仁，表面黄色至棕黄色，微带焦斑。有香气，味苦。

【性味与归经】苦，微温；有小毒。归肺、大肠经。

【功能与主治】降气止咳平喘，润肠通便。用于咳嗽气喘，胸满痰多，肠燥便秘。

【用法与用量】5~10 g，生品入煎剂后下。

【注意】内服不宜过量，以免中毒。

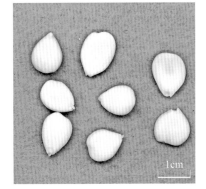

▲ 焯苦杏仁（山杏）

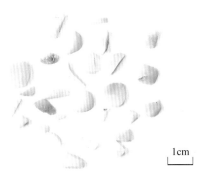

▲ 炒苦杏仁（碎）

八画

297. 苦参

Kushen

SOPHORAE FLAVESCENTIS RADIX

本品为豆科植物苦参 *Sophora flavescens* Ait. 的干燥根。

【原植物】灌木。根圆柱形，黄色、味苦，气刺鼻。小枝绿色，幼时有柔毛。单数羽状复叶互生，小叶 13~25，披针形至条状披针形，先端渐尖，基部圆形，下面密生平贴柔毛。总状花序顶生；苞片线形；萼钟状；花冠淡黄色，蝶形。荚果线形，于种子间微缢缩，先端有长喙。种子 1~5 粒。

【药材性状】本品呈长圆柱形，下部常有分枝，长 10~30 cm，直径 1~6.5 cm。表面灰棕色或棕黄色，具纵皱纹和横长皮孔样突起，外皮薄，多破裂反卷，易剥落，剥落处显黄色，光滑。质硬，不易折断，断面纤维性；切片厚 3~6 mm；切面黄白色，具放射状纹理和裂隙，有的具异型维管束呈同心性环列或不规则散在。气微，味极苦。

【饮片性状】本品呈类圆形或不规则形的厚片。外表皮灰棕色或棕黄色，有时可见横长皮孔样突起，外皮薄，常破裂反卷或脱落，脱落处显黄色或棕黄色，光滑。切面黄白色，纤维性，具放射状纹理和裂隙，有的可见同心性环纹。气微，味极苦。

【性味与归经】苦，寒。归心、肝、胃、大肠、膀胱经。

【功能与主治】清热燥湿，杀虫，利尿。用于热痢，便血，黄疸尿闭，赤白带下，阴肿阴痒，湿疹，湿疮，皮肤瘙痒，疥癣麻风；外治滴虫性阴道炎。

【用法与用量】4.5~9 g。外用适量，煎汤洗患处。

【注意】不宜与藜芦同用。

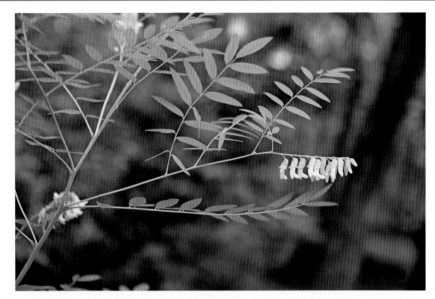

▲▼苦参

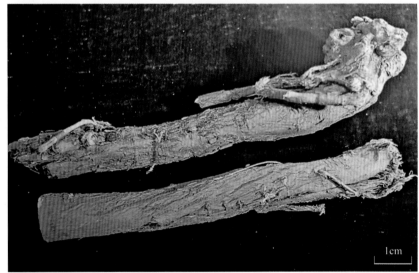

1cm

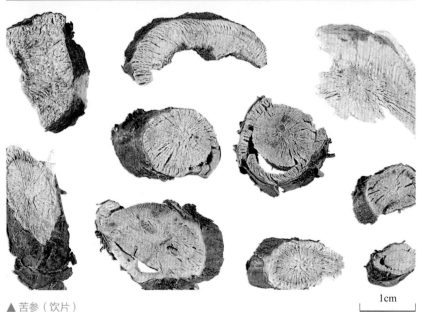

▲苦参（饮片）

1cm

八画

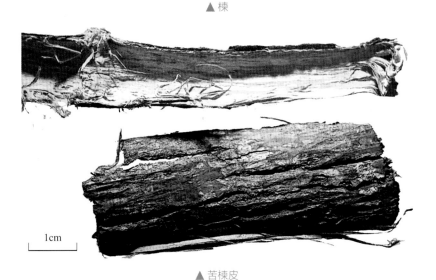

▲ 楝

▲ 苦楝皮

1cm

298. 苦楝皮

Kulianpi

MELIAE CORTEX

本品为楝科植物川楝 *Melia toosendan* Sieb. et Zucc. 或楝 *Melia azedarach* L. 的干燥树皮和根皮。

【原植物】

川楝：见"川楝子"。

楝：乔木。树皮纵裂，幼枝绿色，被星状细毛，老枝紫褐色，有多数灰白色皮孔。二至三回单数羽状复叶互生，小叶卵形至椭圆形，先端长尖，基部圆形，两侧常不等，边缘具深浅不一的钝齿。圆锥花序腋生，花紫色或淡紫色。核果近球形，黄棕色，有光泽；核坚硬木质，有棱；4~5 室，每室有种子 1 枚。

【药材性状】本品呈不规则板片状、槽状或半卷筒状，长宽不一，厚 2~6 mm。外表面灰棕色或灰褐色，粗糙，有交织的纵皱纹和点状灰棕色皮孔，除去粗皮者淡黄色；内表面类白色或淡黄色。质韧，不易折断，断面纤维性，呈层片状，易剥离。气微，味苦。

【饮片性状】本品呈不规则的丝状。外表面灰棕色或灰褐色，除去粗皮者呈淡黄色。内表面类白色或淡黄色。切面纤维性，略呈层片状，易剥离。气微，味苦。

【性味与归经】苦，寒；有毒。归肝、脾、胃经。

【功能与主治】杀虫，疗癣。用于蛔虫病，蛲虫病，虫积腹痛；外治疥癣瘙痒。

【用法与用量】3~6 g。外用适量，研末，用猪脂调敷患处。

【注意】孕妇及肝肾功能不全者慎用。

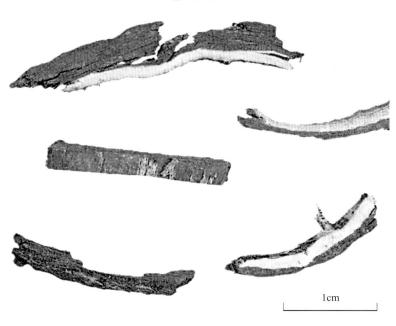

1cm

▲ 苦楝皮（饮片）

299. 苘麻子

Qingmazi

ABUTILI SEMEN

本品为锦葵科植物苘麻 *Abutilon theophrasti* Medic. 的干燥成熟种子。

【原植物】一年生草本。全株密生绒毛状星状毛。叶互生，具长柄；叶片圆心形，先端长尖，边缘具粗锯齿。花单生叶腋，花梗较叶柄短，近端处有节，花萼杯状；5裂；花瓣黄色，倒卵形，顶端平凹，基部与雄蕊筒合生。蒴果半球形，熟后形成分果，顶端具2长芒，长约3 mm。

【药材性状】本品呈三角状肾形，长3.5~6 mm，宽2.5~4.5 mm，厚1~2 mm。表面灰黑色或暗褐色，有白色稀疏绒毛，凹陷处有类椭圆状种脐，淡棕色，四周有放射状细纹。种皮坚硬，子叶2，重叠折曲，富油性。气微，味淡。

【性味与归经】苦，平。归大肠、小肠、膀胱经。

【功能与主治】清热解毒，利湿，退翳。用于赤白痢疾，淋证涩痛，痈肿疮毒，目生翳膜。

【用法与用量】3~9 g。

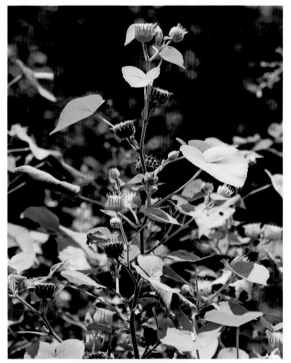
◀苘麻

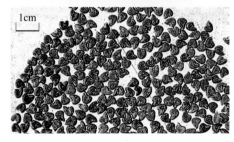
1cm
◀苘麻子

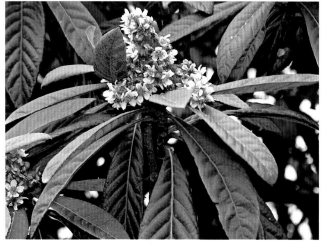

◀ 枇杷（花）

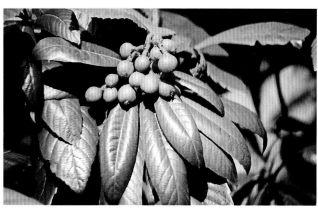

◀ 枇杷（果）

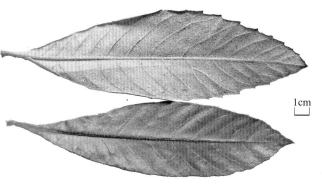

◀ 枇杷叶

300. 枇杷叶

Pipaye

ERIOBOTRYAE FOLIUM

本品为蔷薇科植物枇杷 *Eriobotrya japonica* (Thunb.) Lindl. 的干燥叶。

【原植物】常绿乔木。小枝密生锈色绒毛。叶互生，长倒卵形至长椭圆形，先端尖，基部楔形或渐狭成叶柄，边缘上部有疏锯齿，上面多皱，下面及叶柄密被绒毛。圆锥花序顶生；花白色，芳香。梨果球形或矩圆形，肉质，黄色。

【药材性状】本品呈长圆形或倒卵形，长 12~30 cm，宽 4~9 cm。先端尖，基部楔形，边缘有疏锯齿，近基部全缘。上表面灰绿色、黄棕色或红棕色，较光滑；下表面密被黄色绒毛，主脉于下表面显著突起，侧脉羽状；叶柄极短，被棕黄色绒毛。革质而脆，易折断。气微，味微苦。

【饮片性状】

枇杷叶：本品呈丝条状。表面灰绿色、黄棕色或红棕色，较光滑。下表面可见绒毛，主脉突出。革质而脆。气微，味微苦。

蜜枇杷叶：本品形如枇杷叶丝，表面黄棕色或红棕色，微显光泽，略带黏性。具蜜香气，味微甜。

【性味与归经】苦，微寒。归肺、胃经。

【功能与主治】清肺止咳，降逆止呕。用于肺热咳嗽，气逆喘急，胃热呕逆，烦热口渴。

【用法与用量】6~10 g。

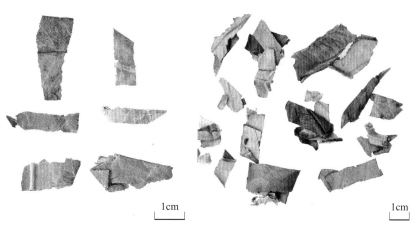

▲ 枇杷叶（饮片）　　▲ 蜜枇杷叶

301. 板蓝根

Banlangen

ISATIDIS RADIX

本品为十字花科植物菘蓝 *Isatis indigotica* Fort. 的干燥根。

【原植物】见 "大青叶"。

【药材性状】本品呈圆柱形，稍扭曲，长 10~20 cm，直径 0. 5~1 cm。表面淡灰黄色或淡棕黄色，有纵皱纹、横长皮孔样突起及支根痕。根头略膨大，可见暗绿色或暗棕色轮状排列的叶柄残基和密集的疣状突起。体实，质略软，断面皮部黄白色，木部黄色。气微，味微甜后苦涩。

【饮片性状】本品呈圆形的厚片。外表皮淡灰黄色至淡棕黄色，有纵皱纹。切面皮部黄白色，木部黄色。气微，味微甜后苦涩。

【性味与归经】苦，寒。归心、胃经。

【功能与主治】清热解毒，凉血利咽。用于温疫时毒，发热咽痛，温毒发斑，痄腮，烂喉丹痧，大头瘟疫，丹毒，痈肿。

【用法与用量】9~15 g。

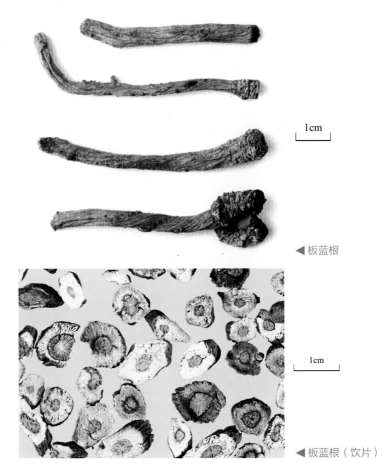

1cm

◀ 板蓝根

1cm

◀ 板蓝根（饮片）

八画

302. 松花粉

Songhuafen

PINI POLLEN

本品为松科植物马尾松 *Pinus massoniana* Lamb.、油松 *Pinus tabulieformis* Carr. 或同属数种植物的干燥花粉。

【原植物】

马尾松：常绿乔木。针叶长 13~20 cm，2 枚一束，细柔；树脂道 4~8 个，边生；叶鞘宿存。花单性同株；雄球花丛生于当年枝基部，雌球花 2~3 个聚生于当年枝顶端。球果卵形，熟时栗褐色，鳞盾平或略肥厚，微具横脊，鳞脐微凹，无刺尖。种子有翅。

油松：叶短而粗硬，长 10~15 cm；树脂道 5~8 个或更多。鳞盾肥厚，横脊显著，鳞脐凸起，有刺尖。

【药材性状】本品为淡黄色的细粉。体轻，易飞扬，手捻有滑润感。气微，味淡。

【性味与归经】甘，温。归肝、脾经。

【功能与主治】收敛止血，燥湿敛疮。用于外伤出血，湿疹，黄水疮，皮肤糜烂，脓水淋漓。

【用法与用量】外用适量，撒敷患处。

八画

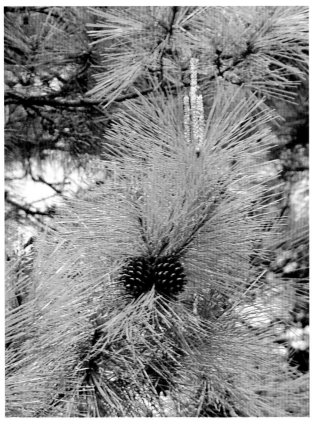

◀ 马尾松

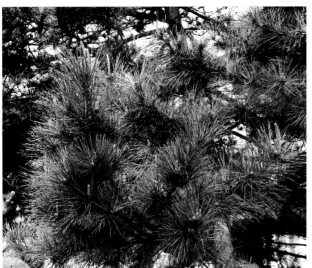

◀ 油松

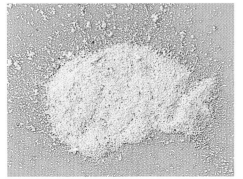

▲ 松花粉 1cm

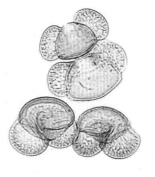

▲ 松花粉（显微）

303. 枫香脂

Fengxiangzhi

LIQUIDAMBARIS RESINA

本品为金缕梅科植物枫香树 *Liquidambar formosana* Hance 的干燥树脂。

【原植物】乔木。小枝有柔毛。叶互生，掌状 3 裂，边缘有锯齿；叶柄长。花单性同株，无花被；雄花排成葇荑花序；雌花集成球形头状花序，萼齿 4~7，花后增大。头状果序圆球形，宿存花柱和萼齿针刺状。

【药材性状】本品呈不规则块状，淡黄色至黄棕色，半透明或不透明。质脆，断面具光泽。气香，味淡。

【性味与归经】辛、微苦，平。归肺、脾经。

【功能与主治】活血止痛，解毒生肌，凉血止血。用于跌扑损伤，痈疽肿痛，吐血，衄血，外伤出血。

【用法与用量】1~3 g，宜入丸散服。外用适量。

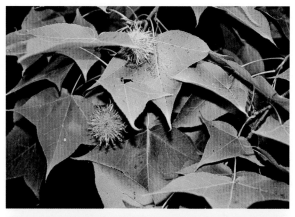

◀枫香树

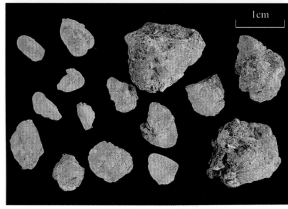

◀枫香脂

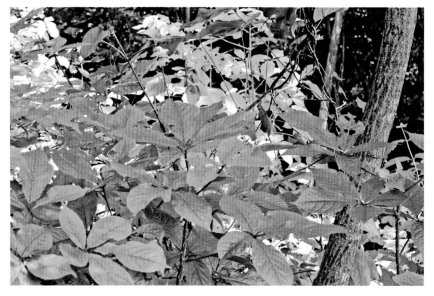

▲ 刺五加

304. 刺五加

Ciwujia

ACANTHOPANACIS SENTICOSI RADIX
ET RHIZOMA SEU CAULIS

本品为五加科植物刺五加 *Acanthopanax senticosus* (Rupr. et Maxim.) Harms 的干燥根和根茎或茎。

【原植物】灌木。茎枝密生细刺。掌状复叶，有长柄，小叶 5，椭圆状倒卵形至矩圆形，边缘有锐尖重锯齿。伞形花序单个顶生或 2~4 个聚生，具多花；花单性异株或杂株。果实近球形，有 5 棱。

【药材性状】本品根茎呈结节状不规则圆柱形，直径 1.4~4.2 cm。根呈圆柱形，多扭曲，长 3.5~12 cm，直径 0.3~1.5 cm；表面灰褐色或黑褐色，粗糙，有细纵沟和皱纹，皮较薄，有的剥落，剥落处呈灰黄色。质硬，断面黄白色，纤维性。有特异香气，味微辛、稍苦、涩。
本品茎呈长圆柱形，多分枝，长短不一，直径 0.5~2 cm。表面浅灰色，老枝灰褐色，具纵裂沟，无刺；幼枝黄褐色，密生细刺。质坚硬，不易折断，断面皮部薄，黄白色，木部宽广，淡黄色，中心有髓。气微，味微辛。

【饮片性状】本品呈类圆形或不规则形的厚片。根和根茎外表皮灰褐色或黑褐色，粗糙，有细纵沟和皱纹，皮较薄，有的剥落，剥落处呈灰黄色；茎外表皮浅灰色或灰褐色，无刺，幼枝黄褐色，密生细刺。切面黄白色，纤维性，茎的皮部薄，木部宽广，中心有髓。根和根茎有特异香气，味微辛、稍苦、涩；茎气微，味微辛。

【性味与归经】辛、微苦，温。归脾、肾、心经。

【功能与主治】益气健脾，补肾安神。用于脾肺气虚，体虚乏力，食欲不振，肺肾两虚，久咳虚喘，肾虚腰膝酸痛，心脾不足，失眠多梦。

【用法与用量】9~27 g。

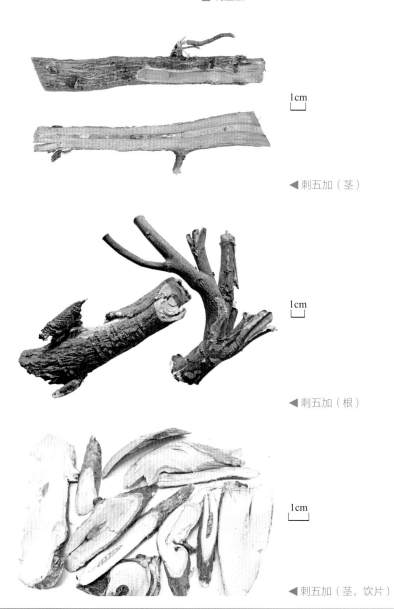

1cm

◀ 刺五加（茎）

1cm

◀ 刺五加（根）

1cm

◀ 刺五加（茎，饮片）

八画

305. 郁李仁

Yuliren

PRUNI SEMEN

本品为蔷薇科植物欧李 *Prunus humilis* Bge.、郁李 *Prunus japonica* Thunb. 或长柄扁桃 *Prunus pedunculata* Maxim. 的干燥成熟种子。前二种习称"小李仁"，后一种习称"大李仁"。

【原植物】

欧李：灌木。叶互生，矩圆状倒卵形或长椭圆形，先端尖，基部宽楔形，边缘有浅细锯齿。花与叶同时开放，1~2 朵腋生，花梗有稀疏短柔毛。核果近球形，直径约 1.5 cm，熟时鲜红色。

郁李：叶卵圆形或椭圆状卵形，先端长尾状，基部圆形，边缘有规则而浅的重锯齿。花先叶或同时开放，2~3 朵腋生；花梗无毛。核果直径约 1 cm，暗红色。

长柄扁桃：叶倒卵形或倒披针形，边缘锯齿粗锐下面密生绒毛。花单生，花梗有毛。核果外面有沟，常被蜡粉，熟时深红色。

【药材性状】

小李仁：呈卵形，长 5~8 mm，直径 3~5 mm。表面黄白色或浅棕色，一端尖，另端钝圆。尖端一侧有线形种脐，圆端中央有深色合点，自合点处向上具多条纵向维管束脉纹。种皮薄，子叶 2，乳白色，富油性。气微，味微苦。

大李仁：长 6~10 mm，直径 5~7 mm。表面黄棕色。

【饮片性状】同药材。

【性味与归经】辛、苦、甘、平。归脾、大肠、小肠经。

【功能与主治】润肠通便，下气利水。用于津枯肠燥，食积气滞，腹胀便秘，水肿，脚气，小便不利。

【用法与用量】6~10 g。

【注意】孕妇慎用。

八画

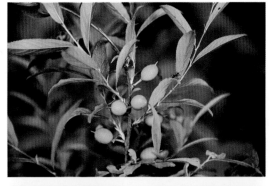

◀欧李

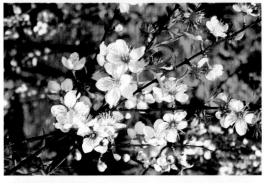

◀郁李

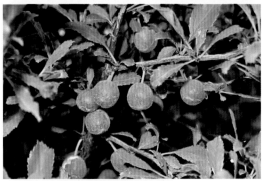

◀长柄扁桃（徐晔春摄）

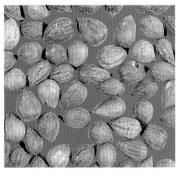

1cm

◀小李仁

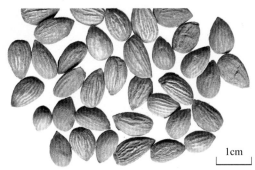

1cm

◀大李仁

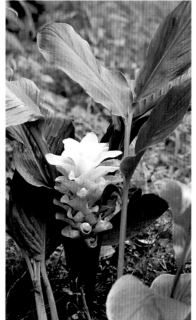

▲ 温郁金　　　　　▲ 姜黄

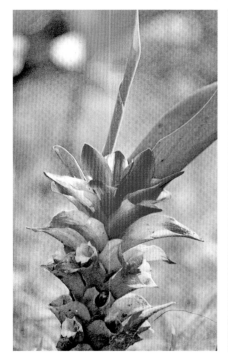

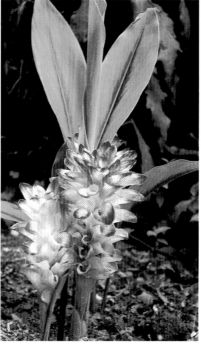

▲ 广西莪术　　　　▲ 蓬莪术

1cm

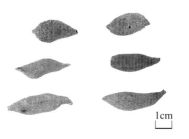

1cm

▲ 温郁金

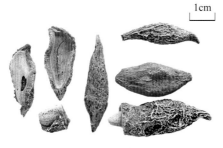

▲ 黄丝郁金

306. 郁金

Yujin

CURCUMAE RADIX

本品为姜科植物温郁金 *Curcuma wenyujin* Y. H. Chen et C. Ling、姜黄 *Curcuma longa* L.、广西莪术 *Curcuma kwangsiensis* S. G. Lee et C. F. Liang 或蓬莪术 *Curcuma phaeocaulis* Val. 的干燥块根。前两者分别习称"温郁金"和"黄丝郁金"，其余按性状不同习称"桂郁金"或"绿丝郁金"。

【原植物】

温郁金：多年生草本。主根茎粗壮，宽卵状圆柱形，侧根茎指状，断面中心柠檬黄色，稍有香气。块根纺锤形，断面白色。叶基生，2 列，幼叶卷旋而出，外面包有 3~4 片鞘状鳞叶；叶绿色，宽卵形或长椭圆形，先端渐尖或短尾尖，基部下延至叶柄，全缘，两面无毛。花葶先叶或与叶同时从根茎抽出；穗状花序，苞片大，中部苞片淡绿色，艇状，腋内生花，上部苞片紫红色，花被状；花冠裂片白色。产地一般不结果。

姜黄：根茎断面深黄色。花序从叶鞘中抽出。

广西莪术：根茎断面淡黄色。叶两面密被柔毛。

蓬莪术：根茎断面绿色或蓝绿色。叶中脉两侧有紫色或褐色晕。

【药材性状】

温郁金：呈长圆形或卵圆形，稍扁，有的微弯曲，两端渐尖，长 3.5~7 cm，直径 1.2~2.5 cm。表面灰褐色或灰棕色，具不规则的纵皱纹，纵纹隆起处色较浅。质坚实，断面灰棕色，角质样；内皮层环明显。气微香，味微苦。

黄丝郁金：呈纺锤形，有的一端细长，长 2.5~4.5 cm，直径 1~1.5 cm。表面棕灰色或灰黄色，具细皱纹。断面橙黄色，外周棕黄色至棕红色。气芳香，味辛辣。

桂郁金：呈长圆锥形或长圆形，长 2~6.5 cm，直径 1~1.8 cm。表面具疏浅纵纹或较粗糙网状皱纹。气微，味微辛苦。

绿丝郁金：呈长椭圆形，较粗壮，长 1.5~3.5 cm，直径 1~1.2 cm。气微，味淡。

【饮片性状】本品呈椭圆形或长条形薄片。外表皮灰黄色、灰褐色至灰棕色，具不规则的纵皱纹。切面灰棕色、橙黄色至灰黑色。角质样，内皮层环明显。

【性味与归经】辛、苦，寒。归肝、心、肺经。

【功能与主治】活血止痛，行气解郁，清心凉血，利胆退黄。用于胸胁刺痛，胸痹心痛，经闭痛经，乳房胀痛，热病神昏，癫痫发狂，血热吐衄，黄疸尿赤。

【用法与用量】3~10 g。

【注意】不宜与丁香、母丁香同用。

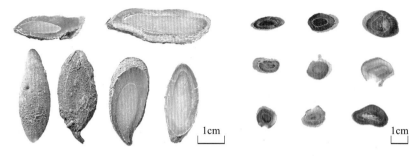

▲ 桂郁金（饮片）　　　▲ 温郁金（饮片）

307. 虎杖

Huzhang

POLYGONI CUSPIDATI RHIZOMA ET RADIX

八

画

本品为蓼科植物虎杖 *Polygonum cuspidatum* Sieb. et Zucc. 的干燥根茎和根。

【原植物】多年生草本。茎中空，散生红色或紫红色斑点，节稍膨大。叶互生，宽卵形或卵状椭圆形，先端短尖；托叶鞘膜质，早落。花单性异株，成腋生圆锥花序；花被白色或红色，5 深裂，外轮 3 片，背部有翅。瘦果三角状，黑褐色，光亮，包于增大的翅状花被内。

【药材性状】本品多为圆柱形短段或不规则厚片，长 1~7 cm，直径 0.5~2.5 cm。外皮棕褐色，有纵皱纹和须根痕，切面皮部较薄，木部宽广，棕黄色，射线放射状，皮部与木部较易分离。根茎髓中有隔或呈空洞状。质坚硬。气微，味微苦、涩。

【饮片性状】本品为不规则厚片。外表皮棕褐色，有时可见纵皱纹及须根痕；切面皮部较薄，木部宽广，棕黄色，射线放射状，皮部与木部较易分离；根茎髓中有隔或呈空洞状。质坚硬。气微，味微苦、涩。

【性味与归经】微苦，微寒。归肝、胆、肺经。

【功能与主治】利湿退黄，清热解毒，散瘀止痛，止咳化痰。用于湿热黄疸，淋浊，带下，风湿痹痛，痈肿疮毒，水火烫伤，经闭，癥瘕，跌打损伤，肺热咳嗽。

【用法与用量】9~15 g。外用适量，制成煎液或油膏涂敷。

【注意】孕妇慎用。

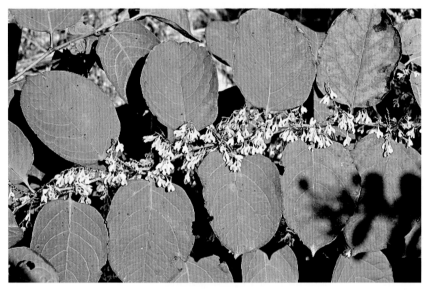

▲ 虎杖

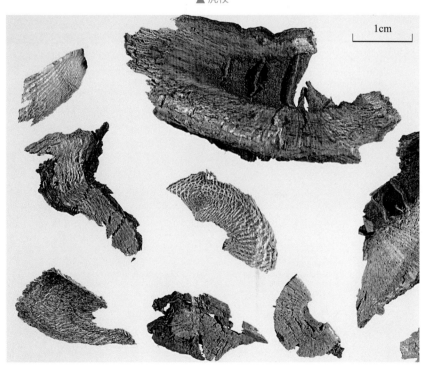

▲ 虎杖（饮片）

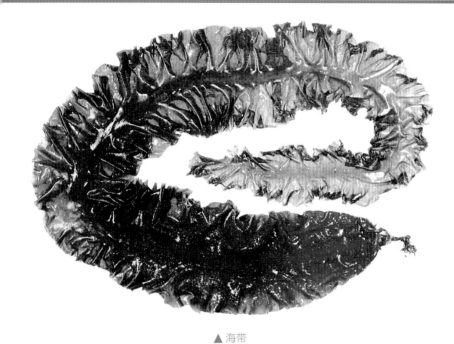

▲ 海带

308. 昆布

Kunbu

LAMINARIAE THALLUS ECKLONIAE THALLUS

本品为海带科植物海带 *Laminaria japonica* Aresch. 或翅藻科植物昆布 *Ecklonia kurorme* Okam. 的干燥叶状体。

【原植物】

海带：多年生大型褐藻，革质，藻体可区分为根状固着器、柄部和片部三部分，成熟时呈橄榄褐色，干后黑褐色。片部狭长带状，全缘，中央较厚，向两缘渐薄，且有被状褶皱。孢子囊群在片部形成，呈近圆形疤斑。

昆布：片部卵形或扁圆形，两侧羽状深裂，裂片呈长舌形，边缘有疏齿或全缘。

【药材性状】

海带：卷曲折叠成团状，或缠结成把。全体呈黑褐色或绿褐色，表面附有白霜。用水浸软则膨胀成扁平长带状，长50~150 cm，宽10~40 cm，中部较厚，边缘较薄而呈波状。类革质，残存柄部扁圆柱状。气腥，味咸。

昆布：卷曲皱缩成不规则团状。全体呈黑色，较薄。用水浸软则膨胀呈扁平的叶状，长宽约为16~26 cm，厚约1.6 mm；两侧呈羽状深裂，裂片呈长舌状，边缘有小齿或全缘。质柔滑。

【性味与归经】咸，寒。归肝、胃、肾经。

【功能与主治】消痰软坚散结，利水消肿。用于瘿瘤，瘰疬，睾丸肿痛，痰饮水肿。

【用法与用量】6~12 g。

八画

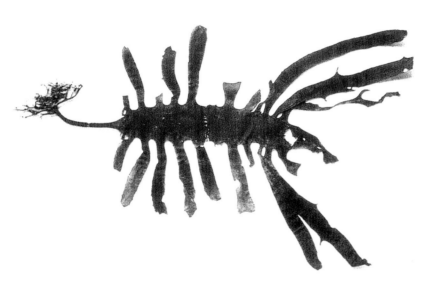

▲ 昆布

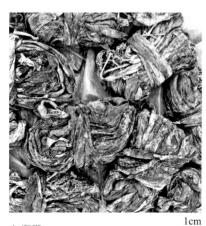

▲ 海带

1cm

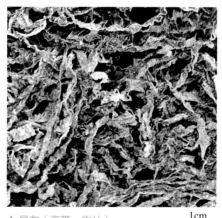

▲ 昆布（海带，饮片）

1cm

309. 明党参

Mingdangshen

CHANGII RADIX

本品为伞形科植物明党参 *Changium smyrnioides* Wolff 的干燥根。

【原植物】多年生草本。根二型，粗短的纺锤形或椭圆形以及细长的圆柱形。茎中空，具粉霜。基生叶为三出式二至三回羽状全裂，最终裂片披针形，叶柄长，基部鞘状；茎上部叶鳞片状或鞘状。复伞形花序无总苞；花白色，侧生花序的都不孕。双悬果卵状矩圆形，仅具纵纹，果棱不明显。

【药材性状】本品呈细长圆柱形、长纺锤形或不规则条块，长 6~20 cm，直径 0.5~2 cm。表面黄白色或淡棕色，光滑或有纵沟纹和须根痕，有的具红棕色斑点。质硬而脆，断面角质样，皮部较薄，黄白色，有的易与木部剥离，木部类白色。气微，味淡。

【饮片性状】本品呈圆形或类圆形厚片。外表皮黄白色，光滑或有纵沟纹。切面黄白色或淡棕色，半透明，角质样，木部类白色，有的与皮部分离。气微，味淡。

【性味与归经】甘、微苦，微寒。归肺、脾、肝经。

【功能与主治】润肺化痰，养阴和胃，平肝，解毒。用于肺热咳嗽，呕吐反胃，食少口干，目赤眩晕，疔毒疮疡。

【用法与用量】6~12 g。

八画

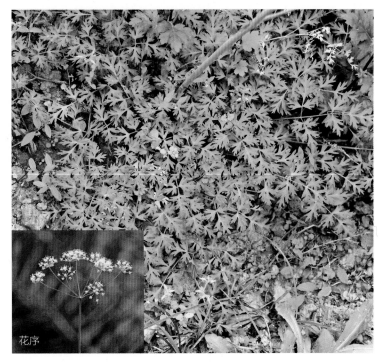

花序

▲▼ 明党参

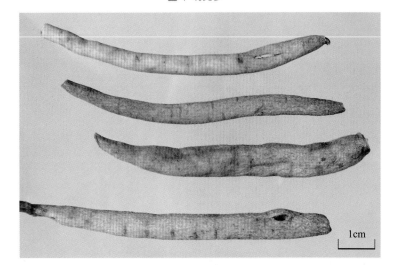

1cm

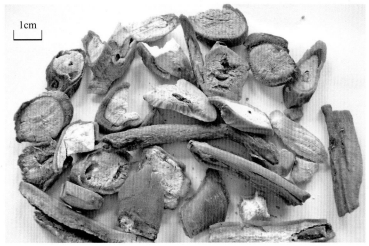

1cm

▲ 明党参（饮片）

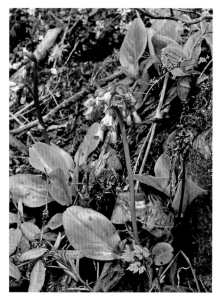

◀ 岩白菜（徐晔春摄）

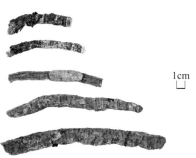

1cm

◀ 岩白菜

310. 岩白菜

Yanbaicai

BERGENIAE RHIZOMA

本品为虎耳草科植物岩白菜 *Bergenia purpurascens* (Hook. f. et Thoms.) Engl. 的干燥根茎。

【原植物】多年生常绿草本。根茎粗状。节间短，每节有扩大成鞘的叶柄基部残余物宿存。叶基生，肉质而厚，有柄。夏初花葶由叶丛抽出，带赤红色。花紫红或暗紫色。蓇葖果直立。

【药材性状】本品根茎呈圆柱形，略弯曲，直径 0.6~2 cm，长 3~10 cm；表面灰棕色至黑褐色，具密集或疏而隆起的环节，节上有棕黑色叶基残存，有皱缩条纹和须状根痕。质坚实而脆，易折断。断面类白色或粉红色，略显粉质，部分断面有网状裂隙，近边缘处有点状维管束环列。气微，味苦、涩。

【性味与归经】苦、涩，平。归肺、肝、脾经。

【功能与主治】收敛止泻，止血止咳，舒筋活络。用于腹泻，痢疾，食欲不振，内外伤出血，肺结核咳嗽，气管炎咳嗽，风湿疼痛，跌打损伤。

【用法与用量】6~12 g。外用适量。

八画

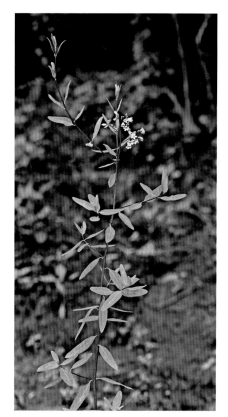

▲ 罗布麻

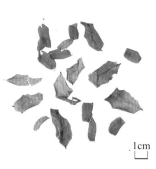

1cm

▲ 罗布麻叶

311. 罗布麻叶

Luobumaye

APOCYNI VENETI FOLIUM

本品为夹竹桃科植物罗布麻 *Apocynum venetum* L. 的干燥叶。

【原植物】直立半灌木，有乳汁。枝常对生，紫红色或淡红色。叶对生，椭圆状披针形至卵圆状长圆形，叶缘具细齿。聚伞花序；花萼 5 深裂；花冠粉红色或淡紫色，钟形，先端 5 裂，两面具颗粒突起，具副花冠。蓇葖果叉生，下垂。种子顶端簇生白色细长毛。

【药材性状】本品多皱缩卷曲，有的破碎，完整叶片展平后呈椭圆状披针形或卵圆状披针形，长 2~5 cm，宽 0.5~2 cm。淡绿色或灰绿色，先端钝，有小芒尖，基部钝圆或楔形，边缘具细齿，常反卷，两面无毛，叶脉于下表面突起；叶柄细，长约 4 mm。质脆。气微，味淡。

【性味与归经】甘、苦，凉。归肝经。

【功能与主治】平肝安神，清热利水。用于肝阳眩晕，心悸失眠，浮肿尿少。

【用法与用量】6~12 g。

312. 罗汉果

Luohanguo

SIRAITIAE FRUCTUS

本品为葫芦科植物罗汉果 *Siraitia grosvenorii* (Swingle) C. Jeffrey ex A. M. Lu et Z. Y. Zhang 的干燥果实。

【原植物】多年生草质藤本。根块状。茎纤细，暗紫色，卷须 2 分叉几达中部。叶互生，具柄，稍扭曲；叶片心状卵形，全缘，两面均被白色柔毛，背面尚有红棕色腺毛。花单性，雌雄异株；雄花序总状，苞片极小；花冠橙黄色，5 全裂。雌花单生或 2~5 多聚生于 6~8 cm 长的总花梗顶端，花萼和花冠比雄花大，退化雄蕊 5 枚，花柱短粗，柱头 3，膨大，镰形 2 裂。果实圆形或长圆形，外被柔毛。

【药材性状】本品呈卵形、椭圆形或球形，长 4.5~8.5 cm，直径 3.5~6 cm。表面褐色、黄褐色或绿褐色，有深色斑块和黄色柔毛，有的具 6~11 条纵纹。顶端有花柱残痕，基部有果梗痕。体轻，质脆，果皮薄，易破。果瓤（中、内果皮）海绵状，浅棕色。种子扁圆形，多数，长约 1.5 cm，宽约 1.2 cm；浅红色至棕红色，两面中间微凹陷，四周有放射状沟纹，边缘有槽。气微，微甜。

【性味与归经】甘，凉。归肺、大肠经。

【功能与主治】清热润肺，利咽开音，滑肠通便。用于肺热燥咳，咽痛失音，肠燥便秘。

【用法与用量】9~15 g。

八画

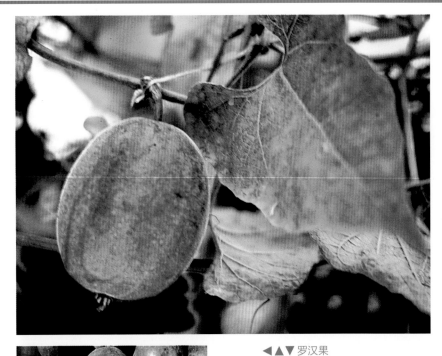

◀▲▼罗汉果

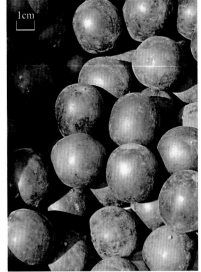

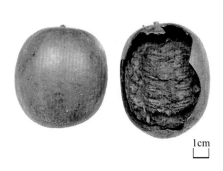

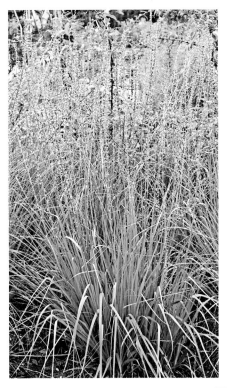

◀ 知母

313. 知母

Zhimu

ANEMARRHENAE RHIZOMA

本品为百合科植物知母 *Anemarrhena asphodeloides* Bge. 的干燥根茎。

【原植物】多年生草本。根茎横走，略呈扁圆柱形，上面残存黄褐色叶基纤维，下侧生有多数须根。叶基生，线形，质稍硬。花茎上散生鳞片状小苞片，总状花序，每2~6朵成簇，花粉红色、淡紫色至白色。蒴果长卵形，具6棱。种子黑色，三棱形，两端尖。

【药材性状】本品呈长条状，微弯曲，略扁，偶有分枝，长 3~15 cm，直径 0.8~1.5 cm，一端有浅黄色的茎叶残痕。表面黄棕色至棕色，上面有一凹沟，具紧密排列的环状节，节上密生黄棕色的残存叶基，由两侧向根茎上方生长；下面隆起而略皱缩，并有凹陷或突起的点状根痕。质硬，易折断，断面黄白色。气微，味微甜、略苦，嚼之带黏性。

【饮片性状】

知母：本品呈不规则类圆形的厚片。外表皮黄棕色或棕色，可见少量残存的黄棕色叶基纤维和凹陷或突起的点状根痕。切面黄白色至黄色。气微，味微甜、略苦，嚼之带黏性。

盐知母：本品形如知母片，色黄或微带焦斑。味微咸。

【性味与归经】苦、甘，寒。归肺、胃、肾经。

【功能与主治】清热泻火，滋阴润燥。用于外感热病，高热烦渴，肺热燥咳，骨蒸潮热，内热消渴，肠燥便秘。

【用法与用量】6~12 g。

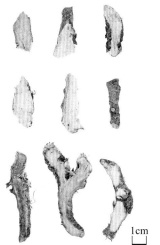

▲ 知母（毛知母切片）

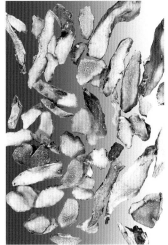

▲ 知母（去外皮后切片）

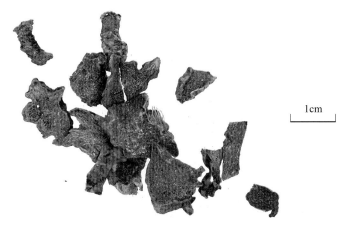

▲ 盐知母

314. 垂盆草

Chuipencao

SEDI HERBA

本品为景天科植物垂盆草 *Sedum sarmentosum* Bunge 的干燥全草。

【**原植物**】多年生肉质草本。茎匍匐，易生根。3 叶轮生，无柄，叶片倒披针形至长圆形，先端尖，基部有距，全缘。花序聚伞状，顶生，花少，无梗；花瓣 5，淡黄色，顶端有短尖。蓇葖果 5 个。

【**药材性状**】本品茎纤细，长可达 20 cm 以上，部分节上可见纤细的不定根。3 叶轮生，叶片倒披针形至矩圆形，绿色，肉质，长 1.5~2.8 cm，宽 0.3~0.7 cm，先端近急尖，基部急狭，有距。气微，味微苦。

【**饮片性状**】本品为不规则的段。部分节上可见纤细的不定根。3 叶轮生，叶片倒披针形至矩圆形，绿色。气微，味微苦。

【**性味与归经**】甘、淡，凉。归肝、胆、小肠经。

【**功能与主治**】利湿退黄，清热解毒。用于湿热黄疸，小便不利，痈肿疮疡。

【**用法与用量**】15~30 g。

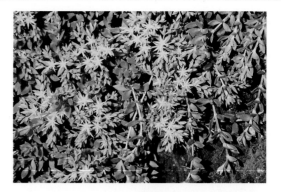

▲ 垂盆草

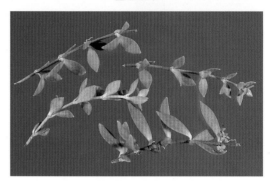

▲ 垂盆草（鲜）

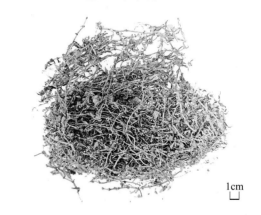

1cm

▲ 垂盆草

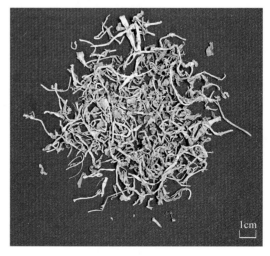

1cm

▲ 垂盆草（饮片）

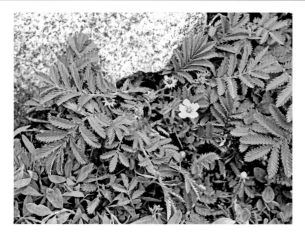

▲▼ 委陵菜

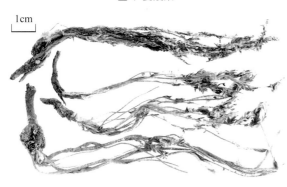

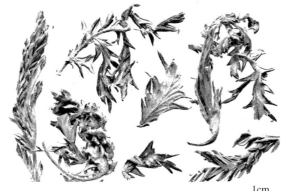

▲ 委陵菜（叶）

315. 委陵菜

Weilingcai

POTENTILLAE CHINENSIS HERBA

本品为蔷薇科植物委陵菜 *Potentilla chinensis* Ser. 的干燥全草。

【原植物】多年生草本。茎丛生，有白色柔毛。单数羽状复叶互生；小叶15~31，狭长椭圆形，羽状深裂，裂片三角状披针形，下面密生白色绵毛；托叶和叶柄基都合生。聚伞花序顶生，总花梗和花梗有白色绒毛或柔毛；花黄色。瘦果卵形，聚生于有绵毛的花托上。

【药材性状】本品根呈圆柱形或类圆锥形，略扭曲，有的有分枝，长5~17 cm，直径0.5~1.5 cm；表面暗棕色或暗紫红色，有纵纹，粗皮易成片状剥落；根茎部稍膨大；质硬，易折断，断面皮部薄，暗棕色，常与木部分离，射线呈放射状排列。叶基生，单数羽状复叶，有柄；小叶12~31对，狭长椭圆形，边缘羽状深裂，下表面和叶柄均灰白色，密被灰白色绒毛。气微，味涩、微苦。

【饮片性状】本品为不规则的段。根表面暗棕色或暗紫红色，栓皮易成片状剥落。切面皮部薄，暗棕色，常与木质部分离，射线呈放射状排列。叶边缘羽状深裂，下表面和叶柄均密被灰白色绒毛。气微，味涩、微苦。

【性味与归经】苦，寒。归肝、大肠经。

【功能与主治】清热解毒，凉血止痢。用于赤痢腹痛，久痢不止，痔疮出血，痈肿疮毒。

【用法与用量】9~15 g。外用适量。

八画

316. 使君子

Shijunzi

QUISQUALIS FRUCTUS

本品为使君子科植物使君子 *Quisqualis indica* L. 的干燥成熟果实。

【原植物】藤状灌木，幼株被锈色毛。叶对生，长椭圆形至椭圆状披针形，先端渐尖，基部圆或略呈心形，两面有黄褐色短柔毛，宿存叶柄下部呈刺状。伞房状穗状花序顶生；萼筒细管状；花瓣白色后变红色，芳香。果实榄核状，黑褐色，有5棱，干燥革质。

【药材性状】本品呈椭圆形或卵圆形，具5条纵棱，偶有4~9棱，长2.5~4 cm，直径约2cm。表面黑褐色至紫黑色，平滑，微具光泽。顶端狭尖，基部钝圆，有明显圆形的果梗痕。质坚硬，横切面多呈五角星形，棱角处壳较厚，中间呈类圆形空腔。种子长椭圆形或纺锤形，长约2 cm，直径约1 cm；表面棕褐色或黑褐色，有多数纵皱纹；种皮薄，易剥离；子叶2，黄白色，有油性，断面有裂隙。气微香，味微甜。

【饮片性状】
使君子：同药材。

使君子仁：本品呈长椭圆形或纺锤形，长约2 cm，直径约1 cm。表面棕褐色或黑褐色，种皮脱落处为黄白色，有多数纵皱纹。种皮薄，易剥离，子叶2，黄白色，有油性，断面有裂隙。气微香，味微甜。

炒使君子仁：本品形如使君子仁，表面黄白色，有多数纵皱纹；有时可见残留有棕褐色种皮。气香，味微甜。

【性味与归经】甘，温。归脾、胃经。

【功能与主治】杀虫消积。用于蛔虫病，蛲虫病，虫积腹痛，小儿疳积。

【用法与用量】使君子9~12 g，捣碎入煎剂；使君子仁6~9 g，多入丸散用或单用，作1~2次分服。小儿每岁1~1.5粒，炒香嚼服，1日总量不超过20粒。

【注意】服药时忌饮浓茶。

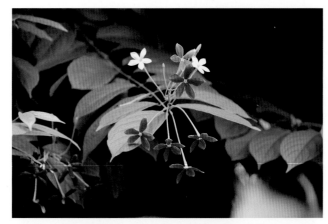

◀使君子（花）

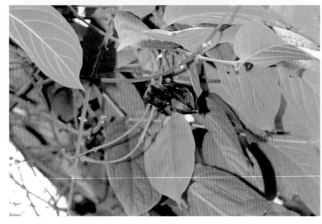

◀使君子（果）

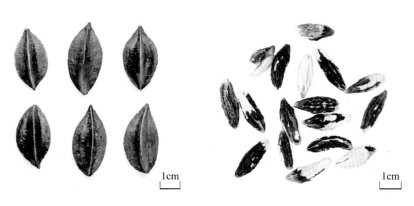

1cm

1cm

▲ 使君子　　　　　▲ 使君子仁

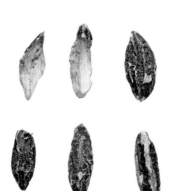

1cm

◀炒使君子仁

317. 侧柏叶

Cebaiye

PLATYCLADI CACUMEN

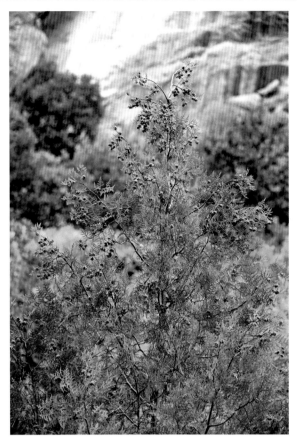

◀ 侧柏

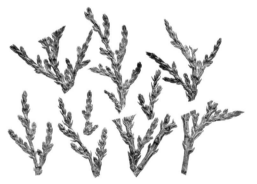

◀ 侧柏叶

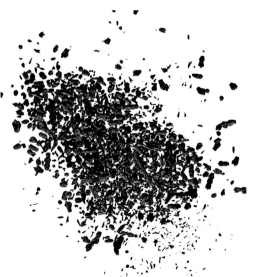

◀ 侧柏炭

本品为柏科植物侧柏 *Platycladus orientalis* (L.) Franco 的干燥枝梢和叶。

【原植物】常绿乔木。树皮薄，深灰褐色，常裂成条状。分枝密，小枝扁平，排成一平面，直展。叶鳞形，质厚，交互对生，正面一对通常扁平，侧面叶龙骨状，覆盖着正面基部两侧，露出正面叶的倒卵状菱形部分，叶背中部有腺槽。雌雄同株，球花单生于上年短枝顶端。球果卵状椭圆形，初时绿色，肉质，被白粉，熟后深褐色，木质，张开；种鳞 4 对，扁平，背部近顶端有反曲的尖头；中部种鳞各有种子 1~2；种子卵圆形或长卵形，无翅或有棱脊。

【药材性状】本品多分枝，小枝扁平。叶细小鳞片状，交互对生，贴伏于枝上，深绿色或黄绿色。质脆，易折断。气清香，味苦涩、微辛。

【饮片性状】

侧柏叶：同药材。

侧柏炭：本品形如侧柏叶，表面黑褐色。质脆，易折断，断面焦黄色。气香，味微苦涩。

【性味与归经】苦、涩，寒。归肺、肝、脾经。

【功能与主治】凉血止血，化痰止咳，生发乌发。用于吐血，衄血，咯血，便血，崩漏下血，肺热咳嗽，血热脱发，须发早白。

【用法与用量】6~12 g。外用适量。

八画

318. 佩兰

Peilan

EUPATORII HERBA

本品为菊科植物佩兰 *Eupatorium fortunei* Turcz. 的干燥地上部分。

【原植物】多年生草本。茎被短柔毛，上部毛较密。叶对生，具长柄；叶片常 3 深裂，中裂片长椭圆形或矩圆状披针形，边缘有锯齿。头状花序排成复伞房状；总苞片常带紫红色；花两性，全为管状花，白色。瘦果圆柱形。有 5 棱。

【药材性状】本品茎呈圆柱形，长 30~100 cm，直径 0.2~0.5 cm；表面黄棕色或黄绿色，有的带紫色，有明显的节和纵棱线；质脆，断面髓部白色或中空。叶对生，有柄，叶片多皱缩、破碎，绿褐色；完整叶片 3 裂或不分裂，分裂者中间裂片较大，展平后呈披针形或长圆状披针形，基部狭窄，边缘有锯齿；不分裂者展平后呈卵圆形、卵状披针形或椭圆形。气芳香，味微苦。

【饮片性状】本品呈不规则的段。茎圆柱形，表面黄棕色或黄绿色，有的带紫色，有明显的节和纵棱线。切面髓部白色或中空。叶对生，叶片多皱缩、破碎，绿褐色。气芳香，味微苦。

【性味与归经】辛，平。归脾、胃、肺经。

【功能与主治】芳香化湿，醒脾开胃，发表解暑。用于湿浊中阻，脘痞呕恶，口中甜腻，口臭，多涎，暑湿表证，湿温初起，发热倦怠，胸闷不舒。

【用法与用量】3~10 g。

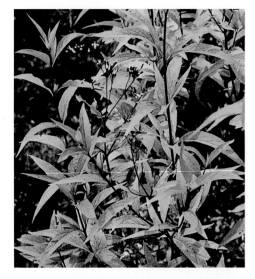

◀▼ 佩兰

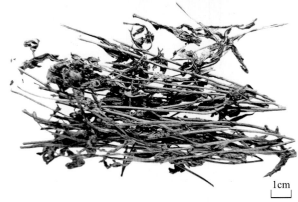

1cm

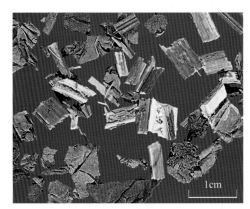

1cm

◀ 佩兰（饮片）

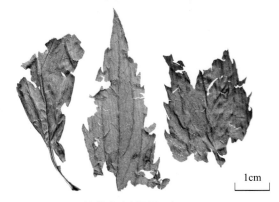

1cm

▲ 佩兰（叶水浸展开）

319. 金龙胆草

Jinlongdancao

CONYZAE HERBA

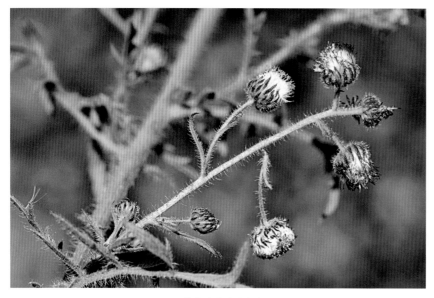

▲ 苦蒿（朱鑫鑫摄）

本品为菊科植物苦蒿 *Conyza blinii* Lévl. 的干燥地上部分。

【原植物】一年生草本。茎直立，高 40~100 cm。全株被白色开展的长毛和密腺毛。叶密集，下部叶有柄，纸质；中部叶及上部叶卵形或卵状长圆形，无柄，基部狭；全部叶羽状深裂，稀浅裂。头状花序在茎和枝端排成狭而短的圆锥状花序；花序梗短，密被开展的长毛及腺毛；总苞半球状钟形，总苞片 3~4 层，绿色，线形，背面被密长毛和腺毛；花黄色，全部结实，外围的雌花极多数；中央约有 40 个两性花，花冠管状。瘦果长圆形，扁压，冠毛 1 层，污白色，糙毛状。

【药材性状】本品茎呈圆柱形，少分枝，长 30~100 cm，直径 0.2~0.6 cm；表面黄绿色或浅棕黄色，有纵棱和多数白色长绒毛；质硬而脆，易折断。单叶互生，叶片多卷缩、破碎，完整者展平后呈羽状深裂至全裂，裂片披针形，黄绿色，两面密被白色绒毛；下部叶具柄，上部叶几无柄。头状花序直径约 1 cm，花黄白色。瘦果浅黄色，扁平，冠毛长 5~6 mm。气微，味极苦。

【性味与归经】苦，寒。归肺、肝经。

【功能与主治】清热化痰，止咳平喘，解毒利湿，凉血止血。用于肺热咳嗽，痰多气喘，咽痛，口疮，湿热黄疸，衄血，便血，崩漏，外伤出血。

【用法与用量】6~9 g。

320. 金果榄

Jinguolan

TINOSPORAE RADIX

本品为防己科植物青牛胆 *Tinospora sagittata* (Oliv.) Gagnep. 或金果榄 *Tinospora capillipes* Gagnep. 的干燥块根。

【原植物】
青牛胆：缠绕藤本。块根黄色，常数个结节相连。茎粗糙，有槽纹。叶互生，长椭圆状披针形，先端渐尖，基部箭形或戟状箭形，全缘，两面，被短硬毛。总状花序，雌雄异株，花近白色。核果球形，红色，背部隆起。

金果榄：叶卵形至长卵形，先端锐尖，基部圆耳状箭形，下面有疏毛。圆锥花序腋生。核果近椭圆形。

【药材性状】本品呈不规则圆块状，长5~10 cm，直径 3~6 cm。表面棕黄色或淡褐色，粗糙不平，有深皱纹。质坚硬，不易击碎、破开，横断面淡黄白色，导管束略呈放射状排列，色较深。气微，味苦。

【饮片性状】本品呈类圆形或不规则形的厚片。外表皮棕黄色至暗褐色，皱缩，凹凸不平。切面淡黄白色，有时可见灰褐色排列稀疏的放射状纹理，有的具裂隙。气微，味苦。

【性味与归经】苦，寒。归肺、大肠经。

【功能与主治】清热解毒，利咽，止痛。用于咽喉肿痛，痈疽疔毒，泄泻，痢疾，脘腹疼痛。

【用法与用量】3~9 g。外用适量，研末吹喉或醋磨涂敷患处。

八画

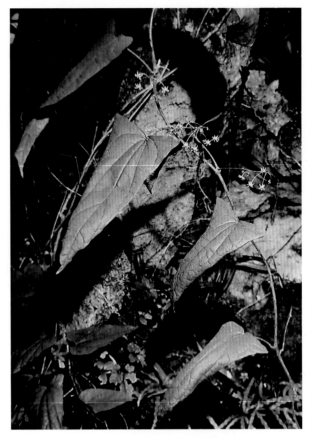

▲ 青牛胆

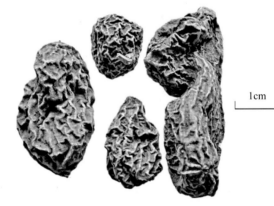

1cm

▲ 金果榄

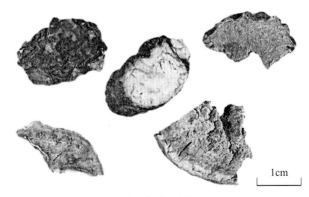

1cm

▲ 金果榄（饮片）

321. 金沸草

Jinfeicao

INULAE HERBA

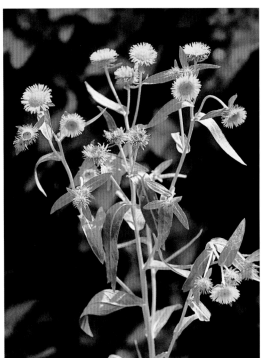

◀ 条叶旋覆花

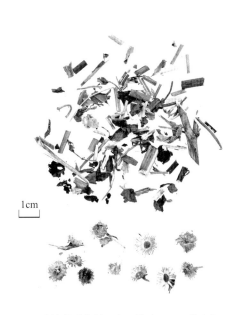

◀ 旋覆花

本品为菊科植物条叶旋覆花 *Inula linariifolia* Turcz. 或旋覆花 *Inula japonica* Thunb. 的干燥地上部分。

【原植物】

条叶旋覆花：多年生草本。叶互生，条状披针形，下部渐狭成长叶柄，边缘常反卷，下面有腺点及蜘蛛丝状柔毛或长伏毛。头状花序，直径 1.8~2.5 cm；总苞半球形，苞片 4 层，被腺毛和柔毛；舌状花和筒状花外面均有腺点。

旋覆花：叶狭椭圆形或披针形，基部渐狭或有半抱茎的小耳，下面伏毛和腺点较疏。头状花序直径 3~4 cm；总苞片 5 层。

【药材性状】

条叶旋覆花：茎呈圆柱形，上部分枝，长 30~70 cm，直径 0.2~0.5 cm；表面绿褐色或棕褐色，疏被短柔毛，有多数细纵纹；质脆，断面黄白色，髓部中空。叶互生，叶片条形或条状披针形，长 5~10 cm，宽 0.5~1 cm；先端尖，基部抱茎，全缘，边缘反卷，上表面近无毛，下表面被短柔毛。头状花序顶生，直径 0.5~1 cm，冠毛白色，长约 0.2 cm。气微，味微苦。

旋覆花：叶片椭圆状披针形，宽 1~2.5 cm，边缘不反卷，头状花序较大，直径 1~2 cm，冠毛长约 0.5 cm。

【饮片性状】条叶旋覆花：本品呈不规则的段。茎圆柱形，表面绿褐色或棕褐色，疏被短柔毛，有多数细纵纹。切面黄白色，髓部中空。叶多破碎，完整者先端尖，基部抱茎，全缘。头状花序，冠毛白色。气微，味苦。

【性味与归经】苦、辛、咸，温。归肺、大肠经。

【功能与主治】降气，消痰，行水。用于外感风寒，痰饮蓄结，咳喘痰多，胸膈痞满。

【用法与用量】5~10 g。

八画

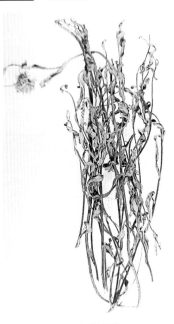

1cm

▲ 金沸草（饮片，上：茎叶，下：花序）

1cm

▲ 金沸草

322. 金荞麦

Jinqiaomai

FAGOPYRI DIBOTRYIS RHIZOMA

本品为蓼科植物金荞麦 *Fagopyrum dibotrys* (D. Don) Hara 的干燥根茎。

【原植物】多年生宿根草本，高0.5~1.5 m。根状茎粗大，呈结节状，横走，红棕色。茎直立，多分枝，具棱槽，淡绿微带红色，全株微被白色柔毛。单叶互生，具柄，柄上有白色短柔毛；叶片为戟状三角形，长宽约相等，但顶部叶长大于宽，先端长渐尖或尾尖状，基部心状戟形；顶端叶狭窄，无柄抱茎；全缘成微波状，下面脉上有白色细柔毛；托叶鞘抱茎。秋季开白色小花，为顶生或腋生、稍有分枝的聚伞花序；花被片5，雄蕊8，2轮；雌蕊1，花柱3。瘦果呈卵状三棱形，红棕色。

【药材性状】本品呈不规则团块或圆柱状，常有瘤状分枝，顶端有的有茎残基，长3~15 cm，直径1~4 cm。表面棕褐色，有横向环节和纵皱纹，密布点状皮孔，并有凹陷的圆形根痕和残存须根。质坚硬，不易折断，断面淡黄白色或淡棕红色，有放射状纹理，中央髓部色较深。气微，味微涩。

【饮片性状】本品呈不规则的厚片。外表皮棕褐色，或有时脱落。切面淡黄白色或淡棕红色，有放射状纹理，有的可见髓部，颜色较深。气微，味微涩。

【性味与归经】微辛、涩，凉。归肺经。

【功能与主治】清热解毒，排脓祛瘀。用于肺痈吐脓，肺热喘咳，乳蛾肿痛。

【用法与用量】15~45 g，用水或黄酒隔水密闭炖服。

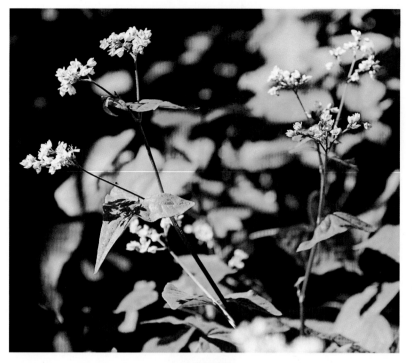

▲▼ 金荞麦

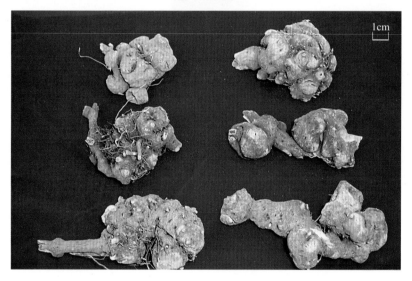

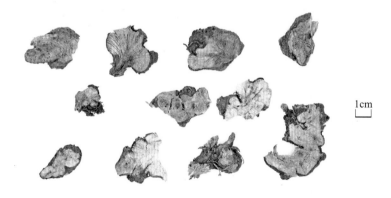

▲ 金荞麦（饮片）

323. 金钱白花蛇

Jinqianbaihuashe

BUNGARUS PARVUS

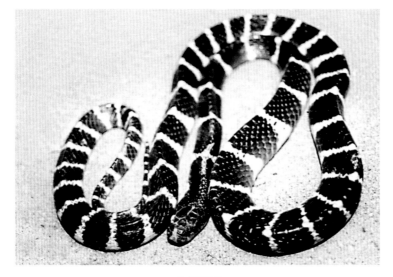

▲ 银环蛇

本品为眼镜蛇科动物银环蛇 *Bungarus multicinctus* Blyth 的幼蛇干燥体。

【原动物】蛇体全长 600~1200 mm。头部稍大于颈部。眼小，椭圆形。鼻鳞 2 片，鼻孔椭圆形，位于二鳞之间。无颊鳞。上唇鳞常 7 片。眼前鳞 1 片。眼后鳞 2 片。前颞鳞 1 片，少数 2 片，后颞鳞 2 片。体鳞光滑，背鳞 15 列。腹鳞 200~211 片，肛鳞单一，尾下鳞单列，41~51 片。体背面黑色，有多数白色横带，腹部白色。

【药材性状】本品呈圆盘状，盘径 3~6 cm，蛇体直径 0.2~0.4 cm。头盘在中间，尾细，常纳口内，口腔内上颌骨前端有毒沟牙 1 对，鼻间鳞 2 片，无颊鳞，上下唇鳞通常各为 7 片。背部黑色或灰黑色，有白色环纹 45~58 个，黑白相间，白环纹在背部宽 1~2 行鳞片，向腹面渐增宽，黑环纹宽 3~5 行鳞片，背正中明显突起一条脊棱，脊鳞扩大呈六角形，背鳞细密，通身 15 行，尾下鳞单行。气微腥，味微咸。

【性味与归经】甘、咸、温；有毒。归肝经。

【功能与主治】祛风，通络，止痉。用于风湿顽痹，麻木拘挛，中风口眼㖞斜，半身不遂，抽搐痉挛，破伤风，麻风，疥癣。

【用法与用量】2~5 g。研粉吞服 1~1.5 g。

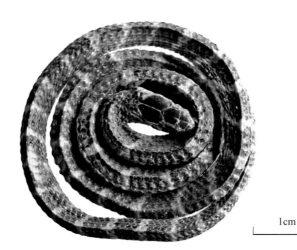

▲ 金钱白花蛇

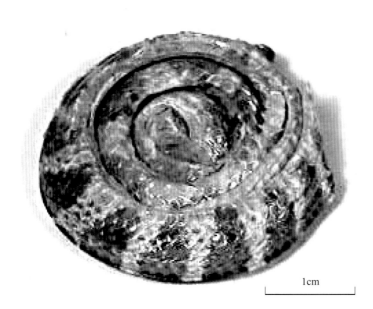

▲ 金钱白花蛇（腹面）

八
画

324. 金钱草

Jinqiancao

LYSIMACHIAE HERBA

本品为报春花科植物过路黄 *Lysimachia christinae* Hance 的干燥全草。

【原植物】多年生匍匐草本。叶、花萼、花冠均有黑色腺条。叶对生，叶柄比叶片短或近等长，叶片卵形或心形，全缘，主脉1条，于叶背面隆起。花成对腋生，花梗长1~5 cm，常不超过叶长；花萼5深裂，花冠黄色，雄蕊5，与花瓣相对生。蒴果球形，有黑色短腺条。

【药材性状】本品常缠结成团，无毛或被疏柔毛。茎扭曲，表面棕色或暗棕红色，有纵纹，下部茎节上有时具须根，断面实心。叶对生，多皱缩，展平后呈宽卵形或心形，长1~4 cm，宽1~5 cm，基部微凹，全缘；上表面灰绿色或棕褐色，下表面色较浅，主脉明显突起，用水浸后，对光透视可见黑色或褐色条纹；叶柄长1~4 cm。有的带花，花黄色，单生叶腋，具长梗。蒴果球形。气微，味淡。

【饮片性状】本品为不规则的段。茎棕色或暗棕红色，有纵纹，实心。叶对生，展平后呈宽卵形或心形，上表面灰绿色或棕褐色，下表面色较浅，主脉明显突出，用水浸后，对光透视可见黑色或褐色的条纹。偶见黄色花，单生叶腋。气微，味淡。

【性味与归经】甘、咸，微寒。归肝、胆、肾、膀胱经。

【功能与主治】利湿退黄，利尿通淋，解毒消肿。用于湿热黄疸，胆胀胁痛，石淋，热淋，小便涩痛，痈肿疔疮，蛇虫咬伤。

【用法与用量】15~60 g。

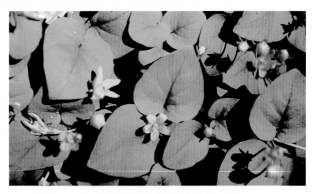

▲ 过路黄

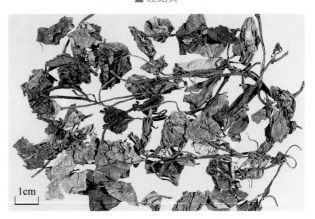

▲ 金钱草

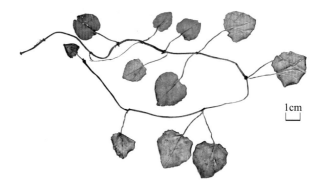

▲ 金钱草（水浸展开）

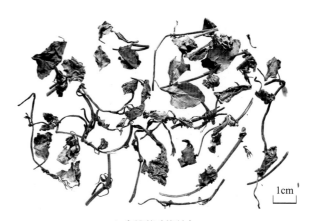

▲ 金钱草（饮片）

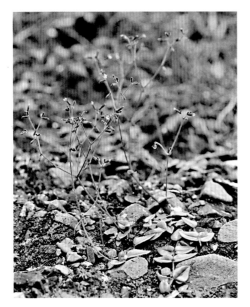

▲ 金铁锁（朱鑫鑫摄）

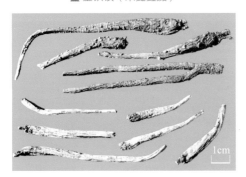

▲ 金铁锁

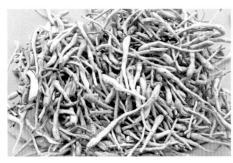

▲▼ 金银花

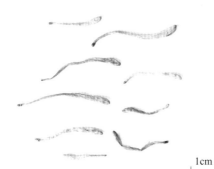

1cm

325. 金铁锁

Jintiesuo

PSAMMOSILENES RADIX

本品为石竹科植物金铁锁 *Psammosilene tunicoides* W. C. Wu et C. Y. Wu 的干燥根。

【原植物】多年生匍匐草本，长 30~50 cm。根粗壮，多单生，长圆锥形，肉质，外皮棕黄色。茎柔弱，绿色或带紫绿色，有毛。单叶对生；叶片卵形，先端渐尖，基部宽楔形至圆形，全缘，上面疏生细柔毛，下面仅沿中脉有柔毛。三歧聚伞花序顶生，有头状腺毛；花瓣 5，狭匙形，先端截形至近圆形，紫堇色。蒴果长棒状，有种子 1 颗。种子长倒卵形，褐色，扁平。

【药材性状】本品呈长圆锥形，有的略扭曲，长 8~25 cm，直径 0.6~2 cm。表面黄白色，有多数纵皱纹和褐色横孔纹。质硬，易折断，断面不平坦，粉性，皮部白色，木部黄色，有放射状纹理。气微，味辛、麻，有刺喉感。

【性味与归经】苦、辛，温；有小毒。归肝经。

【功能与主治】祛风除湿，散瘀止痛，解毒消肿。用于风湿痹痛，胃脘冷痛，跌打损伤，外伤出血；外治疮疖，蛇虫咬伤。

【用法与用量】0.1~0.3 g，多入丸散服。外用适量。

【注意】孕妇慎用。

326. 金银花

Jinyinhua

LONICERAE JAPONICAE FLOS

本品为忍冬科植物忍冬 *Lonicera japonica* Thunb. 的干燥花蕾或带初开的花。

【原植物】见"忍冬藤"。

【药材性状】本品呈棒状，上粗下细，略弯曲，长 2~3 cm，上部直径约 3 mm，下部直径约 1.5 mm。表面黄白色或绿白色（贮久色渐深），密被短柔毛。偶见叶状苞片。花萼绿色，先端 5 裂，裂片有毛，长约 2 mm。开放者花冠筒状，先端二唇形；雄蕊 5 个，附于筒壁，黄色；雌蕊 1，子房无毛。气清香，味淡、微苦。

【性味与归经】甘，寒。归肺、心、胃经。

【功能与主治】清热解毒，疏散风热。用于痈肿疔疮，喉痹，丹毒，热毒血痢，风热感冒，温病发热。

【用法与用量】6~15 g。

327. 金樱子

Jinyingzi

ROSAE LAEVIGATAE FRUCTUS

本品为蔷薇科植物金樱子 *Rosa laevigata* Michx. 的干燥成熟果实。

【原植物】常绿攀援灌木，有钩状皮刺和刺毛。三出复叶互生，小叶椭圆状卵形至卵状披针形，先端尖，基部近圆形或宽楔形，边缘有细锐锯齿，下面脉纹明显。花单生于叶腋，白色。蔷薇果青黄色转红色，长梨形，有直刺，顶端具长展而外弯的宿萼裂片。瘦果多数。

【药材性状】本品为花托发育而成的假果，呈倒卵形，长 2~3.5 cm，直径 1~2 cm。表面红黄色或红棕色，有突起的棕色小点，系毛刺脱落后的残基。顶端有盘状花萼残基，中央有黄色柱基，下部渐尖。质硬。切开后，花托壁厚 1~2 mm，内有多数坚硬的小瘦果，内壁及瘦果均有淡黄色绒毛。气微，味甘、微涩。

【饮片性状】金樱子肉：本品呈倒卵形纵剖瓣。表面红黄色或红棕色，有突起的棕色小点。顶端有花萼残基，下部渐尖。花托壁厚 1~2 mm，内面淡黄色，残存淡黄色绒毛。气微，味甘、微涩。

【性味与归经】酸、甘、涩，平。归肾、膀胱、大肠经。

【功能与主治】固精缩尿，固崩止带，涩肠止泻。用于遗精滑精，遗尿尿频，崩漏带下，久泻久痢。

【用法与用量】6~12 g。

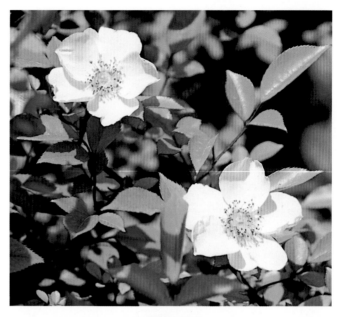

▲ 金樱子（花）

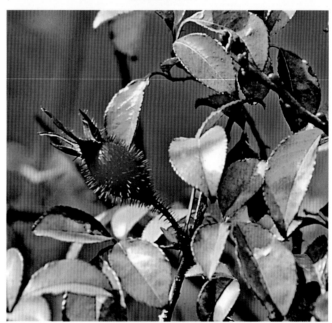

▲ 金樱子（果）

1cm

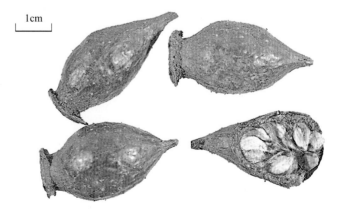

▲ 金樱子

八画

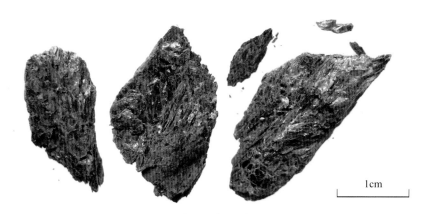

▲ 金礞石（块状）

1cm

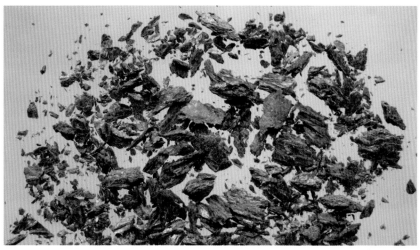

▲ 金礞石（片状）

1cm

328. 金礞石

Jinmengshi

MICAE LAPIS AUREUS

本品为变质岩类蛭石片岩或水黑云母片岩。

【原矿物】

蛭石片岩：主要由鳞片状矿物蛭石组成，次要矿物为水黑云母，含有少量柱状或粒状普通角闪石、石英。为鳞片变晶结构，片状构造片岩颜色较深，呈黄褐色或棕黄色，带有金黄色光泽。质脆，易碎，碎片主要为小鳞片状。

水黑云母片岩：主要由鳞片状矿物水黑云母组成，为片状、鳞片状、层状集合体，与石英、角闪石共生。为鳞片变晶结构，片状构造。片岩色较深，呈黄褐色或深铁黄色，金黄色或银白色光泽。体轻，质软，易碎，碎后如麦麸。

【药材性状】本品为鳞片状集合体。呈不规则块状或碎片，碎片直径0.1~0.8 cm；块状者直径2~10 cm，厚0.6~1.5 cm，无明显棱角。棕黄色或黄褐色，带有金黄色或银白色光泽。质脆，用手捻之，易碎成金黄色闪光小片。具滑腻感。气微，味淡。

【饮片性状】

金礞石：同药材。

煅金礞石：呈不规则碎块状颗粒或鳞片状粉末。表面无明显棱角，棕黄色至金黄色，具金黄色光泽。碎块断面可见层纹。具滑腻感。质脆，易碎。气微，味淡。

【性味与归经】甘、咸，平。归肺、心、肝经。

【功能与主治】坠痰下气，平肝镇惊。用于顽痰胶结，咳逆喘急，癫痫发狂，烦躁胸闷，惊风抽搐。

【用法与用量】多入丸服，3~6 g；煎汤10~15 g，布包先煎。

八画

329. 乳香

Ruxiang

OLIBANUM

本品为橄榄科植物乳香树 *Boswellia carterii* Birdw. 及同属植物 *Boswellia bhaw-dajiana* Birdw. 树皮渗出的树脂。

【原植物】

乳香树：矮小灌木。树干粗壮，树皮光滑，淡棕黄色，纸状，粗枝的树皮鳞片状，逐渐剥落。单数羽状复叶互生，基部圆形、近心形或截形；边缘有不规则的圆锯齿或近全缘，两面均被白毛，或上面无毛。花小，排列成稀疏的总状花序；花瓣5，淡黄色；子房上位，3~4室，柱头头状，略3裂。核果倒卵形，具3棱，钝头，果皮肉质，肥厚，每室具种子1颗。

Boswellia bhaw-dajiana Birdw.：小乔木，枝条被白毛或无毛。小叶长方披针形至长方形，基部圆形或截形，全缘或有锯齿，两面均具白毛，或仅下面呈灰色毡状。总状花序；花白色或绿色，具浅钟状被密毛的花盘，半包围子房。果实未成熟时近锤形，基部变成窄柄状。

【药材性状】本品呈长卵形滴乳状、类圆形颗粒或粘合成大小不等的不规则块状物。大者长达 2 cm（乳香珠）或 5 cm（原乳香）。表面黄白色，半透明，被有黄白色粉末，久存则颜色加深。质脆，遇热软化。破碎面有玻璃样或蜡样光泽。具特异香气，味微苦。

【性味与归经】辛、苦，温。归心、肝、脾经。

【功能与主治】活血定痛，消肿生肌。用于胸痹心痛，胃脘疼痛，痛经经闭，产后瘀阻，癥瘕腹痛，风湿痹痛，筋脉拘挛，跌打损伤，痈肿疮疡。

【用法与用量】煎汤或入丸、散，3~5 g；外用适量，研末调敷。

【注意】孕妇及胃弱者慎用。

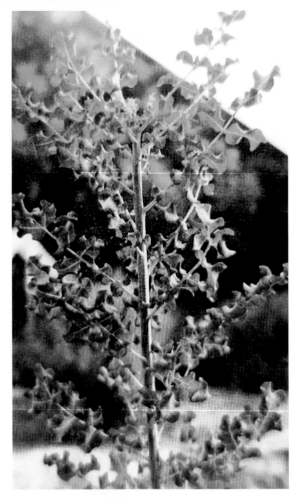

▲ 乳香树

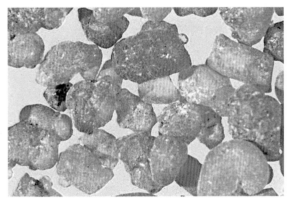

▲ 乳香

1cm

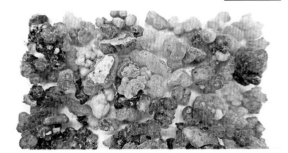

▲ 醋乳香

1cm

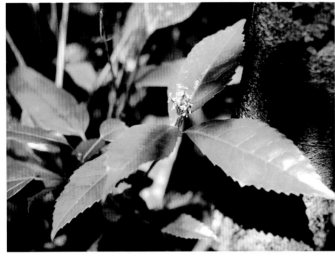

◀ 草珊瑚（花）

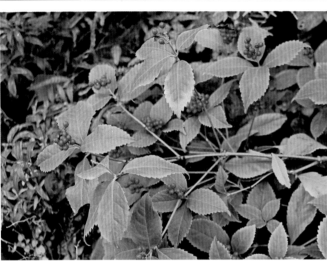

◀ 草珊瑚（果）

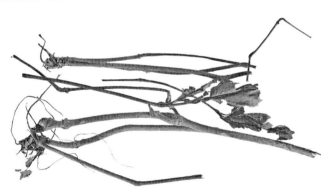

1cm

◀ 肿节风

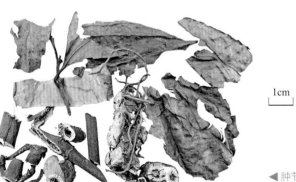

1cm

◀ 肿节风（饮片）

330. 肿节风

Zhongjiefeng

SARCANDRAE HERBA

本品为金粟兰科植物草珊瑚 *Sarcandra glabra* (Thunb.) Nakai 的干燥全草。

【原植物】常绿半灌木，高 50~150 cm。茎数枝丛生，绿色，节部明显膨大。叶对生，叶片革质，椭圆形、卵形至卵状披针形，先端渐尖，基部楔形，边缘具粗锐锯齿。穗状花序顶生，分枝；花黄绿色；雄蕊 1，肉质，棒状至圆柱状；雌蕊 1，由 1 心皮组成；子房球形或卵形，无花柱，柱头近头状。核果球形，直径 3~4 mm，熟时亮红色。

【药材性状】本品长 50~120 cm。根茎较粗大，密生细根。茎圆柱形，多分枝，直径 0.3~1.3 cm；表面暗绿色至暗褐色，有明显细纵纹，散有纵向皮孔，节膨大；质脆，易折断，断面有髓或中空。叶对生，叶片卵状披针形至卵状椭圆形，长 5~15 cm，宽 3~6 cm；表面绿色、绿褐色至棕褐色或棕红色，光滑；边缘有粗锯齿，齿尖腺体黑褐色；叶柄长约 1 cm；近革质。穗状花序顶生，常分枝。气微香，味微辛。

【饮片性状】本品呈不规则的段。根茎密生细根。茎圆柱形，表面暗绿色至暗褐色，有明显细纵纹，散有纵向皮孔，节膨大。切面有髓或中空。叶多破碎，表面绿色、绿褐色至棕褐色或棕红色，光滑；边缘有粗锯齿，齿尖腺体黑褐色，近革质。气微香，味微辛。

【性味与归经】苦、辛，平。归心、肝经。

【功能与主治】清热凉血，活血消斑，祛风通络。用于血热发斑发疹，风湿痹痛，跌打损伤。

【用法与用量】9~30 g。

331. 鱼腥草

Yuxingcao

HOUTTUYNIAE HERBA

本品为三白草科植物蕺菜 *Houttuynia cordata* Thunb. 的新鲜全草或干燥地上部分。

【原植物】多年生草本，有鱼腥臭。根茎横走。叶互生，心形或宽卵形，有细腺点，两面脉上有柔毛，下面常紫色；托叶膜质，条形，下部常与叶柄合生成鞘状。穗状花序顶生或与叶对生，基部有花瓣状苞片 4 片，白色；花小，无被，仅有 1 线状小苞。蒴果卵圆形，顶端开裂。

【药材性状】

鲜鱼腥草：茎呈圆柱形，长 20~45 cm，直径 0.25~0.45 cm；上部绿色或紫红色，下部白色，节明显，下部节上生有须根，无毛或被疏毛。叶互生，叶片心形，长 3~10 cm，宽 3~11 cm；先端渐尖，全缘；上表面绿色，密生腺点，下表面常紫红色；叶柄细长，基部与托叶合生成鞘状。穗状花序顶生。具鱼腥气，味涩。

干鱼腥草：茎呈扁圆柱形，扭曲，表面黄棕色，具纵棱数条；质脆，易折断。叶片卷折皱缩，展平后呈心形，上表面暗黄绿色至暗棕色，下表面灰绿色或灰棕色。穗状花序黄棕色。

【饮片性状】干鱼腥草：本品为不规则的段。茎呈扁圆柱形，表面淡红棕色至黄棕色，有纵棱。叶片多破碎，黄棕色至暗棕色。穗状花序黄棕色。搓碎具鱼腥气，味涩。

【性味与归经】辛，微寒。归肺经。

【功能与主治】清热解毒，消痈排脓，利尿通淋。用于肺痈吐脓，痰热喘咳，热痢，热淋，痈肿疮毒。

【用法与用量】15~25 g，不宜久煎；鲜品用量加倍，水煎或捣汁服。外用适量，捣敷或煎汤熏洗患处。

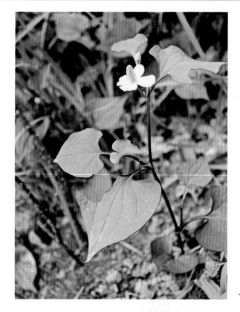
◄ 蕺菜

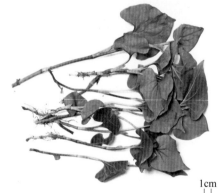
1cm ◄ 鲜鱼腥草

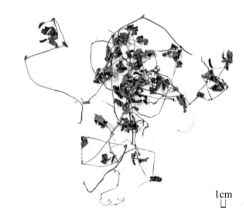
1cm ◄ 干鱼腥草

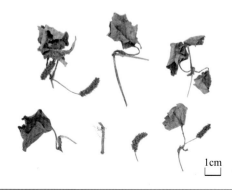
1cm ◄ 干鱼腥草（饮片）

八画

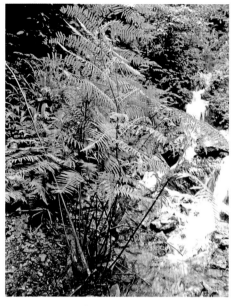

◀ 金毛狗脊

332. 狗脊

Gouji

CIBOTII RHIZOMA

本品为蚌壳蕨科植物金毛狗脊 *Cibotium barometz* (L.) J. Sm. 的干燥根茎。秋、冬二季采挖，除去泥沙，干燥；或去硬根、叶柄及金黄色绒毛，切厚片，干燥，为"生狗脊片"；蒸后晒至六七成干，切厚片，干燥，为"熟狗脊片"。

【原植物】植株树状，高 2~3 m。根茎粗短，密被金黄色长柔毛。叶丛生于根茎顶端，三回羽裂，末回裂片镰状披针形，尖头，边缘有浅锯齿，侧脉单一，或在不育裂片上为二叉，革质；叶柄粗壮。基部被金黄色长柔毛及披针形鳞片。孢子囊群生于小脉顶端，每裂片 1~6 对；囊群盖两瓣，形如蚌壳。

【药材性状】本品呈不规则的长块状，长 10~30 cm，直径 2~10 cm。表面深棕色，残留金黄色绒毛；上面有数个红棕色的木质叶柄，下面残存黑色细根。质坚硬，不易折断。无臭，味淡、微涩。生狗脊片呈不规则长条形或圆形，长 5~20 cm，直径 2~10 cm，厚 1.5~5 mm；切面浅棕色，较平滑，近边缘 1~4 mm 处有 1 条棕黄色隆起的木质部环纹或条纹，边缘不整齐，偶有金黄色绒毛残留；质脆，易折断，有粉性。熟狗脊片呈黑棕色，质坚硬。

【饮片性状】

狗脊：同药材。

烫狗脊：本品形如狗脊片，表面略鼓起。棕褐色。气微，味淡、微涩。

【性味与归经】苦、甘，温。归肝、肾经。

【功能与主治】祛风湿，补肝肾，强腰膝。用于风湿痹痛，腰膝酸软，下肢无力。

【用法与用量】6~12 g。

八画

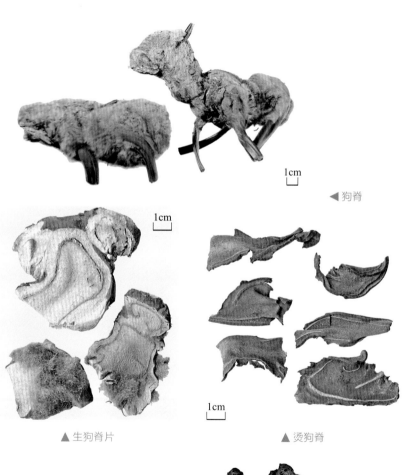

◀ 狗脊

▲ 生狗脊片　　　▲ 烫狗脊

熟狗脊片 ▶

333. 京大戟

Jingdaji

EUPHORBIAE PEKINENSIS RADIX

本品为大戟科植物大戟 *Euphorbia pekinensis* Rupr. 的干燥根。

【原植物】多年生草本，全株含乳汁。茎被柔毛或无毛，基部微带紫色，上部分枝。叶互生，长圆状披针形至披针形，全缘，下面稍被白粉。总花序通常有5伞梗，基部轮生苞片5枚；杯状聚伞花序，总苞坛形，顶端4裂，腺体4，肾形。蒴果三棱状球形，有疣状突起。种子卵形。

【药材性状】本品呈不整齐的长圆锥形，略弯曲，常有分枝，长10~20 cm，直径1.5~4 cm。表面灰棕色或棕褐色，粗糙，有纵皱纹、横向皮孔样突起及支根痕。顶端略膨大，有多数茎基及芽痕。质坚硬，不易折断，断面类白色或淡黄色，纤维性。气微，味微苦涩。

【饮片性状】

京大戟：本品为不规则长圆形或圆形厚片。外表皮灰棕色或棕褐色，粗糙，有皱纹。切面类白色或棕黄色，纤维性。质坚硬。气微，味微苦涩。

醋京大戟：本品为不规则长圆形或圆形厚片。外表皮棕褐色，粗糙，有皱纹。切面棕黄色或棕褐色，纤维性。质坚硬。微有醋气，味微苦涩。

【性味与归经】苦，寒；有毒。归肺、脾、肾经。

【功能与主治】泻水逐饮，消肿散结。用于水肿胀满，胸腹积水，痰饮积聚，气逆咳喘，二便不利，痈肿疮毒，瘰疬痰核。

【用法与用量】1.5~3 g。入丸散服，每次1 g；内服醋制用。外用适量，生用。

【注意】孕妇禁用；不宜与甘草同用。

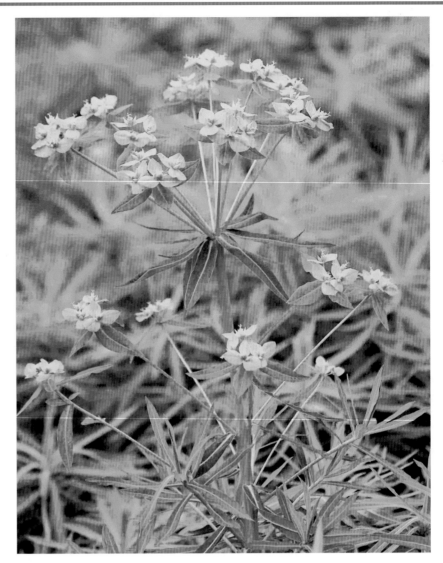

▲ 大戟

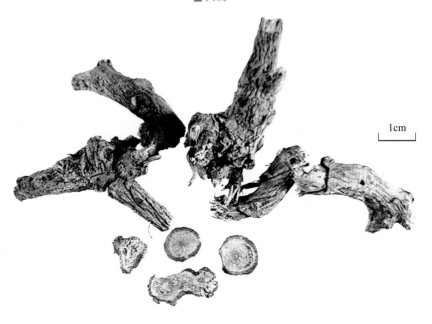

1cm

▲ 京大戟（药材、饮片）

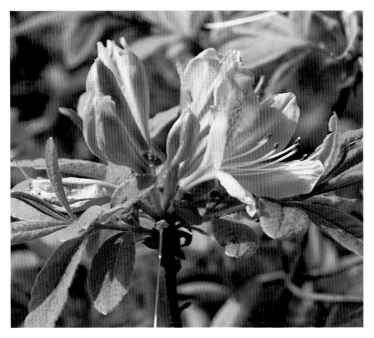

▲ 羊踯躅

334. 闹羊花

Naoyanghua

RHODODENDRI MOLLIS FLOS

本品为杜鹃花科植物羊踯躅 *Rhododendron molle* G. Don 的干燥花。

【原植物】灌木。幼株有柔毛及刚毛。叶纸质，常簇生枝顶，长圆形至长圆状披针形，先端钝，有短尖，基部楔形，边缘有睫毛。伞形总状花序顶生，有花达 9 朵，花先于叶或同时开放；花梗有短柔毛；花萼小，有柔毛和长睫毛；花冠宽钟状，金黄色，外面有绒毛。蒴果长椭圆形，被疏刚毛。

【药材性状】本品数朵花簇生于一总柄上，多脱落为单朵；灰黄色至黄褐色，皱缩。花萼 5 裂，裂片半圆形至三角形，边缘有较长的细毛；花冠钟状，筒部较长，约至 2.5 cm，顶端卷折，5 裂，花瓣宽卵形，先端钝或微凹；雄蕊 5，花丝卷曲，等长或略长于花冠，中部以下有茸毛，花药红棕色，顶孔裂；雌蕊 1，柱头头状；花梗长 1~2.8 cm，棕褐色，有短茸毛。气微，味微麻。

【性味与归经】辛，温；有大毒。归肝经。

【功能与主治】祛风除湿，散瘀定痛。用于风湿痹痛，偏正头痛，跌扑肿痛，顽癣。

【用法与用量】0.6~1.5 g，浸酒或入丸散。外用适量，煎水洗。

【注意】不宜多服、久服；体虚者及孕妇禁用。

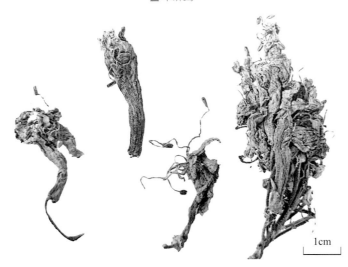

1cm

▲ 闹羊花

八画

335. 卷柏

Juanbai

SELAGINELLAE HERBA

本品为卷柏科植物卷柏 *Selaginella tamariscina* (Beauv.) Spring 或垫状卷柏 *Selaginella pulvinata* (Hook. et Grev.) Maxim. 的干燥全草。

【原植物】

卷柏：多年生常绿草本，高 5~15 cm，全株成莲座状，干后内卷如拳。主茎短或长，直立，上部分枝多而丛生，各枝为二叉或扇状分枝到二至三回羽状分枝。叶二型，覆瓦状排成 4 列，侧生叶斜展，中叶 2 列，鳞片状。孢子囊穗生于枝顶，四棱形；孢子叶卵状三角形；孢子囊圆肾形。

垫状卷柏：根散生，不聚生成干。主茎短，分枝多而密。中叶先端直向，形成 2 平行线，叶缘厚，全缘。

【药材性状】

卷柏：本品卷缩似拳状，长 3~10 cm。枝丛生，扁而有分枝，绿色或棕黄色，向内卷曲，枝上密生鳞片状小叶，叶先端具长芒。中叶（腹叶）两行，卵状矩圆形，斜向上排列，叶缘膜质，有不整齐的细锯齿；背叶（侧叶）背面的膜质边缘常呈棕黑色。基部残留棕色至棕褐色须根，散生或聚生成短干状。质脆，易折断。气微，味淡。

垫状卷柏：须根多散生。中叶（腹叶）两行，卵状披针形，直向上排列。叶片左右两侧不等，内缘较平直，外缘常因内折而加厚，呈全缘状。

【饮片性状】

卷柏：本品呈卷缩的段状，枝扁而有分枝，绿色或棕黄色，向内卷曲，枝上密生鳞片状小叶。叶先端具长芒。中叶（腹叶）两行，卵状矩圆形或卵状披针形，斜向或直向上排列，叶缘膜质，有不整齐的细锯齿或全缘；背叶（侧叶）背面的膜质边缘常呈棕黑色。气微，味淡。

卷柏炭：本品形如卷柏，呈卷缩段状。表面焦黑色，微具光泽。质脆，具焦香气，味微苦。

【性味与归经】辛，平。归肝、心经。

【功能与主治】活血通经。用于经闭痛经，癥瘕痞块，跌扑损伤。卷柏炭化瘀止血。用于吐血，崩漏，便血，脱肛。

【用法与用量】5~10 g。

【注意】孕妇慎用。

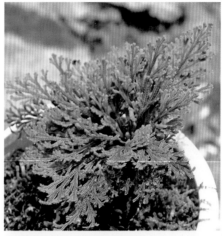

◀ 卷柏

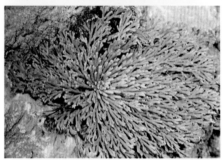

◀ 垫状卷柏

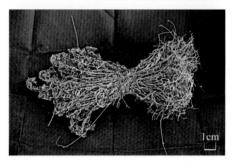

▲▼ 卷柏（卷柏）

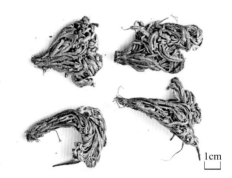

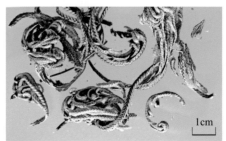

◀ 卷柏（饮片）

八画

336. 炉甘石

Luganshi

CALAMINA

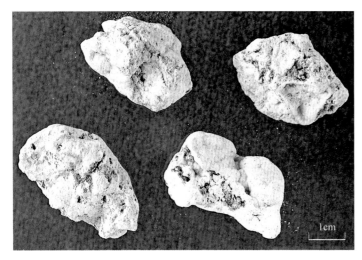

▲ 炉甘石

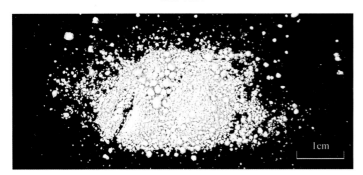

▲ 煅炉甘石

本品为碳酸盐类矿物方解石族菱锌矿，主含碳酸锌（$ZnCO_3$）。

【原矿物】晶体结构属三方晶系。晶形呈菱面体，但少见，一般多为土块状、钟乳状和多孔土块状等。颜色因杂质而不同。纯净者白色，含铅者深绿色，含镉者黄色，含铁者褐色。条痕为白色。具玻璃光泽，半透明至不透明。解理依菱面成107°斜角，仅显晶集合体始有之。断口参差状。硬度5，比重4.1~4.5，性脆。常见于闪锌矿氧化带中。

【药材性状】本品为块状集合体，呈不规则的块状。灰白色或淡红色，表面粉性，无光泽，凹凸不平，多孔，似蜂窝状。体轻，易碎。气微，味微涩。

【饮片性状】煅炉甘石：本品呈白色、淡黄色或粉红色的粉末；体轻，质松软而细腻光滑。气微，味微涩。

【性味与归经】甘，平。归肝、脾经。

【功能与主治】解毒明目退翳，收湿止痒敛疮。用于目赤肿痛，睑弦赤烂，翳膜遮睛，胬肉攀睛，溃疡不敛，脓水淋漓，湿疮瘙痒。

【用法与用量】外用适量。

八画

337. 油松节

Yousongjie

PINI LIGNUM NODI

本品为松科植物油松 *Pinus tabulieformis* Carr. 或马尾松 *Pinus massoniana* Lamb. 的干燥瘤状节或分枝节。

【原植物】见"松花粉"。

【药材性状】本品呈扁圆节段状或不规则的块状,长短粗细不一。外表面黄棕色、灰棕色或红棕色,有时带有棕色至黑棕色油斑,或有残存的栓皮。质坚硬。横截面木部淡棕色,心材色稍深,可见明显的年轮环纹,显油性;髓部小,淡黄棕色。纵断面具纵直或扭曲纹理。有松节油香气,味微苦辛。

【饮片性状】本品呈不规则的薄片或块,大小不一。外表面黄棕色、灰棕色或红棕色。体较重,质坚硬。有松节油香气,味微苦辛。

【性味与归经】苦、辛,温。入肝、肾经。

【功能与主治】祛风除湿,通络止痛。用于风寒湿痹,历节风痛,转筋挛急,跌打伤痛。

【用法与用量】9~15 g。

【注意】阴虚血燥者慎用。

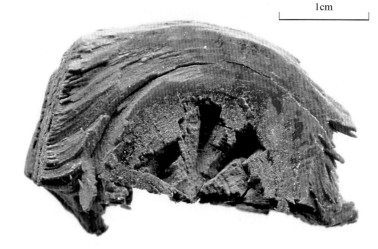

1cm

▲ 油松节（块状）

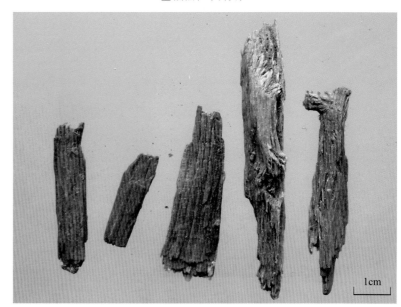

1cm

▲ 油松节（纵切）

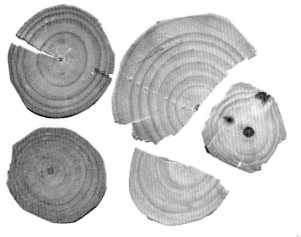

1cm

▲ 油松节（横切）

338. 泽兰

Zelan

LYCOPI HERBA

本品为唇形科植物毛叶地瓜儿苗 *Lycopus lucidus* Turcz. var. *hirtus* Regel 的干燥地上部分。

【原植物】多年生草本。地下茎横走，顶端膨大成纺锤状肉质块茎。茎方形，沿棱及节上有白色细软毛。叶对生，矩圆状披针形，先端渐尖，基部楔形，边缘有锐锯齿，上面有短柔毛，下面有长毛及腺点。轮伞花序腋生，每轮有花6~10朵；花冠白色。小坚果倒卵圆状三棱形。

【药材性状】本品茎呈方柱形，少分枝，四面均有浅纵沟，长50~100 cm，直径0.2~0.6 cm；表面黄绿色或带紫色，节处紫色明显，有白色茸毛；质脆，断面黄白色，髓部中空。叶对生，有短柄或近无柄；叶片多皱缩，展平后呈披针形或长圆形，长5~10 cm；上表面黑绿色或暗绿色，下表面灰绿色，密具腺点，两面均有短毛；先端尖，基部渐狭，边缘有锯齿。轮伞花序腋生，花冠多脱落，苞片及花萼宿存，小苞片披针形，有缘毛，花萼钟形，5齿。气微，味淡。

【饮片性状】本品呈不规则的段。茎方柱形，四面均有浅纵沟，表面黄绿色或带紫色，节处紫色明显，有白色茸毛。切面黄白色，中空。叶多破碎，展平后呈披针形或长圆形，边缘有锯齿。有时可见轮伞花序。气微，味淡。

【性味与归经】苦、辛，微温。归肝、脾经。

【功能与主治】活血调经，祛瘀消痈，利水消肿。用于月经不调，经闭，痛经，产后瘀血腹痛，疮痈肿毒，水肿腹水。

【用法与用量】6~12 g。

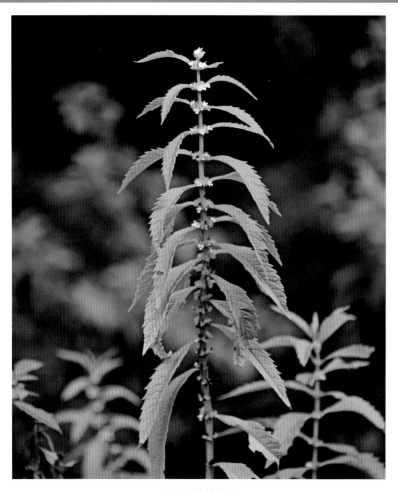

▲ 毛叶地瓜儿苗

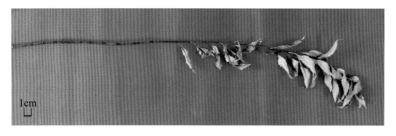

1cm

▲ 泽兰

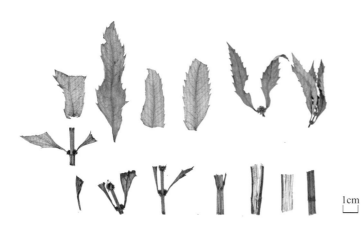

1cm

▲ 泽兰（饮片）

339. 泽泻

Zexie

ALISMATIS RHIZOMA

本品为泽泻科植物东方泽泻 *Alisma orientale* (Sam.) Juzep. 或 泽泻 *Alisma plantago-aquatica* Linn. 的干燥块茎。

【原植物】

东方泽泻：多年生水生或沼生草本。块茎直径 1~2 cm，或较大。叶多数；挺水叶宽披针形、椭圆形。花葶高 35~90 cm，或更高。花序长 20~70 cm；花两性，直径约 6mm；外轮花被片卵形，长 2~2.5 mm，宽约 1.5mm，边缘窄膜质，具 5~7 脉；内轮花被片近圆形，比外轮大，白色、淡红色，稀黄绿色，边缘波状；心皮排列不整齐，花柱长约 0.5 mm，直立，柱头长约为花柱 1/5。瘦果椭圆形。种子紫红色。

泽泻：多年生水生或沼生草本。块茎直径 1~3.5 cm，或更大。叶通常多数；沉水叶条形或披针形，挺水叶宽披针形、椭圆形至卵形。花葶高 78~100 cm 或更高。花序长 15~50 cm；花两性，外轮花被片广卵形，长 2.5~3.5 mm，宽 2~3 mm；内轮花被片近圆形，远大于外轮，边缘具不规则粗齿，白色、粉红色或浅紫色；心皮排列整齐，花柱直立，长 7~15 mm，长于心皮，柱头短，约为花柱的 1/9~1/5。瘦果椭圆形，或近矩圆形。种子紫褐色。

【药材性状】本品呈类球形、椭圆形或卵圆形，长 2~7 cm，直径 2~6 cm。表面淡黄色至淡黄棕色，有不规则的横向环状浅沟纹和多数细小突起的须根痕，底部有的有瘤状芽痕。质坚实，断面黄白色，粉性，有多数细孔。气微，味微苦。

【饮片性状】

泽泻：本品呈圆形或椭圆形厚片。外表皮淡黄色至淡黄棕色，可见细小突起的须根痕。切面黄白色至淡黄色，粉性，有多数细孔。气微，味微苦。

盐泽泻：本品形如泽泻片，表面淡黄棕色或黄褐色，偶见焦斑。味微咸。

【性味与归经】甘、淡，寒。归肾、膀胱经。

【功能与主治】利水渗湿，泄热，化浊降脂。用于小便不利，水肿胀满，泄泻尿少，痰饮眩晕，热淋涩痛，高脂血症。

【用法与用量】6~10 g。

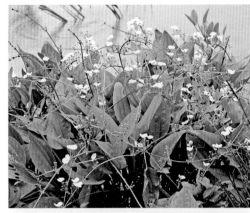

◀东方泽泻（徐克学摄）

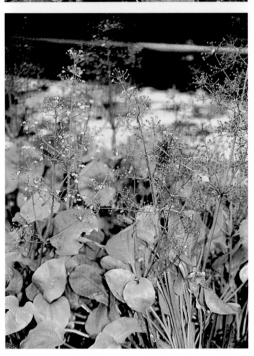

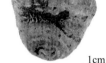
1cm

▲▲泽泻

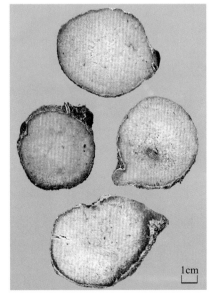

1cm

▲ 泽泻（饮片）

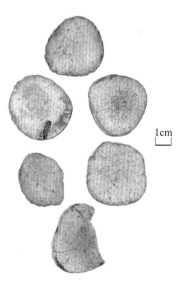

1cm

▲ 盐泽泻

八画

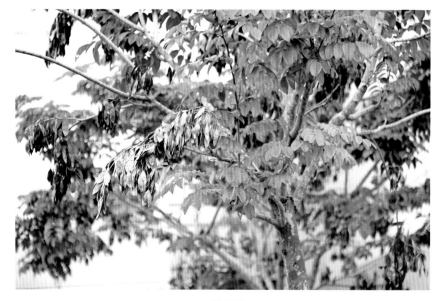

▲ 降香檀

340. 降香

Jiangxiang

DALBERGIAE ODORIFERAE LIGNUM

本品为豆科植物降香檀 *Dalbergia odorifera* T. Chen 树干和根的干燥心材。

【原植物】乔木。单数羽状复叶互生，小叶 9~13，近革质，卵形或椭圆形，复叶顶端的 1 枚小叶最大，往下渐小。圆锥花序腋生，由多数聚伞花序组成，花初时密集于花序上部，后稍疏散；花冠淡黄色或乳白色。荚果扁平，舌状长椭圆形，先端钝或急尖，基部楔形，果皮革质，含种子部分明显隆起。种子 1 粒。

【药材性状】本品呈类圆柱形或不规细块状。表面紫红色或红褐色，切面有致密的纹理。质硬，有油性。气微香，味微苦。

【性味与归经】辛，温。归肝、脾经。

【功能与主治】化瘀止血，理气止痛。用于吐血，衄血，外伤出血，肝郁胁痛，胸痹刺痛，跌扑伤痛，呕吐腹痛。

【用法与用量】9~15 g，后下。外用适量，研细末敷患处。

八画

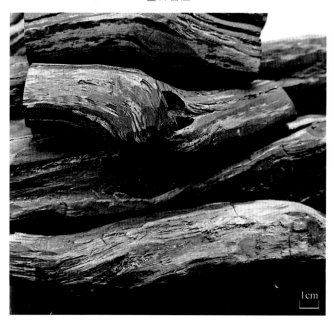

▲ 降香

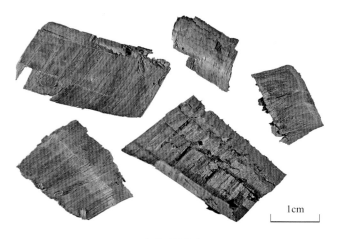

▲ 降香（块状）

341. 细辛

Xixin

ASARI RADIX ET RHIZOMA

本品为马兜铃科植物北细辛 *Asarum heterotropoides* Fr. Schmidt var. *mandshuricum* (Maxim.) Kitag.、汉城细辛 *Asarum sieboldii* Miq. var. *seoulense* Nakai 或华细辛 *Asarum sieboldii* Miq. 的干燥根和根茎。前二种习称"辽细辛"。

【原植物】

北细辛：多年生草本。根茎横走，有多数肉质根，芳香。叶 2~3 片，略革质，叶片心形或肾状心形，上面脉上有短毛，下面疏生短柔毛或近无毛，先端短锐尖或钝，基部深心状耳形。花紫褐色，花被筒壶形，顶端 3 裂。蒴果肉质。

汉城细辛：叶上面散生短毛，下面密生较长的毛，叶柄有毛。花被裂片开展。

华细辛：叶通常 2 枚，先端锐尖至长锐尖，下面仅脉上生较长的毛。花被质厚，暗紫色。蒴果近球形。

【药材性状】

北细辛：常卷曲成团。根茎横生呈不规则圆柱状，具短分枝，长 1~10 cm，直径 0.2~0.4 cm；表面灰棕色，粗糙，有环形的节，节间长 0.2~0.3 cm，分枝顶端有碗状的茎痕。根细长，密生节上，长 10~20 cm，直径 0.1 cm；表面灰黄色，平滑或具纵皱纹；有须根和须根痕；质脆，易折断，断面平坦，黄白色或白色。气辛香，味辛辣、麻舌。

汉城细辛：根茎直径 0.1~0.5 cm，节间长 0.1~l cm。

华细辛：根茎长 5~20 cm，直径 0.1~0.2 cm，节间长 0.2~1 cm。气味较弱。

【饮片性状】本品呈不规则的段。根茎呈不规则圆形，外表皮灰棕色，有时可见环形的节。根细，表面灰黄色，平滑或具纵皱纹。切面黄白色或白色。气辛香，味辛辣、麻舌。

【性味与归经】辛，温。归心、肺、肾经。

【功能与主治】解表散寒，祛风止痛，

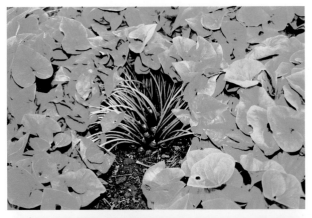
◀ 北细辛

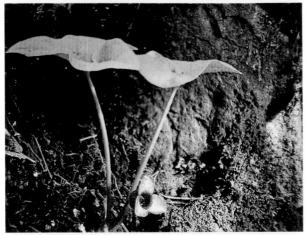
◀ 汉城细辛

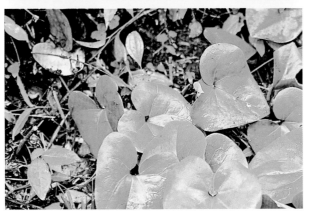
◀ 华细辛

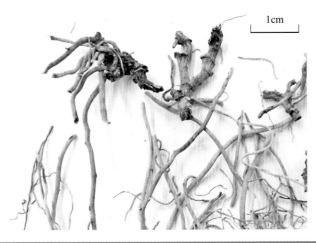
1cm
◀ 细辛（根茎、根）

八画

通窍，温肺化饮。用于风寒感冒，头痛，牙痛，鼻塞流涕，鼻鼽，鼻渊，风湿痹痛，痰饮喘咳。

【用法与用量】1~3 g。散剂每次服0.5~1 g。外用适量。

【注意】不宜与藜芦同用。

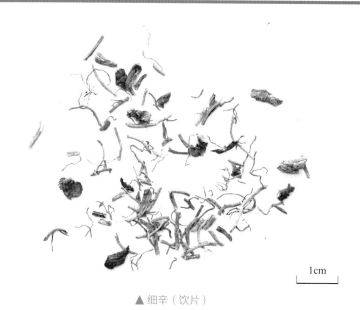

1cm

▲ 细辛（饮片）

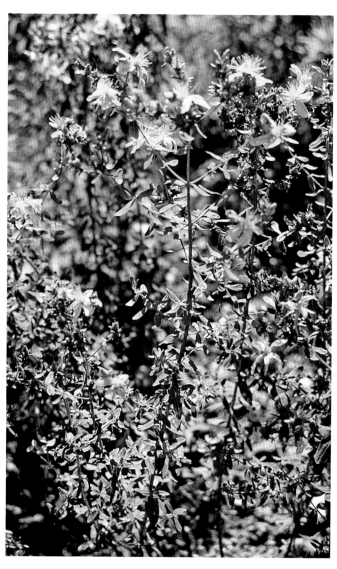

▲ 贯叶金丝桃

342. 贯叶金丝桃

Guanyejinsitao

HYPERICI PERFORATI HERBA

本品为藤黄科植物贯叶金丝桃 *Hypericum perforatum* L. 的干燥地上部分。

【原植物】多年生草本。茎直立，多分枝。叶较密，对生，椭圆形至线形，先端钝，全缘，基部抱茎，散布透明腺点，叶缘有黑色腺点。二歧状聚伞花序；萼片5，披针形，边缘有黑色的腺点；花瓣5，较萼片为长，黄色；花瓣和花药都有黑色腺点；雄蕊多数，组成3束；子房1室，花柱3裂。蒴果长圆形，开裂。种子圆筒形。

【药材性状】本品茎呈圆柱形，长10~100 cm，多分枝，茎和分枝两侧各具一条纵棱，小枝细瘦，对生于叶腋。单叶对生，无柄抱茎，叶片披针形或长椭圆形，长1~2 cm，宽0.3~0.7 cm，散布透明或黑色的腺点，黑色腺点大多分布于叶片边缘或近顶端。聚伞花序顶生，花黄色，花萼、花瓣各5片，长圆形或披针形，边缘有黑色腺点；雄蕊多数，合生为3束，花柱3。气微，味微苦涩。

【性味与归经】辛，寒。归肝经。

【功能与主治】疏肝解郁，清热利湿，消肿通乳。用于肝气郁结，情志不畅，心胸郁闷，关节肿痛，乳痈，乳少。

【用法与用量】2~3 g。

343. 珍珠

Zhenzhu

MARGARITA

本品为珍珠贝科动物马氏珍珠贝 Pteria martensii (Dunker)、蚌科动物三角帆蚌 Hyriopsis cumingii (Lea) 或褶纹冠蚌 Cristaria plicata (Leach) 等双壳类动物受刺激形成的珍珠。

【原动物】

马氏珍珠贝：贝壳斜四方形，大而坚厚。壳顶位于背缘中部靠前，背缘平直，腹缘圆，末端稍翘起，右壳前耳下方有一明显凹陷的足丝出孔。壳面淡黄色，生长轮纹明显，密具鳞片，薄而脆，极易脱藩。贝壳内面珍珠层厚，光泽强。闭壳肌痕长圆形。

三角帆蚌：贝壳略呈三角形。左右两壳顶紧接，前背缘短小呈尖角状，后背缘长，并向上突起形成大的三角形帆状后翼。生长轮纹距离较宽。

褶纹冠蚌：贝壳略呈不等边三角形。后背缘向上斜出，伸展成为大形的冠。壳的后背部自壳顶起向后有一系列逐渐粗大的纵肋。腹缘长，近直线。壳面深黄绿色至黑褐色。

【药材性状】本品呈类球形、长圆形、卵圆形或棒形，直径 1.5~8 mm。表面类白色、浅粉红色、浅黄绿色或浅蓝色，半透明，光滑或微有凹凸，具特有的彩色光泽。质坚硬，破碎面显层纹。气微，味淡。

【性味与归经】甘、咸，寒。归心、肝经。

【功能与主治】安神定惊，明目消翳，解毒生肌，润肤祛斑。用于惊悸失眠，惊风癫痫，目赤翳障，疮疡不敛，皮肤色斑。

【用法与用量】0.1~0.3 g，多入丸散用。外用适量。

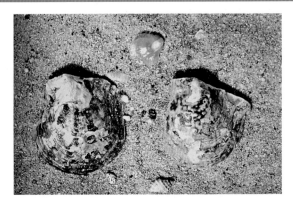

▲ 马氏珍珠贝

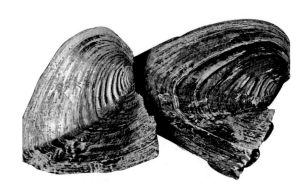

▲ 三角帆蚌

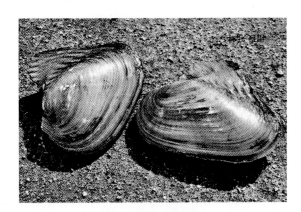

▲ 褶纹冠蚌

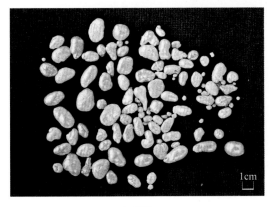

▲ 珍珠

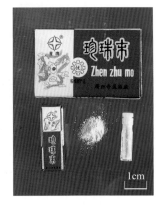

▲ 珍珠粉

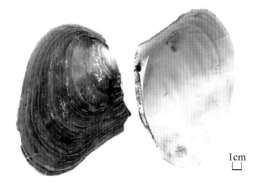

1cm

▲ 珍珠母（褶纹冠蚌）

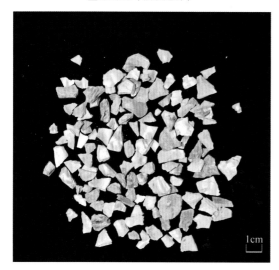

1cm

▲ 珍珠母（饮片）

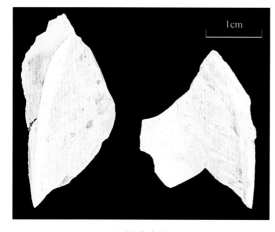

1cm

▲ 煅珍珠母

344. 珍珠母

Zhenzhumu

MARGARITIFERA CONCHA

本品为蚌科动物三角帆蚌 *Hyriopsis cumingii* (Lea)、褶纹冠蚌 *Cristaria plicata* (Leach) 或珍珠贝科动物马氏珍珠贝 *Pteria martensii* (Dunker) 的贝壳。

【原动物】见"珍珠"。

【药材性状】

三角帆蚌：略呈不等边四角形。壳面生长轮呈同心环状排列。后背缘向上突起，形成大的三角形帆状后翼。壳内面外套痕明显；前闭壳肌痕呈卵圆形，后闭壳肌痕略呈三角形。左右壳均具两枚拟主齿，左壳具两枚长条形侧齿，右壳具一枚长条形侧齿；具光泽。质坚硬。气微腥，味淡。

褶纹冠蚌：呈不等边三角形。后背缘向上伸展成大形的冠。壳内面外套痕略明显；前闭壳肌痕大呈楔形，后闭壳肌痕呈不规则卵圆形，在后侧齿下方有与壳面相应的纵肋和凹沟。左、右壳均具一枚短而略粗后侧齿和一枚细弱的前侧齿，均无拟主齿。

马氏珍珠贝：呈斜四方形，后耳大，前耳小，背缘平直，腹缘圆，生长线极细密，成片状。闭壳肌痕大，长圆形。具一凸起的长形主齿。

【性味与归经】咸，寒。归肝、心经。

【功能与主治】平肝潜阳，安神定惊，明目退翳。用于头痛眩晕，惊悸失眠，目赤翳障，视物昏花。

【用法与用量】10~25 g，先煎。

345. 荆芥

Jingjie

SCHIZONEPETAE HERBA

本品为唇形科植物荆芥 *Schizonepeta tenuifolia* Briq. 的干燥地上部分。

【原植物】一年生草本，高 60~80 cm。有强烈香气。茎直立，四棱形，全株被灰白色短柔毛。叶对生，茎基部的叶无柄成近无柄，叶片羽状深裂，裂片 3~5；中部及上部叶无柄。轮伞花序，多轮密集生于枝端而形成穗状；花小，浅红紫色，花冠二唇形，上唇较小，呈凹头匙形，下唇较大，3 裂。雄蕊 4，二强；子房 4 纵裂。小坚果 4，卵形或椭圆形。

【药材性状】本品茎呈方柱形，上部有分枝，长 50~80 cm，直径 0.2~0.4 cm；表面淡黄绿色或淡紫红色，被短柔毛；体轻，质脆，断面类白色。叶对生，多已脱落，叶片 3~5 羽状分裂，裂片细长。穗状轮伞花序顶生，长 2~9 cm，直径约 0.7 cm。花冠多脱落，宿萼钟状，先端 5 齿裂，淡棕色或黄绿色，被短柔毛；小坚果棕黑色。气芳香，味微涩而辛凉。

【饮片性状】本品呈不规则的段。茎呈方柱形，表面淡黄绿色或淡紫红色，被短柔毛。切面类白色。叶多已脱落。穗状轮伞花序。气芳香，味微涩而辛凉。

【性味与归经】辛，微温。归肺、肝经。

【功能与主治】解表散风，透疹，消疮。用于感冒，头痛，麻疹，风疹，疮疡初起。

【用法与用量】5~10 g。

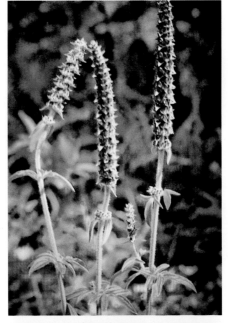

◀▼ 荆芥

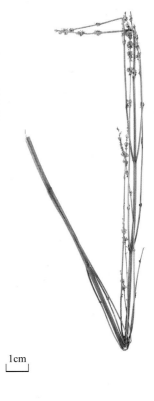

1cm

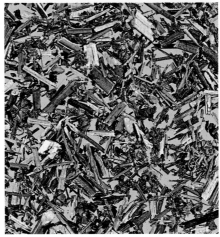

◀ 荆芥（饮片）

1cm

荆芥炭

Jingjietan

SCHIZONEPETAE HERBA CARBONISATA

本品为荆芥的炮制加工品。

【饮片性状】本品呈不规则段，长 5 mm。全体黑褐色。茎方柱形，体轻，质脆，断面焦褐色。叶对生，多已脱落。花冠多脱落，宿萼钟状。略具焦香气，味苦而辛。

【性味与归经】辛、涩，微温。归肺、肝经。

【功能与主治】收敛止血。用于便血，崩漏，产后血晕。

【用法与用量】5~10 g。

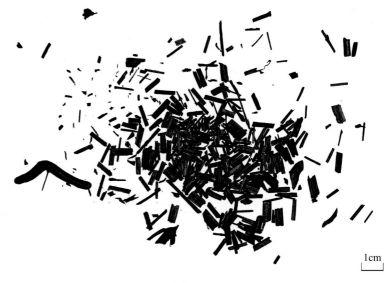

1cm

▲ 荆芥炭

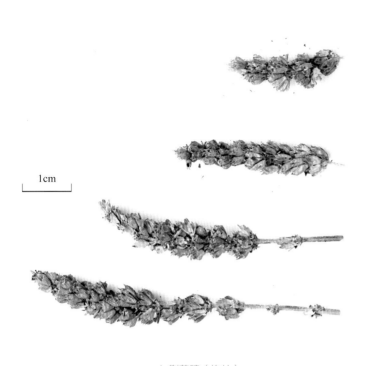

1cm

▲ 荆芥穗（饮片）

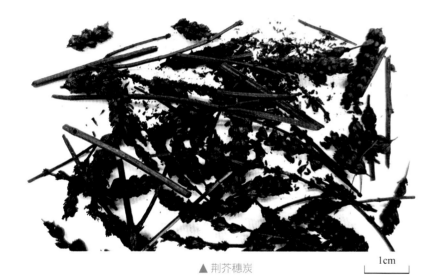

▲ 荆芥穗炭

1cm

346. 荆芥穗

Jingjiesui

SCHIZONEPETAE SPICA

本品为唇形科植物荆芥 *Schizonepeta tenuifolia* Briq. 的干燥花穗。

【原植物】见"荆芥"。

【药材性状】本品穗状轮伞花序呈圆柱形，长 3~15 cm，直径约 7 mm。花冠多脱落，宿萼黄绿色，钟形，质脆易碎，内有棕黑色小坚果。气芳香，味微涩而辛凉。

【饮片性状】本品为穗状轮伞花序呈圆柱形，长约 2~15 cm，直径约 7 mm。花冠多脱落，宿萼黄绿色或淡棕色，钟形，萼齿 5，质脆易碎，内有棕黑色小坚果。气芳香，味微涩而辛凉。

【性味与归经】辛，微温。归肺、肝经。

【功能与主治】解表散风，透疹，消疮。用于感冒，头痛，麻疹，风疹，疮疡初起。

【用法与用量】5~10 g。

荆芥穗炭

Jingjiesuitan

SCHIZONEPETAE SPICA CARBONISATA

本品为荆芥穗的炮制加工品。

【饮片性状】本品为不规则的段，长约 15 mm。表面黑褐色。花冠多脱落，宿萼钟状，先端 5 齿裂，黑褐色。小坚果棕黑色。具焦香气，味苦而辛。

【性味与归经】辛、涩，微温。归肺、肝经。

【功能与主治】收涩止血。用于便血，崩漏，产后血晕。

【用法与用量】5~10 g。

347. 茜草

Qiancao

RUBIAE RADIX ET RHIZOMA

本品为茜草科植物茜草 *Rubia cordifolia* L. 的干燥根和根茎。

【原植物】多年生攀援草本。根数条至数十条丛生，外皮紫红色或橙红色。茎方形，四棱，棱上生多数倒生小刺。叶四片轮生，具长柄，叶片形状变化较大，基部心形，上面粗糙，下面沿中脉及叶柄均有倒刺，全缘，基出脉5。聚伞花序腋生及顶生，常集成大而疏松的圆锥花序；花小，黄白色；花萼不显；花冠辐状，5裂；雄蕊5；子房下位，2室。浆果球形，熟时橘黄色。

【药材性状】本品根茎呈结节状，丛生粗细不等的根。根呈圆柱形，略弯曲，长10~25 cm，直径0.2~1 cm；表面红棕色或暗棕色，具细纵皱纹和少数细根痕；皮部脱落处呈黄红色。质脆，易折断，断面平坦皮部狭，紫红色，木部宽广，浅黄红色，导管孔多数。气微，味微苦，久嚼刺舌。

【饮片性状】

茜草：本品呈不规则的厚片或段。根呈圆柱形，外表皮红棕色或暗棕色，具细纵纹；皮部脱落处呈黄红色。切面皮部狭，紫红色，木部宽广，浅黄红色，导管孔多数。气微，味微苦，久嚼刺舌。

茜草炭：本品形如茜草片或段，表面黑褐色，内部棕褐色。气微，味苦、涩。

【性味与归经】苦，寒。归肝经。

【功能与主治】凉血，祛瘀，止血，通经。用于吐血，衄血，崩漏，外伤出血，瘀阻经闭，关节痹痛，跌扑肿痛。

【用法与用量】6~10 g。

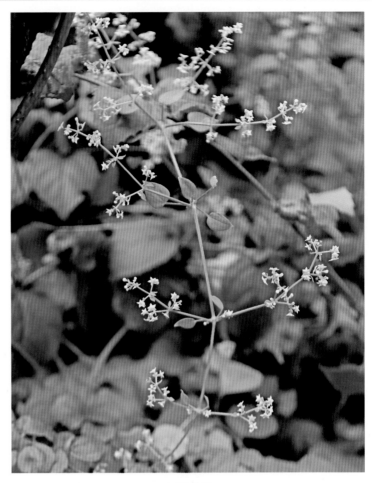

▲▼茜草

1cm

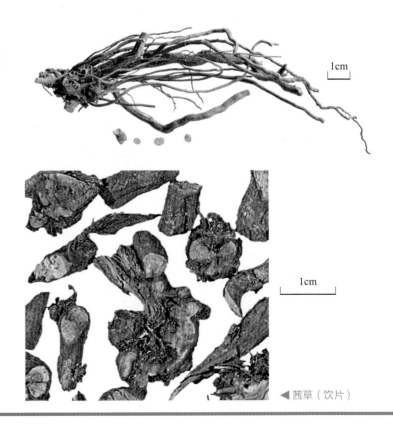

1cm

◀茜草（饮片）

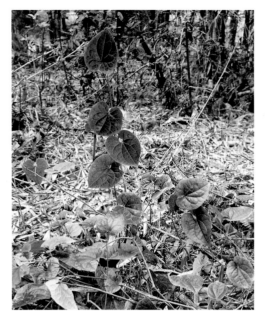

▲ 荜茇

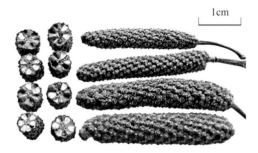

▲ 荜茇（左：横断面，右：果穗）

348. 荜茇

Bibo

PIPERIS LONGI FRUCTUS

本品为胡椒科植物荜茇 *Piper longum* L. 的干燥近成熟或成熟果穗。

【原植物】多年生攀援状藤本，长达数米，枝有粗纵棱和沟槽。叶互生，纸质，卵圆形，卵形或卵状长圆形，先端具短尖，基部心形或耳状，基出脉通常 5~7 条。花单性，排成与叶对生的穗状花序，无花被；雄花序长 4~5 cm，花小，苞片 1，雄蕊 2；雌花序长 1.5~2.5 cm，于果期延长，苞片较小，子房上位。浆果卵形，基部嵌生于花序轴内。

【药材性状】本品呈圆柱形，稍弯曲，由多数小浆果集合而成，长 1.5~3.5 cm，直径 0.3~0.5 cm。表面黑褐色或棕色，有斜向排列整齐的小突起，基部有果穗梗残存或脱落。质硬而脆，易折断，断面不整齐，颗粒状。小浆果球形，直径约 0.1 cm。有特异香气，味辛辣。

【性味与归经】辛，热。归胃、大肠经。

【功能与主治】温中散寒，下气止痛。用于脘腹冷痛，呕吐，泄泻，寒凝气滞，胸痹心痛，头痛，牙痛。

【用法与用量】1~3 g。外用适量，研末塞龋齿孔中。

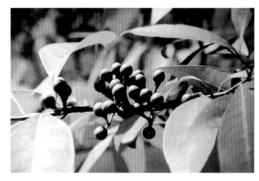

▲ 山鸡椒

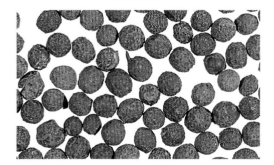

▲ 荜澄茄

349. 荜澄茄

Bichengqie

LITSEAE FRUCTUS

本品为樟科植物山鸡椒 *Litsea cubeba* (Lour.) Pers. 的干燥成熟果实。

【原植物】落叶灌木或小乔木，高 3~10 m。叶互生，薄纸质，叶片披针形或长椭圆形，全缘，上面深绿色，下面带绿苍白色，有香气。雌雄异株，伞形花序腋生，先叶而出；花小，花被片 6，雄花具能育雄蕊 9，内向，3 轮，每轮 3 枚，第 3 轮雄蕊茎部有 2 腺体，花药 4 室，瓣裂；雌花有退化雄蕊 6~12。浆果状核果近球形，熟时黑色。

【药材性状】本品呈类球形，直径 4~6 mm。表面棕褐色至黑褐色，有网状皱纹。基部偶有宿萼和细果梗。除去外皮可见硬脆的果核，种子 1，子叶 2，黄棕色，富油性。气芳香，味稍辣而微苦。

【性味与归经】辛，温。归脾、胃、肾、膀胱经。

【功能与主治】温中散寒，行气止痛。用于胃寒呕逆，脘腹冷痛，寒疝腹痛，寒湿郁滞，小便浑浊。

【用法与用量】1~3 g。

350. 草乌

Caowu

ACONITI KUSNEZOFFII RADIX

本品为毛茛科植物北乌头 *Aconitum kusnezoffii* Reichb. 的干燥块根。

【原植物】多年生草本，高 70~150 cm。块根倒圆锥形，外皮黑色。茎直立。叶互生，叶片坚纸质，轮廓卵圆形，3 全裂几达基部，裂片菱形，再做深浅不等的羽状分裂，最终裂片三角状披针形至线状披针形。花序总状，或有时成窄圆锥花序；花萼蓝紫色，上萼片盔形，侧萼片倒卵状圆形，稍偏斜，下萼片长圆形；花瓣 2，有长爪，距拳卷；雄蕊多数，心皮通常 5。蓇葖果。种子有膜质翅。

【药材性状】本品呈不规则长圆锥形，略弯曲，长 2~7 cm，直径 0.6~1.8 cm。顶端常有残茎和少数不定根残基；有的顶端一侧有一枯萎的芽，一侧有一圆形或扁圆形不定根残茎。表面灰褐色或黑棕褐色，皱缩，有纵皱纹、点状须根痕及数个瘤突状侧根。质硬，断面灰白色或暗灰色，有裂隙，形成层环纹多角形或类圆形，髓部较大或中空。气微，味辛辣、麻舌。

【饮片性状】生草乌：同药材。

【性味与归经】辛、苦，热；有大毒。归心、肝、肾、脾经。

【功能与主治】祛风除湿，温经止痛。用于风寒湿痹，关节疼痛，心腹冷痛，寒疝作痛及麻醉止痛。

【用法与用量】一般炮制后用。

【注意】生品内服宜慎；孕妇禁用；不宜与半夏、瓜蒌、瓜蒌子、瓜蒌皮、天花粉、川贝母、浙贝母、平贝母、伊贝母、湖北贝母、白蔹、白及同用。

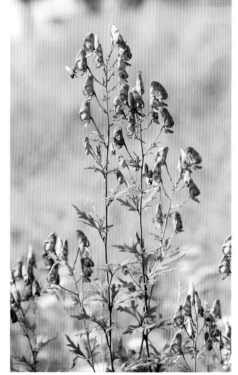

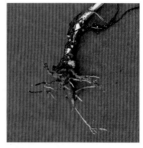

▲ 北乌头（块根）

◀ 北乌头

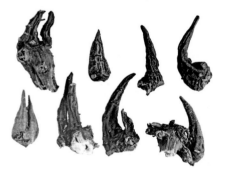

1cm

◀ 草乌

制草乌

Zhicaowu

ACONITI KUSNEZOFFII RADIX COCTA

本品为草乌的炮制加工品。

【饮片性状】本品为不规则圆形或近三角形的片。表面黑褐色，有灰白色多角形形成层环和点状维管束，并有空隙，周边皱缩或弯曲。质脆。气微，味微辛辣，稍有麻舌感。

【性味与归经】辛、苦，热；有毒。归心、肝、肾、脾经。

【功能与主治】同草乌。

【用法与用量】1.5~3 g，宜先煎、久煎。

【注意】同制川乌。

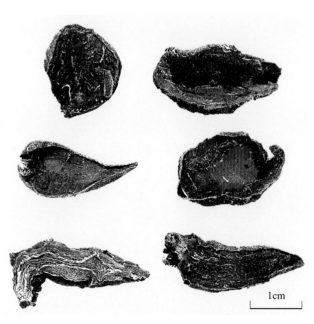

1cm

◀ 制草乌

九画

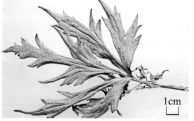

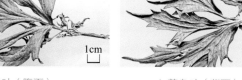

◀ 草乌叶

▲ 草乌叶（腹面）　　　▲ 草乌叶（背面）

351. 草乌叶

Caowuye

ACONITI KUSNEZOFFII FOLIUM

本品系蒙古族习用药材。为毛茛科植物北乌头 *Aconitum kusnezoffii* Reichb. 的干燥叶。

【原植物】见"草乌"。

【药材性状】本品多皱缩卷曲、破碎。完整叶片展平后呈卵圆形，3全裂，长5~12 cm，宽10~17 cm；灰绿色或黄绿色；中间裂片菱形，渐尖，近羽状深裂；侧裂片2深裂；小裂片披针形或卵状披针形。上表面微被柔毛，下表面无毛；叶柄长2~6 cm。质脆。气微，味微咸辛。

【性味与归经】辛、涩，平；有小毒。

【功能与主治】清热，解毒，止痛。用于热病发热，泄泻腹痛，头痛，牙痛。

【用法与用量】1~1.2 g，多入丸散用。

【注意】孕妇慎用。

352. 草豆蔻

Caodoukou

ALPINIAE KATSUMADAI SEMEN

本品为姜科植物草豆蔻 *Alpinia katsumadai* Hayata 的干燥近成熟种子。

【原植物】多年生丛生草本。根茎粗短。茎绿色，粗壮。叶二列；叶舌卵形，膜质；叶片狭椭圆形或披针形。总状花序顶生，花序轴上密被黄白色粗柔毛；花疏生，苞片白色；萼钟形，白色，宿存；花冠白色，裂片3，长圆形，上方裂片较大，唇瓣三角状卵形，白色。蒴果近圆形，不开裂，外被粗毛，熟时黄绿色。

【药材性状】本品为类球形的种子团，直径1.5~2.7 cm。表面灰褐色，中间有黄白色的隔膜，将种子团分成3瓣，每瓣有种子多数，粘连紧密，种子团略光滑。种子为卵圆状多面体，长3~5 mm，直径约3 mm，外被淡棕色膜质假种皮，种脊为一条纵沟，一端有种脐；质硬，将种子沿种脊纵剖两瓣，纵断面观呈斜心形，种皮沿种脊向内伸入部分约占整个表面积的1/2；胚乳灰白色。气香，味辛、微苦。

【饮片性状】同药材。

【性味与归经】辛，温。归脾、胃经。

【功能与主治】燥湿行气，温中止呕。用于寒湿内阻，脘腹胀满冷痛，嗳气呕逆，不思饮食。

【用法与用量】3~6 g。

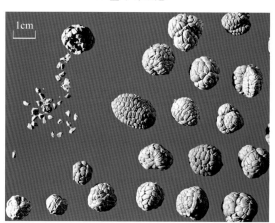

▲▼ 草豆蔻

353. 草果

Caoguo

TSAOKO FRUCTUS

本品为姜科植物草果 *Amomum tsao-ko* Crevost et Lemaire 的干燥成熟果实。

【原植物】多年生丛生草本，高 2~3 m，全株有辛辣气味。根茎短粗，横走，绿白色。茎粗壮。叶二列；叶鞘抱茎，边缘膜质；叶舌先端圆形；叶片长椭圆形或披针状长圆形，全缘，边缘干膜质。花序从茎基部抽出，卵形或长圆形；花冠白色，唇瓣中肋两侧具紫红条纹。蒴果长圆形或卵状椭圆形。

【药材性状】本品呈长椭圆形，具三钝棱，长 2~4 cm，直径 1~2.5 cm。表面灰棕色至红棕色，具纵沟及棱线，顶端有圆形突起的柱基，基部有果梗或果梗痕。果皮质坚韧，易纵向撕裂。剥去外皮，中间有黄棕色隔膜，将种子团分成 3 瓣，每瓣有种子多为 8~11 粒。种子呈圆锥状多面体，直径约 5 mm；表面红棕色，外被灰白色膜质的假种皮，种脊为一条纵沟，尖端有凹状的种脐；质硬，胚乳灰白色。有特异香气，味辛、微苦。

【饮片性状】

草果仁：本品呈圆锥状多面体，直径约 5 mm；表面棕色至红棕色，有的可见外被残留灰白色膜质的假种皮。种脊为一条纵沟，尖端有凹状的种脐。胚乳灰白色至黄白色。有特异香气，味辛、微苦。

姜草果仁：本品形如草果仁，棕褐色，偶见焦斑。有特异香气，味辛辣、微苦。

【性味与归经】辛，温。归脾、胃经。

【功能与主治】燥湿温中，截疟除痰。用于寒湿内阻，脘腹胀痛，痞满呕吐，疟疾寒热，瘟疫发热。

【用法与用量】3~6 g。

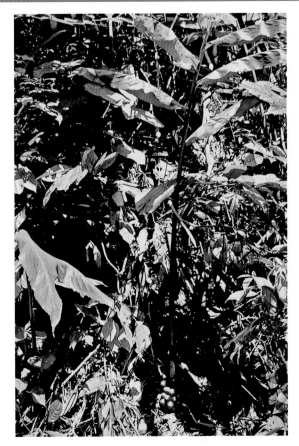

▲▼草果

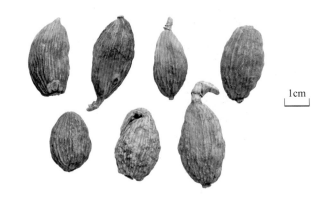

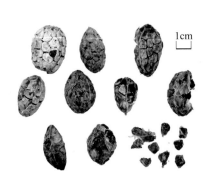

▲ 草果仁

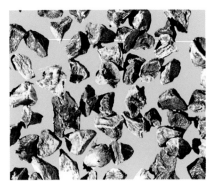

▲ 姜草果仁

九画

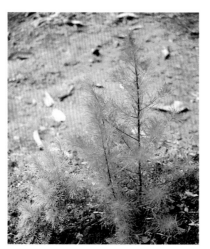

花序

▲ 滨蒿　　　　　　▲ 茵陈蒿

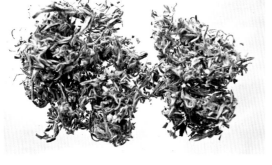

◀ 绵茵陈

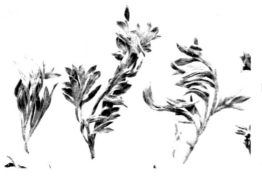

◀ 茵陈（叶，放大）

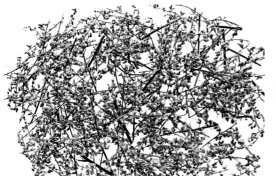

◀ 花茵陈

354. 茵陈

Yinchen

ARTEMISIAE SCOPARIAE HERBA

本品为菊科植物滨蒿 *Artemisia scoparia* Waldst. et Kit. 或茵陈蒿 *Artemisia capillaris* Thunb. 的干燥地上部分。

【原植物】
滨蒿：一或二年生草本，全植物幼时被灰白色绢毛，成长后高 45~100 cm。茎常单一，基部稍木化。叶密集，下部叶与不育枝的叶同形，叶片长圆形，二或三回羽状全裂，最终裂片倒披针形或线形；中部叶 1~2 回羽状全裂；上部叶 3 裂或不裂，裂片短。头状花成复总状花序，花均为管状花；外层者为雌花 5~15，以 10~12 个为多见，能育；内层为两性花 3~9，有时带紫色。瘦果小。

茵陈蒿：为半灌木状多年生草本。茎通常数个丛生，基部强木化。外层雌花 4~12 个，以 7 个左右为常见。

【药材性状】
绵茵陈：多卷曲成团状，灰白色或灰绿色，全体密被白色茸毛，绵软如绒。茎细小，长 1.5~2.5 cm，直径 0.1~0.2 cm，除去表面白色茸毛后可见明显纵纹；质脆，易折断。叶具柄；展平后叶片呈一至三回羽状分裂，叶片长 1~3 cm，宽约 1 cm；小裂片卵形或稍呈倒披针形、条形，先端锐尖。气清香，味微苦。

花茵陈：茎呈圆柱形，多分枝，长 30~100 cm，直径 2~8 mm；表面淡紫色或紫色，有纵条纹，被短柔毛；体轻，质脆，断面类白色。叶密集，或多脱落；下部叶二至三回羽状深裂，裂片条形或细条形，两面密被白色柔毛；茎生叶一至二回羽状全裂，基部抱茎，裂片细丝状。头状花序卵形，多数集成圆锥状，长 1.2~1.5 mm，直径 1~1.2 mm，有短梗；总苞片 3~4 层，卵形，苞片 3 裂；外层雌花 6~10 个，可多达 15 个，内层两性花 2~10 个。瘦果长圆形，黄棕色。气芳香，味微苦。

【性味与归经】苦、辛，微寒。归脾、胃、肝、胆经。

【功能与主治】清利湿热，利胆退黄。用于黄疸尿少，湿温暑湿，湿疮瘙痒。

【用法与用量】6~15 g。外用适量，煎汤熏洗。

九画

355. 茯苓

Fuling

PORIA

本品为多孔菌科真菌茯苓 *Poria cocos* (Schw.) Wolf 的干燥菌核。

【原植物】菌核类球形、椭圆形或不规则形，直径 10~30 cm 或更大，常生于松树等根上，新鲜时软，干后渐硬，有深褐色、多皱的皮壳，内部粉粒状，白色或淡粉红色；子实体伞形，生于菌核表面，平伏，近无柄，白色或黄白色，干后变淡褐色；菌管单层，生于子实体下面。孢子长方形至近圆柱形。

【药材性状】

茯苓个：呈类球形、椭圆形、扁圆形或不规则团块，大小不一。外皮薄而粗糙，棕褐色至黑褐色，有明显的皱缩纹理。体重，质坚实，断面颗粒性，有的具裂隙，外层淡棕色，内部白色，少数淡红色，有的中间抱有松根。气微，味淡，嚼之粘牙。

茯苓块：为去皮后切制的茯苓，呈立方块状或方块状厚片，大小不一。白色、淡红色或淡棕色。

茯苓片：为去皮后切制的茯苓，呈不规则厚片，厚薄不一。白色、淡红色或淡棕色。

【饮片性状】同药材。

【性味与归经】甘、淡、平。归心、肺、脾、肾经。

【功能与主治】利水渗湿，健脾，宁心。用于水肿尿少，痰饮眩悸，脾虚食少，便溏泄泻，心神不安，惊悸失眠。

【用法与用量】10~15 g。

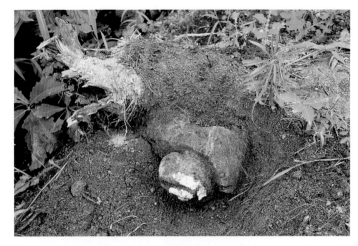

▲ 茯苓

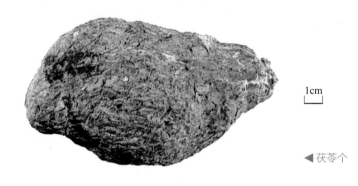

◀ 茯苓个

1cm

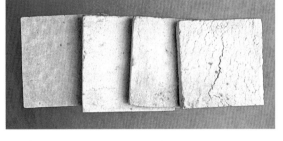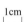

1cm

◀ 茯苓片

356. 茯苓皮

Fulingpi

PORIAE CUTIS

本品为多孔菌科真菌茯苓 *Poria cocos* (Schw.) Wolf 的菌核的干燥外皮。

【原植物】见"茯苓"。

【药材性状】本品呈长条形或不规则块片，大小不一。外表面棕褐色至黑褐色，有疣状突起，内面淡棕色并常带有白色或淡红色的皮下部分。质较松软，略具弹性。气微、味淡，嚼之粘牙。

【性味与归经】甘、淡，平。归肺、脾、肾经。

【功能与主治】利水消肿。用于水肿，小便不利。

【用法与用量】15~30 g。

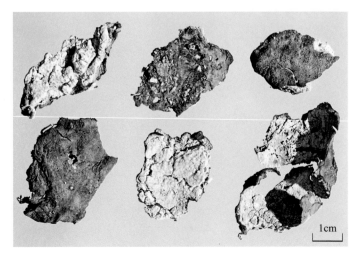

1cm

▲ 茯苓皮

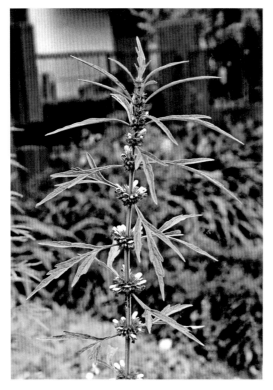

▲ 益母草

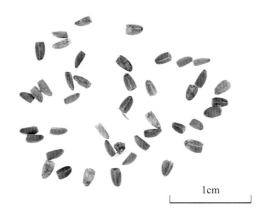

1cm

▲ 茺蔚子

357. 茺蔚子

Chongweizi

LEONURI FRUCTUS

本品为唇形科植物益母草 *Leonurus japonicus* Houtt. 的干燥成熟果实。

【**原植物**】一年生或二年生草本。茎直立，钝四棱形，有倒向糙伏毛。叶对生；茎下部叶轮廓为卵形，掌状 3 裂；茎中部叶轮廓为菱形，通常分裂成 3 个或偶有多个长圆状线形裂片。轮伞花序腋生，具 8~15 朵花，唇形，花冠粉红至淡紫红色，雄蕊 4，二强。小坚果长圆状三棱形，淡褐色。

【**药材性状**】本品呈三棱形，长 2~3 mm，宽约 1.5 mm。表面灰棕色至灰褐色，有深色斑点，一端稍宽，平截状，另一端渐窄而钝尖。果皮薄，子叶类白色，富油性。气微，味苦。

【**饮片性状**】炒茺蔚子：本品形如药材，微鼓起，质脆，断面淡黄色或黄色，富油性。气微香，味苦。

【**性味与归经**】辛、苦，微寒。归心包、肝经。

【**功能与主治**】活血调经，清肝明目。用于月经不调，经闭痛经，目赤翳障，头晕胀痛。

【**用法与用量**】5~10 g。

【**注意**】瞳孔散大者慎用。

九画

358. 胡芦巴

Huluba

TRIGONELLAE SEMEN

本品为豆科植物胡芦巴 *Trigonella foenum-graecum* L. 的干燥成熟种子。

【原植物】一年生草本，高 40~80 cm，全株有香气。茎直立，中空。叶互生，具柄，托叶与叶柄相连合；三出羽状复叶，小叶片卵形或卵状披针形，上部边缘有锯齿，下部全缘，两面均疏生柔毛。花 1~2 朵生于叶腋，淡黄白色或白色，花萼筒状，有白色柔毛，花冠蝶形。荚果条状圆筒形，先端成尾状。种子长圆形，黄棕色。

【药材性状】本品略呈斜方形或矩形，长 3~4 mm，宽 2~3 mm，厚约 2 mm。表面黄绿色或黄棕色，平滑，两侧各具一深斜沟，相交处有点状种脐。质坚硬，不易破碎。种皮薄，胚乳呈半透明状，具黏性；子叶 2，淡黄色，胚根弯曲，肥大而长。气香，味微苦。

【饮片性状】

胡芦巴：同药材。

盐胡芦巴：本品形如胡芦巴，表面黄棕色至棕色，偶见焦斑。略具香气，味微咸。

【性味与归经】苦，温。归肾经。

【功能与主治】温肾助阳，祛寒止痛。用于肾阳不足，下元虚冷，小腹冷痛，寒疝腹痛，寒湿脚气。

【用法与用量】5~10 g。

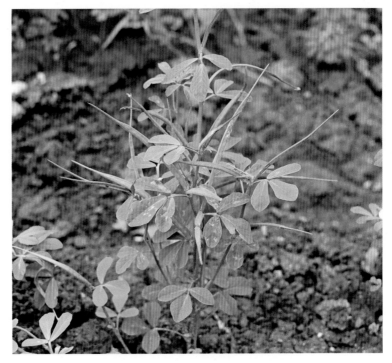

▲▼ 胡芦巴

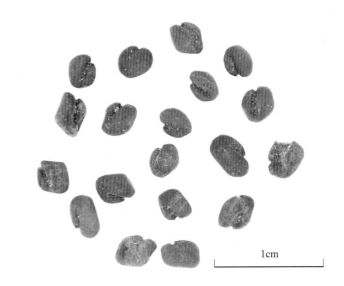

1cm

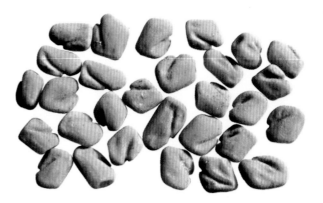

▲ 盐胡芦巴

1cm

359. 胡黄连

Huhuanglian

PICRORHIZAE RHIZOMA

本品为玄参科植物胡黄连 *Picrorhiza scrophulariiflora* Pennell 的干燥根茎。

【原植物】多年生草本。根茎粗壮，横走，节间紧密，常有暗棕色鳞片状老叶及圆柱形的支根。叶近基生，常集成莲座状，叶片匙形，有时为倒披针形、倒卵形至长椭圆形。花葶自叶丛中生出，被腺毛；花密集成顶生穗状的圆锥聚伞花序；花萼 5 深裂，一片较窄小；花冠暗紫色或浅蓝色，二唇形；雄蕊 4，二强；子房 2 室。蒴果卵圆形。种子多数，黑色，光亮。

【药材性状】本品呈圆柱形，略弯曲，偶有分枝，长 3~12 cm，直径 0.3~1 cm。表面灰棕色至暗棕色，粗糙，有较密的环状节，具稍隆起的芽痕或根痕，上端密被暗棕色鳞片状的叶柄残基。体轻，质硬而脆，易折断，断面略平坦，淡棕色至暗棕色，木部有 4~10 个类白色点状维管束排列成环。气微，味极苦。

【饮片性状】本品呈不规则的圆形薄片。外表皮灰棕色至暗棕色。切面灰黑色或棕黑色，木部有 4~10 个类白色点状维管束排列成环，气微，味极苦。

【性味与归经】苦，寒。归肝、胃、大肠经。

【功能与主治】退虚热，除疳热，清湿热。用于骨蒸潮热，小儿疳热，湿热泻痢，黄疸尿赤，痔疮肿痛。

【用法与用量】3~10 g。

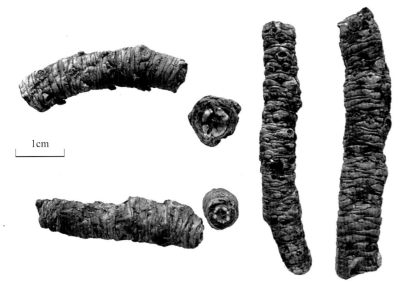

▲▼ 胡黄连

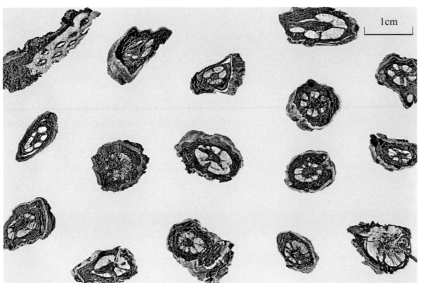

▲ 胡黄连（饮片）

360. 胡椒

Hujiao

PIPERIS FRUCTUS

本品为胡椒科植物胡椒 *Piper nigrum* L. 的干燥近成熟或成熟果实。

【原植物】攀援状藤本。茎长 2~4 m 或更长，节显著膨大，常生不定根。叶互生，近革质；叶鞘延长，常长为叶柄之半；叶片阔卵形、卵状长圆形或椭圆形，基部稍偏斜，全缘，叶脉 5~7 条，稀 9 条。花无花被，杂性，通常雌雄同株，排成与叶对生的穗状花序；苞片匙状长圆形，呈浅杯状；雄蕊 2；子房上位，近球形。浆果球形。

【药材性状】

黑胡椒：呈球形，直径 3.5~5 mm。表面黑褐色，具隆起网状皱纹，顶端有细小花柱残迹，基部有自果轴脱落的疤痕。质硬，外果皮可剥离，内果皮灰白色或淡黄色。断面黄白色，粉性，中有小空隙。气芳香，味辛辣。

白胡椒：表面灰白色或淡黄白色，平滑，顶端与基部间有多数浅色线状条纹。

【性味与归经】辛，热。归胃、大肠经。

【功能与主治】温中散寒，下气，消痰。用于胃寒呕吐，腹痛泄泻，食欲不振，癫痫痰多。

【用法与用量】0.6~1.5 g，研粉吞服。外用适量。

九
画

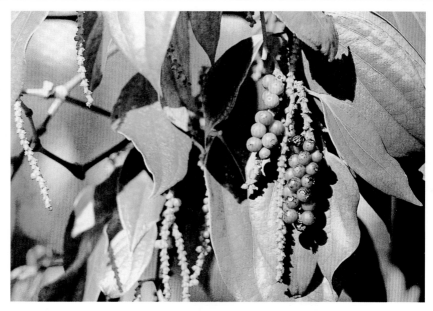

▲ 胡椒

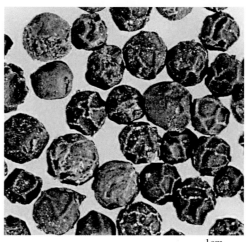

▲ 黑胡椒

1cm

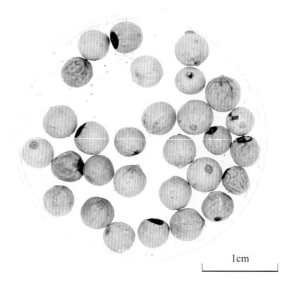

1cm

▲ 白胡椒

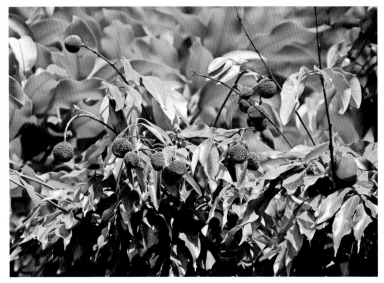

◀荔枝

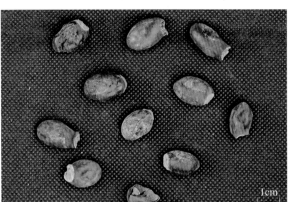

1cm

◀荔枝核

361. 荔枝核

Lizhihe

LITCHI SEMEN

本品为无患子科植物荔枝 *Litchi chinensis* Sonn. 的干燥成熟种子。

【原植物】常绿乔木，高 8~20 m。偶数羽状复叶，2~5 对，小叶片革质，长椭圆形至矩圆状披针形，全缘。圆锥花序顶生；花小，绿白色或淡黄色；花被杯状，淡绿色，4 裂；花盘环状，肉质；雄蕊6~10，通常多为 8。核果近圆形，表面有瘤状突起，成熟时鲜红色至暗红色。种子外被白色假种皮，种子矩圆形，褐色至黑红色。

【药材性状】本品呈长圆形或卵圆形，略扁，长 1.5~2.2 cm，直径 1~1.5 cm。表面棕红色或紫棕色，平滑，有光泽，略有凹陷及细波纹，一端有类圆形黄棕色的种脐，直径约 7 mm。质硬。子叶 2，棕黄色。气微，味微甘、苦、涩。

【性味与归经】甘、微苦，温。归肝、肾经。

【功能与主治】行气散结，祛寒止痛。用于寒疝腹痛，睾丸肿痛。

【用法与用量】5~10 g。

九画

362. 南五味子

Nanwuweizi

SCHISANDRAE SPHENANTHERAE
FRUCTUS

本品为木兰科植物华中五味子 *Schisandra sphenanthera* Rehd. et Wils. 的干燥成熟果实。

【原植物】落叶藤本。老枝灰褐色，皮孔明显，小枝紫红色。叶互生，纸质，叶片倒卵形、宽卵形或倒卵状长椭圆形，通常最宽处在叶的中部以上，边缘有疏生波状细齿。花单性，橙黄色，雌雄异株，单生或1~3朵簇生于叶腋；花梗细，花被5~8，排成2~3轮；雄蕊10~19；雌蕊群近球形。聚合果果托长6~17 cm，小浆果球形，成熟后鲜红色。种子2，肾形。

【药材性状】本品呈球形或扁球形，直径4~6 mm。表面棕红色至暗棕色，干瘪，皱缩，果肉常紧贴于种子上。种子1~2，肾形，表面棕黄色，有光泽，种皮薄而脆。果肉气微，味微酸。

【饮片性状】

南五味子：同药材。

醋南五味子：本品形如南五味子，表面棕黑色，油润，稍有光泽。微有醋香气。

【性味与归经】酸、甘，温。归肺、心、肾经。

【功能与主治】收敛固涩，益气生津，补肾宁心。用于久嗽虚喘，梦遗滑精，遗尿尿频，久泻不止，自汗盗汗，津伤口渴，内热消渴，心悸失眠。

【用法与用量】2~6 g。

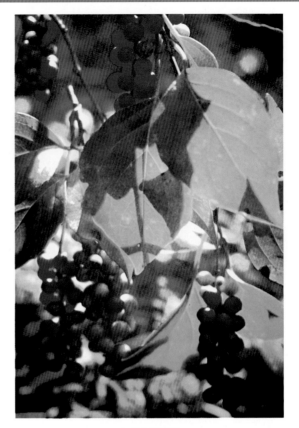

▲ 华中五味子

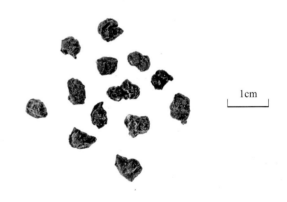

▲ 南五味子

1cm

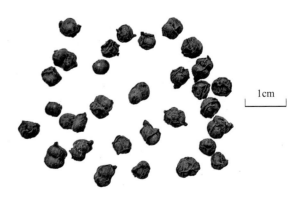

▲ 醋南五味子

1cm

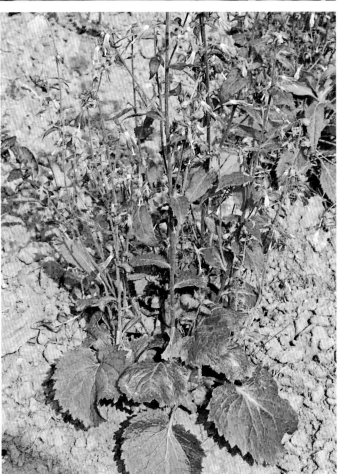

◀ 轮叶沙参

◀ 沙参

363. 南沙参

Nanshashen

ADENOPHORAE RADIX

本品为桔梗科植物轮叶沙参 *Adenophora tetraphylla* (Thunb.) Fisch. 或沙参 *Adenophora stricta* Miq. 的干燥根。

【原植物】

轮叶沙参：茎高大，可达 1.5 m。茎生叶 3~6 枚，轮生，叶片卵圆形至线状披针形，边缘有锯齿。聚伞花序，大多集成数轮，成窄而长的圆锥状；花萼筒部倒圆锥状；花冠坛状钟形，蓝色或蓝紫色；雄蕊 5；子房上部具肉质花盘。蒴果球形、圆锥形或卵状圆锥形。种子黄棕色。

沙参：茎生叶互生，卵形或窄卵形，边缘有不整齐的锯齿，两面疏生短毛或长硬毛。花为总状花序，略有分枝；花钟形，长宽几相等。

【药材性状】本品呈圆锥形或圆柱形，略弯曲，长 7~27 cm，直径 0.8~3 cm。表面黄白色或淡棕黄色，凹陷处常有残留粗皮，上部多有深陷横纹，呈断续的环状，下部有纵纹和纵沟。顶端具 1 或 2 个根茎。体轻，质松泡，易折断，断面不平坦，黄白色，多裂隙。气微，味微甘。

【饮片性状】本品呈圆形、类圆形或不规则形厚片。外表皮黄白色或淡棕黄色，切面黄白色，有不规则裂隙。气微，味微甘。

【性味与归经】甘，微寒。归肺、胃经。

【功能与主治】养阴清肺，益胃生津，化痰，益气。用于肺热燥咳，阴虚劳嗽，干咳痰黏，胃阴不足，食少呕吐，气阴不足，烦热口干。

【用法与用量】9~15 g。

【注意】不宜与藜芦同用。

九画

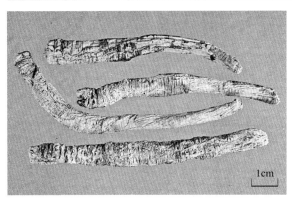

▲ 南沙参

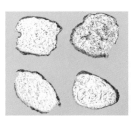

1cm

▲ 南沙参（饮片）

364. 南板蓝根

Nanbanlangen

BAPHICACANTHIS CUSIAE RHIZOMA ET RADIX

本品为爵床科植物马蓝 *Baphicacanthus cusia* (Nees) Bremek. 的干燥根茎和根。

【原植物】见"青黛"。

【药材性状】本品根茎呈类圆形，多弯曲，有分枝，长 10~30 cm，直径 0.1~1 cm。表面灰棕色，具细纵纹；节膨大，节上长有细根或茎残基；外皮易剥落，呈蓝灰色。质硬而脆，易折断，断面不平坦，皮部蓝灰色，木部灰蓝色至淡黄褐色，中央有髓。根粗细不一，弯曲有分枝，细根细长而柔韧。气微，味淡。

【饮片性状】本品呈类圆形的厚片。外表皮灰棕色或暗棕色。切面灰蓝色至淡黄褐色，中央有类白色或灰蓝色海绵状的髓。气微，味淡。

【性味与归经】苦，寒。归心、胃经。

【功能与主治】清热解毒，凉血消斑。用于温疫时毒，发热咽痛，温毒发斑，丹毒。

【用法与用量】9~15 g。

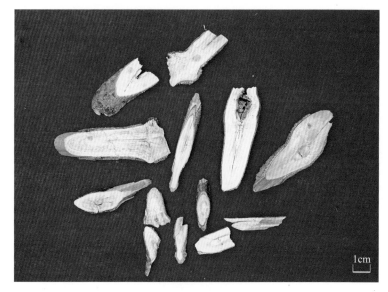

▲ 南板蓝根（饮片）

365. 南鹤虱

Nanheshi

CAROTAE FRUCTUS

本品为伞形科植物野胡萝卜 *Daucus carota* L. 的干燥成熟果实。

【原植物】二年生草本，高 20~120 cm。茎直立，分枝少，表面有纵直槽纹和白色粗硬毛。基生叶叶柄基部鞘状，叶片二至三回羽状分裂，末回裂片线形或披针形；茎生叶的叶柄粗短。复伞形花序顶生，总苞片羽状分裂，裂片条形；小伞形花序有花 15~25 朵；花小，白色、黄色或淡紫红色；萼片 5；花瓣 5，大小不等，倒卵形，先端凹陷。双悬果卵圆形，分果的主棱不显著，次棱 4 条，具窄翅，翅缘密生钩刺。

【药材性状】本品为双悬果，呈椭圆形，多裂为分果，分果长 3~4 mm，宽 1.5~2.5 mm。表面淡绿棕色或棕黄色，顶端有花柱残基，基部钝圆，背面隆起，具 4 条窄翅状次棱，翅上密生 1 列黄白色钩刺，刺长约 1.5 mm，次棱间的凹下处有不明显的主棱，其上散生短柔毛，接合面平坦，有 3 条脉纹，上具柔毛。种仁类白色，有油性。体轻。搓碎时有特异香气，味微辛、苦。

【性味与归经】苦、辛，平；有小毒。归脾、胃经。

【功能与主治】杀虫消积。用于蛔虫病，蛲虫病，绦虫病，虫积腹痛，小儿疳积。

【用法与用量】3~9 g。

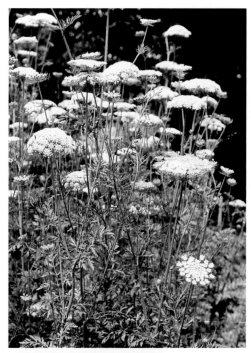

◀ 野胡萝卜

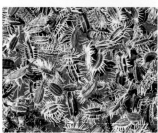

◀ 南鹤虱

366. 枳壳

Zhiqiao

AURANTII FRUCTUS

本品为芸香科植物酸橙 *Citrus aurantium* L. 及其栽培变种的干燥未成熟果实。

【原植物】常绿小乔木。枝三棱状，有刺。单身复叶互生，卵状矩圆形或倒卵形，近全缘，有油点；叶翅狭长形或倒心形。花单生或数朵聚生当年新枝叶腋；花瓣白色，略反卷，芳香；雄蕊约 25 枚，花丝基部部分愈合。柑果球形或稍扁，熟时橙黄色，果皮粗糙，外层果皮不易剥离，瓤肉味酸。

【药材性状】本品呈半球形，直径 3~5 cm。外果皮棕褐色至褐色，有颗粒状突起，突起的顶端有凹点状油室；有明显的花柱残迹或果梗痕。切面中果皮黄白色，光滑而稍隆起，厚 0.4~1.3 cm，边缘散有 1~2 列油室，瓤囊 7~12 瓣，少数至 15 瓣，汁囊干缩呈棕色至棕褐色，内藏种子。质坚硬，不易折断。气清香，味苦、微酸。

【饮片性状】

枳壳：本品呈不规则弧状条形薄片。切面外果皮棕褐色至褐色，中果皮黄白色至黄棕色，近外缘有 1~2 列点状油室，内侧有的有少量紫褐色瓤囊。

麸炒枳壳：本品形如枳壳片，色较深，偶有焦斑。

【性味与归经】苦、辛、酸，微寒。归脾、胃经。

【功能与主治】理气宽中，行滞消胀。用于胸胁气滞，胀满疼痛，食积不化，痰饮内停，脏器下垂。

【用法与用量】3~10 g。

【注意】孕妇慎用。

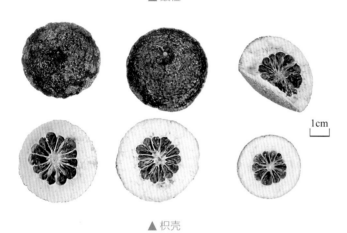

▲ 酸橙

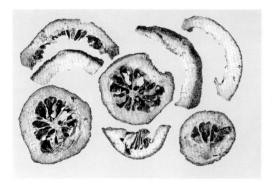

▲ 枳壳

1cm

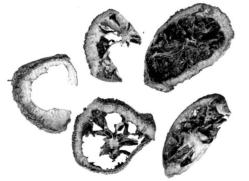

◀ 枳壳（饮片）

1cm

◀ 麸炒枳壳

1cm

九画

367. 枳实

Zhishi

AURANTII FRUCTUS IMMATURUS

本品为芸香科植物酸橙 *Citrus aurantium*
L. 及其栽培变种或甜橙 *Citrus sinensis*
Osbeck 的干燥幼果。

【原植物】

酸橙：见"枳壳"。

甜橙：小枝扁而有棱，刺少或无。叶片
椭圆形，边缘微有波状齿，叶翅窄。柑
果油室圆大凸出，汁多而甜。

【药材性状】本品呈半球形，少数为球
形，直径 0.5~2.5 cm。外果皮黑绿色或棕
褐色，具颗粒状突起和皱纹，有明显的
花柱残迹或果梗痕。切面中果皮略隆起，
厚 0.3~1.2 cm，黄白色或黄褐色，边缘有
1~2 列油室，瓤囊棕褐色。质坚硬。气清
香，味苦、微酸。

【饮片性状】

枳实：本品呈不规则弧状条形或圆形薄
片。切面外果皮黑绿色或棕褐色，中果
皮部分黄白色至黄棕色，近外缘有 1~2
列点状油室，条片内侧或圆片中央具棕
褐色瓤囊。气清香，味苦、微酸。

麸炒枳实：本品形如枳实片，色较深，
有的有焦斑。气焦香，味微苦、微酸。

【性味与归经】苦、辛、酸、微寒。归
脾、胃经。

【功能与主治】破气消积，化痰散痞。
用于积滞内停，痞满胀痛，泻痢后重，
大便不通，痰滞气阻，胸痹，结胸，脏
器下垂。

【用法与用量】3~10 g。

【注意】孕妇慎用。

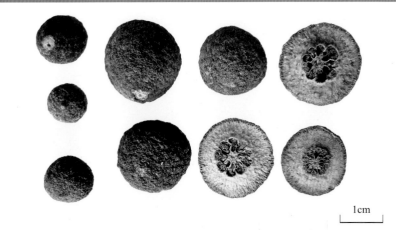

▲ 枳实（切为两瓣）

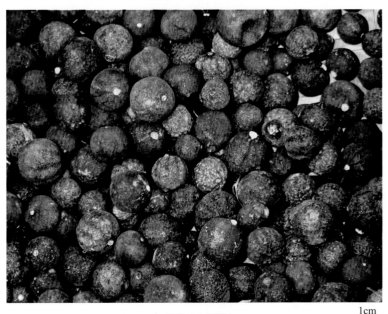

▲ 枳实（未切瓣）

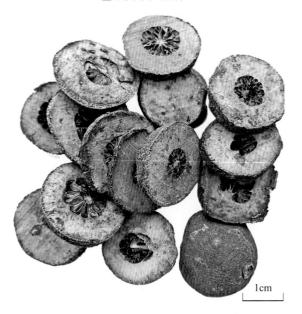

▲ 麸炒枳实

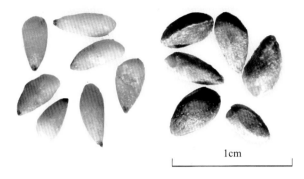

1cm

▲ 左：柏子仁，右：壳柏子

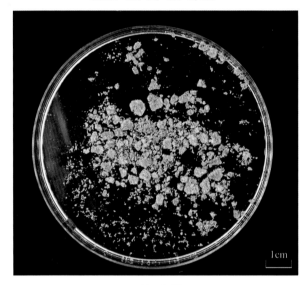

▲ 柏子仁霜

368. 柏子仁

Baiziren

PLATYCLADI SEMEN

本品为柏科植物侧柏 *Platycladus orientalis* (L.) Franco 的干燥成熟种仁。

【原植物】见"侧柏叶"。

【药材性状】本品呈长卵形或长椭圆形，长 4~7 mm，直径 1.5~3 mm。表面黄白色或淡黄棕色，外包膜质内种皮，顶端略尖，有深褐色的小点，基部钝圆。质软，富油性。气微香，味淡。

【饮片性状】

柏子仁：同药材。

柏子仁霜：本品为均匀、疏松的淡黄色粉末，微显油性，气微香。

【性味与归经】甘，平。归心、肾、大肠经。

【功能与主治】养心安神，润肠通便，止汗。用于阴血不足，虚烦失眠，心悸怔忡，肠燥便秘，阴虚盗汗。

【用法与用量】3~10 g。

九画

369. 栀子

Zhizi

GARDENIAE FRUCTUS

本品为茜草科植物栀子 *Gardenia jasminoides* Ellis 的干燥成熟果实。

【原植物】常绿灌木，嫩枝有细毛。叶对生，叶片长卵圆形，全缘，叶柄短，托叶鞘状。花单生于枝顶，萼筒有棱，萼端裂片线形；花冠高脚蝶状，通常6瓣，白色，未开时旋卷，有浓郁香气。果实卵形或椭圆形，有翅状纵棱5~8条，顶端有宿存花萼。

【药材性状】本品呈长卵圆形或椭圆形，长1.5~3.5 cm，直径1~1.5 cm。表面红黄色或棕红色，具6条翅状纵棱，棱间常有1条明显的纵脉纹，并有分枝。顶端残存萼片，基部稍尖，有残留果梗。果皮薄而脆，略有光泽；内表面色较浅，有光泽，具2~3条隆起的假隔膜。种子多数，扁卵圆形，集结成团，深红色或红黄色，表面密具细小疣状突起。气微，味微酸而苦。

【饮片性状】

栀子：本品呈不规则的碎块。果皮表面红黄色或棕红色，有的可见翅状纵横。种子多数，扁卵圆形，深红色或红黄色。气微，味微酸而苦。

炒栀子：本品形如栀子碎块，黄褐色。

【性味与归经】苦，寒。归心、肺、三焦经。

【功能与主治】泻火除烦，清热利湿，凉血解毒；外用消肿止痛。用于热病心烦，湿热黄疸，淋证涩痛，血热吐衄，目赤肿痛，火毒疮疡；外治扭挫伤痛。

【用法与用量】6~10 g。外用生品适量，研末调敷。

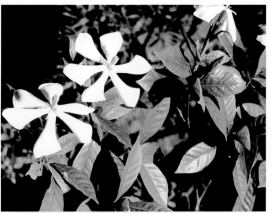
◀栀子（花）
▼栀子（果）

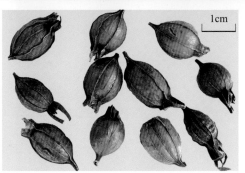
1cm
◀栀子

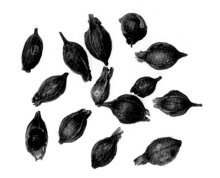
1cm
◀炒栀子

焦栀子

Jiaozhizi

GARDENIAE FRUCTUS PRAEPARATUS

本品为栀子的炮制加工品。

【饮片性状】本品形状同栀子或为不规则的碎块，表面焦褐色或焦黑色。果皮内表面棕色，种子表面为黄棕色或棕褐色。气微，味微酸而苦。

【性味与归经】苦，寒。归心、肺、三焦经。

【功能与主治】凉血止血。用于血热吐血，衄血，尿血，崩漏。

【用法与用量】6~9 g。

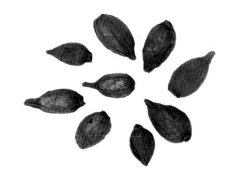
1cm
◀焦栀子

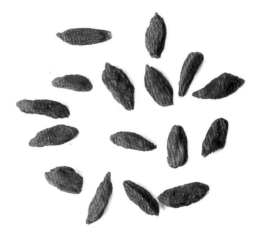

◀ 枸杞子

370. 枸杞子

Gouqizi

LYCII FRUCTUS

本品为茄科植物宁夏枸杞 *Lycium barbarum* L. 的干燥成熟果实。

【原植物】见"地骨皮"。

【药材性状】本品呈类纺锤形或椭圆形，长6~20 mm，直径 3~10 mm。表面红色或暗红色，顶端有小突起状的花柱痕，基部有白色的果梗痕。果皮柔韧，皱缩；果肉肉质，柔润。种子 20~50 粒，类肾形，扁而翘，长 1.5~1.9 mm，宽 1~1.7 mm，表面浅黄色或棕黄色。气微，味甜。

【性味与归经】甘，平。归肝、肾经。

【功能与主治】滋补肝肾，益精明目。用于虚劳精亏，腰膝酸痛，眩晕耳鸣，阳痿遗精，内热消渴，血虚萎黄，目昏不明。

【用法与用量】6~12 g。

◀ 枸骨

371. 枸骨叶

Gouguye

ILICIS CORNUTAE FOLIUM

本品为冬青科植物枸骨 *Ilex cornuta* Lindl. ex Paxt. 的干燥叶。

【原植物】常绿小乔木或丛生呈灌木状。叶互生，具短柄；叶片硬革质，近长方形，先端扩大，有尖硬刺齿 3，中央的刺向下反卷，基部平截，两侧各有刺 1~2。花黄绿色，雌雄异株，簇生于二年生枝上；雄花花萼盘状，花冠辐状，花瓣长圆状卵形，反折，基部合生；雌花花萼和花瓣像雄花。果实球形，熟时鲜红色。

【药材性状】本品呈类长方形或矩圆状长方形，偶有长卵圆形，长 3~8 cm，宽 1.5~4 cm。先端具3 枚较大的硬刺齿，顶端 1 枚常反曲，基部平截或宽楔形，两侧有时各具刺齿 1~3 枚，边缘稍反卷；长卵圆形叶常无刺齿。上表面黄绿色或绿褐色，有光泽，下表面灰黄色或灰绿色。叶脉羽状，叶柄较短。革质，硬而厚。气微，味微苦。

【性味与归经】苦，凉。归肝、肾经。

【功能与主治】清热养阴，益肾，平肝。用于肺痨咯血，骨蒸潮热，头晕目眩。

【用法与用量】9~15 g。

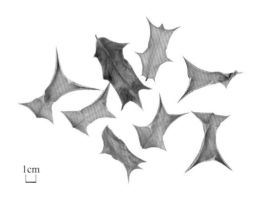

◀ 枸骨叶

1cm

372. 柿蒂

Shidi

KAKI CALYX

本品为柿树科植物柿 *Diospyros kaki* Thunb. 的干燥宿萼。

【原植物】落叶乔木，高可达 15 m。单叶互生；叶片薄革质，椭圆状卵形或倒卵形，先端短尖，基部阔楔形或近圆形，全缘，上面深绿色，有光泽，下面淡绿色，有短柔毛。花杂性，雄花成短聚伞花序，雌花单生叶腋；花萼 4 深裂，果熟时增大；花冠钟形或坛状，黄白色，4 裂。浆果卵圆形或扁球形，橙黄色、红色或深黄色，具宿存的木质花萼。

【药材性状】本品呈扁圆形，直径 1.5~2.5 cm。中央较厚，微隆起，有果实脱落后的圆形疤痕，边缘较薄，4 裂，裂片多反卷，易碎；基部有果梗或圆孔状的果梗痕。外表面黄褐色或红棕色，内表面黄棕色，密被细绒毛。质硬而脆。气微，味涩。

【性味与归经】苦、涩，平。归胃经。

【功能与主治】降逆止呃。用于呃逆。

【用法与用量】5~10 g。

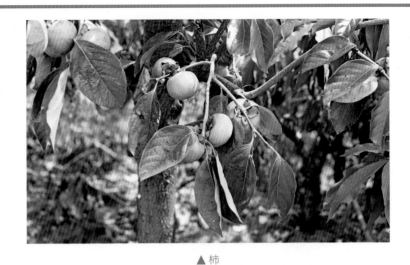

▲ 柿

▲ 柿蒂

1cm

九画

373. 威灵仙

Weilingxian

CLEMATIDIS RADIX ET RHIZOMA

本品为毛茛科植物威灵仙 *Clematis chinensis* Osbeck、棉团铁线莲 *Clematis hexapetala* Pall. 或东北铁线莲 *Clematis manshurica* Rupr. 的干燥根和根茎。

【原植物】

威灵仙：多年生攀援藤本，茎、叶干后变黑色。一回羽状复叶对生，小叶5，有时3或7，狭卵形至三角状卵形，先端钝或渐尖，基部圆形或宽楔形。圆锥花序腋生或顶生，花多数，花被片4，白色，外面边缘密生短柔毛。瘦果狭卵形，疏生紧贴的柔毛，花柱宿存，羽状，长1.8 cm。

棉团铁线莲：直立草本，茎有纵棱。叶革质，羽状深裂，裂片线状披针形。聚伞花序，萼片6，白色，外面密生白色绵毛。瘦果有紧贴的柔毛，羽状花柱长约2.2 cm。

东北铁线莲：藤本，植株干后变黄褐色。小叶卵形或卵状披针形。瘦果，羽状花柱长3 cm。

【药材性状】

威灵仙：根茎呈柱状，长1.5~10 cm，直径0.3~1.5 cm；表面淡棕黄色；顶端残留茎基；质较坚韧，断面纤维性；下侧着生多数细根。根呈细长圆柱形，稍弯曲，长7~15 cm，直径0.1~0.3 cm；表面黑褐色，有细纵纹，有的皮部脱落，露出黄白色木部；质硬脆，易折断，断面皮部较广，木部淡黄色，略呈方形，皮部与木部间常有裂隙。气微，味淡。

棉团铁线莲：根茎呈短柱状，长1~4 cm，直径0.5~1 cm。根长4~20 cm，直径0.1~0.2 cm；表面棕褐色至棕黑色；断面木部圆形。味咸。

东北铁线莲：根茎呈柱状，长1~11 cm，直径0.5~2.5 cm。根较密集，长5~23 cm，直径0.1~0.4 cm；表面棕黑色；断面木部近圆形。味辛辣。

【饮片性状】本品呈不规则的段。表面黑褐色、棕褐色或棕黑色，有细纵纹，有的皮部脱落，露出黄白色木部。切面皮部较广，木部淡黄色，略呈方形或近圆形，皮部与木部间常有裂隙。

【性味与归经】辛、咸，温。归膀胱经。

【功能与主治】祛风湿，通经络。用于风湿痹痛，肢体麻木，筋脉拘挛，屈伸不利。

【用法与用量】6~10 g。

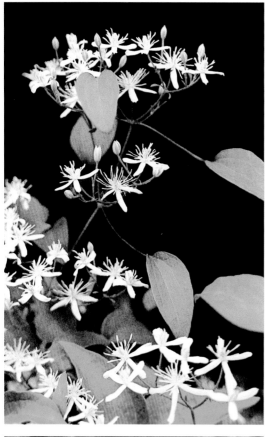

◄ 威灵仙

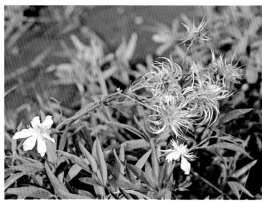

◄ 棉团铁线莲

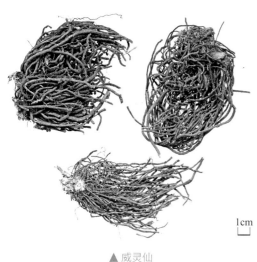

▲ 威灵仙

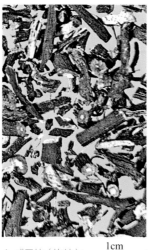

▲ 威灵仙（饮片）

1cm

九画

374. 厚朴

Houpo

MAGNOLIAE OFFICINALIS CORTEX

本品为木兰科植物厚朴 *Magnolia officinalis* Rehd. et Wils. 或凹叶厚朴 *Magnolia officinalis* Rehd. et Wils. var. *biloba* Rehd. et Wils. 的干燥干皮、根皮及枝皮。

【原植物】
厚朴：乔木。树皮紫褐色，幼枝淡黄色，带绢毛。叶互生，革质，倒卵形或倒卵状椭圆形，先端钝圆或短尖，基部楔形，全缘或微波状，下面有白色粉状物。花与叶同时开放，单生幼枝顶端，白色，芳香；花梗粗短，有毛。蓇葖果木质，螺旋状排列于延长的果托上，形成长圆形的聚合果。

凹叶厚朴：树皮淡褐色。叶常集生枝梢，先端凹缺，形成 2 圆裂。蓇葖果有短尖头。

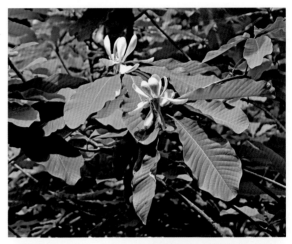

◀厚朴

【药材性状】
干皮：呈卷筒状或双卷筒状，长 30~35 cm，厚 0.2~0.7 cm，习称"筒朴"；近根部的干皮一端展开如喇叭口，长 13~25 cm，厚 0.3~0.8 cm，习称"靴筒朴"。外表面灰棕色或灰褐色，粗糙，有时呈鳞片状，较易剥落，有明显椭圆形皮孔和纵皱纹，刮去粗皮者显黄棕色。内表面紫棕色或深紫褐色，较平滑，具细密纵纹，划之显油痕。质坚硬，不易折断，断面颗粒性，外层灰棕色，内层紫褐色或棕色，有油性，有的可见多数小亮星。气香，味辛辣、微苦。

根皮（根朴）：呈单筒状或不规则块片；有的弯曲似鸡肠，习称"鸡肠朴"。质硬，较易折断，断面纤维性。

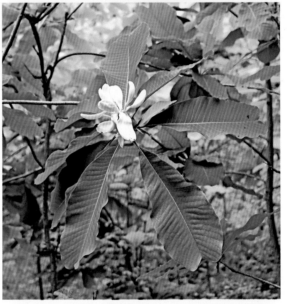

◀凹叶厚朴

枝皮（枝朴）：呈单筒状，长 10~20 cm，厚 0.1~0.2 cm。质脆，易折断，断面纤维性。

【饮片性状】
厚朴：本品呈弯曲的丝条状或单、双卷筒状。外表面灰褐色，有时可见椭圆形皮孔或纵皱纹。内表面紫棕色或深紫褐色，较平滑，具细密纵纹，划之显油痕。切面颗粒性，有油性，有的可见小亮星。气香，味辛辣、微苦。

姜厚朴：本品形如厚朴丝，表面灰褐色，偶见焦斑。略有姜辣气。

【性味与归经】苦、辛，温。归脾、胃、肺、大肠经。

【功能与主治】燥湿消痰，下气除满。用于湿滞伤中，脘痞吐泻，食积气滞，腹胀便秘，痰饮喘咳。

【用法与用量】3~10 g。

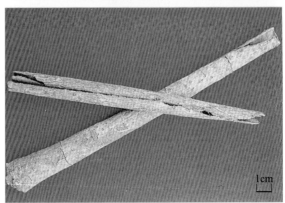

◀厚朴

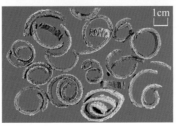

▲厚朴（饮片）

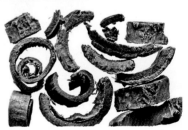

▲姜厚朴

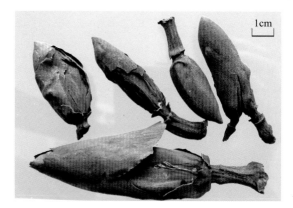

▲ 厚朴花

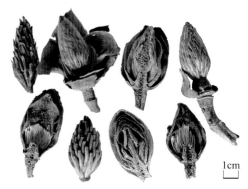

◀ 厚朴花（剖开）

375. 厚朴花

Houpohua

MAGNOLIAE OFFICINALIS FLOS

本品为木兰科植物厚朴 *Magnolia officinalis* Rehd. et Wils. 或凹叶厚朴 *Magnolia officinalis* Rehd. et Wils. var. *biloba* Rehd. et Wils. 的干燥花蕾。

【原植物】见"厚朴"。

【药材性状】本品呈长圆锥形，长 4~7 cm，基部直径 1.5~2.5 cm。红棕色至棕褐色。花被多为 12 片，肉质，外层的呈长方倒卵形，内层的呈匙形。雄蕊多数，花药条形，淡黄棕色，花丝宽而短。心皮多数，分离，螺旋状排列于圆锥形的花托上。花梗长 0.5~2 cm，密被灰黄色绒毛，偶无毛。质脆，易破碎。气香，味淡。

【性味与归经】苦，微温。归脾、胃经。

【功能与主治】芳香化湿，理气宽中。用于脾胃湿阻气滞，胸脘痞闷胀满，纳谷不香。

【用法与用量】3~9 g。

九画

376. 砂仁

Sharen

AMOMI FRUCTUS

本品为姜科植物阳春砂 *Amomum villosum* Lour.、绿壳砂 *Amomum villosum* Lour. var. *xanthioides* T. L. Wu et Senjen 或海南砂 *Amomum longiligulare* T. L. Wu 的干燥成熟果实。

【原植物】
阳春砂：多年生草本。叶二列，披针形或长圆状披针形，先端渐尖成尾状，基部近圆形，叶舌长 1~2 mm，边缘有疏短毛，浅棕色。穗状花序生自根茎，球形，花萼白色；花冠筒细长，3 裂，先端兜状；唇瓣匙形，白色，中部有淡黄色及红色的斑点，先端有不整齐缺刻，基部有爪。蒴果椭圆形或卵圆形，干时红棕色，有柔刺凸起。种子团直径 8~10 mm。

绿壳砂：叶线状披针形，叶舌长 4 mm。花萼被绢毛。

海南砂：叶舌长 2~4.5 cm。蒴果凸刺片状，较短。种子团直径约 6 mm。

【药材性状】
阳春砂、绿壳砂：呈椭圆形或卵圆形，有不明显的三棱，长 1.5~2 cm，直径 1~1.5 cm。表面棕褐色，密生刺状突起，顶端有花被残基，基部常有果梗。果皮薄而软。种子集结成团，具三钝棱，中有白色隔膜，将种子团分成 3 瓣，每瓣有种子 5~26 粒。种子为不规则多面体，直径 2~3 mm；表面棕红色或暗褐色，有细皱纹，外被淡棕色膜质假种皮；质硬，胚乳灰白色。气芳香而浓烈，味辛凉、微苦。

海南砂：呈长椭圆形或卵圆形，有明显的三棱，长 1.5~2 cm，直径 0.8~1.2 cm。表面被片状、分枝的软刺，基部具果梗痕。果皮厚而硬。种子团较小，每瓣有种子 3~24 粒；种子直径 1.5~2 mm。气味稍淡。

【性味与归经】辛，温。归脾、胃、肾经。

【功能与主治】化湿开胃，温脾止泻，理气安胎。用于湿浊中阻，脘痞不饥，脾胃虚寒，呕吐泄泻，妊娠恶阻，胎动不安。

【用法与用量】3~6 g，后下。

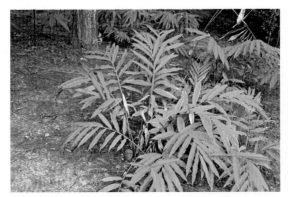
▲ 阳春砂

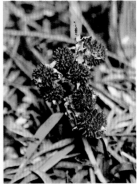
▲ 阳春砂（果）

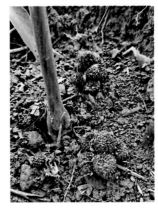
▲ 海南砂（果）

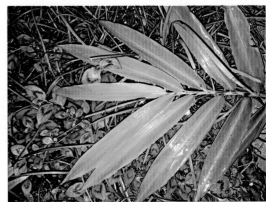
▲ 海南砂

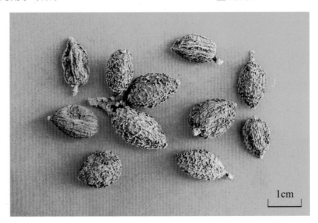
▲ 阳春砂

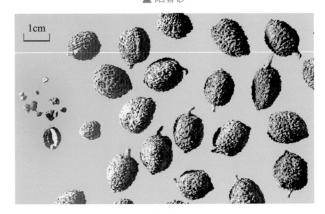
▲ 海南砂

九画

377. 牵牛子

Qianniuzi

PHARBITIDIS SEMEN

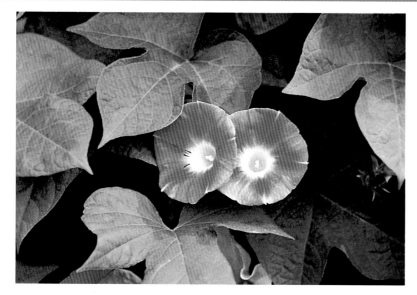

▲ 裂叶牵牛

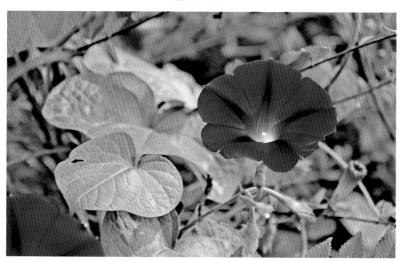

▲ 圆叶牵牛

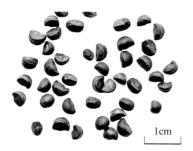

▲ 牵牛子（黑丑）

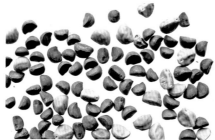

▲ 牵牛子（黑白丑）

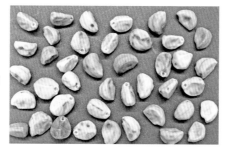

炒牵牛子（白丑）▶

本品为旋花科植物裂叶牵牛 *Pharbitis nil* (L.) Choisy 或圆叶牵牛 *Pharbitis purpurea* (L.) Voigt 的干燥成熟种子。

【原植物】

裂叶牵牛：一年生缠绕草本。全株被粗硬毛。叶互生，具长柄，叶片近卵状心形，常3裂，裂口宽而圆，先端尖，基部心形。花序有花1~3朵；萼片5，条状披针形，先端尾尖；花冠蓝紫色或紫红色，偶见白色，花冠管色淡，漏斗状，长5~8 cm。蒴果球形。种子5~6粒，卵圆形，黑色或淡黄白色。

圆叶牵牛：叶心形而不裂。花序有花1~5朵；萼片卵状披针形，先端钝尖；花冠紫色、淡红色或白色，长4~5 cm。

【药材性状】本品似橘瓣状，长4~8 mm，宽3~5 mm。表面灰黑色或淡黄白色，背面有一条浅纵沟，腹面棱线的下端有一点状种脐，微凹。质硬，横切面可见淡黄色或黄绿色皱缩折叠的子叶，微显油性。气微，味辛、苦，有麻感。

【饮片性状】

牵牛子：同药材。

炒牵牛子：本品形如牵牛子，表面黑褐色或黄棕色，稍鼓起。微具香气。

【性味与归经】苦、寒；有毒。归肺、肾、大肠经。

【功能与主治】泻水通便，消痰涤饮，杀虫攻积。用于水肿胀满，二便不通，痰饮积聚，气逆喘咳，虫积腹痛。

【用法与用量】3~6 g。入丸散服，每次1.5~3 g。

【注意】孕妇禁用；不宜与巴豆、巴豆霜同用。

九画

378. 轻粉

Qingfen

CALOMELAS

本品为氯化亚汞（Hg_2Cl_2）。

【药材性状】本品为白色有光泽的鳞片状或雪花状结晶，或结晶性粉末；遇光颜色缓缓变暗。气微。

【性味与归经】辛，寒；有毒。归大肠、小肠经。

【功能与主治】外用杀虫，攻毒，敛疮；内服祛痰消积，逐水通便。外治用于疥疮，顽癣，臁疮，梅毒，疮疡，湿疹；内服用于痰涎积滞，水肿臌胀，二便不利。

【用法与用量】外用适量，研末掺敷患处。内服每次 0.1~0.2 g，一日 1~2 次，多入丸剂或装胶囊服，服后漱口。

【注意】本品有毒，不可过量；内服慎用；孕妇禁服。

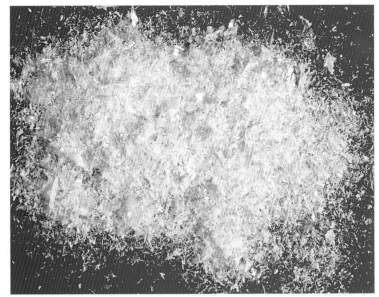

▲ 轻粉

1cm

379. 鸦胆子

Yadanzi

BRUCEAE FRUCTUS

本品为苦木科植物鸦胆子 *Brucea javanica* (L.) Merr. 的干燥成熟果实。

【原植物】灌木或小乔木，高 2~3 m，全株被黄色柔毛。单数羽状复叶互生，小叶 5~11，卵状披针形，先端渐尖，基部宽楔形而偏斜，边缘有粗齿，两面被柔毛。圆锥状聚伞花序腋生，雌雄异株；雄花序长 15~25 cm，雌花序长为雄花序之半；花小，暗紫色；萼片、花瓣、雄蕊均 4 数，子房 4 深裂。核果椭圆形，黑色，具突起的网纹。

【药材性状】本品呈卵形，长 6~10 mm，直径 4~7 mm。表面黑色或棕色，有隆起的网状皱纹，网眼呈不规则的多角形，两侧有明显的棱线，顶端渐尖，基部有凹陷的果梗痕。果壳质硬而脆，种子卵形，长 5~6 mm，直径 3~5 mm，表面类白色或黄白色，具网纹；种皮薄，子叶乳白色，富油性。气微，味极苦。

【性味与归经】苦，寒；有小毒。归大肠、肝经。

【功能与主治】清热解毒，截疟，止痢；外用腐蚀赘疣。用于痢疾，疟疾；外治赘疣，鸡眼。

【用法与用量】0.5~2 g，用龙眼肉包裹或装入胶囊吞服。外用适量。

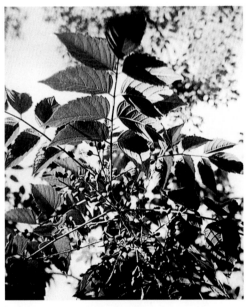

▲▼ 鸦胆子

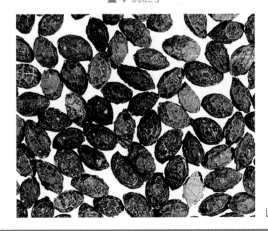

1cm

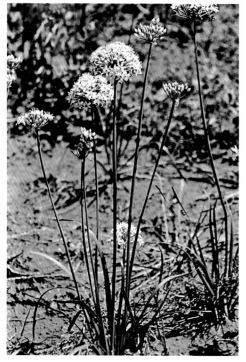

◀ 韭菜

1cm

韭菜子 ▶

380. 韭菜子

Jiucaizi

ALLII TUBEROSI SEMEN

本品为百合科植物韭菜 *Allium tuberosum* Rottl. ex Spreng. 的干燥成熟种子。

【原植物】多年生草本，有葱蒜味。鳞茎簇生，根丛生于根茎上。叶基生，长线形，扁平，长10~35 cm，宽3~8 mm。花茎自叶丛抽出，伞形花序成球状；总苞2裂，宿存；花被裂片、雄蕊均6，花白色或微带红色，花梗长。蒴果具3枚倒心形的果瓣。种子黑色，边缘具棱。

【药材性状】本品呈半圆形或半卵圆形，略扁，长2~4 mm，宽1.5~3 mm。表面黑色，一面突起，粗糙，有细密的网状皱纹，另一面微凹，皱纹不甚明显。顶端钝，基部稍尖，有点状突起的种脐。质硬。气特异，味微辛。

【饮片性状】盐韭菜子：本品形如韭菜子。气特异而微香，味微咸、微辛。

【性味与归经】辛、甘，温。归肝、肾经。

【功能与主治】温补肝肾，壮阳固精。用于肝肾亏虚，腰膝酸痛，阳痿遗精，遗尿尿频，白浊带下。

【用法与用量】3~9 g。

381. 哈蟆油

Hamayou

RANAE OVIDUCTUS

本品为蛙科动物中国林蛙 *Rana temporaria chensinensis* David 雌蛙的输卵管。

【原动物】蛙体外形如青蛙。头长宽相等；吻端略突出于下颌，鼓膜大于眼径之半。后肢胫长超过体长1/2，胫跗关节一般部超过眼，蹼发达。两侧褶间有少数分散的疣粒，在肩部排成"Λ"。雌蛙腹部皮肤红黄色。两眼间深色横纹及鼓膜处三角斑清晰，背面与体侧有分散的黑斑点，一般都在疣粒上。

【药材性状】本品呈不规则块状，弯曲而重叠，长1.5~2 cm，厚1.5~5 mm。表面黄白色，呈脂肪样光泽，偶有带灰白色薄膜状干皮。摸之有滑腻感，在温水中浸泡体积可膨胀。气腥，味微甘，嚼之有黏滑感。

【性味与归经】甘、咸，平。归肺、肾经。

【功能与主治】补肾益精，养阴润肺。用于病后体弱，神疲乏力，心悸失眠，盗汗，痨嗽咳血。

【用法与用量】5~15 g，用水浸泡，炖服，或作丸剂服。

▲ 中国林蛙

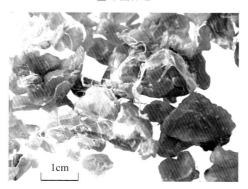

1cm

▲ 哈蟆油

382. 骨碎补

Gusuibu

DRYNARIAE RHIZOMA

本品为水龙骨科植物槲蕨 *Drynaria fortunei* (Kunze) J. Sm. 的干燥根茎。

【原植物】多年生草本。根茎近肉质，密被鳞片。叶二型：营养叶灰棕色，革质，卵形，边缘浅裂，无柄，覆瓦状叠生在孢子叶柄的基部；孢子叶绿色，纸质，长椭圆形，羽状深裂，裂片互生，基部裂片变狭而呈波状，下延成有翅的短柄，叶脉网状，粗而凸出。孢子囊群圆形，生于内藏小脉交叉点，在主脉两侧各 2~3 行，无盖。

【药材性状】本品呈扁平长条状，多弯曲，有分枝，长 5~15 cm，宽 1~1.5 cm，厚 0.2~0.5 cm。表面密被深棕色至暗棕色的小鳞片，柔软如毛，经火燎者呈棕褐色或暗褐色，两侧及上表面均具突起或凹下的圆形叶痕，少数有叶柄残基和须根残留。体轻，质脆，易折断，断面红棕色，维管束呈黄色点状，排列成环。气微，味淡、微涩。

【饮片性状】

骨碎补：本品呈不规则厚片。表面深棕色至棕褐色，常残留细小棕色的鳞片，有的可见圆形的叶痕。切面红棕色，黄色的维管束点状排列成环。气微，味淡、微涩。

烫骨碎补：本品形如骨碎补或片，表面黄棕色至深棕色。体膨大鼓起，质轻、酥松。

【性味与归经】苦，温。归肝、肾经。

【功能与主治】疗伤止痛，补肾强骨；外用消风祛斑。用于跌扑闪挫，筋骨折伤，肾虚腰痛，筋骨痿软，耳鸣耳聋，牙齿松动；外治斑秃，白癜风。

【用法与用量】3~9 g。

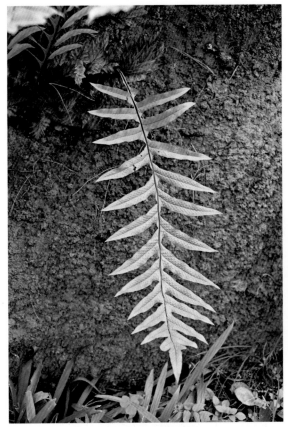

◀ 槲蕨

▼ 槲蕨（孢子囊群）

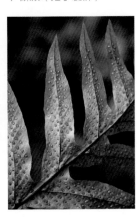

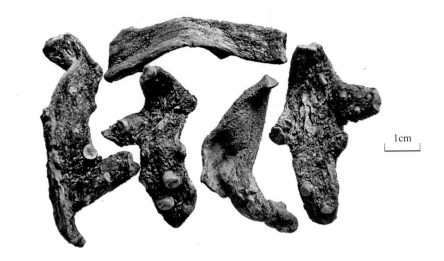

1cm

▲ 骨碎补

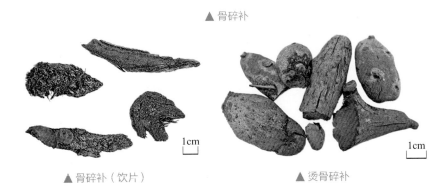

1cm

1cm

▲ 骨碎补（饮片）　　　　▲ 烫骨碎补

383. 钟乳石

Zhongrushi

STALACTITUM

本品为碳酸盐类矿物方解石族方解石，主含碳酸钙（$CaCO_3$）。

【原矿物】为方解石类中的一种钟乳状集合体，呈圆柱形或圆锥形，常见于石灰岩山洞中。系含碳酸钙的水溶液从岩石裂缝滴下，经水分蒸发后沉积而成，自上而下逐渐增长并倒悬于洞顶。

【药材性状】本品为钟乳状集合体，略呈圆锥形或圆柱形。表面白色、灰白色或棕黄色，粗糙，凹凸不平。体重，质硬，断面较平整，白色至浅灰白色，对光观察具闪星状的亮光，近中心常有一圆孔，圆孔周围有多数浅橙黄色同心环层。气微，味微咸。

【性味与归经】甘，温。归肺、肾、胃经。

【功能与主治】温肺，助阳，平喘，制酸，通乳。用于寒痰咳喘，阳虚冷喘，腰膝冷痛，胃痛泛酸，乳汁不通。

【用法与用量】3~9 g，先煎。

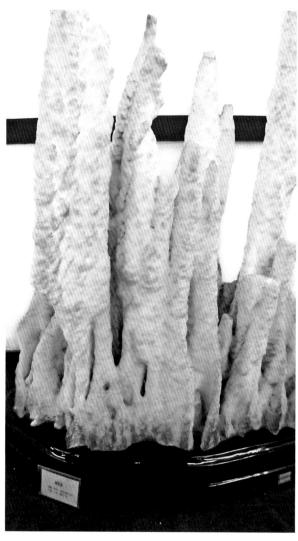

▲▼钟乳石　　　　　▼钟乳石（断面）

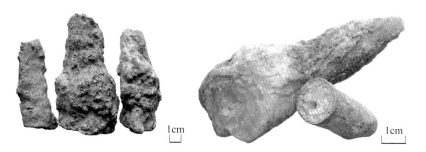

1cm　　1cm

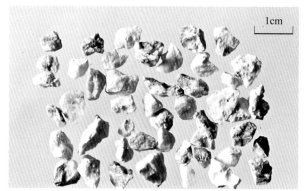

1cm

◀钟乳石（饮片）

九画

384. 钩藤

Gouteng

UNCARIAE RAMULUS CUM UNCIS

本品为茜草科植物钩藤 Uncaria rhynchophylla (Miq.) Miq. ex Havil.、大叶钩藤 Uncaria macrophylla Wall.、毛钩藤 Uncaria hirsuta Havil.、华钩藤 Uncaria sinensis (Oliv.) Havil. 或无柄果钩藤 Uncaria sessilifructus Roxb. 的干燥带钩茎枝。

【原植物】
钩藤：常绿攀援状灌木。小枝四棱形；变态枝成对或单生于叶腋，钩状，向下弯曲，光滑无毛，淡褐色至褐色。叶对生，纸质，卵状披针形或椭圆形，长6~10 cm，宽 3~6 cm，全缘，下面稍带白粉，叶腋有短毛；叶柄短；托叶 2 深裂，线形。头状花序球形，顶生或腋生；花冠黄色，漏斗状。蒴果倒圆锥形，被疏柔毛，2 裂，具宿萼。种子两端有翅。

大叶钩藤：叶革质，广椭圆形或长椭圆形，长 10~16 cm，宽 6~12 cm。蒴果纺锤形。

毛钩藤：小枝、钩、叶下面以及花外面均被粗毛。叶革质，花冠淡黄或淡红色。蒴果纺锤形。

华钩藤：叶膜质，椭圆形或卵状椭圆形；托叶近圆形，长可达 3.5 cm，通常外反。蒴果棒状。

无柄果钩藤：钩黄褐色。叶薄革质。花冠白色或淡黄色。蒴果无柄。

【药材性状】本品茎枝呈圆柱形或类方柱形，长 2~3 cm，直径 0.2~0.5 cm。表面红棕色至紫红色者具细纵纹，光滑无毛；黄绿色至灰褐色者有的可见白色点状皮孔，被黄褐色柔毛。多数枝节上对生两个向下弯曲的钩（不育花序梗），或仅一侧有钩，另一侧为突起的疤痕；钩略扁或稍圆，先端细尖，基部较阔；钩基部的枝上可见叶柄脱落后的窝点状痕迹和环状的托叶痕。质坚韧，断面黄棕色，皮部纤维性，髓部黄白色或中空。气微，味淡。

【性味与归经】甘，凉。归肝、心包经。

【功能与主治】息风定惊，清热平肝。用于肝风内动，惊痫抽搐，高热惊厥，感冒夹惊，小儿惊啼，妊娠子痫，头痛眩晕。

【用法与用量】3~12 g，后下。

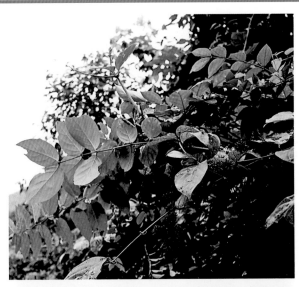

◀钩藤

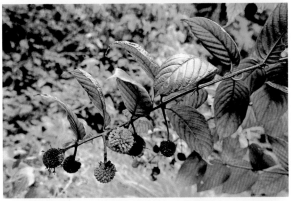

◀毛钩藤

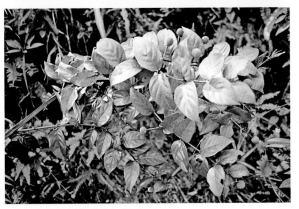

◀华钩藤

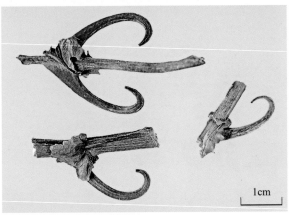

1cm

◀钩藤

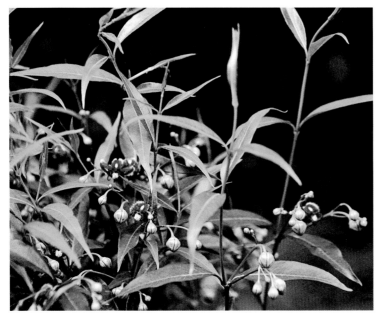

▲ 杠柳

385. 香加皮

Xiangjiapi

PERIPLOCAE CORTEX

本品为萝藦科植物杠柳 *Periploca sepium* Bge. 的干燥根皮。

【原植物】蔓性灌木,具乳汁。根皮灰棕色,内皮淡黄色,有香气。叶对生,膜质,披针形或长圆状披针形,先端渐尖,基部近圆形。聚伞花序腋生;花冠紫红色,裂片中间加厚,向外反卷;副花冠环状,裂片条状伸长,先端钩状;雄蕊 5,花粉颗粒状,藏在直立的匙形载粉器内。蓇葖果双生,圆柱状,内弯。种子长圆形,顶端丛生白色长绢毛。

【药材性状】本品呈卷筒状或槽状,少数呈不规则的块片状,长 3~10 cm,直径 1~2 cm,厚 0.2~0.4 cm。外表面灰棕色或黄棕色,栓皮松软常呈鳞片状,易剥落。内表面淡黄色或淡黄棕色,较平滑,有细纵纹。体轻,质脆,易折断,断面不整齐,黄白色。有特异香气,味苦。

【饮片性状】本品呈不规则的厚片。外表面灰棕色或黄棕色,栓皮常呈鳞片状。内表面淡黄色或淡黄棕色,有细纵纹。切面黄白色。有特异香气,味苦。

【性味与归经】辛、苦,温;有毒。归肝、肾、心经。

【功能与主治】利水消肿,祛风湿,强筋骨。用于下肢浮肿,心悸气短,风寒湿痹,腰膝酸软。

【用法与用量】3~6 g。

【注意】不宜过量服用。

九画

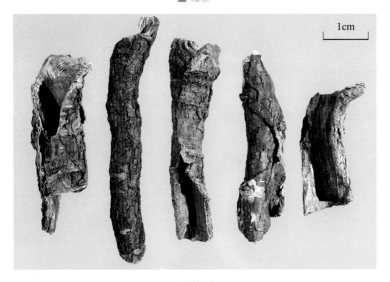

▲ 香加皮

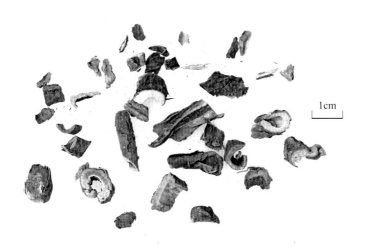

▲ 香加皮(饮片)

386. 香附

Xiangfu

CYPERI RHIZOMA

本品为莎草科植物莎草 *Cyperus rotundus* L. 的干燥根茎。

【原植物】多年生草本。根茎横走，末端膨大成椭圆状块茎，芳香。秆单生，有三锐棱。叶短于秆，基生，窄线形；鞘棕色，常裂成纤维状。花序复穗状，3~10 个在茎顶排成伞形，基部有总苞，苞片 2~5 枚，叶状；小穗宽线形，小穗轴有白色透明的翅，鳞片紧密，2 列，膜质，中间绿色，两侧紫红色或红棕色。小坚果长圆状倒卵形，有 3 棱。

【药材性状】本品多呈纺锤形，有的略弯曲，长 2~3.5 cm，直径 0.5~1 cm。表面棕褐色或黑褐色，有纵皱纹，并有 6~10 个略隆起的环节，节上有未除净的棕色毛须和须根断痕；去净毛须者较光滑，环节不明显。质硬，经蒸煮者断面黄棕色或红棕色，角质样；生晒者断面色白而显粉性，内皮层环纹明显，中柱色较深，点状维管束散在。气香，味微苦。

【饮片性状】

香附：本品为不规则厚片或颗粒状。外表皮棕褐色或黑褐色，有时可见环节。切面色白或黄棕色，质硬，内皮层环纹明显。气香，味微苦。

醋香附：本品形如香附片（粒），表面黑褐色。微有醋香气，味微苦。

【性味与归经】辛、微苦、微甘，平。归肝、脾、三焦经。

【功能与主治】疏肝解郁，理气宽中，调经止痛。用于肝郁气滞，胸胁胀痛，疝气疼痛，乳房胀痛，脾胃气滞，脘腹痞闷，胀满疼痛，月经不调，经闭痛经。

【用法与用量】6~10 g。

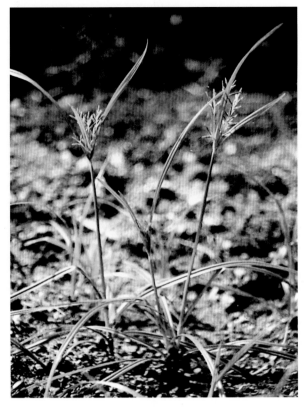

▲ 莎草

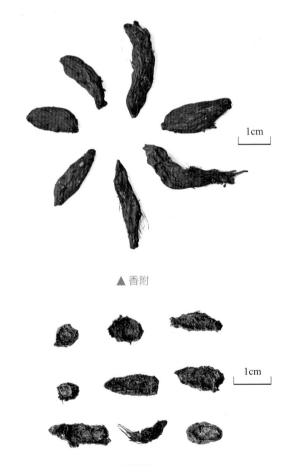

▲ 香附

▲ 醋香附

九画

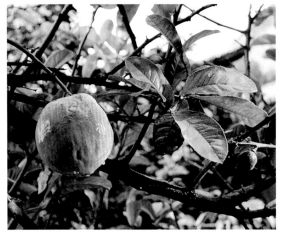

◀ 枸橼

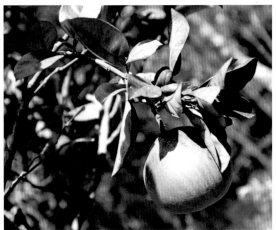

◀ 香圆

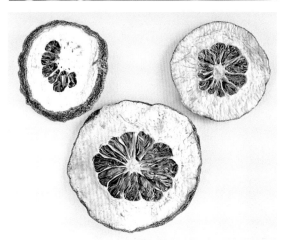

1cm

◀ 枸橼片

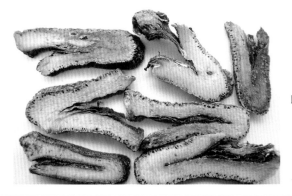

1cm

◀ 香圆片

387. 香橼

Xiangyuan

CITRI FRUCTUS

本品为芸香科植物枸橼 *Citrus medica* L. 或香圆 *Citrus wilsonii* Tanaka 的干燥成熟果实。

【原植物】

枸橼：小乔木或灌木。枝有短刺，嫩枝紫红色。叶互生，长圆形或倒卵状长圆形，先端钝或短锐尖，基部宽楔形，边缘有锯齿；叶柄短，无翅，顶端几无关节。总状花序腋生；花萼杯状，5裂，花瓣5，内白而外紫，雄蕊30个以上。柑果卵形、长圆形或近球形，柠檬黄色，顶端有一乳头状突起，果皮粗厚，芳香。

香圆：常绿乔木。单身复叶，革质，叶片椭圆形或长圆形，有油点；叶柄有倒心形宽翅。柑果长圆形，熟时橙黄色，顶端有明显的花柱基痕，其周围常有一圆环，表面特别粗糙，有香气。

【药材性状】

枸橼：本品呈圆形或长圆形片，直径4~10 cm，厚0.2~0.5 cm。横切片外果皮黄色或黄绿色，边缘呈波状，散有凹入的油点；中果皮厚1~3 cm，黄白色或淡棕黄色，有不规则的网状突起的维管束；瓤囊10~17室。纵切片中心柱较粗壮。质柔韧。气清香，味微甜而苦辛。

香圆：本品呈类球形，半球形或圆片，直径4~7 cm。表面黑绿色或黄棕色，密被凹陷的小油点及网状隆起的粗皱纹，顶端有花柱残痕及隆起的环圈，基部有果梗残基。质坚硬。剖面或横切薄片，边缘油点明显；中果皮厚约0.5 cm；瓤囊9~11室，棕色或淡红棕色，间或有黄白色种子。气香，味酸而苦。

【饮片性状】

枸橼：本品呈不规则块状或丝条状，厚0.2~0.5 cm。外果皮黄色或黄绿色，边缘呈波状，散有凹入的油点；中果皮黄白色或淡棕黄色，有不规则的网状突起的维管束；瓤囊偶见。质柔韧。气清香，味微甜而苦辛。

香圆：本品呈不规则块状或丝条状。表面黑绿色或黄棕色，密被凹陷的小油点及网状隆起的粗皱纹，质坚硬。边缘油点明显；瓤囊棕色或淡红棕色，间或有黄白色种子。气香，味酸而苦。

【性味与归经】辛、苦、酸，温。归肝、脾、肺经。

【功能与主治】疏肝理气，宽中，化痰。用于肝胃气滞，胸胁胀痛，脘腹痞满，呕吐噫气，痰多咳嗽。

【用法与用量】3~10 g。

388. 香薷

Xiangru

MOSLAE HERBA

本品为唇形科植物石香薷 *Mosla chinensis* Maxim. 或江香薷 *Mosla chinensis* 'Jiangxiangru' 的干燥地上部分。前者习称"青香薷"，后者习称"江香薷"。

【原植物】

江香薷：一年生草本。茎四棱形，疏被短柔毛。叶对生，卵状披针形至披针形，边缘基部以上疏生浅锯齿，两面疏生短柔毛和凹陷的棕色腺点。总状花序，苞片覆瓦状排列，边缘具睫毛；花冠淡紫色至近白色，略出于花萼，檐部略呈二唇形；雄蕊 4。小坚果近圆球形，棕色，具网纹。

石香薷：植株较矮小。叶片较狭小。总状花序较短。小坚果棕褐色，具浅穴状雕纹。

【药材性状】

青香薷：长 30~50 cm，基部紫红色，上部黄绿色或淡黄色，全体密被白色茸毛。茎方柱形，基部类圆形，直径 1~2 mm，节明显，节间长 4~7 cm；质脆，易折断。叶对生，多皱缩或脱落，叶片展平后呈长卵形或披针形，暗绿色或黄绿色，边缘有 3~5 疏浅锯齿。穗状花序顶生及腋生，苞片圆卵形或圆倒卵形，脱落或残存；花萼宿存，钟状，淡紫红色或灰绿色，先端 5 裂，密被茸毛。小坚果 4，直径 0.7~1.1 mm，近圆球形，具网纹。气清香而浓，味微辛而凉。

江香薷：长 55~66 cm。表面黄绿色，质较柔软。边缘有 5~9 疏浅锯齿。果实直径 0.9~1.4 mm，表面具疏网纹。

【**性味与归经**】辛，微温。归肺、胃经。

【**功能与主治**】发汗解表，化湿和中。用于暑湿感冒，恶寒发热，头痛无汗，腹痛吐泻，水肿，小便不利。

【**用法与用量**】3~10 g。

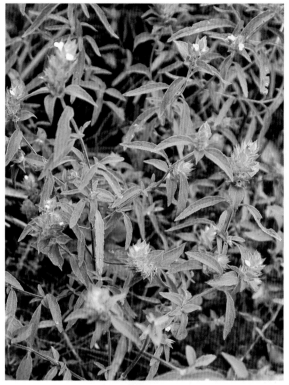

◀ 石香薷

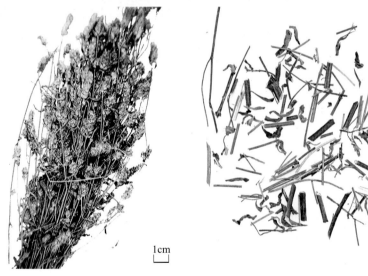

▲ 香薷

1cm

▲ 香薷（饮片）

1cm

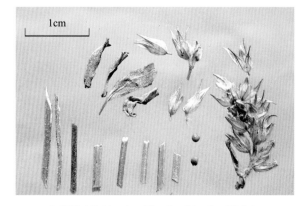

1cm

▲ 香薷（饮片，左：茎，上：叶，右：花序）

九画

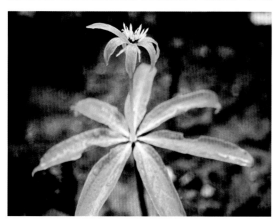

◀ 云南重楼

◀ 七叶一枝花

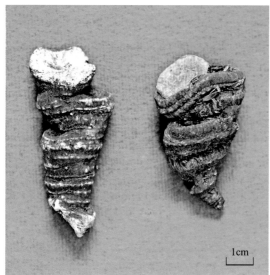

1cm

◀ 重楼

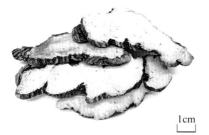

1cm

▲ 重楼（纵切片）

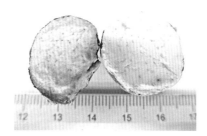

▲ 重楼（横切片）

389. 重楼

Chonglou

PARIDIS RHIZOMA

本品为百合科植物云南重楼 *Paris polyphylla* Smith var. *yunnanensis* (Franch.) Hand.-Mazz. 或七叶一枝花 *Paris polyphylla* Smith var. *chinensis* (Franch.) Hara 的干燥根茎。

【原植物】

云南重楼：多年生草本。根茎粗厚，黄褐色，密生环节，茎常带紫色，基部有白色膜质鞘。叶通常 7 片，轮生茎顶，坚纸质，椭圆形或倒卵状长圆形，先端尖，基部圆形或楔形，全缘；叶柄带红色。花单生茎顶；外轮花被绿色，叶状，内轮花被条形，长仅约为外轮花被的 1/2。蒴果浆果状，近球形，黄褐色。

七叶一枝花：叶纸质或膜质；内轮花被线形，长于外轮花被或近等长。

【药材性状】本品呈结节状扁圆柱形，略弯曲，长 5~12 cm，直径 1.0~4.5 cm。表面黄棕色或灰棕色，外皮脱落处呈白色；密具层状突起的粗环纹，一面结节明显，结节上具椭圆形凹陷茎痕，另一面有疏生的须根或疣状须根痕。顶端具鳞叶和茎的残基。质坚实，断面平坦，白色至浅棕色，粉性或角质。气微，味微苦、麻。

【饮片性状】本品为近圆形、椭圆形或不规则片状。表面白色、黄白色或浅棕色，周边表皮黄棕色或棕褐色，粉性或角质。气微，味微苦、麻。

【性味与归经】苦，微寒；有小毒。归肝经。

【功能与主治】清热解毒，消肿止痛，凉肝定惊。用于疔疮痈肿，咽喉肿痛，蛇虫咬伤，跌扑伤痛，惊风抽搐。

【用法与用量】3~9 g。外用适量，研末调敷。

九画

390. 禹州漏芦

Yuzhouloulu

ECHINOPSIS RADIX

本品为菊科植物驴欺口 *Echinops latifolius* Tausch. 或华东蓝刺头 *Echinops grijsii* Hance 的干燥根。

【原植物】
驴欺口：多年生草本。主根圆柱形。茎单一，直立，下部疏生蜘丝毛，上部密生白绵毛。叶互生，二回羽状分裂或深裂，裂片多对，三角形或卵状披针形；基生叶长圆状倒卵形，下面密生白绵毛，边缘有短刺。头状花序球形，单一或几个呈伞房状，外总苞片刚毛状，内总苞片外层匙形，内层狭棱形至长圆形。花冠筒状，裂片5，淡蓝色，筒部白色。瘦果圆柱形，冠毛长约1 mm，下部连合。
华东蓝刺头：叶羽状深裂，裂片4对，卵状椭圆形。

【药材性状】本品呈类圆柱形，稍扭曲，长10~25 cm，直径0.5~1.5 cm。表面灰黄色或灰褐色，具纵皱纹，顶端有纤维状棕色硬毛。质硬，不易折断，断面皮部褐色，木部呈黄黑相间的放射状纹理。气微，味微涩。

【饮片性状】本品呈圆形或类圆形的厚片。外表皮灰黄色至灰褐色。切面皮部褐色，木部呈黄黑相间的放射状纹理。气微，味微涩。

【性味与归经】苦，寒。归胃经。

【功能与主治】清热解毒，消痈，下乳，舒筋通脉。用于乳痈肿痛，痈疽发背，瘰疬疮毒，乳汁不通，湿痹拘挛。

【用法与用量】5~10 g。

【注意】孕妇慎用。

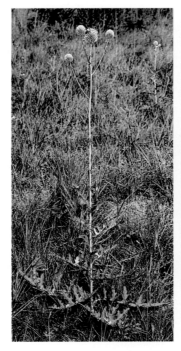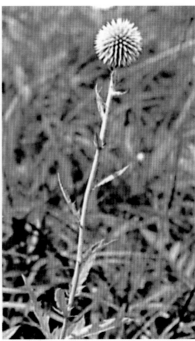

▲ 驴欺口　　　　　　　▲ 华东蓝刺头

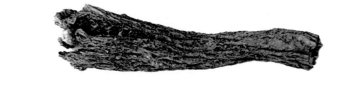

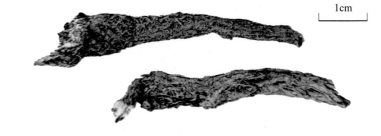

1cm

▲ 禹州漏芦

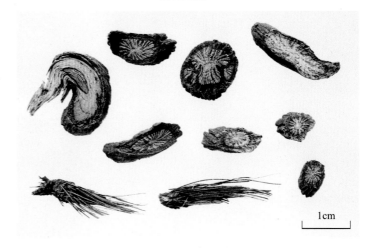

1cm

▲ 禹州漏芦（饮片）

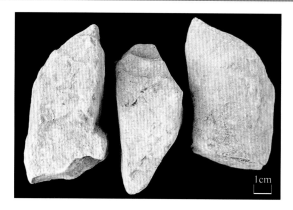

▲ 禹余粮

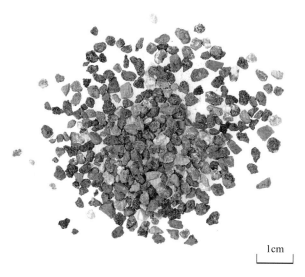

▲ 煅禹余粮

391. 禹余粮

Yuyuliang

LIMONITUM

本品为氢氧化物类矿物褐铁矿，主含碱式氧化铁[FeO(OH)]。

【原矿物】为纤铁矿、水针铁矿和水纤铁矿等胶体矿物和硅的氧化物以及泥质物质等的集合体。常呈结核状（中空或坚实）、钟乳状、土状块体。各种色调的褐色，有时具环带状壳层。半金属光泽或土状光泽。断口平坦到不平坦。硬度 3~5。相对密度 3.3~4.3。夹杂石英多的集合硬度增大而密度降低，粗糙无滑感。

【药材性状】本品为块状集合体，呈不规则的斜方块状，长 5~10 cm，厚 1~3 cm。表面红棕色、灰棕色或浅棕色，多凹凸不平或附有黄色粉末。断面多显深棕色与淡棕色或浅黄色相间的层纹，各层硬度不同，质松部分指甲可划动。体重，质硬。气微，味淡，嚼之无砂粒感。

【饮片性状】煅禹余粮：本品为不规则碎块或粉末。块状者表面黄棕色、红棕色至黑褐色，粗糙，无光泽。断面红褐色、棕褐色至黑褐色，凹凸不平，体重，质脆。粉末状者呈黄棕色至棕褐色。气微，味淡。

【性味与归经】甘、涩，微寒。归胃、大肠经。

【功能与主治】涩肠止泻，收敛止血。用于久泻久痢，大便出血，崩漏带下。

【用法与用量】9~15 g，先煎；或入丸散。

【注意】孕妇慎用。

392. 胆南星

Dannanxing

ARISAEMA CUM BILE

本品为制天南星的细粉与牛、羊或猪胆汁经加工而成，或为生天南星细粉与牛、羊或猪胆汁经发酵加工而成。

【药材性状】本品呈方块状或圆柱状。棕黄色、灰棕色或棕黑色。质硬。气微腥，味苦。

【性味与归经】苦、微辛，凉。归肺、肝、脾经。

【功能与主治】清热化痰，息风定惊。用于痰热咳嗽，咯痰黄稠，中风痰迷，癫狂惊痫。

【用法与用量】3~6 g。

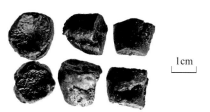

▲ 胆南星（棕黑色）

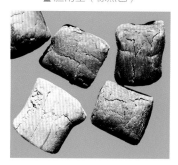

▲ 胆南星（棕黄色）

393. 胖大海

Pangdahai

STERCULIAE LYCHNOPHORAE SEMEN

本品为梧桐科植物胖大海 *Sterculia lychnophora* Hance 的干燥成熟种子。

【原植物】落叶乔木，树皮粗糙。叶互生，叶片革质，卵形或椭圆状披针形，光滑无毛。花杂性同株，成顶生或腋生的圆锥花序；花瓣成星状伸张。蓇葖果1~5个，船形。

【药材性状】本品呈纺锤形或椭圆形，长 2~3 cm，直径 1~1.5 cm。先端钝圆，基部略尖而歪，具浅色的圆形种脐。表面棕色或暗棕色，微有光泽，具不规则的干缩皱纹。外层种皮极薄，质脆，易脱落。中层种皮较厚，黑褐色，质松易碎，遇水膨胀成海绵状。断面可见散在的树脂状小点。内层种皮可与中层种皮剥离，稍革质，内有 2 片肥厚胚乳，广卵形；子叶 2 枚，菲薄，紧贴于胚乳内侧，与胚乳等大。气微，味淡，嚼之有黏性。

【性味与归经】甘，寒。归肺、大肠经。

【功能与主治】清热润肺，利咽开音，润肠通便。用于肺热声哑，干咳无痰，咽喉干痛，热结便闭，头痛目赤。

【用法与用量】2~3 枚，沸水泡服或煎服。

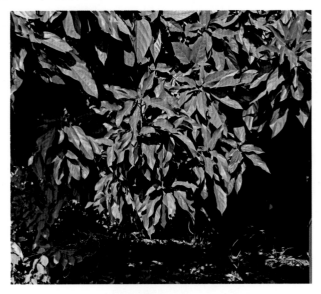

▲▼胖大海

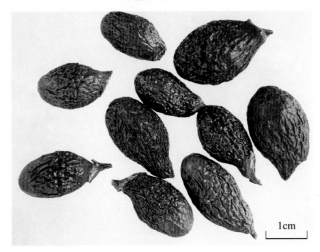

1cm

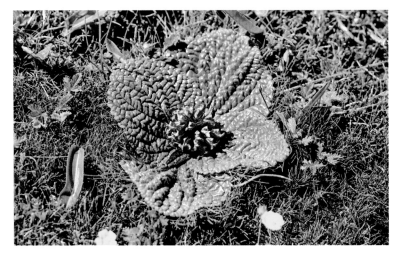

▲ 独一味（徐晔春摄）

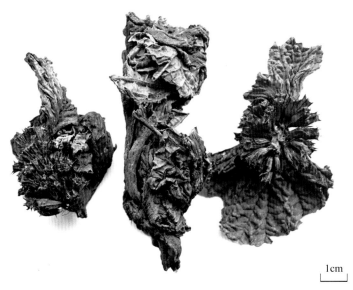

1cm

▲ 独一味

394. 独一味

Duyiwei

LAMIOPHLOMIS HERBA

本品系藏族习用药材。为唇形科植物独一味 *Lamiophlomis rotata* (Benth.) Kudo 的干燥地上部分。

【原植物】多年生矮小草本。根茎较粗，表面有棱起皱纹。无茎。叶基生，常为 4 片，辐状两两相对，平展，菱状圆形或肾形，叶柄宽。轮伞花序组成头状或短穗状；苞片丝状，先端针形；花萼紫绿色，漏斗状；花冠小，淡红紫色，唇形，上唇密被短毛；雄蕊 4；花柱着生于子房基底，顶端 2 裂。小坚果卵圆形。

【药材性状】本品叶莲座状交互对生，卷缩，展平后呈扇形或三角状卵形，长 4~12 cm，宽 5~15 cm；先端钝或圆形，基部浅心形或下延成宽楔形，边缘具圆齿；上表面绿褐色，下表面灰绿色；脉扇形，小脉网状，突起；叶柄扁平而宽。果序略呈塔形或短圆锥状，长 3~6 cm；宿萼棕色，管状钟形，具 5 棱线，萼齿 5，先端具长刺尖。小坚果倒卵状三棱形。气微，味微涩、苦。

【性味与归经】甘、苦，平。归肝经。

【功能与主治】活血止血，祛风止痛。用于跌打损伤，外伤出血，风湿痹痛，黄水病。

【用法与用量】2~3 g。

395. 独活

Duhuo

ANGELICAE PUBESCENTIS RADIX

本品为伞形科植物重齿毛当归 *Angelica pubescens* Maxim. f. *biserrata* Shan et Yuan 的干燥根。

【原植物】多年生草本。根粗大，多分枝，有香气。茎带紫色，有槽纹。基生叶及茎下部叶三角形，二至三回三出式羽状全裂，最终裂片卵形、狭披针形或倒卵形，边缘有不整齐重锯齿，叶柄粗；茎上部叶退化成兜状叶鞘。复伞形花序密被黄色短柔毛，伞辐不等长；花白色。双悬果背面扁平，长圆形，侧棱翅状，分果棱槽间有油管1~4个，接合面则有4~5个。

【药材性状】本品根略呈圆柱形，下部2~3分枝或更多，长10~30 cm。根头部膨大，圆锥状，多横皱纹，直径1.5~3 cm，顶端有茎、叶的残基或凹陷。表面灰褐色或棕褐色，具纵皱纹，有横长皮孔样突起及稍突起的细根痕。质较硬，受潮则变软，断面皮部灰白色，有多数散在的棕色油室，木部灰黄色至黄棕色，形成层环棕色。有特异香气，味苦、辛、微麻舌。

【饮片性状】本品呈类圆形薄片。外表皮灰褐色或棕褐色，具皱纹。切面皮部灰白色至灰褐色，有多数散在棕色油点，木部灰黄色至黄棕色，形成层环棕色。有特异香气。味苦、辛、微麻舌。

【性味与归经】辛、苦，微温。归肾、膀胱经。

【功能与主治】祛风除湿，通痹止痛。用于风寒湿痹，腰膝疼痛，少阴伏风头痛，风寒挟湿头痛。

【用法与用量】3~10 g。

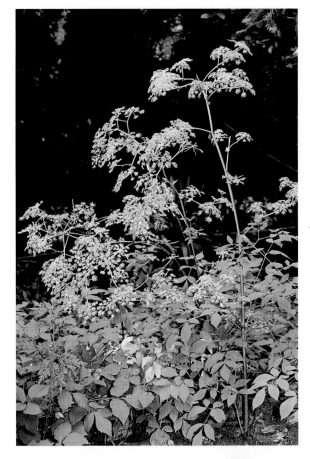

◀ 重齿毛当归

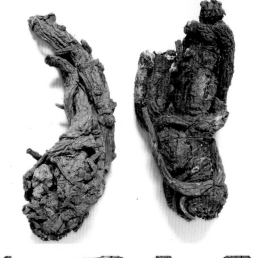

1cm

◀ 独活

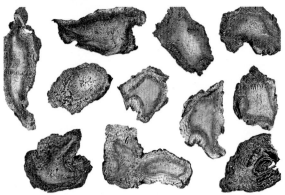

1cm

◀ 独活（饮片）

九画

396. 急性子

Jixingzi

IMPATIENTIS SEMEN

本品为凤仙花科植物凤仙花 *Impatiens balsamina* L. 的干燥成熟种子。

【原植物】一年生草本。茎肉质，粗壮，下部节常膨大。叶互生，具柄，柄两侧有腺体数个，紫红色；叶片披针形，先端长尖，边缘有疏锯齿，两面疏生稍紧贴的柔毛。圆锥花序顶生，有褐色短柔毛；花小，白色、淡红、深红或紫红色；萼片 3，侧生 2 片小，下方 1 片最大呈囊状，有距；子房有黄色粗毛。蒴果椭圆形，尖头，被粗毛，成熟时果瓣裂开，急剧卷曲，弹出种子。

【药材性状】本品呈椭圆形、扁圆形或卵圆形，长 2~3 mm，宽 1.5~2.5 mm。表面棕褐色或灰褐色，粗糙，有稀疏的白色或浅黄棕色小点，种脐位于狭端，稍突出。质坚实，种皮薄，子叶灰白色，半透明，油质。气微，味淡、微苦。

【性味与归经】微苦、辛，温；有小毒。归肺、肝经。

【功能与主治】破血，软坚，消积。用于癥瘕痞块，经闭，噎膈。

【用法与用量】3~5 g。

【注意】孕妇慎用。

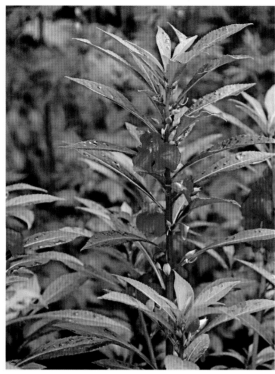

◀ 凤仙花

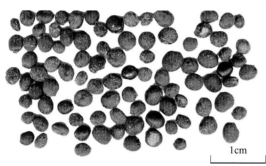

1cm ◀ 急性子

九画

397. 姜黄

Jianghuang

CURCUMAE LONGAE RHIZOMA

本品为姜科植物姜黄 *Curcuma longa* L. 的
干燥根茎。

【原植物】见"郁金"。

【药材性状】本呈不规则卵圆形、圆柱
形或纺锤形，常弯曲，有的具短叉状分
枝，长 2~5 cm，直径 1~3 cm。表面深黄
色，粗糙，有皱缩纹理和明显环节，并
有圆形分枝痕及须根痕。质坚实，不易
折断，断面棕黄色至金黄色，角质样，
有蜡样光泽，内皮层环纹明显，维管束
呈点状散在。气香特异，味苦、辛。

【饮片性状】本品为不规则或类圆形的
厚片。外表皮深黄色，有时可见环节。
切面棕黄色至金黄色，角质样，内皮层
环纹明显，维管束呈点状散在。气香特
异，味苦、辛。

【性味与归经】辛、苦，温。归脾、
肝经。

【功能与主治】破血行气，通经止痛。
用于胸胁刺痛，胸痹心痛，痛经经闭，
癥瘕，风湿肩臂疼痛，跌扑肿痛。

【用法与用量】3~10 g。外用适量。

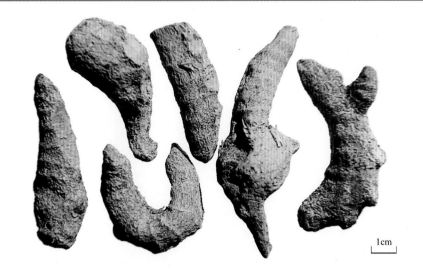

1cm

▲ 姜黄

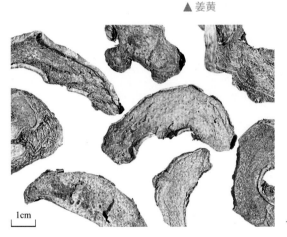

1cm

◀ 姜黄（饮片）

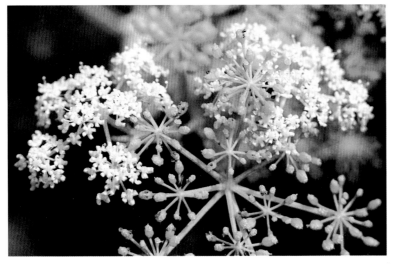

▲ 白花前胡

398. 前胡

Qianhu

PEUCEDANI RADIX

本品为伞形科植物白花前胡 *Peucedanum praeruptorum* Dunn 的干燥根。

【原植物】多年生草本，高 60~90 cm。根圆锥形，茎粗大，基部有多数褐色叶鞘纤维。基生叶和下部叶纸质，二至三回三出式羽状分裂，最终裂片菱状倒卵形；茎生叶二回羽状分裂。复伞形花序，无总苞，花白色。双悬果椭圆形或卵形。

【药材性状】本品呈不规则的圆柱形、圆锥形或纺锤形，稍扭曲，下部常有分枝，长 3~15 cm，直径 1~2 cm。表面黑褐色或灰黄色，根头部多有茎痕和纤维状叶鞘残基，上端有密集的细环纹，下部有纵沟、纵皱纹及横向皮孔样突起。质较柔软，干者质硬，可折断，断面不整齐，淡黄白色，皮部散有多数棕黄色油点，形成层环纹棕色，射线放射状。气芳香，味微苦、辛。

【饮片性状】

前胡：本品呈类圆形或不规则形的薄片。外表皮黑褐色或灰黄色，有时可见残留的纤维状叶鞘残基。切面黄白色至淡黄色，皮部散有多数棕黄色油点，可见一棕色环纹及放射状纹理。气芳香，味微苦、辛。

蜜前胡：本品形如前胡片，表面黄褐色，略具光泽，滋润。味微甜。

【性味与归经】苦、辛，微寒。归肺经。
【功能与主治】降气化痰，散风清热。用于痰热喘满，咯痰黄稠，风热咳嗽痰多。
【用法与用量】3~10 g。

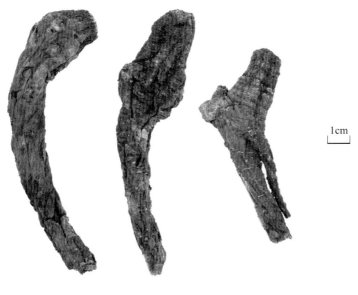

1cm

▲ 前胡

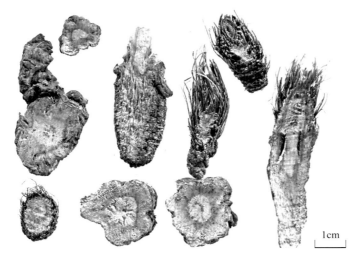

1cm

▲ 前胡（饮片）

399. 首乌藤

Shouwuteng

POLYGONI MULTIFLORI CAULIS

本品为蓼科植物何首乌 *Polygonum multiflorum* Thunb. 的干燥藤茎。

【原植物】见"何首乌"。

【药材性状】本品呈长圆柱形，稍扭曲，具分枝，长短不一，直径 4~7 mm。表面紫红色或紫褐色，粗糙，具扭曲的纵皱纹，节部略膨大，有侧枝痕，外皮菲薄，可剥离。质脆，易折断，断面皮部紫红色，木部黄白色或淡棕色，导管孔明显，髓部疏松，类白色。切段者呈圆柱形的段。外表面紫红色或紫褐色，切面皮部紫红色，木部黄白色或淡棕色，导管孔明显，髓部疏松，类白色。气微，味微苦涩。

【饮片性状】本品呈圆柱形的段。外表面紫红色或紫褐色。切面皮部紫红色，木部黄白色或淡棕色，导管孔明显，髓部疏松，类白色。气微，味微苦涩。

【性味与归经】甘，平。归心、肝经。

【功能与主治】养血安神，祛风通络。用于失眠多梦，血虚身痛，风湿痹痛，皮肤瘙痒。

【用法与用量】9~15 g。外用适量，煎水洗患处。

九画

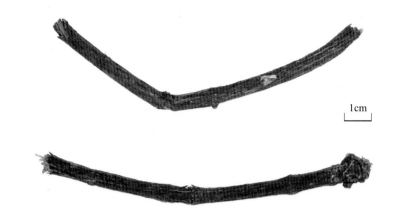

1cm

▲ 首乌藤

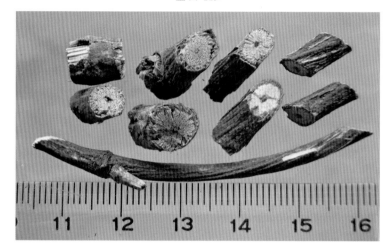

▲ 首乌藤（上中：饮片，下：药材）

400. 洪连

Honglian

LAGOTIDIS HERBA

本品系藏族习用药材。为玄参科植物短筒兔耳草 *Lagotis brevituba* Maxim. 的干燥全草。

【原植物】多年生矮小草本。根状茎粗短，肉质，多节，节上发出多数条状侧根，长可达 10 cm，根状茎外常有残留的鳞鞘状老叶柄。基生叶 4~7 片，叶片卵形至卵状矩圆形，质地较厚，边缘有深浅多变的圆齿。穗状花序头状至矩圆形，长约 2~3 cm，花稠密；苞片近圆形；花萼佛焰苞状，萼裂片卵圆形，被缘毛；花冠浅蓝色或白色带紫色，上唇倒卵状矩圆形，全缘或浅凹，下唇较上唇稍长，2 裂；雄蕊 2 枚，花丝极短；花柱内藏，柱头头状。核果长卵圆形，长约 5 mm，黑褐色。

【药材性状】本品长 5~15 cm。根茎呈圆柱形，略弯曲，节间紧密，形似蚕；表面灰褐色或浅紫褐色；质脆，易折断，断面棕褐色或灰黄色，有 3~4 个白色的点状维管束，排列成环。根细长，圆柱形，扭曲，表面浅黄褐色或灰褐色，有纵皱纹。基生叶，具长柄；叶片多卷曲破碎，完整者展平后呈圆形或卵圆形，先端钝圆，边缘具圆齿，基部宽楔形。穗状花序顶生。果长圆形，黑褐色。气微，味微苦。

【性味与归经】苦、甘，寒。归肺、心、肝经。

【功能与主治】清热，解毒，利湿，平肝，行血，调经。用于发热烦渴，肺热咳嗽，头痛眩晕，湿热黄疸，月经不调，药食中毒。

【用法与用量】1~6 g。

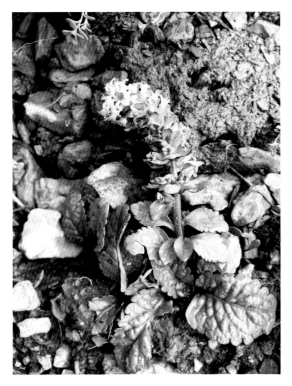

◀ 短筒兔耳草（黎跃成摄）

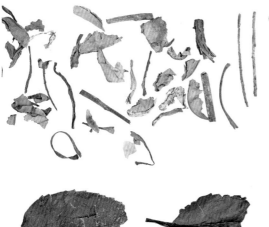

1cm

◀ 洪连（切段）

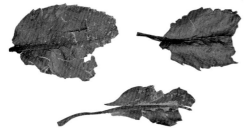

1cm

◀ 洪连（叶，水浸展开）

九画

401. 洋金花

Yangjinhua

DATURAE FLOS

本品为茄科植物白花曼陀罗 *Datura metel* L. 的干燥花。

【原植物】直立草本，全体近无毛。叶互生或在茎上部呈假对生，具长柄；叶片卵形或宽卵形，基部斜心形。花单生，直立；花萼筒状，不紧贴花冠筒；花冠漏斗状，白色，长 14~18 cm。蒴果近球形或扁球形，被较稀疏的短刺。种子淡褐色。

【药材性状】本品多皱缩成条状，完整者长 9~15 cm。花萼呈筒状，长为花冠的 2/5，灰绿色或灰黄色，先端 5 裂，基部具纵脉纹 5 条，表面微有茸毛；花冠呈喇叭状，淡黄色或黄棕色，先端 5 浅裂，裂片有短尖，短尖下有明显的纵脉纹 3 条，两裂片之间微凹；雄蕊 5，花丝贴生于花冠筒内，长为花冠的 3/4；雌蕊 1，柱头棒状。烘干品质柔韧，气特异；晒干品质脆，气微，味微苦。

【性味与归经】辛，温；有毒。归肺、肝经。

【功能与主治】平喘止咳，解痉定痛。用于哮喘咳嗽，脘腹冷痛，风湿痹痛，小儿慢惊；外科麻醉。

【用法与用量】0.3~0.6 g，宜入丸散；亦可作卷烟分次燃吸（一日量不超过 1.5 g）。外用适量。

【注意】孕妇、外感及痰热咳喘、青光眼、高血压及心动过速患者禁用。

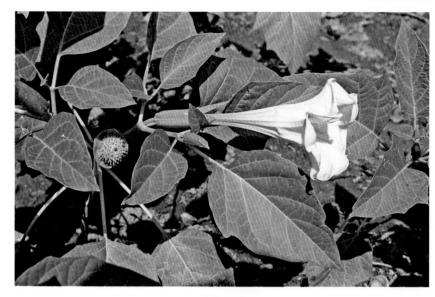

▲ 白花曼陀罗

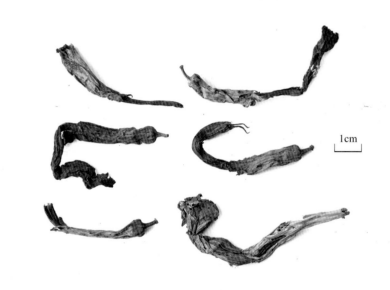

1cm

▲ 洋金花

九画

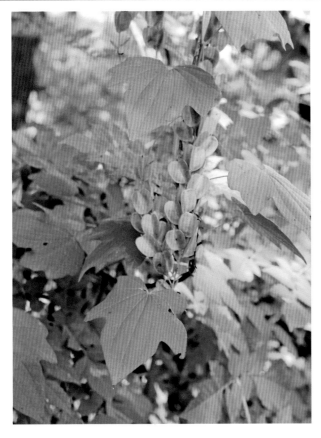

◀穿龙薯蓣

402. 穿山龙

Chuanshanlong

DIOSCOREAE NIPPONICAE RHIZOMA

本品为薯蓣科植物穿龙薯蓣 *Dioscorea nipponica* Makino 的干燥根茎。

【原植物】多年生缠绕草本。根茎横走，圆柱形，黄褐色。茎左旋，近乎无毛。叶具长柄，互生，掌状心形，变化较大，边缘作不等大的三角状浅裂、中裂或深裂，顶端叶片较小，近于全缘。花黄绿色，单性，雌雄异株；花序腋生，下垂；雄花序复穗状，雌花序穗状。蒴果倒卵状椭圆形，具 3 翅。种子具长方形翅。

【药材性状】根茎呈类圆柱形，稍弯曲，长 15~20 cm，直径 1.0~1.5 cm。表面黄白色或棕黄色，有不规则纵沟、刺状残根及偏于一侧的突起茎痕。质坚硬，断面平坦，白色或黄白色，散有淡棕色维管束小点。气微，味苦涩。

【饮片性状】本品呈圆形或椭圆形的厚片。外表皮黄白色或棕黄色，有时可见刺状残根。切面白色或黄白色，有淡棕色的点状维管束。气微。味苦涩。

【性味与归经】甘、苦，温。归肝、肾、肺经。

【功能与主治】祛风除湿，舒筋通络，活血止痛，止咳平喘。用于风湿痹病，关节肿胀，疼痛麻木，跌扑损伤，闪腰岔气，咳嗽气喘。

【用法与用量】9~15 g；也可制成酒剂用。

【注意】粉碎加工时，注意防护，以免发生过敏反应。

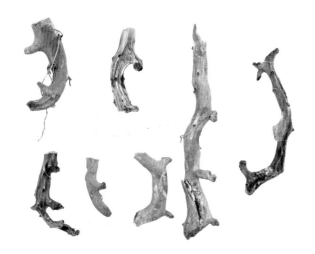

1cm

◀穿山龙

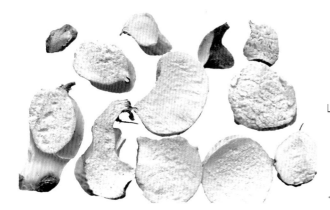

1cm

◀穿山龙（饮片）

403. 穿心莲

Chuanxinlian

ANDROGRAPHIS HERBA

本品为爵床科植物穿心莲 *Andrographis paniculata* (Burm. f.) Nees 的干燥地上部分。

【原植物】一年生草本。茎四棱形，节膨大。叶对生，纸质，叶片卵状长圆形至长圆状披针形。总状花序顶生和腋生，集成大型圆锥花序；苞片和小苞片微小；花冠白色，近二唇形，下唇带紫色斑纹，外有腺毛和短柔毛；雄蕊 2，花丝有丛毛。蒴果扁，中有 1 沟，疏生腺毛，熟时 2 瓣裂。种子多数，棕黄色。

【药材性状】本品茎呈方柱形，多分枝，长 50~70 cm，节稍膨大；质脆，易折断。单叶对生，叶柄短或近无柄；叶片皱缩、易碎，完整者展平后呈披针形或卵状披针形，长 3~12 cm，宽 2~5 cm，先端渐尖，基部楔形下延，全缘或波状；上表面绿色，下表面灰绿色，两面光滑。气微，味极苦。

【饮片性状】本品呈不规则的段。茎方柱形，节稍膨大。切面不平坦，具类白色髓。叶片多皱缩或破碎，完整者展平后呈披针形或卵状披针形，先端渐尖，基部楔形下延，全缘或波状；上表面绿色，下表面灰绿色，两面光滑。气微，味极苦。

【性味与归经】苦，寒。归心、肺、大肠、膀胱经。

【功能与主治】清热解毒，凉血，消肿。用于感冒发热，咽喉肿痛，口舌生疮，顿咳劳嗽，泄泻痢疾，热淋涩痛，痈肿疮疡，蛇虫咬伤。

【用法与用量】6~9 g。外用适量。

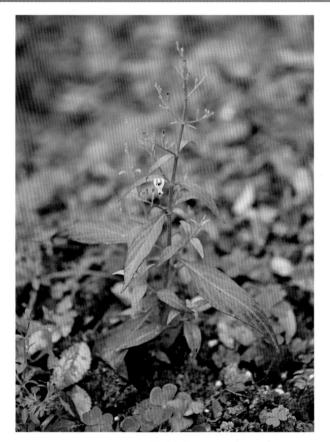

▲▼ 穿心莲

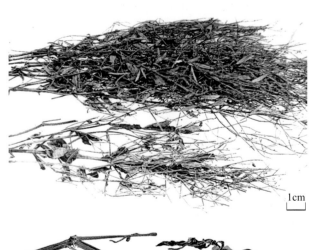

1cm

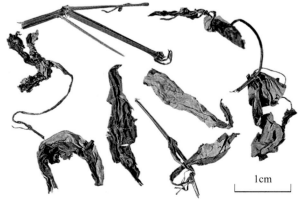

1cm

▲ 穿心莲（饮片）

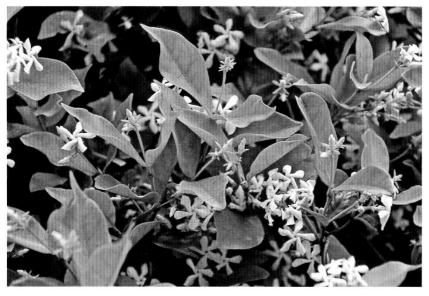

▲ 络石（花）

404. 络石藤

Luoshiteng

TRACHELOSPERMI CAULIS ET FOLIUM

本品为夹竹桃科植物络石 *Trachelospermum jasminoides* (Lindl.) Lem. 的干燥带叶藤茎。

【原植物】常绿木质藤本，具乳汁。茎圆柱形，有皮孔，嫩枝被柔毛，老时渐无。叶对生，革质，叶片椭圆形或卵状披针形。聚伞花序腋生和顶生，花冠白色，高脚碟状，花冠筒中部膨大。蓇葖果叉生，无毛。

【药材性状】本品茎呈圆柱形，弯曲，多分枝，长短不一，直径 1~5 mm；表面红褐色，有点状皮孔和不定根；质硬，断面淡黄白色，常中空。叶对生，有短柄；展平后叶片呈椭圆形或卵状披针形，长 1~8 cm，宽 0.7~3.5 cm；全缘，略反卷，上表面暗绿色或棕绿色，下表面色较淡；革质。气微，味微苦。

【饮片性状】本品呈不规则的段。茎圆柱形，表面红褐色，可见点状皮孔。切面黄白色，中空。叶全缘，略反卷；革质。气微，味微苦。

【性味与归经】苦，微寒。归心、肝、肾经。

【功能与主治】祛风通络，凉血消肿。用于风湿热痹，筋脉拘挛，腰膝酸痛，喉痹，痈肿，跌扑损伤。

【用法与用量】6~12 g。

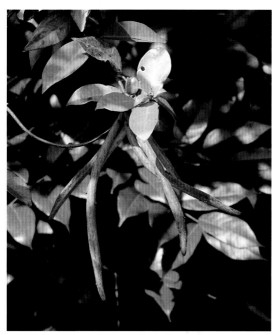

◀ 络石（果）

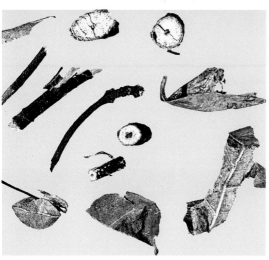

1cm

◀ 络石藤（饮片）

九
画

中药彩色图集 | 387

405. 秦艽

Qinjiao

GENTIANAE MACROPHYLLAE RADIX

本品为龙胆科植物秦艽 *Gentiana macrophylla* Pall.、麻花秦艽 *Gentiana straminea* Maxim.、粗茎秦艽 *Gentiana crassicaulis* Duthie ex Burk. 或小秦艽 *Gentiana dahurica* Fisch. 的干燥根。前三种按性状不同分别习称"秦艽"和"麻花艽"，后一种习称"小秦艽"。

【原植物】

秦艽：多年生草本，基部为残叶纤维所包围。主根粗大，长圆锥形。基生叶莲座状，茎生叶对生，叶片披针形或长圆状披针形，全缘，主脉常5条，纵贯叶片。聚伞花序，簇生茎端，呈头状或腋生作轮状；花冠筒状钟形，蓝紫色，先端5裂。蒴果长圆形。种子椭圆形，深黄色。

麻花秦艽：根棕褐色。茎常斜升。营养枝的叶莲座状，基部联合成鞘状。花冠钟状，淡黄白色，喉部及筒的基部有绿色斑点。

粗茎秦艽：花冠黄色或蓝紫色，长约3 cm。蒴果长椭圆状卵形或狭卵形，具明显的柄。

小秦艽：茎基部的叶较大，密集成束状。花冠蓝色。蒴果无柄。

【药材性状】

秦艽：呈类圆柱形，上粗下细，扭曲不直，长10~30 cm，直径1~3 cm。表面黄棕色或灰黄色，有纵向或扭曲的纵皱纹，顶端有残存茎基及纤维状叶鞘。质硬而脆，易折断，断面略显油性，皮部黄色或棕黄色，木部黄色。气特异，味苦、微涩。

麻花艽：呈类圆锥形，多由数个小根纠聚而膨大，直径可达7 cm。表面棕褐色，粗糙，有裂隙呈网状孔纹。质松脆，易折断，断面多呈枯朽状。

小秦艽：呈类圆锥形或类圆柱形，长8~15 cm，直径0.2~1 cm。表面棕黄色。主根通常1个，残存的茎基有纤维状叶鞘，下部多分枝。断面黄白色。

【饮片性状】本品呈类圆形的厚片。外表皮黄棕色、灰黄色或棕褐色，粗糙，有扭曲纵纹或网状孔纹。切面皮部黄色或棕黄色，木部黄色，有的中心呈枯朽状。气特异，味苦、微涩。

【性味与归经】辛，苦，平。归胃、肝、胆经。

【功能与主治】祛风湿，清湿热，止痹痛，退虚热。用于风湿痹痛，中风半身不遂，筋脉拘挛，骨节酸痛，湿热黄疸，骨蒸潮热，小儿疳积发热。

【用法与用量】3~10 g。

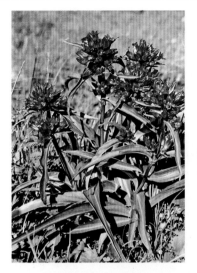
▲ 秦艽（徐克学摄）

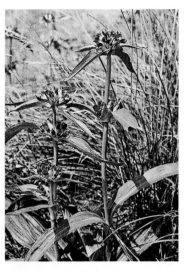
▲ 小秦艽

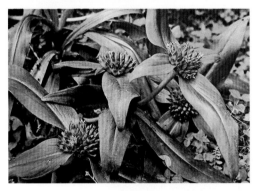
◀粗茎秦艽

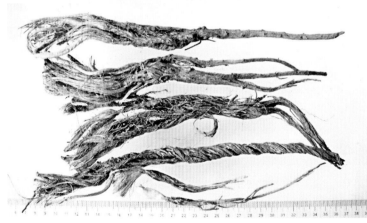
▲ 秦艽（上：秦艽2枝，中：麻花秦艽2枝，下：小秦艽2枝）

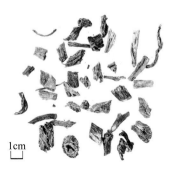
1cm
▲ 秦艽（秦艽，饮片）

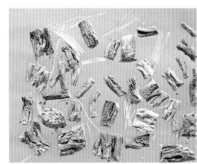
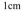
1cm
▲ 秦艽（小秦艽，饮片）

十画

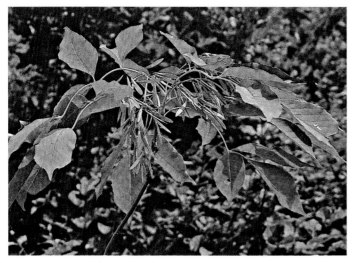

◀ 苦枥白蜡树

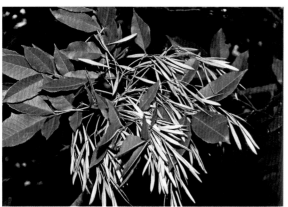

▲ 白蜡树

▲ 尖叶白蜡树

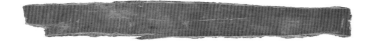

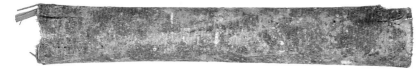

1cm

▲ 秦皮（干皮）

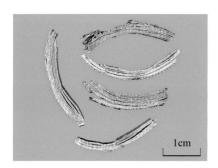

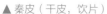

1cm

▲ 秦皮（干皮，饮片）

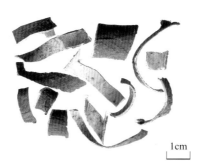

1cm

▲ 秦皮（枝皮，饮片）

406. 秦皮

Qinpi

FRAXINI CORTEX

本品为木犀科植物苦枥白蜡树 *Fraxinus rhynchophylla* Hance、白 蜡 树 *Fraxinus chinensis* Roxb.、尖 叶 白 蜡 树 *Fraxinus szaboana* Lingelsh. 或宿柱白蜡树 *Fraxinus stylosa* Lingelsh. 的干燥枝皮或干皮。

【原植物】
苦枥白蜡树：落叶乔木，芽暗褐色。叶对生，单数羽状复叶，小叶 3~7 枚，广卵形或卵形，顶端小叶明显宽大，边缘具粗锯齿，叶背中肋基部及叶轴关节处密生锈色毛茸。圆锥花序顶生或腋生，花两性，花萼杯状，无花瓣。翅果倒披针形。
白蜡树：芽黑褐色，被绒毛。小叶 5~7（~9），卵状椭圆形或倒卵形，叶片背面中脉基部被白色短柔毛。花单性异株。翅果倒披针形。
尖叶白蜡树：叶片卵状披针形至披针形，先端锐尖或明显尾尖。雄花与两性花异株，花无花瓣。
宿柱白蜡树：小叶披针形，叶背主脉及侧脉具白色柔毛。圆锥花序，具花冠，花淡黄白色。翅果狭披针形先端具小尖。

【药材性状】
枝皮：呈卷筒状或槽状，长 10~60 cm，厚 1.5~3 mm。外表面灰白色、灰棕色至黑棕色或相间呈斑状，平坦或稍粗糙，并有灰白色圆点状皮孔及细斜皱纹，有的具分枝痕。内表面黄白色或棕色，平滑。质硬而脆，断面纤维性，黄白色。气微，味苦。
干皮：为长条状块片，厚 3~6 mm。外表面灰棕色，具龟裂状沟纹及红棕色圆形或横长的皮孔。质坚硬，断面纤维性较强。

【饮片性状】本品为长短不一的丝条状。外表面灰白色、灰棕色或黑棕色。内表面黄白色或棕色，平滑。切面纤维性。质硬。气微，味苦。

【性味与归经】苦、涩，寒。归肝、胆、大肠经。

【功能与主治】清热燥湿，收涩止痢，止带，明目。用于湿热泻痢，赤白带下，目赤肿痛，目生翳膜。

【用法与用量】6~12 g。外用适量，煎洗患处。

十画

407. 珠子参

Zhuzishen

PANACIS MAJORIS RHIZOMA

本品为五加科植物珠子参 *Panax japonicus* C. A. Mey. var. *major* (Burk.) C. Y. Wu et K. M. Feng 或羽叶三七 *Panax japonicus* C. A. Mey. var. *bipinnatifidus* (Seem.) C. Y. Wu et K. M. Feng 的干燥根茎。

【原植物】
珠子参：多年生直立草本。根茎细长，弯曲横卧，节膨大成珠状或纺锤状，形似钮扣。掌状复叶，3~5 轮生茎顶，小叶通常 5，椭圆形或椭圆状卵形，边缘具细密锯齿或呈重锯齿状，边缘及两面散生刺毛。伞形花序单一，总花梗细长，花 5 数。核果浆果状，圆球形，红色。

羽叶三七：根茎的节膨大呈疙瘩状或串珠状。茎圆柱状，疏生刺毛。掌状复叶，3~6 叶轮生茎顶，有长柄，小叶 5~7，长方披针形，羽状深裂或浅裂，边缘有锯齿，齿及脉上疏生刚毛。

【药材性状】本品略呈扁球形、圆锥形或不规则菱角形，偶呈连珠状，直径 0.5~2.8 cm。表面棕黄色或黄褐色，有明显的疣状突起和皱纹，偶有圆形凹陷的茎痕，有的一侧或两侧残存细的节间。质坚硬，断面不平坦，淡黄白色，粉性。气微，味苦、微甘，嚼之刺喉。蒸（煮）者断面黄白色或黄棕色，略呈角质样，味微苦、微甘，嚼之不刺喉。

【饮片性状】同药材。

【性味与归经】苦、甘，微寒。归肝、肺、胃经。

【功能与主治】补肺养阴，祛瘀止痛，止血。用于气阴两虚，烦热口渴，虚劳咳嗽，跌扑损伤，关节痹痛，咳血，吐血，衄血，崩漏，外伤出血。

【用法与用量】3~9 g。外用适量，研末敷患处。

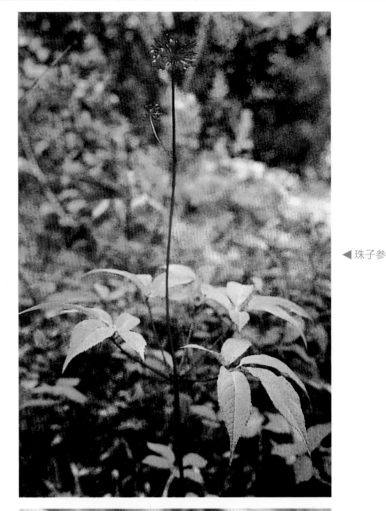

◀ 珠子参

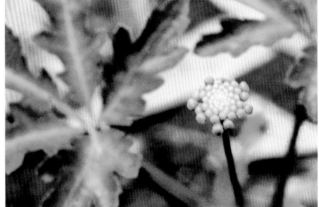

◀ 羽叶三七

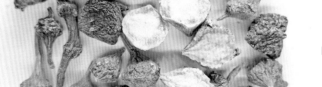

1cm

◀ 珠子参

十
画

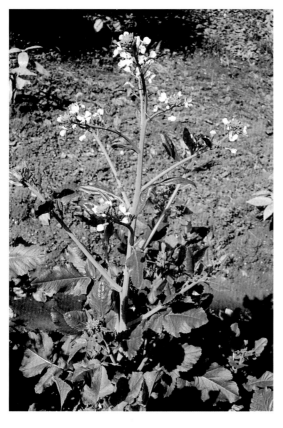

◀ 萝卜

408. 莱菔子

Laifuzi

RAPHANI SEMEN

本品为十字花科植物萝卜 *Raphanus sativus* L. 的干燥成熟种子。

【原植物】二年或一年生草本。直根粗状，肉质。茎分枝。基生叶和下部叶大头羽状分裂，顶生裂片卵形；上部叶矩圆形。总状花序顶生；花淡紫红色或白色。长角果肉质，圆柱形。

【药材性状】本品呈类卵圆形或椭圆形，稍扁，长 2.5~4 mm，宽 2~3 mm。表面黄棕色、红棕色或灰棕色。一端有深棕色圆形种脐，一侧有数条纵沟。种皮薄而脆，子叶 2，黄白色，有油性。气微，味淡、微苦辛。

【饮片性状】

莱菔子：同药材。

炒莱菔子：本品形如莱菔子，表面微鼓起，色泽加深，质酥脆，气微香。

【性味与归经】辛、甘、平。归肺、脾、胃经。

【功能与主治】消食除胀，降气化痰。用于饮食停滞，脘腹胀痛，大便秘结，积滞泻痢，痰壅喘咳。

【用法与用量】5~12 g。

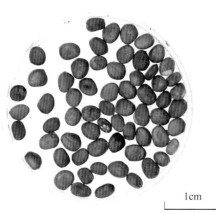

◀ 莱菔子

1cm

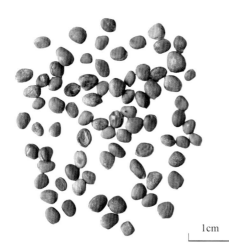

◀ 炒莱菔子

1cm

409. 莲子

Lianzi

NELUMBINIS SEMEN

本品为睡莲科植物莲 *Nelumbo nucifera* Gaertn. 的干燥成熟种子。

【原植物】多年生水生植物。根茎横生，肥大而多节，白色，中有孔洞，俗称"莲藕"。叶基生，盾状，叶柄长而多刺。花单生，大型，萼早落；花瓣多数，粉红色或白色，雄蕊多数；心皮多数，离生。坚果椭圆形，嵌入海绵质的花托内。

【药材性状】本品略呈椭圆形或类球形，长 1.2~1.8 cm，直径 0.8~1.4 cm。表面红棕色，有细纵纹和较宽的脉纹。一端中心呈乳头状突起，棕褐色，多有裂口，其周边略下陷。质硬，种皮薄，不易剥离。子叶 2，黄白色，肥厚，中有空隙，具绿色莲子心；或底部具有一小孔，不具莲子心。气微，味甘、微涩；莲子心味苦。

【饮片性状】本品略呈椭圆形、类球形、类半球形或不规则碎块。表面红棕色，有细纵纹和较宽的脉纹。椭圆形、类球形、类半球形者一端中心呈乳头状突起，棕褐色，多有裂口，其周边略下陷。质硬，种皮薄，不易剥离。子叶黄白色，肥厚，中有空隙。气微，味微甘、微涩。

【性味与归经】甘、涩，平。归脾、肾、心经。

【功能与主治】补脾止泻，止带，益肾涩精，养心安神。用于脾虚泄泻，带下，遗精，心悸失眠。

【用法与用量】6~15 g。

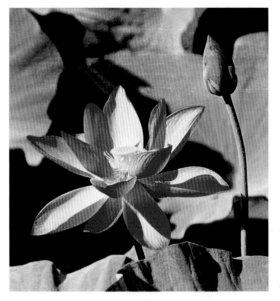

◀莲

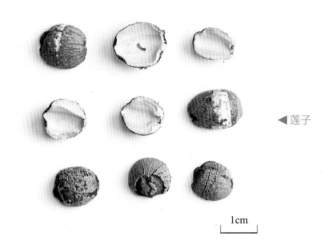

◀莲子

1cm

410. 莲子心

Lianzixin

NELUMBINIS PLUMULA

本品为睡莲科植物莲 *Nelumbo nucifera* Gaertn. 的成熟种子中的干燥幼叶及胚根。

【原植物】见"莲子"。

【药材性状】本品略呈细圆柱形，长 1~1.4 cm，直径约 0.2 cm。幼叶绿色，一长一短，卷成箭形，先端向下反折，两幼叶间可见细小胚芽。胚根圆柱形，长约 3 mm，黄白色。质脆，易折断，断面有数个小孔。气微，味苦。

【性味与归经】苦，寒。归心、肾经。

【功能与主治】清心安神，交通心肾，涩精止血。用于热入心包，神昏谵语，心肾不交，失眠遗精，血热吐血。

【用法与用量】2~5 g。

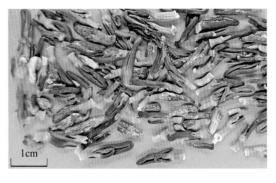

1cm

◀莲子心

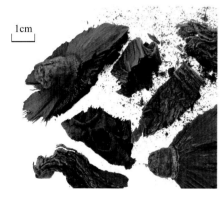

◀ 莲房

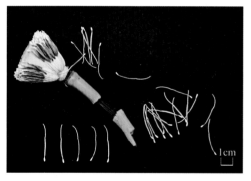

◀ 莲房炭

411. 莲房

Lianfang

NELUMBINIS RECEPTACULUM

本品为睡莲科植物莲 *Nelumbo nucifera* Gaertn. 的干燥花托。

【原植物】见"莲子"。

【药材性状】本品呈倒圆锥状或漏斗状，多撕裂，直径 5~8 cm，高 4.5~6 cm。表面灰棕色至紫棕色，具细纵纹和皱纹，顶面有多数圆形孔穴，基部有花梗残基。质疏松，破碎面海绵样，棕色。气微，味微涩。

【性味与归经】苦、涩，温。归肝经。

【功能与主治】化瘀止血。用于崩漏，尿血，痔疮出血，产后瘀阻，恶露不尽。

【用法与用量】5~10 g。

412. 莲须

Lianxu

NELUMBINIS STAMEN

本品为睡莲科植物莲 *Nelumbo nucifera* Gaertn. 的干燥雄蕊。

【原植物】见"莲子"。

【药材性状】本品呈线形。花药扭转，纵裂，长 1.2~1.5 cm，直径约 0.1 cm，淡黄色或棕黄色。花丝纤细，稍弯曲，长 1.5~1.8 cm，淡紫色。气微香，味涩。

【性味与归经】甘、涩，平。归心、肾经。

【功能与主治】固肾涩精。用于遗精滑精，带下，尿频。

【用法与用量】3~5 g。

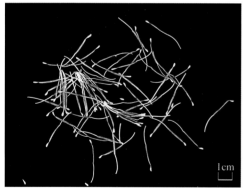

◀ 莲须（鲜，莲须、莲蓬）

◀ 莲须（鲜）

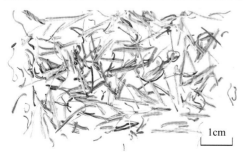

◀ 莲须

413. 莪术

Ezhu

CURCUMAE RHIZOMA

本品为姜科植物蓬莪术 *Curcuma phaeocaulis* Val.、广西莪术 *Curcuma kwangsiensis* S. G. Lee et C. F. Liang 或温郁金 *Curcuma wenyujin* Y. H. Chen et C. Ling 的干燥根茎。后者习称"温莪术"。

【原植物】见"郁金"。

【药材性状】

蓬莪术：呈卵圆形、长卵形、圆锥形或长纺锤形，顶端多钝尖，基部钝圆，长2~8 cm，直径1.5~4 cm。表面灰黄色至灰棕色，上部环节突起，有圆形微凹的须根痕或残留的须根，有的两侧各有1列下陷的芽痕和类圆形的侧生根茎痕，有的可见刀削痕。体重，质坚实，断面灰褐色至蓝褐色，蜡样，常附有灰棕色粉末，皮层与中柱易分离，内皮层环纹棕褐色。气微香，味微苦而辛。

广西莪术：环节稍突起，断面黄棕色至棕色，常附有淡黄色粉末，内皮层环纹黄白色。

温莪术：断面黄棕色至棕褐色，常附有淡黄色至黄棕色粉末。气香或微香。

【饮片性状】

莪术：本品呈类圆形或椭圆形的厚片。外表皮灰黄色或灰棕色，有时可见环节或须根痕。切面黄绿色、黄棕色或棕褐色，内皮层环纹明显，散在"筋脉"小点。气微香，味微苦而辛。

醋莪术：本品形如莪术片，色泽加深，角质样，微有醋香气。

【性味与归经】辛、苦，温。归肝、脾经。

【功能与主治】行气破血，消积止痛。用于癥瘕痞块，瘀血经闭，胸痹心痛，食积胀痛。

【用法与用量】6~9 g。

【注意】孕妇禁用。

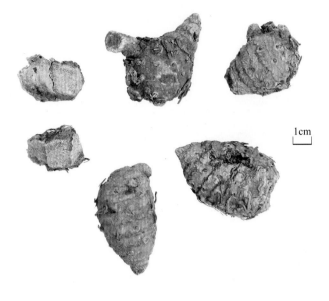

▲ 莪术（蓬莪术）

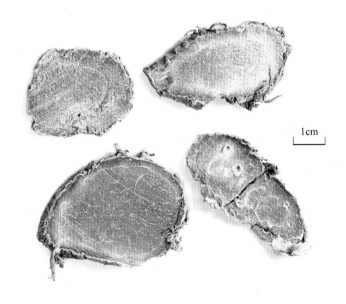

▲ 莪术（蓬莪术，饮片）

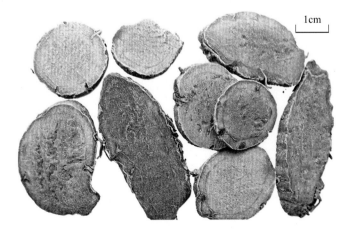

▲ 莪术（广西莪术，饮片）

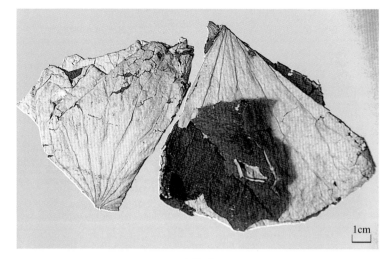

▲ 荷叶

414. 荷叶

Heye

NELUMBINIS FOLIUM

本品为睡莲科植物莲 *Nelumbo nucifera* Gaertn. 的干燥叶。

【原植物】见"莲子"。

【药材性状】本品呈半圆形或折扇形，展开后呈类圆形，全缘或稍呈波状，直径 20~50 cm。上表面深绿色或黄绿色，较粗糙；下表面淡灰棕色，较光滑，有粗脉 21~22 条，自中心向四周射出；中心有突起的叶柄残基。质脆，易破碎。稍有清香气，味微苦。

【饮片性状】

荷叶：本品呈不规则的丝状。上表面深绿色或黄绿色，较粗糙；下表面淡灰棕色，较光滑，叶脉明显突起。质脆，易破碎。稍有清香气，味微苦。

荷叶炭：本品呈不规则的片状，表面棕褐色或黑褐色。气焦香，味涩。

【性味与归经】苦，平。归肝、脾、胃经。

【功能与主治】清暑化湿，升发清阳，凉血止血。用于暑热烦渴，暑湿泄泻，脾虚泄泻，血热吐衄，便血崩漏。荷叶炭收涩化瘀止血。用于出血症和产后血晕。

【用法与用量】3~10 g；荷叶炭 3~6 g。

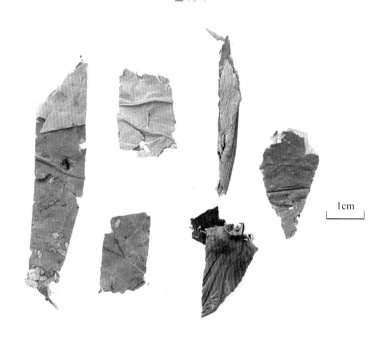

▲ 荷叶（饮片）

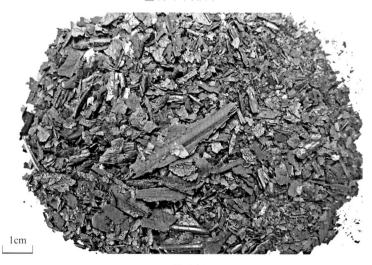

▲ 荷叶炭

十画

415. 桂枝

Guizhi

CINNAMOMI RAMULUS

本品为樟科植物肉桂 *Cinnamomum cassia* Presl 的干燥嫩枝。

【原植物】见"肉桂"。

【药材性状】本品呈长圆柱形，多分枝，长 30~75 cm，粗端直径 0.3~1 cm。表面红棕色至棕色，有纵棱线、细皱纹及小疙瘩状的叶痕、枝痕和芽痕，皮孔点状。质硬而脆，易折断。切片厚 2~4 mm，切面皮部红棕色，木部黄白色至浅黄棕色，髓部略呈方形。有特异香气，味甜、微辛，皮部味较浓。

【饮片性状】本品呈类圆形或椭圆形的厚片。表面红棕色至棕色，有时可见点状皮孔或纵棱线。切面皮部红棕色，木部黄白色或浅黄棕色，髓部类圆形或略呈方形，有特异香气，味甜、微辛。

【性味与归经】辛、甘，温。归心、肺、膀胱经。

【功能与主治】发汗解肌，温通经脉，助阳化气，平冲降气。用于风寒感冒，脘腹冷痛，血寒经闭，关节痹痛，痰饮，水肿，心悸，奔豚。

【用法与用量】3~10 g。

【注意】孕妇慎用。

十画

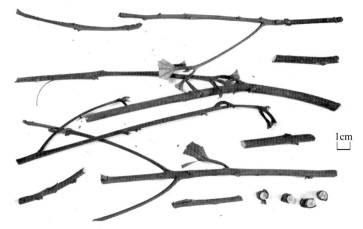

1cm

▲ 桂枝（童家赟摄）

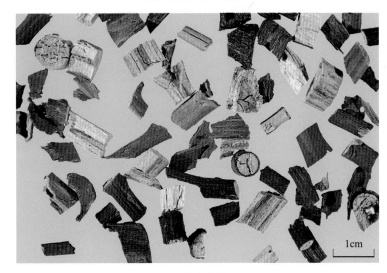

1cm

▲ 桂枝（饮片）

416. 桔梗

Jiegeng

PLATYCODONIS RADIX

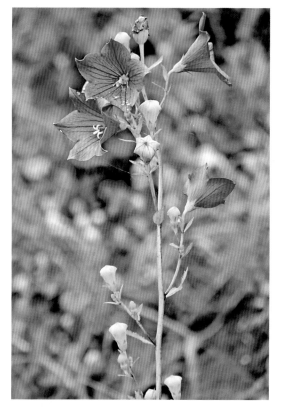

▲ 桔梗

本品为桔梗科植物桔梗 *Platycodon grandiflorum* (Jacq.) A. DC. 的干燥根。

【原植物】多年生草本，有白色乳汁。根为长圆锥形，皮黄褐色。茎直立，无毛。叶全部轮生、部分轮生至全部互生，无柄或有极短柄，叶片卵形至披针形，下面被白粉。花1至数朵，生于茎或分枝顶端；花冠蓝紫色，宽钟状。蒴果倒卵圆形。

【药材性状】本品呈圆柱形或略呈纺锤形，下部渐细，有的有分枝，略扭曲，长7~20 cm，直径0.7~2 cm。表面淡黄白色至黄色，不去外皮者表面黄棕色至灰棕色，具纵扭皱沟，并有横长的皮孔样斑痕及支根痕，上部有横纹。有的顶端有较短的根茎或不明显，其上有数个半月形茎痕。质脆，断面不平坦，形成层环棕色，皮部黄白色，有裂隙，木部淡黄色。气微，味微甜后苦。

【饮片性状】本品呈椭圆形或不规则厚片。外皮多已除去或偶有残留。切面皮部黄白色，较窄；形成层环纹明显，棕色；木部宽，有较多裂隙。气微，味微甜后苦。

【性味与归经】苦、辛，平。归肺经。

【功能与主治】宣肺，利咽，祛痰，排脓。用于咳嗽痰多，胸闷不畅，咽痛音哑，肺痈吐脓。

【用法与用量】3~10 g。

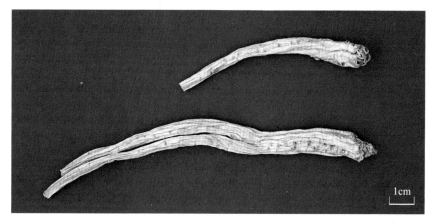

▲ 桔梗（未去外皮）

1cm

十画

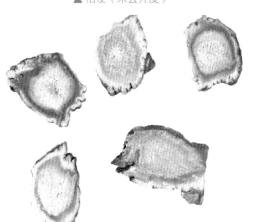

1cm

▲ 桔梗（饮片）

417. 桃仁

Taoren

PERSICAE SEMEN

本品为蔷薇科植物桃 *Prunus persica* (L.) Batsch 或山桃 *Prunus davidiana* (Carr.) Franch. 的干燥成熟种子。

【原植物】

桃：落叶小乔木，树皮粗糙。叶互生，叶柄短；托叶线形；叶片卵状披针形或长圆状披针形，中部最宽，边缘有细锯齿，深绿色。花先叶开放，1 朵侧生；花萼外被柔毛，萼筒钟状；花瓣 5，粉红色。核果圆形，肉厚。

山桃：树皮光滑。托叶早落，叶中部以下最宽。花萼无毛。果肉薄。

【药材性状】

桃仁：呈扁长卵形，长 1.2~1.8 cm，宽 0.8~1.2 cm，厚 0.2~0.4 cm。表面黄棕色至红棕色，密布颗粒状突起。一端尖，中部膨大，另端钝圆稍偏斜，边缘较薄。尖端一侧有短线形种脐，圆端有颜色略深不甚明显的合点，自合点处散出多数纵向维管束。种皮薄，子叶 2，类白色，富油性。气微，味微苦。

山桃仁：呈类卵圆形，较小而肥厚，长约 0.9 cm，宽约 0.7 cm，厚约 0.5 cm。

【饮片性状】

桃仁：同药材。

燁桃仁：本品呈扁长卵形，长 1.2~1.8 cm，宽 0.8~1.2 cm，厚 0.2~0.4 cm。表面浅黄白色，一端尖，中部膨大，另端钝圆稍偏斜，边缘较薄。子叶 2，富油性。气微香，味微苦。

燁山桃仁：呈类卵圆形，较小而肥厚，长约 1 cm，宽约 0.7 cm，厚约 0.5 cm。

炒桃仁：本品呈扁长卵形，长 1.2~1.8 cm，宽 0.8~1.2 cm，厚 0.2~0.4 cm。表面黄色至棕黄色，可见焦斑。一端尖，中部膨大，另端钝圆稍偏斜，边缘较薄。子叶 2，富油性。气微香，味微苦。

炒山桃仁：2 枚子叶多分离，完整者呈类卵圆形，较小而肥厚。长约 1 cm，宽约 0.7 cm，厚约0.5 cm。

【性味与归经】苦、甘，平。归心、肝、大肠经。

【功能与主治】活血祛瘀，润肠通便，止咳平喘。用于经闭痛经，癥瘕痞块，肺痈肠痈，跌扑损伤，肠燥便秘，咳嗽气喘。

【用法与用量】5~10 g。

【注意】孕妇慎用。

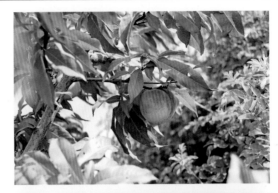

◀桃

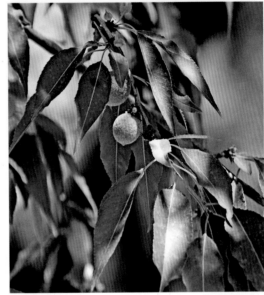

◀山桃

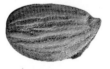
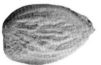

▲ 桃仁（桃）

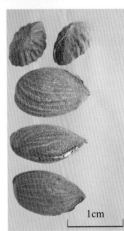

▲ 桃仁（山桃）

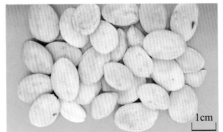

▲ 燁桃仁

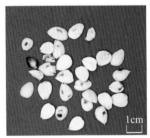

▲ 炒桃仁（山桃）

十画

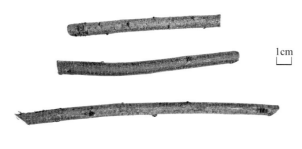

▲ 桃枝

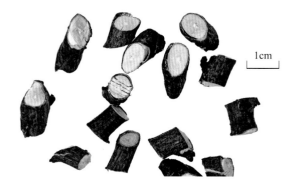

▲ 桃枝（饮片）

418. 桃枝

Taozhi

PERSICAE RAMULUS

本品为蔷薇科植物桃 *Prunus persica* (L.) Batsch 的干燥枝条。

【**原植物**】见"桃仁"。

【**药材性状**】本品呈圆柱形，长短不一，直径 0.2~1 cm，表面红褐色，较光滑，有类白色点状皮孔。质脆，易折断，切面黄白色，木部占大部分，髓部白色。气微，味微苦、涩。

【**性味与归经**】苦，平。归心、肝经。

【**功能与主治**】活血通络，解毒杀虫。用于心腹刺痛，风湿痹痛，跌打损伤，疮癣。

【**用法与用量**】9~15 g。外用适量，煎汤洗浴。

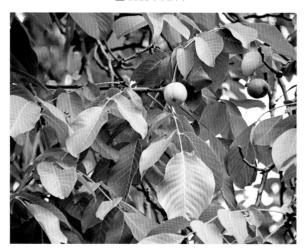

▲ 胡桃

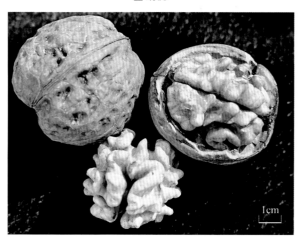

▲ 核桃仁（左：未去内果皮，右：去除部分内果皮）

419. 核桃仁

Hetaoren

JUGLANDIS SEMEN

本品为胡桃科植物胡桃 *Juglans regia* L. 的干燥成熟种子。

【**原植物**】乔木，高可达 20~25 m。单数羽状复叶，叶轴密生腺毛；小叶 5~9 枚，椭圆状卵形至长椭圆形，上面无毛，下面仅侧脉腋内有 1 簇短柔毛。花单性，雌雄同株；雄柔荑花序下垂，雌花序簇状，直立。果序短，俯垂；果实球形，绿色，内果皮（果核）坚硬，骨质，表面凹凸或皱褶，有 2 条纵棱，黄褐色。

【**药材性状**】本品多破碎，为不规则的块状，有皱曲的沟槽，大小不一；完整者类球形，直径 2~3 cm。种皮淡黄色或黄褐色，膜状，维管束脉纹深棕色。子叶类白色。质脆，富油性。气微，味甘；种皮味涩、微苦。

【**性味与归经**】甘，温。归肾、肺、大肠经。

【**功能与主治**】补肾，温肺，润肠。用于肾阳不足，腰膝酸软，阳痿遗精，虚寒喘嗽，肠燥便秘。

【**用法与用量**】6~9 g。

十画

420. 夏天无

Xiatianwu

CORYDALIS DECUMBENTIS RHIZOMA

本品为罂粟科植物伏生紫堇 *Corydalis decumbens* (Thunb.) Pers. 的干燥块茎。

【原植物】多年生草本。茎细弱，丛生，不分枝。基生叶具长柄，叶二回三出全裂，小裂片倒披针形。总状花序顶生；花淡紫红色，筒状唇形，上面花瓣长，瓣片近圆形，一端成距。蒴果线形；种子细小。

【药材性状】本品呈类球形、长圆形或不规则块状，长 0.5~3 cm，直径 0.5~2.5 cm。表面灰黄色、暗绿色或黑褐色，有瘤状突起和不明显的细皱纹，顶端钝圆，可见茎痕，四周有淡黄色点状叶痕及须根痕。质硬，断面黄白色或黄色，颗粒状或角质样，有的略带粉性。气微，味苦。

【性味与归经】苦、微辛，温。归肝经。

【功能与主治】活血止痛，舒筋活络，祛风除湿。用于中风偏瘫，头痛，跌扑损伤，风湿痹痛，腰腿疼痛。

【用法与用量】6~12 g，研末分 3 次服。

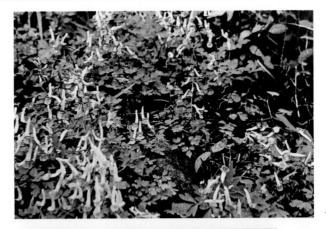
◀伏生紫堇

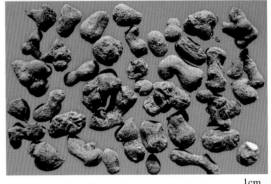
▲夏天无

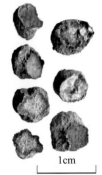
1cm
▲夏天无（断面）

1cm

421. 夏枯草

Xiakucao

PRUNELLAE SPICA

本品为唇形科植物夏枯草 *Prunella vulgaris* L. 的干燥果穗。

【原植物】多年生草本。高约 30 cm，全株被白色细毛。茎多不分枝，四棱，通常紫红色。叶对生，狭卵形。花序顶生筒状，由轮伞花序组成，花冠唇形，上唇盔形，下唇 3 裂，紫色或白色。小坚果三棱状长椭圆形，褐色。

【药材性状】本品呈圆柱形，略扁，长 1.5~8 cm，直径 0.8~1.5 cm；淡棕色至棕红色。全穗由数轮至 10 数轮宿萼与苞片组成，每轮有对生苞片 2 片，呈扇形，先端尖尾状，脉纹明显，外表面有白毛。每一苞片内有花 3 朵，花冠多已脱落，宿萼二唇形，内有小坚果 4 枚，卵圆形，棕色，尖端有白色突起。体轻。气微，味淡。

【性味与归经】辛、苦，寒。归肝、胆经。

【功能与主治】清肝泻火，明目，散结消肿。用于目赤肿痛，目珠夜痛，头痛眩晕，瘰疬，瘿瘤，乳痈，乳癖，乳房胀痛。

【用法与用量】9~15 g。

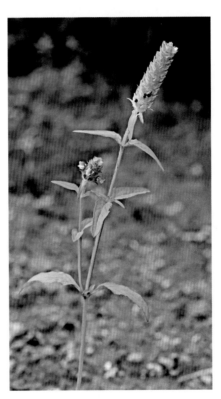
◀▼夏枯草

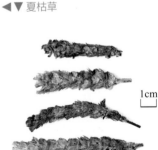
1cm

十画

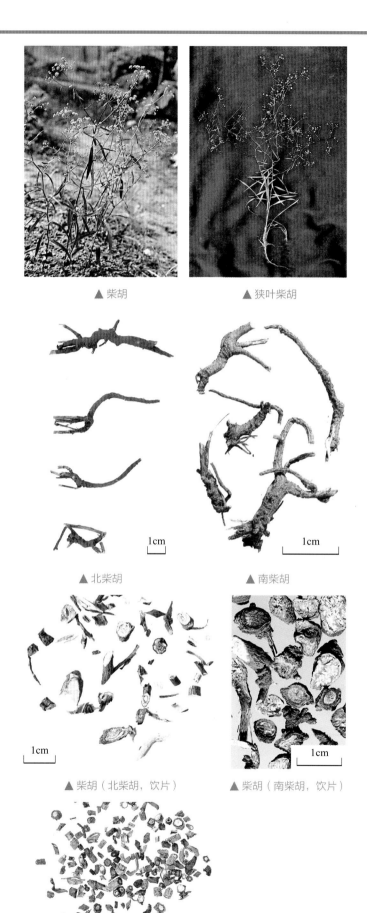

▲ 柴胡　　　　　▲ 狭叶柴胡

▲ 北柴胡　　　　▲ 南柴胡

▲ 柴胡（北柴胡，饮片）　　▲ 柴胡（南柴胡，饮片）

◀ 醋南柴胡

422. 柴胡

Chaihu

BUPLEURI RADIX

本品为伞形科植物柴胡 *Bupleurum chinense* DC. 或狭叶柴胡 *Bupleurum scorzonerifolium* Willd. 的干燥根。按性状不同，分别习称"北柴胡"和"南柴胡"。

【原植物】
柴胡：多年生草本。主根圆柱形，质硬。茎上部分枝略呈"之"字形弯曲。叶片条状阔披针形，长 3~9 cm，宽 0.6~1.3 cm，具平行脉 7~9 条。复伞形花序，伞辐 3~8，小伞梗 5~10；花小，黄色。双悬果。

狭叶柴胡：根直生，上粗下细，外皮红褐色。基生叶及下部的叶有长柄，叶片较狭，条形或窄条形，长 7~15 cm，宽 0.2~0.6 cm，具平行脉 3~5 条。复伞形花序，伞辐 3~8，小伞梗 6~15。

【药材性状】
北柴胡：呈圆柱形或长圆锥形，长 6~15 cm，直径 0.3~0.8 cm。根头膨大，顶端残留 3~15 个茎基或短纤维状叶基，下部分枝。表面黑褐色或浅棕色，具纵皱纹、支根痕及皮孔。质硬而韧，不易折断，断面显纤维性，皮部浅棕色，木部黄白色。气微香，味微苦。

南柴胡：根较细，圆锥形，顶端有多数细毛状枯叶纤维，下部多不分枝或稍分枝。表面红棕色或黑棕色，靠近根头处多具细密环纹。质稍软，易折断，断面略平坦，不显纤维性。具败油气。

【饮片性状】
北柴胡：本品呈不规则厚片。外表皮黑褐色或浅棕色，具纵皱纹和支根痕。切面淡黄白色，纤维性。质硬。气微香，味微苦。

醋北柴胡：本品形如北柴胡片，表面淡棕黄色，微有醋香气，味微苦。

南柴胡：本品呈类圆形或不规则片。外表皮红棕色或黑褐色。有时可见根头处具细密环纹或有细毛状枯叶纤维。切面黄白色，平坦。具败油气。

醋南柴胡：本品形如南柴胡片，微有醋香气。

【性味与归经】辛、苦，微寒。归肝、胆、肺经。
【功能与主治】疏散退热，疏肝解郁，升举阳气。用于感冒发热，寒热往来，胸胁胀痛，月经不调，子宫脱垂，脱肛。
【用法与用量】3~10 g。
【注意】大叶柴胡 *Bupleurum longiradiatum* Turcz. 的干燥根茎，表面密生环节，有毒，不可当柴胡用。

423. 党参

Dangshen

CODONOPSIS RADIX

本品为桔梗科植物党参 *Codonopsis pilosula* (Franch.) Nannf.、素花党参 *Codonopsis pilosula* Nannf. var. *modesta* (Nannf.) L. T. Shen 或川党参 *Codonopsis tangshen* Oliv. 的干燥根。

【原植物】

党参：多年生缠绕草本。根头膨大。叶互生、对生或假轮生，卵形至广卵形，边全缘或浅波状，两面有毛。花单生于枝顶；花冠广钟形，浅黄绿色略带紫晕，先端 5 裂；雄蕊 5，花丝中部膨大；子房下位，3 室。蒴果圆锥形顶裂。

素花党参：叶片近无毛。花萼裂片较小，花冠较花萼裂片长。

川党参：茎光滑无毛。叶卵形至长圆状卵形，基部楔形，上面几无毛，下面生粗糙的茸毛。

【药材性状】

党参：呈长圆柱形，稍弯曲，长 10~35 cm，直径 0.4~2 cm。表面灰黄色、黄棕色至灰棕色，根头部有多数疣状突起的茎痕及芽，每个茎痕的顶端呈凹下的圆点状；根头下有致密的环状横纹，向下渐稀疏，有的达全长的一半，栽培品环状横纹少或无；全体有纵皱纹和散在的横长皮孔样突起，支根断落处常有黑褐色胶状物。质稍柔软或稍硬而略带韧性，断面稍平坦，有裂隙或放射状纹理，皮部淡棕黄色至黄棕色，木部淡黄色至黄色。有特殊香气，味微甜。

素花党参（西党参）：长 10~35 cm，直径 0.5~2.5 cm。表面黄白色至灰黄色，根头下致密的环状横纹常达全长的一半以上。断面裂隙较多，皮部灰白色至淡棕色。

川党参：长 10~45 cm，直径 0.5~2 cm。表面灰黄色至黄棕色，有明显不规则的纵沟。质较软而结实，断面裂隙较少，皮部黄白色。

【饮片性状】

党参片：本品呈类圆形的厚片。外表皮灰黄色、黄棕色至灰棕色，有时可见根头部有多数疣状突起的茎痕和芽。切面皮部淡棕黄色至黄棕色，木部淡黄色至黄色，有裂隙或放射状纹理。有特殊香气，味微甜。

米炒党参：本品形如党参片，表面深黄色，偶有焦斑。

【性味与归经】甘，平。归脾、肺经。

【功能与主治】健脾益肺，养血生津。用于脾肺气虚，食少倦怠，咳嗽虚喘，气血不足，面色萎黄，心悸气短，津伤口渴，内热消渴。

【用法与用量】9~30 g。

【注意】不宜与藜芦同用。

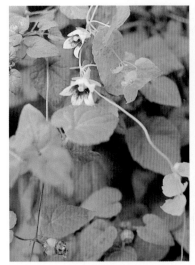
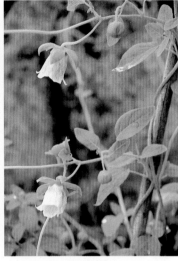

▲ 党参　　　　　　▲ 素花党参

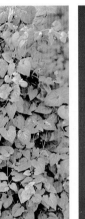
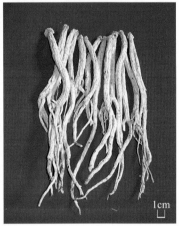

▲ 川党参　　　　　▲ 党参（栽培）

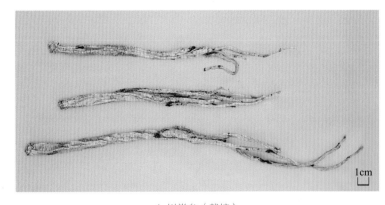

▲ 川党参（栽培）

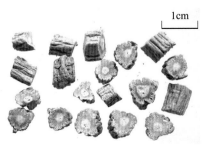

◀ 党参（饮片）

424. 鸭跖草

Yazhicao

COMMELINAE HERBA

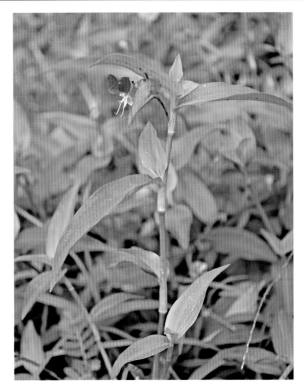

▲ 鸭跖草

本品为鸭跖草科植物鸭跖草 *Commelina communis* L. 的干燥地上部分。

【原植物】一年生草本。茎圆柱形，肉质，节部膨大。叶互生，披针形，基部下延成膜质鞘。总苞片心状卵形，褶叠状，稍弯。聚伞花序，下面1枚仅有花1朵，具长8 mm的梗，不孕；上面1枚具花3~4朵，具短梗，几乎不伸出总苞片；花瓣深蓝色，内面2枚具爪。蒴果椭圆形。

【药材性状】本品长可达60 cm，黄绿色或黄白色，较光滑。茎有纵棱，直径约0.2 cm，多有分枝或须根，节稍膨大，节间长3~9 cm；质柔软，断面中心有髓。叶互生，多皱缩、破碎，完整叶片展平后呈卵状披针形或披针形，长3~9 cm，宽1~2.5 cm；先端尖，全缘，基部下延成膜质叶鞘，抱茎，叶脉平行。花多脱落，总苞佛焰苞状，心形，两边不相连；花瓣皱缩，蓝色。气微，味淡。

【饮片性状】本品呈不规则的段。茎有纵棱，节稍膨大。切面中心有髓。叶互生，多皱缩、破碎，完整叶片展平后呈卵状披针形或披针形，全缘，基部下延成膜质叶鞘，抱茎，叶脉平行。总苞佛焰苞状，心形。气微，味淡。

【性味与归经】甘、淡，寒。归肺、胃、小肠经。

【功能与主治】清热泻火，解毒，利水消肿。用于感冒发热，热病烦渴，咽喉肿痛，水肿尿少，热淋涩痛，痈肿疔毒。

【用法与用量】15~30 g。外用适量。

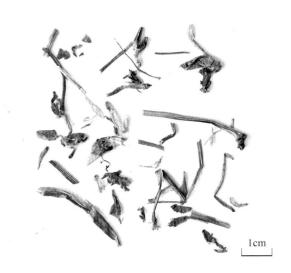

1cm

▲ 鸭跖草（饮片）

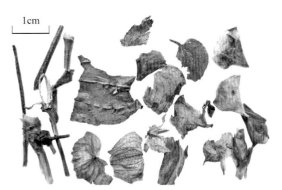

1cm

▲ 鸭跖草（水浸展开）

425. 铁皮石斛

Tiepishihu

DENDROBII OFFICINALIS CAULIS

本品为兰科植物铁皮石斛 *Dendrobium officinale* Kimura et Migo 的干燥茎。11 月至翌年 3 月采收，除去杂质，剪去部分须根，边加热边扭成螺旋形或弹簧状，烘干；或切成段，干燥或低温烘干，前者习称"铁皮枫斗"（耳环石斛）；后者习称"铁皮石斛"。

【原植物】茎细长达 35 cm。叶矩圆状披针形，叶鞘具紫斑，鞘口张开，常与节留下 1 个环状间隙。总状花序常生于落了叶的茎上部；花被片黄绿色；唇瓣卵状披针形。基部边缘内卷并具 1 个胼胝体；唇盘被乳头状毛，具紫色斑点。

【药材性状】

铁皮枫斗：本品呈螺旋形或弹簧状，通常为 2~6 个旋纹，茎拉直后长 3.5~8 cm，直径 0.2~0.4 cm。表面黄绿色或略带金黄色，有细纵皱纹，节明显，节上有时可见残留的灰白色叶鞘；一端可见茎基部留下的短须根。质坚实，易折断，断面平坦，灰白色至灰绿色，略角质状。气微，味淡，嚼之有黏性。

铁皮石斛：本品呈圆柱形的段，长短不等。

【性味与归经】甘，微寒。归胃、肾经。

【功能与主治】益胃生津，滋阴清热。用于热病津伤，口干烦渴，胃阴不足，食少干呕，病后虚热不退，阴虚火旺，骨蒸劳热，目暗不明，筋骨痿软。

【用法与用量】6~12 g。

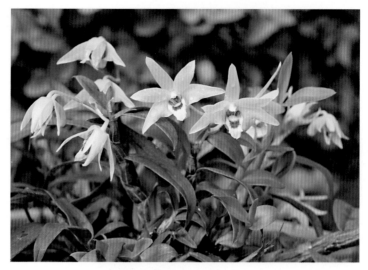

◀ 铁皮石斛

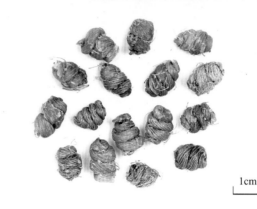

▲ 铁皮枫斗

1cm

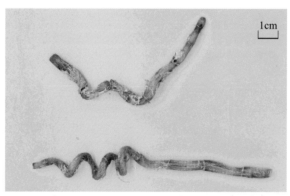

1cm

◀ 铁皮枫斗（水浸展开）

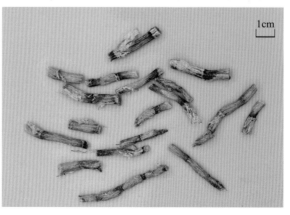

1cm

◀ 铁皮石斛

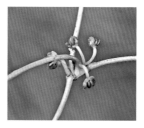

▲▼ 积雪草　　　　　　　　　　　　▲ 积雪草（果）

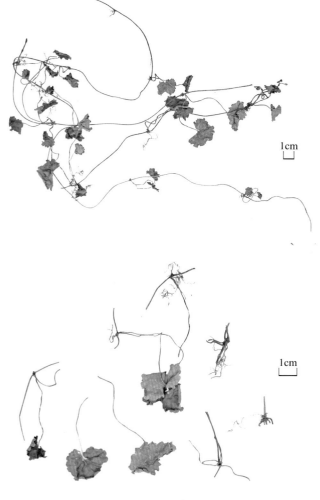

1cm

1cm

▲ 积雪草（饮片）

426. 积雪草

Jixuecao

CENTELLAE HERBA

本品为伞形科植物积雪草 *Centella asiatica* (L.) Urb. 的干燥全草。

【原植物】多年生匍匐草本。茎纤细伏地，节上生根。叶数片自节部丛生，具长柄，叶片圆形或肾圆形，基部深心形。花自叶腋生，伞形花序 1~4 个；花小，紫红色；花瓣 5，卵形。双悬果小，扁形。

【药材性状】本品常卷缩成团状。根圆柱形，长 2~4 cm，直径 1~1.5 mm；表面浅黄色或灰黄色。茎细长弯曲，黄棕色，有细纵皱纹，节上常着生须状根。叶片多皱缩、破碎，完整者展平后呈近圆形或肾形，直径 1~4 cm；灰绿色，边缘有粗钝齿；叶柄长 3~6 cm，扭曲。伞形花序腋生，短小。双悬果扁圆形，有明显隆起的纵棱及细网纹，果梗甚短。气微，味淡。

【饮片性状】本品呈不规则的段。根圆柱形，表面浅黄色或灰黄色。茎细，黄棕色，有细纵皱纹，可见节，节上常着生须状根。叶片多皱缩、破碎，完整者展平后呈近圆形或肾形，灰绿色，边缘有粗钝齿。伞形花序短小。双悬果扁圆形，有明显隆起的纵棱及细网纹。气微，味淡。

【性味与归经】苦、辛，寒。归肝、脾、肾经。

【功能与主治】清热利湿，解毒消肿。用于湿热黄疸，中暑腹泻，石淋血淋，痈肿疮毒，跌扑损伤。

【用法与用量】15~30 g。

427. 臭灵丹草

Choulingdancao

LAGGERAE HERBA

本品为菊科植物翼齿六棱菊 *Laggera pterodonta* (DC.) Benth. 的干燥地上部分。

【原植物】多年生草本。全株有强烈臭气。茎圆柱形，上部稍有分枝，茎枝均有羽状齿裂的翅，全株密被淡黄绿色腺毛和柔毛。叶互生，无柄，叶片椭圆状倒披针形或椭圆形。头状花序多数，在茎枝顶端排列成总状或近伞房状的大型圆锥花序，总苞近钟状，雌花多数，花冠丝状；两性花约与雌花等长，花管状，向上渐扩大，檐部通常5裂，背面有乳头状突起。瘦果近纺锤形，被白色长柔毛，冠毛白色，易脱落。

【药材性状】本品长50~150 cm，全体密被淡黄色腺毛和柔毛。茎圆柱形，具4~6纵翅，翅缘锯齿状，易折断。叶互生，有短柄；叶片椭圆形，暗绿色，先端短尖或渐尖，基部楔形，下延成翅，边缘有锯齿。头状花序着生于枝端。气特异，味苦。

【性味与归经】辛、苦，寒；有毒。归肺经。

【功能与主治】清热解毒，止咳祛痰。用于风热感冒，咽喉肿痛，肺热咳嗽。

【用法与用量】9~15 g。

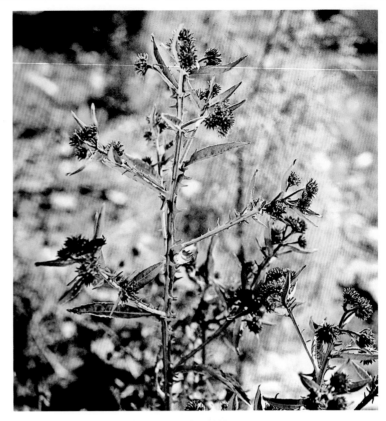

▲ 翼齿六棱菊

428. 射干

Shegan

BELAMCANDAE RHIZOMA

本品为鸢尾科植物射干 *Belamcanda chinensis* (L.) DC. 的干燥根茎。

【原植物】多年生草本。地下有鲜黄色不规则结节状根茎。茎直立，叶互生，互相嵌叠而抱茎，排二列，扁平，有平行脉多条。花序顶生，花橙黄色而有红色斑点。蒴果三角状倒卵形至长椭圆形。种子圆形，黑色，有光泽。

【药材性状】本品呈不规则结节状，长3~10 cm，直径1~2 cm。表面黄褐色、棕褐色或黑褐色，皱缩，有较密的环纹。上面有数个圆盘状凹陷的茎痕，偶有茎基残存；下面有残留细根及根痕。质硬，断面黄色，颗粒性。气微，味苦、微辛。

【饮片性状】本品呈不规则形或长条形的薄片。外表皮黄褐色、棕褐色或黑褐色，皱缩，可见残留的须根及须根痕，有的可见环纹。切面淡黄色或鲜黄色，具散在筋脉小点或筋脉纹，有的可见环纹。气微，味苦、微辛。

【性味与归经】苦，寒。归肺经。

【功能与主治】清热解毒，消痰，利咽。用于热毒痰火郁结，咽喉肿痛，痰涎壅盛，咳嗽气喘。

【用法与用量】3~10 g。

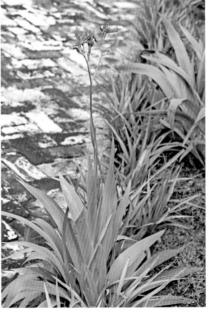

◀▼ 射干

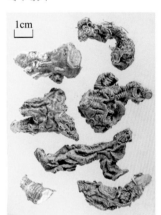

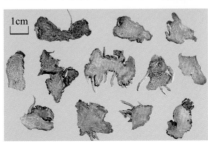

◀ 射干（饮片）

429. 徐长卿

Xuchangqing

CYNANCHI PANICULATI RADIX ET RHIZOMA

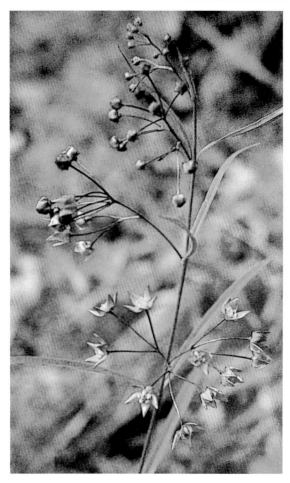

▲▼ 徐长卿

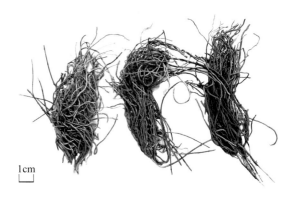

本品为萝藦科植物徐长卿 *Cynanchum paniculatum* (Bge.) Kitag. 的干燥根和根茎。

【原植物】多年生草本。根须状。茎不分枝。叶对生，纸质，披针形至线形，两端锐尖。圆锥状聚伞花序近顶腋生，通常有花 10 余朵；花冠黄绿色，近辐射状。蓇葖果单生。种子长圆形，顶端具白色绢质毛。

【药材性状】本品根茎呈不规则柱状，有盘节，长 0.5~3.5 cm，直径 2~4 mm。有的顶端带有残茎，细圆柱形，长约 2 cm，直径 1~2 mm，断面中空；根茎节处周围着生多数根。根呈细长圆柱形，弯曲，长 10~16 cm，直径 1~1.5 mm。表面淡黄白色至淡棕黄色或棕色，具微细的纵皱纹，并有纤细的须根。质脆，易折断，断面粉性，皮部类白色或黄白色，形成层环淡棕色，木部细小。气香，味微辛凉。

【饮片性状】本品呈不规则的段。根茎有节，四周着生多数根。根圆柱形，表面淡黄白色至淡棕黄色或棕色，有细纵皱纹。切面粉性，皮部类白色或黄白色，形成层环淡棕色，木部细小。气香，味微辛凉。

【性味与归经】辛，温。归肝、胃经。

【功能与主治】祛风，化湿，止痛，止痒。用于风湿痹痛，胃痛胀满，牙痛，腰痛，跌扑伤痛，风疹、湿疹。

【用法与用量】3~12 g，后下。

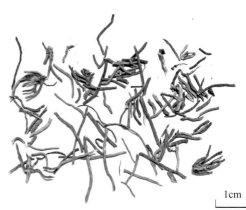

◀ 徐长卿（饮片）

430. 狼毒

Langdu

EUPHORBIAE EBRACTEOLATAE RADIX

本品为大戟科植物月腺大戟 *Euphorbia ebracteolata* Hayata 或狼毒大戟 *Euphorbia fischeriana* Steud. 的干燥根。

【原植物】
月腺大戟：多年生草本。叶互生，叶片狭椭圆形或椭圆状披针形。杯状聚伞花序，排成复伞形；雌雄花同生于尊状杯形的总苞内，总苞先端4浅裂，腺体4个。蒴果光滑无毛。

狼毒大戟：多年生草本，全体含白色乳汁。根肉质肥大。茎下部叶鳞片状，膜质，淡褐色；中、上部叶3~5片轮生；叶片长圆形或长圆状卵形。杯状聚伞花序顶生，排成复伞形；雄花多数和雌花1枚同生于杯形的总苞内，总苞先端5裂，腺体5个与裂片互生；雄花仅有雄蕊1；雌花仅有雌蕊1，子房扁圆形，花柱3。蒴果扁球形，有3纵沟，褐色。

【药材性状】
月腺大戟：为类圆形或长圆形块片，直径1.5~8 cm，厚0.3~4 cm。外皮薄，黄棕色或灰棕色，易剥落而露出黄色皮部。切面黄白色，有黄色不规则大理石样纹理或环纹。体轻，质脆，易折断，断面有粉性。气微，味微辛。

狼毒大戟：外皮棕黄色，切面纹理或环纹显黑褐色。水浸后有黏性，撕开可见黏丝。

【饮片性状】
生狼毒（月腺大戟）：为类圆形、长圆形或不规则块片。外皮薄，黄棕色或灰棕色，易剥落而露出黄色皮部。切面黄白色，有淡黄白色至黄棕色不规则大理石样纹理或环纹。体轻，质脆，易折断，断面有粉性。气微，味微辛。

生狼毒（狼毒大戟）：外皮棕黄色，切面纹理或环纹显黑褐色。水浸后有黏性，撕开可见黏丝。

醋狼毒：本品形如狼毒。颜色略深，闻之微有醋香气。

【性味与归经】辛，平；有毒。归肝、脾经。

【功能与主治】散结，杀虫。外用于淋巴结结核、皮癣；灭蛆。

【用法与用量】熬膏外敷。

【注意】不宜与密陀僧同用。

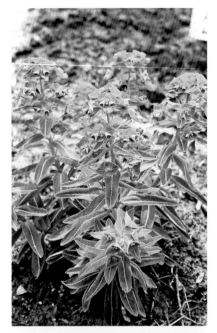

◀月腺大戟

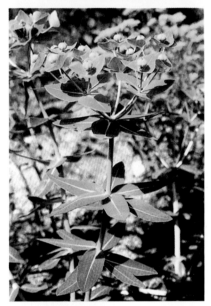

◀狼毒大戟

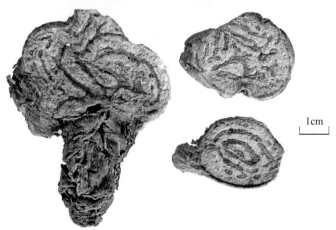

1cm

▲ 狼毒（月腺大戟，饮片）

431. 凌霄花

Lingxiaohua

CAMPSIS FLOS

本品为紫葳科植物凌霄 *Campsis grandiflora* (Thunb.) K. Schum. 或美洲凌霄 *Campsis radicans* (L.) Seem. 的干燥花。

【原植物】

凌霄：落叶木质藤本。单数羽状叶对生，小叶 7~9 片，卵形或披针形，基部稍不对称。顶生疏散的短圆锥花序，花大，花萼 5 裂至中部；花冠漏斗状钟形，鲜红色，筒稍高；雄蕊 4 个。蒴果细长；种子多数扁平，有半透明的膜质翅。

美洲凌霄：羽状复叶，小叶 9~11。萼筒短，裂片仅占萼的 1/3 处；花冠口较小。

【药材性状】

凌霄：多皱缩卷曲，黄褐色或棕褐色，完整花朵长 4~5 cm。萼筒钟状，长 2~2.5 cm，裂片 5，裂至中部，萼筒基部至萼齿尖有 5 条纵棱。花冠先端 5 裂，裂片半圆形，下部联合呈漏斗状，表面可见细脉纹，内表面较明显。雄蕊 4，着生在花冠上，2 长 2 短，花药个字形，花柱 1，柱头扁平。气清香，味微苦、酸。

美洲凌霄：完整花朵长 6~7 cm。萼筒长 1.5~2 cm，硬革质，先端 5 齿裂，裂片短三角状，长约为萼筒的 1/3，萼筒外无明显的纵棱；花冠内表面具明显的深棕色脉纹。

【性味与归经】甘、酸，寒。归肝、心包经。

【功能与主治】活血通经，凉血祛风。用于月经不调，经闭癥瘕，产后乳肿，风疹发红，皮肤瘙痒，痤疮。

【用法与用量】5~9 g。

【注意】孕妇慎用。

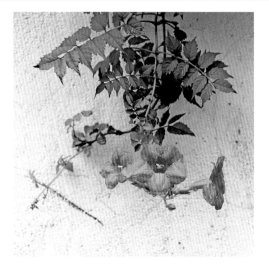

▲ 凌霄

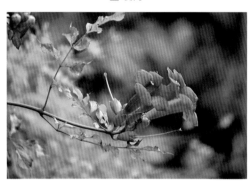

▲ 美洲凌霄

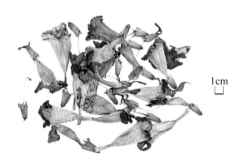

1cm

▲ 凌霄花（凌霄）

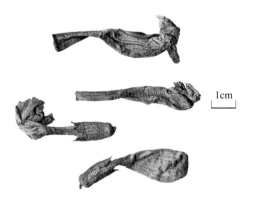

1cm

▲ 凌霄花（美洲凌霄）

十画

432. 高山辣根菜

Gaoshanlagencai

PEGAEOPHYTI RADIX ET RHIZOMA

本品为十字花科植物无茎荠 *Pegaeophyton scapiflorum* (Hook. f. et Thoms.) Marq. et Shaw 的干燥根和根茎。

【原植物】多年生草本。茎短缩，植株光滑无毛。根粗壮，表皮多皱缩。叶多数，旋叠状着生于基部，叶片线状披针形或长匙形，全缘或具稀疏浅齿。花大，单生，白色至淡蓝色；花瓣宽倒卵形。短角果宽卵形，扁平，肉质，具狭翅状边缘；种子每室 2 行，圆形而扁，褐色。

【药材性状】本品根茎顶端有数个分枝，有密集横环纹，其上有叶柄残基。根圆柱形，长 5~16 cm，直径 0.6~1.5 cm。表面黄棕色至灰黄褐色，粗糙，有明显的皱纹和纵沟。质松泡，易折断，断面不整齐，皮部淡棕色至黄棕色，木部淡黄白色至浅黄棕色，周边与中心部呈灰白与黄色相间的花纹。气微香，味微苦。

【性味与归经】苦、辛，寒。归肺、肝经。

【功能与主治】清热解毒，清肺止咳，止血，消肿。用于温病发热，肺热咳嗽，咯血，创伤出血，四肢浮肿。

【用法与用量】3~6 g；或入丸、散。外用适量，研末敷。

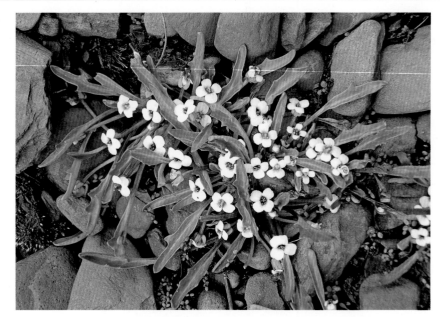

▲ 无茎荠（徐克学摄）

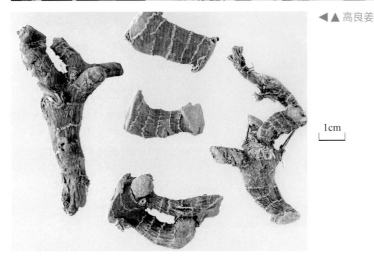

433. 高良姜

Gaoliangjiang

ALPINIAE OFFICINARUM RHIZOMA

本品为姜科植物高良姜 *Alpinia officinarum* Hance 的干燥根茎。

【原植物】多年生草本。地下根茎横走，棕色或紫红色，多节。茎直立。叶二列，条形，无叶柄；叶片窄条状披针形，长15~30 cm，宽 1~3 cm，先端渐尖或尾尖，两面光滑无毛，叶鞘抱茎。总状花序顶生，花极密集，花淡红色。蒴果肉质，球形，熟时橘红色。

【药材性状】本品呈圆柱形，多弯曲，有分枝，长 5~9 cm，直径 1~1.5 cm。表面棕红色至暗褐色，有细密的纵皱纹和灰棕色的波状环节，节间长 0.2~1 cm，一面有圆形的根痕。质坚韧，不易折断，断面灰棕色或红棕色，纤维性，中柱约占 1/3。气香，味辛辣。

【饮片性状】本品呈类圆形或不规则形的薄片。外表皮棕红色至暗棕色，有的可见环节和须根痕。切面灰棕色至红棕色，外周色较淡，具多数散在的筋脉小点，中心圆形，约占 1/3。气香，味辛辣。

【性味与归经】辛，热。归脾、胃经。

【功能与主治】温胃止呕，散寒止痛。用于脘腹冷痛，胃寒呕吐，嗳气吞酸。

【用法与用量】3~6 g。

◀▲ 高良姜

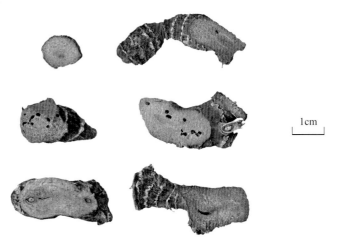

▲ 高良姜（饮片）

434. 拳参

Quanshen

BISTORTAE RHIZOMA

本品为蓼科植物拳参 *Polygonum bistorta* L. 的干燥根茎。

【原植物】多年生草本。根茎肥大，弯曲，外皮紫棕色。茎直立，单一。叶革质，长圆状披针形或窄卵形，先端锐尖，叶鞘膜质筒状。穗状花序顶生，小花密集，花被 5 深裂，淡红色或白色，雄蕊 8。瘦果三角形。

【药材性状】本品呈扁长条形或扁圆柱形，弯曲，有的对卷弯曲，两端略尖，或一端渐细，长 6~13 cm，直径 1~2.5 cm。表面紫褐色或紫黑色，粗糙，一面隆起，一面稍平坦或略具凹槽，全体密具粗环纹，有残留须根或根痕。质硬，断面浅棕红色或棕红色，维管束呈黄白色点状，排列成环。气微，味苦、涩。

【饮片性状】本品呈类圆形或近肾形的薄片。外表皮紫褐色或紫黑色。切面棕红色或浅棕红色，平坦，近边缘有一圈黄白色小点（维管束），气微，味苦、涩。

【性味与归经】苦、涩，微寒。归肺、肝、大肠经。

【功能与主治】清热解毒，消肿，止血。用于赤痢热泻，肺热咳嗽，痈肿瘰疬，口舌生疮，血热吐衄，痔疮出血，蛇虫咬伤。

【用法与用量】5~10 g。外用适量。

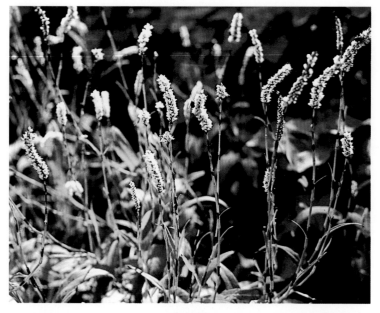

▲ 拳参

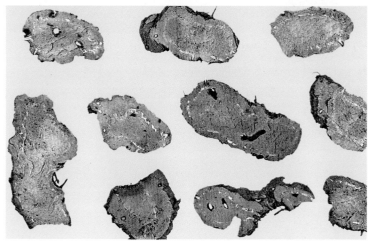

▲ 拳参（饮片）

1cm

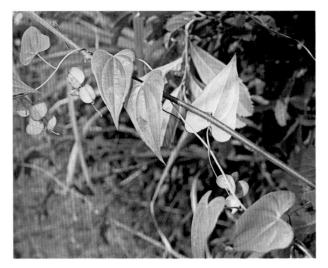

▲ 粉背薯蓣

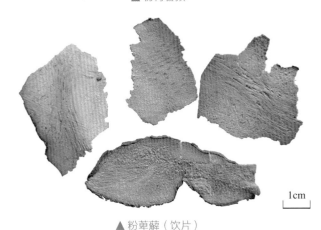

1cm

▲ 粉萆薢（饮片）

435. 粉萆薢

Fenbixie

DIOSCOREAE HYPOGLAUCAE RHIZOMA

本品为薯蓣科植物粉背薯蓣 *Dioscorea hypoglauca* Palibin 的干燥根茎。

【原植物】多年生缠绕草质藤本。根茎粗厚，盘结成块状。茎纤细，左旋。单叶互生，三角状心形或长圆状心形，叶中部以下边缘呈波状。花小、黄绿色，单性，雌雄异株；雄花花被 6 裂，能育雄蕊 3，不育雄蕊 3，无药；雌花退化，雄蕊呈丝状体。蒴果近圆形，微被白粉，有 3 翅。

【药材性状】本品为不规则的薄片，边缘不整齐，大小不一，厚约 0.5 mm。有的有棕黑色或灰棕色的外皮。切面黄白色或淡灰棕色，维管束呈小点状散在。质松，略有弹性，易折断，新断面近外皮处显淡黄色。气微，味辛、微苦。

【性味与归经】苦，平。归肾、胃经。

【功能与主治】利湿去浊，祛风除痹。用于膏淋，白浊，白带过多，风湿痹痛，关节不利，腰膝疼痛。

【用法与用量】9~15 g。

十
画

436. 粉葛

Fenge

PUERARIAE THOMSONII RADIX

本品为豆科植物甘葛藤 *Pueraria thomsonii* Benth. 的干燥根。

【原植物】藤本。根肥大。茎枝被黄褐色短毛或杂有长硬毛。三出复叶，具长柄；托叶披针状长椭圆形，有毛；小叶片菱状卵形至宽卵形，先端短渐尖，基部圆形。总状花序腋生；小苞片卵形；花萼钟状，被黄色长硬毛；花冠紫色。荚果长椭圆形，扁平，密被黄褐色长硬毛。种子肾形或圆形。

【药材性状】本品呈圆柱形、类纺锤形或半圆柱形，长 12~15 cm，直径 4~8 cm；有的为纵切或斜切的厚片，大小不一。表面黄白色或淡棕色，未去外皮的呈灰棕色。体重，质硬，富粉性，横切面可见由纤维形成的浅棕色同心性环纹，纵切面可见由纤维形成的数条纵纹。气微，味微甜。

【饮片性状】本品呈不规则的厚片或立方块状。外表面黄白色或淡棕色。切面黄白色，横切面有时可见由纤维形成的浅棕色同心性环纹，纵切面可见由纤维形成的数条纵纹。体重，质硬，富粉性。气微，味微甜。

【性味与归经】甘、辛，凉。归脾、胃经。

【功能与主治】解肌退热，生津止渴，透疹，升阳止泻，通经活络，解酒毒。用于外感发热头痛，项背强痛，口渴，消渴，麻疹不透，热痢，泄泻，眩晕头痛，中风偏瘫，胸痹心痛，酒毒伤中。

【用法与用量】10~15 g。

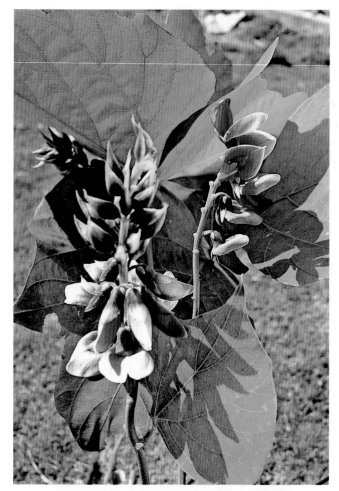

◀甘葛藤

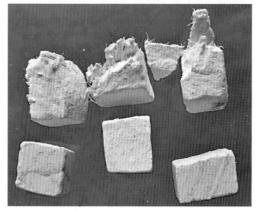

▲粉葛块

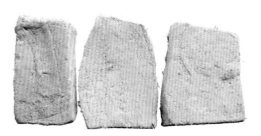

▲粉葛片

437. 益母草

Yimucao

LEONURI HERBA

本品为唇形科植物益母草 *Leonurus japonicus* Houtt. 的新鲜或干燥地上部分。

【原植物】见"茺蔚子"。

【药材性状】

鲜益母草：幼苗期无茎，基生叶圆心形，5~9 浅裂，每裂片有 2~3 钝齿。花前期茎呈方柱形，上部多分枝，四面凹下成纵沟，长 30~60 cm，直径 0.2~0.5 cm；表面青绿色；质鲜嫩，断面中部有髓。叶交互对生，有柄；叶片青绿色，质鲜嫩，揉之有汁；下部茎生叶掌状 3 裂，上部叶羽状深裂或浅裂成 3 片，裂片全缘或具少数锯齿。气微，味微苦。

干益母草：茎表面灰绿色或黄绿色；体轻，质韧，断面中部有髓。叶片灰绿色，多皱缩、破碎，易脱落。轮伞花序腋生，小花淡紫色，花萼筒状，花冠二唇形。切段者长约 2 cm。

【饮片性状】干益母草：本品呈不规则的段。茎方形，四面凹下成纵沟，灰绿色或黄绿色。切面中部有白髓。叶片灰绿色，多皱缩、破碎。轮伞花序腋生，花黄棕色，花萼筒状，花冠二唇形。气微，味微苦。

【性味与归经】苦、辛，微寒。归肝、心包、膀胱经。

【功能与主治】活血调经，利尿消肿，清热解毒。用于月经不调，痛经经闭，恶露不尽，水肿尿少，疮疡肿毒。

【用法与用量】9~30 g；鲜品 12~40 g。

【注意】孕妇慎用。

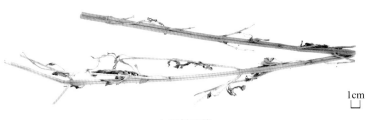

▲ 鲜益母草（幼苗、叶）

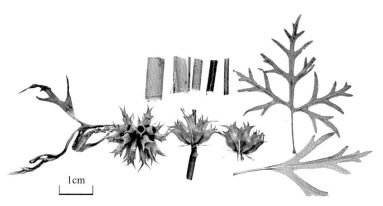

▲ 干益母草

▲ 鲜益母草（切段）

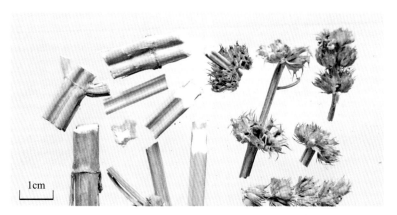

▲ 干益母草（饮片）

438. 益智

Yizhi

ALPINIAE OXYPHYLLAE FRUCTUS

本品为姜科植物益智 *Alpinia oxyphylla* Miq. 的干燥成熟果实。

【原植物】多年生草本。茎直立丛生，叶两列互生；叶片窄披针形，先端尖，基部阔楔形。圆锥花序顶生，花蕾时包藏于鞘状苞片内，花序轴开花时稍弯曲，被极短的柔毛；花萼筒状，具3齿裂；花冠裂片长圆形，后方1枚稍大，白色，外被疏柔毛，唇瓣倒卵形，粉白色而具红色脉纹，先端边缘皱波状。蒴果椭圆形，果皮有明显的脉纹。

【药材性状】本品呈椭圆形，两端略尖，长1.2~2 cm，直径1~1.3 cm。表面棕色或灰棕色，有纵向凹凸不平的突起棱线13~20条，顶端有花被残基，基部常残存果梗。果皮薄而稍韧，与种子紧贴，种子集结成团，中有隔膜将种子团分为3瓣，每瓣有种子6~11粒。种子呈不规则的扁圆形，略有钝棱，直径约3 mm，表面灰褐色或灰黄色，外被淡棕色膜质的假种皮；质硬，胚乳白色。有特异香气，味辛、微苦。

【饮片性状】

益智仁：本品为不规则扁圆形的种子或种子团残瓣。种子略有钝棱，直径约3 mm；表面灰黄色至灰褐色，具细皱纹；外被淡棕色膜质的假种皮；质硬，胚乳白色。有特异香气，味辛、微苦。

盐益智仁：本品形如益智仁。表面棕褐色至黑褐色，质硬，胚乳白色。有特异香气。味辛、微咸、苦。

【性味与归经】辛，温。归脾、肾经。

【功能与主治】暖肾固精缩尿，温脾止泻摄唾。用于肾虚遗尿，小便频数，遗精白浊，脾寒泄泻，腹中冷痛，口多唾涎。

【用法与用量】3~10 g。

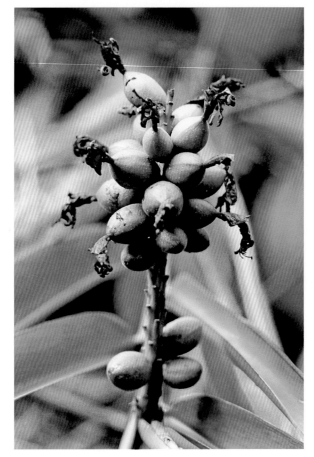

▲▼益智

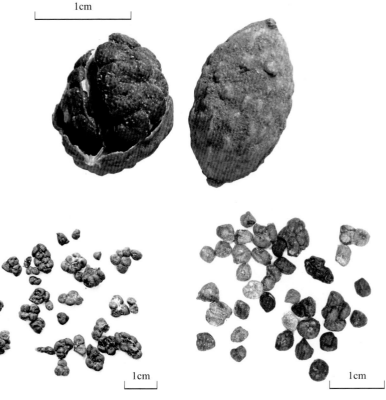

1cm

▲益智仁　　　　　▲盐益智仁

439. 浙贝母

Zhebeimu

FRITILLARIAE THUNBERGII BULBUS

本品为百合科植物浙贝母 *Fritillaria thunbergii* Miq. 的干燥鳞茎。

【原植物】多年生草本，全株光滑无毛。鳞茎半球形，上下微凹入，白色。茎单一，直立，圆柱形。单叶无柄，对生或轮生、中、上部叶先端呈卷曲状。花生于茎顶或上部叶腋，花钟形，俯垂，淡黄色或黄绿色。蒴果有 6 条宽的纵翼。

【药材性状】

大贝：为鳞茎外层的单瓣鳞叶，略呈新月形，高 1~2 cm，直径 2~3.5 cm。外表面类白色至淡黄色，内表面白色或淡棕色，被有白色粉末。质硬而脆，易折断，断面白色至黄白色，富粉性。气微，味微苦。

珠贝：为完整的鳞茎，呈扁圆形，高 1~1.5 cm，直径 1~2.5 cm。表面黄棕色至黄褐色，有不规则的皱纹；或表面类白色至淡黄色，较光滑或被有白色粉末。质硬，不易折断，断面淡黄色或类白色，略带角质状或粉性；外层鳞叶 2 瓣，肥厚，略似肾形，互相抱合，内有小鳞叶 2~3 枚和干缩的残茎。

浙贝片：为椭圆形或类圆形片，大小不一，长 1.5~3.5 cm，宽 1~2 cm，厚 0.2~0.4 cm。外皮黄褐色或灰褐色，略皱缩；或淡黄色，较光滑。切面微鼓起，灰白色；或平坦，粉白色。质脆，易折断，断面粉白色，富粉性。

【饮片性状】浙贝母：为类圆形的厚片或碎块，有的具心芽。外皮黄褐色或灰褐色，略皱缩；或淡黄白色，较光滑或被有白色粉末。切面微鼓起或平坦，灰白色或粉白色，略角质状或富粉性。多质坚硬，易折断；或质硬，断面灰白色或白色，有的浅黄棕色。气微，味苦。

【性味与归经】苦，寒。归肺、心经。

【功能与主治】清热化痰止咳，解毒散结消痈。用于风热咳嗽，痰火咳嗽，肺痈，乳痈，瘰疬，疮毒。

【用法与用量】5~10 g。

【注意】不宜与川乌、制川乌、草乌、制草乌、附子同用。

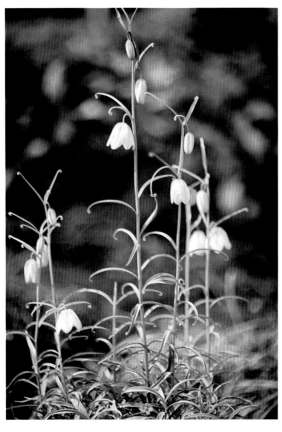

◀ 浙贝母

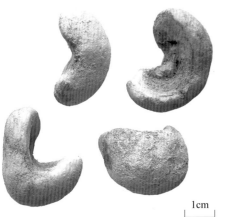

▲ 大贝

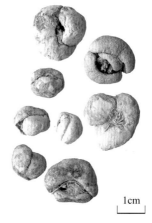

▲ 珠贝

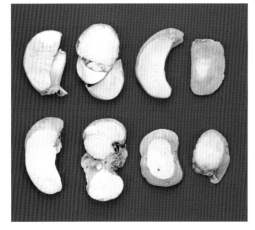

◀ 浙贝母（饮片）

440. 娑罗子

Suoluozi

AESCULI SEMEN

本品为七叶树科植物七叶树 *Aesculus chinensis* Bge.、浙 江 七 叶 树 *Aesculus chinensis* Bge. var. *chekiangensis* (Hu et Fang) Fang 或 天 师 栗 *Aesculus wilsonii* Rehd. 的干燥成熟种子。

【原植物】

七叶树：落叶高大乔木。掌状复叶对生，小叶 5~7，上面无毛，侧脉 13~17 对，长椭圆形或长椭圆状卵形，先端尖，基部楔形，边缘有细锯齿。圆锥花序，顶生，基部直径 4~5cm，花杂性；花萼具白色短柔毛；花瓣 4，白色，有爪；雄蕊 6。蒴果球形，顶端扁平，棕黄色，密生疣点。种子近球形。

浙江七叶树：小叶侧脉 18~22 对。花萼无毛。

天师栗：小叶两面均无毛。聚伞花序较大，基部直径 10~12 cm。蒴果近球形或倒卵圆形，顶端短少或钝圆。

【药材性状】本品呈扁球形或类球形，似板栗，直径 1.5~4 cm。表面棕色或棕褐色，多皱缩，凹凸不平，略具光泽；种脐色较浅，近圆形，约占种子面积的 1/4 至 1/2；其一侧有 1 条突起的种脊，有的不甚明显。种皮硬而脆，子叶 2，肥厚，坚硬，形似栗仁，黄白色或淡棕色，粉性。气微，味先苦后甜。

【饮片性状】同药材。

【性味与归经】甘，温。归肝、胃经。

【功能与主治】疏肝理气，和胃止痛。用于肝胃气滞，胸腹胀闷，胃脘疼痛。

【用法与用量】3~9 g。

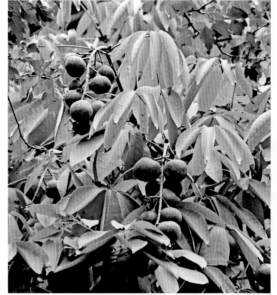

▲ 七叶树（果）

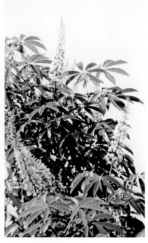

▲ 七叶树（花）

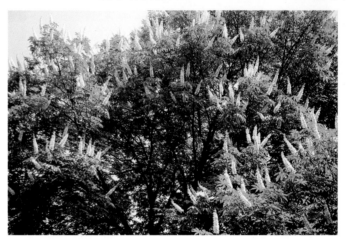

◀ 浙江七叶树

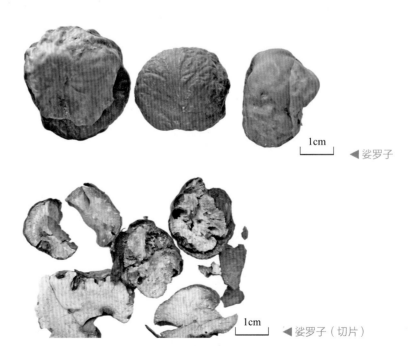

1cm

◀ 娑罗子

1cm

◀ 娑罗子（切片）

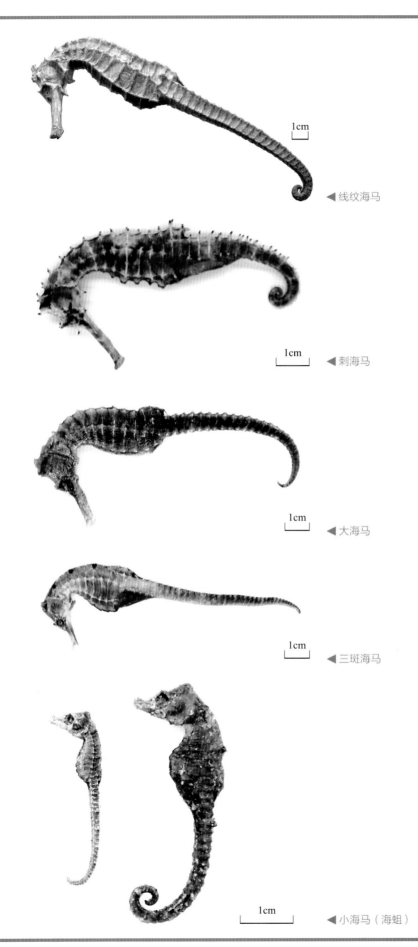

◄ 线纹海马

◄ 刺海马

◄ 大海马

◄ 三斑海马

1cm

◄ 小海马（海蛆）

441. 海马

Haima

HIPPOCAMPUS

本品为海龙科动物线纹海马 *Hippocampus kelloggi* Jordan et Snyder、刺海马 *Hippocampus histrix* Kaup、大海马 *Hippocampus kuda* Bleeker、三斑海马 *Hippocampus trimaculatus* Leach 或小海马（海蛆）*Hippocampus japonicus* Kaup 的干燥体。

【原动物】
线纹海马：背鳍 18~19；臀鳍 4；胸鳍 18；体环 11+39~40。体形较大，侧扁，腹部颇凸出。除头上及腹侧棱发达外，其他各棱棘均较钝，头冠矮小，吻细长，呈管状，眼较大。体淡黄色或暗灰色，体侧具细小的白色斑点或斑纹。

刺海马：背鳍 18；臀鳍 4；胸鳍 18；体环 11+35。体刺、头棘尖锐而特别发达。具 4~5 尖锐小棘。体淡黄褐色。

大海马：背鳍 17；臀鳍 4；胸鳍 16；体环 11+35~36。头部及体侧有细小暗色斑点和白色小斑点。

三斑海马：背鳍 20~21；臀鳍 4；胸鳍 17~18；体环 11 +40~41。尾端渐细，卷曲。头部与躯干部垂直，体黑褐色。第 1、4、7 体环的背方各具一黑色圆斑。

小海马（海蛆）：背鳍 16~17；臀鳍 4；胸鳍 12~13；体环 11+37~38。体形很小，体长仅在 45~90 mm。

【药材性状】
线纹海马：呈扁长形而弯曲，体长约 30 cm。表面黄白色。头略似马头，有冠状突起，具管状长吻，口小，无牙，两眼深陷。躯干部七棱形，尾部四棱形，渐细卷曲，体上有瓦楞形的节纹并具短棘。体轻，骨质，坚硬。气微腥，味微咸。

刺海马：体长 15~20 cm。头部及体上环节间的棘细而尖。

大海马：体长 20~30 cm。黑褐色。

三斑海马：体侧背部第 1、4、7 节的短棘基部各有 1 黑斑。

小海马（海蛆）：体形小，长 7~10 cm。黑褐色。节纹和短棘均较细小。

【性味与归经】甘、咸，温。归肝、肾经。

【功能与主治】温肾壮阳，散结消肿。用于阳痿，遗尿，肾虚作喘，癥瘕积聚，跌扑损伤；外治痈肿疔疮。

【用法与用量】3~9 g。外用适量，研末敷患处。

十画

442. 海风藤

Haifengteng

PIPERIS KADSURAE CAULIS

本品为胡椒科植物风藤 *Piper kadsura* (Choisy) Ohwi 的干燥藤茎。

【原植物】木质藤本。茎暗绿色，枝有纵棱，密被灰白色绒毛，节上常生不定根。单叶互生，具柄，叶片革质，卵形或卵状披针形，先端短渐尖，基部楔形。穗状花序；花单性，异株，无花被，雄蕊通常3个，子房具柱头3。浆果近球形，褐黄色。

【药材性状】本品呈扁圆柱形，微弯曲，长15~60 cm，直径0.3~2 cm。表面灰褐色或褐色，粗糙，有纵向棱状纹理及明显的节，节间长3~12 cm，节部膨大，上生不定根。体轻，质脆，易折断，断面不整齐，皮部窄，木部宽广，灰黄色，导管孔多数，射线灰白色，放射状排列，皮部与木部交界处常有裂隙，中心有灰褐色髓。气香，味微苦、辛。

【饮片性状】本品呈不规则的扁圆柱形厚片，直径0.3~2.0 cm。表面灰褐色或褐色，有纵向棱状纹理。切面皮部窄，木部宽广呈灰黄色，导管孔多束，有灰黄色与灰白色相间排列的放射状纹理，皮部与木部交界处有裂隙，中心有灰褐色髓。体轻，质脆。气香，味微苦、辛。

【性味与归经】辛、苦，微温。归肝经。

【功能与主治】祛风湿，通经络，止痹痛。用于风寒湿痹，肢节疼痛，筋脉拘挛，屈伸不利。

【用法与用量】6~12 g。

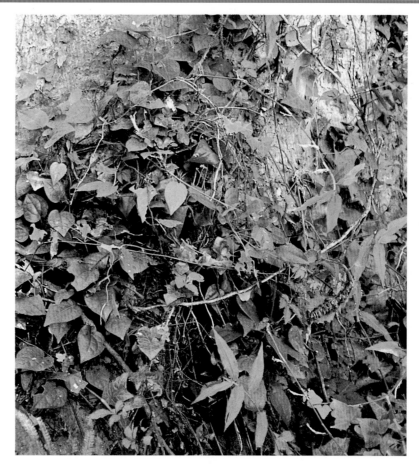

▲ 风藤

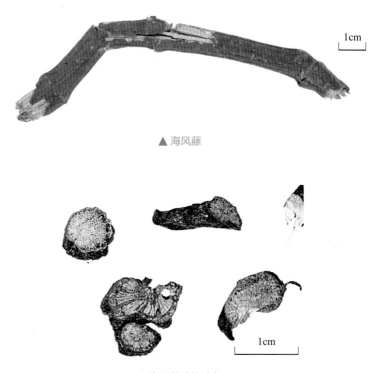

▲ 海风藤

▲ 海风藤（饮片）

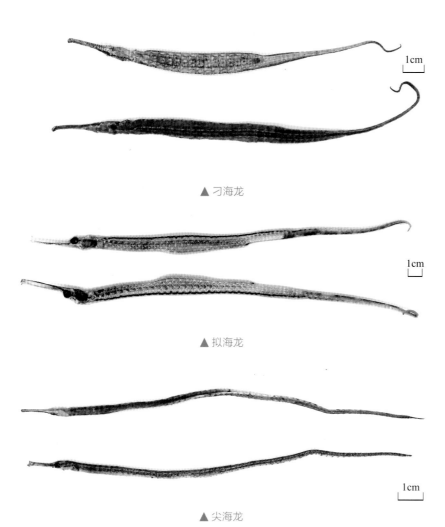

▲ 刁海龙

▲ 拟海龙

▲ 尖海龙

1cm

1cm

1cm

443. 海龙

Hailong

SYNGNATHUS

本品为海龙科动物刁海龙 *Solenognathus hardwickii* (Gray)、拟海龙 *Syngnathoides biaculeatus* (Bloch) 或尖海龙 *Syngnathus acus* Linnaeus 的干燥体。

【原动物】

刁海龙：体形狭长而侧扁，中部略粗。头部具管状长嘴，躯干部具 5 条纵棱，全体有圆形突起的图案状花纹。

拟海龙：背面窄小，尾部细尖，卷曲。

尖海龙：体细长。头长而细尖。吻细长，管状。尾鳍长，后缘圆形。

【药材性状】

刁海龙：体狭长侧扁，全长 30~50 cm。表面黄白色或灰褐色。头部具管状长吻，口小，无牙，两眼圆而深陷，头部与体轴略呈钝角。躯干部宽 3 cm，五棱形，尾部前方六棱形，后方渐细，四棱形，尾端卷曲。背棱两侧各有 1 列灰黑色斑点状色带。全体被以具花纹的骨环和细横纹，各骨环内有突起粒状棘。胸鳍短宽，背鳍较长，有的不明显，无尾鳍。骨质，坚硬。气微腥，味微咸。

拟海龙：体长平扁，躯干部略呈四棱形，全长 20~22 cm。表面灰黄色。头部常与体轴成一直线。

尖海龙：体细长，呈鞭状，全长 10~30 cm，未去皮膜。表面黄褐色。有的腹面可见育儿囊，有尾鳍。质较脆弱，易撕裂。

【性味与归经】甘、咸，温。归肝、肾经。

【功能与主治】温肾壮阳，散结消肿。用于肾阳不足，阳痿遗精，癥瘕积聚，瘰疬痰核，跌扑损伤；外治痈肿疔疮。

【用法与用量】3~9 g。外用适量，研末敷患处。

444. 海金沙

Haijinsha

LYGODII SPORA

本品为海金沙科植物海金沙 *Lygodium japonicum* (Thunb.) Sw. 的干燥成熟孢子。

【原植物】草质藤本。根茎横生，叶多数，对生于茎上的短枝两侧，二型，能育叶羽片卵状三角形，不育叶片三角型，二至三回羽状复叶。小羽片 2~5 对，羽轴及叶面有毛，孢子囊穗生于孢子叶片的边缘。孢子表面有小疣。

【药材性状】本品呈粉末状，棕黄色或浅棕黄色。体轻，手捻有光滑感，置手中易由指缝滑落。气微，味淡。

【性味与归经】甘、咸，寒。归膀胱、小肠经。

【功能与主治】清利湿热，通淋止痛。用于热淋，石淋，血淋，膏淋，尿道涩痛。

【用法与用量】6~15 g，包煎。

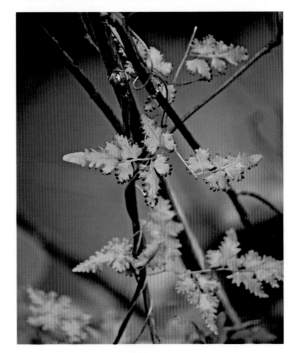

▲▼海金沙

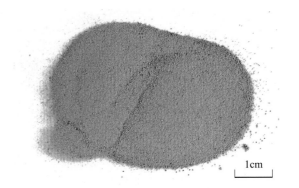

1cm

445. 海螵蛸

Haipiaoxiao

SEPIAE ENDOCONCHA

本品为乌贼科动物无针乌贼 *Sepiella maindroni* de Rochebrune 或金乌贼 *Sepia esculenta* Hoyle 的干燥内壳。

【原动物】
无针乌贼：头部短，两侧各有 1 发达的眼，前中部有口，前方有腕 4 对和触腕 1 对，胴部卵圆形，胴背有明显的白花斑。
金乌贼：胴背有紫棕色细斑和白斑相间，雄性胴背有波条状纹。内壳后端具粗状骨针。

【药材性状】
无针乌贼：呈扁长椭圆形，中间厚，边缘薄，长 9~14 cm，宽 2.5~3.5 cm，厚约 1.3 cm。背面有磁白色脊状隆起，两侧略显微红色，有不甚明显的细小疣点；腹面白色，自尾端到中部有细密波状横层纹；角质缘半透明，尾部较宽平，无骨针。体轻，质松，易折断，断面粉质，显疏松层纹。气微腥，味微咸。

金乌贼：长 13~23 cm，宽约 6.5 cm。背面疣点明显，略呈层状排列；腹面的细密波状横层纹占全体大部分，中间有纵向浅槽；尾部角质缘渐宽，向腹面翘起，末端有 1 骨针，多已断落。

【饮片性状】本品为不规则形或类方形小块，类白色或微黄色，气微腥，味微咸。

【性味与归经】咸、涩，温。归脾、肾经。

【功能与主治】收敛止血，涩精止带，制酸止痛，收湿敛疮。用于吐血衄血，崩漏便血，遗精滑精，赤白带下，胃痛吞酸；外治损伤出血，湿疹湿疮，溃疡不敛。

【用法与用量】5~10 g。外用适量，研末敷患处。

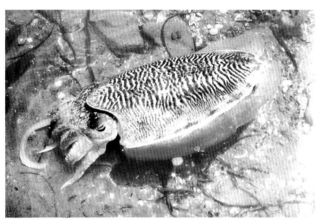
◀ 无针乌贼

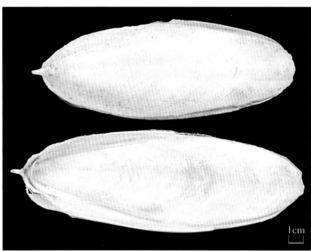
◀ 金乌贼

◀ 海螵蛸

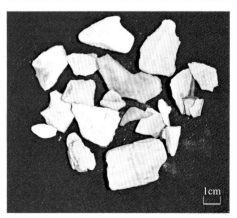
◀ 海螵蛸（饮片）

446. 海藻

Haizao

SARGASSUM

本品为马尾藻科植物海蒿子 *Sargassum pallidum* (Turn.) C. Ag. 或羊栖菜 *Sargassum fusiforme* (Harv.) Setch. 的干燥藻体。前者习称"大叶海藻"，后者习称"小叶海藻"。

【原植物】
海蒿子：多年生海藻，呈树枝状，暗褐色，高30~100 cm。轴由基部分枝，分枝再作1~2次二叉状分枝，小枝上有叶状突起，突起披针形、倒披针形或倒卵形。生殖枝具细条状突起，突起腋部的小枝上着生气囊和囊状生殖器托，托上生有圆柱形的细小孢子囊。

羊栖菜：多年生海藻，肉质，黄色，高7~40 cm。主轴圆柱形，直立，从周围长出分枝和叶突状突起，分枝短，叶状突棍棒状。

【药材性状】
大叶海藻：皱缩卷曲，黑褐色，有的被白霜，长30~60 cm。主干呈圆柱状，具圆锥形突起，主枝自主干两侧生出，侧枝自主枝叶腋生出，具短小的刺状突起。初生叶披针形或倒卵形，长5~7 cm，宽约1 cm，全缘或具粗锯齿；次生叶条形或披针形，叶腋间有着生条状叶的小枝。气囊黑褐色，球形或卵圆形，有的有柄，顶端钝圆，有的具细短尖。质脆，潮润时柔软；水浸后膨胀，肉质，黏滑。气腥，味微咸。

小叶海藻：较小，长15~40 cm。分枝互生，无刺状突起。叶条形或细匙形，先端稍膨大，中空。气囊腋生，纺锤形或球形，囊柄较长。质较硬。

【饮片性状】
大叶海藻：为不规则的段，卷曲状，棕褐色至黑褐色，有的被白霜。枝干可见短小的刺状突起；叶缘偶见锯齿。气囊棕褐色至黑褐色，球形或卵圆形，有的有柄。

小叶海藻：为不规则的段，卷曲状，棕黑色至黑褐色。枝干无刺状突起。叶条形或细匙形，先端稍膨大。气囊腋生，纺锤形或椭圆形，多脱落，囊柄较长。

【性味与归经】苦、咸，寒。归肝、胃、肾经。
【功能与主治】消痰软坚散结，利水消肿。用于瘰疬，瘿瘤，睾丸肿痛，痰饮水肿。
【用法与用量】6~12 g。
【注意】不宜与甘草同用。

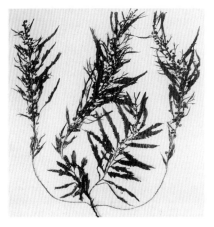

▲ 海蒿子

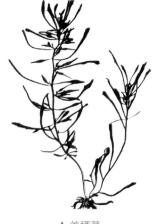

▲ 羊栖菜

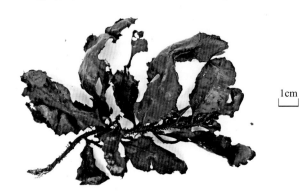

1cm

▲ 大叶海藻

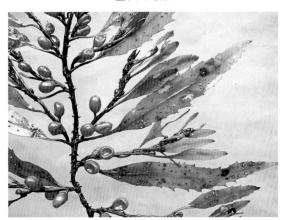

▲ 大叶海藻（放大）

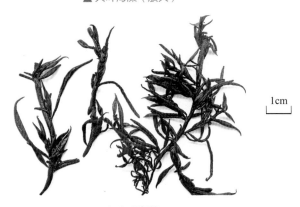

1cm

▲ 小叶海藻

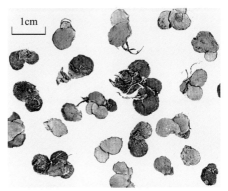
◄ 紫萍

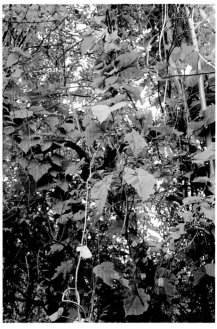
1cm

◄ 浮萍

447. 浮萍

Fuping

SPIRODELAE HERBA

本品为浮萍科植物紫萍 *Spirodela polyrrhiza* (L.) Schleid. 的干燥全草。

【原植物】多年生漂浮小草。叶状体扁平，倒卵状圆形，长 4~8 mm，上面绿色，下面紫红色，有不明显的掌状脉 5~11 条。根 5~11 条，束生，纤维状。花稀见。果实圆形，边缘有翅。

【药材性状】本品为扁平叶状体，呈卵形或卵圆形，长径 2~5 mm。上表面淡绿色至灰绿色，偏侧有 1 小凹陷，边缘整齐或微卷曲。下表面紫绿色至紫棕色，着生数条须根。体轻，手捻易碎。气微，味淡。

【性味与归经】辛，寒。归肺经。

【功能与主治】宣散风热，透疹，利尿。用于麻疹不透，风疹瘙痒，水肿尿少。

【用法与用量】3~9 g。外用适量，煎汤浸洗。

448. 通关藤

Tongguanteng

MARSDENIAE TENACISSIMAE CAULIS

本品为萝藦科植物通关藤 *Marsdenia tenacissima* (Roxb.) Wight et Arn. 的干燥藤茎。

【原植物】坚韧木质藤本。茎密被柔毛。叶宽卵形，基部深心形，两面均被茸毛，或叶面近无毛。伞形状复聚伞花序腋生；花萼裂片长圆形，内有腺体；花冠黄紫色，副花冠裂片短于花药，基部有距；花粉块长圆形；柱头圆锥状。蓇葖长披针形，密被柔毛。种子顶端具白色绢质种毛。

【药材性状】本品呈扁圆柱形，略扭曲，直径 2~5 cm；节膨大，节间两侧各有 1 条明显纵沟，于节处交互对称。表面灰褐色，粗糙；栓皮松软，稍厚。质硬而韧，粗者难折断。断面不平整，常呈类"8"字形，皮部浅灰色，木部黄白色，密布针眼状细孔。髓部常中空。气微，味苦回甜。

【性味与归经】苦，微寒。归肺经。

【功能与主治】止咳平喘，祛痰，通乳，清热解毒。用于喘咳痰多，产后乳汁不通，风湿肿痛，疮痈。

【用法与用量】20~30 g。外用适量。

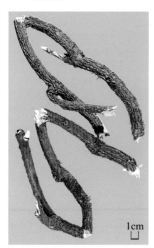
◄▼ 通关藤

1cm

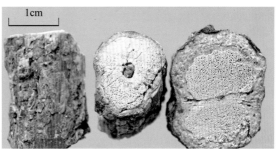
1cm

◄ 通关藤（切段）

449. 通草

Tongcao

TETRAPANACIS MEDULLA

本品为五加科植物通脱木 *Tetrapanax papyrifer* (Hook.) K. Koch 的干燥茎髓。

【原植物】灌木或小乔木。茎粗壮，不分枝，茎髓大，白色。叶大型，集生于茎顶，叶柄粗壮；叶大，纸质或薄革纸，集生茎顶，掌状浅裂至半裂。伞形花序聚生成大型圆锥花序，顶生或近顶生，花 4 数，稀 5 数，白色或绿白色。核果状浆果，扁球形，熟时紫黑色。

【药材性状】本品呈圆柱形，长 20~40 cm，直径 1~2.5 cm。表面白色或淡黄色，有浅纵沟纹。体轻，质松软，稍有弹性，易折断，断面平坦，显银白色光泽，中部有直径 0.3~1.5 cm 的空心或半透明的薄膜，纵剖面呈梯状排列，实心者少见。气微，味淡。

【饮片性状】本品为圆形或类圆形厚片。表面白色或淡黄色，有浅纵沟纹。体轻，质松软，稍有弹性，切面平坦，呈银白色光泽，中部空心或有半透明的薄膜，实心者少见。气微，味淡。

【性味与归经】甘、淡，微寒。归肺、胃经。

【功能与主治】清热利尿，通气下乳。用于湿热淋证，水肿尿少，乳汁不下。

【用法与用量】3~5 g。

【注意】孕妇慎用。

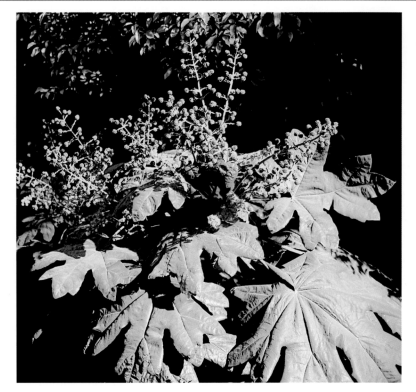

▲ 通脱木

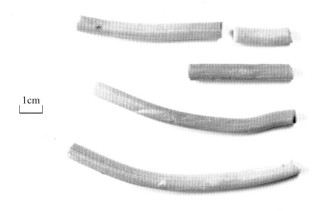

1cm

▲ 通草

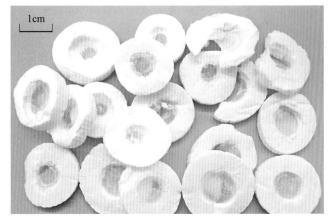

1cm

▲ 通草（饮片）

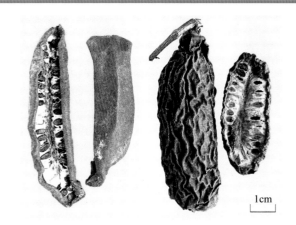

▲ 预知子

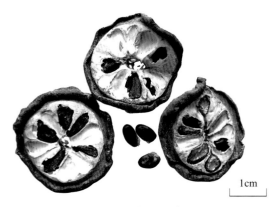

▲ 预知子（横切片）

450. 预知子

Yuzhizi

AKEBIAE FRUCTUS

本品为木通科植物木通 *Akebia quinata* (Thunb.) Decne.、三叶木通 *Akebia trifoliata* (Thunb.) Koidz. 或白木通 *Akebia trifoliata* (Thunb.) Koidz. var. *australis* (Diels) Rehd. 的干燥近成熟果实。

【原植物】见"木通"。

【药材性状】本品呈肾形或长椭圆形，稍弯曲，长 3~9 cm，直径 1.5~3.5 cm。表面黄棕色或黑褐色，有不规则的深皱纹，顶端钝圆，基部有果梗痕。质硬，破开后，果瓤淡黄色或黄棕色；种子多数，扁长卵形，黄棕色或紫褐色，具光泽，有条状纹理。气微香，味苦。

【饮片性状】同药材。

【性味与归经】苦，寒。归肝、胆、胃、膀胱经。

【功能与主治】疏肝理气，活血止痛，散结，利尿。用于脘胁胀痛，痛经经闭，痰核痞块，小便不利。

【用法与用量】3~9 g。

十
画

451. 桑叶

Sangye

MORI FOLIUM

本品为桑科植物桑 *Morus alba* L. 的干燥叶。

【原植物】落叶灌木或小乔木。根皮黄色至黄棕色。叶互生，具柄；叶片卵圆形，边缘有粗锯齿，有时具不规则分裂。花小，绿色，单性异株，常集成穗状花序。瘦果外包肉质花被，多数密集成圆形或长圆形聚合果，初绿色，成熟后变肉质，黑紫色，也有白色的。

【药材性状】本品多皱缩、破碎。完整者有柄，叶片展平后呈卵形或宽卵形，长 8~15 cm，宽 7~13 cm。先端渐尖，基部截形、圆形或心形，边缘有锯齿或钝锯齿，有的不规则分裂。上表面黄绿色或浅黄棕色，有的有小疣状突起；下表面颜色稍浅，叶脉突出，小脉网状，脉上被疏毛，脉基具簇毛。质脆。气微，味淡、微苦涩。

【饮片性状】本品为不规则的破碎叶片。叶片边缘可见锯齿或钝锯齿，有的有不规则分裂。上表面黄绿色或浅黄棕色；下表面颜色稍浅，叶脉突出，小脉网状，脉上被疏毛，脉基具簇毛。质脆。气微，味淡、微苦涩。

【性味与归经】甘、苦，寒。归肺、肝经。

【功能与主治】疏散风热，清肺润燥，清肝明目。用于风热感冒，肺热燥咳，头晕头痛，目赤昏花。

【用法与用量】5~10 g。

十画

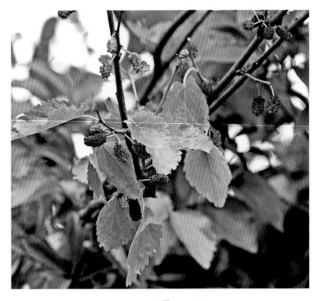

▲ 桑

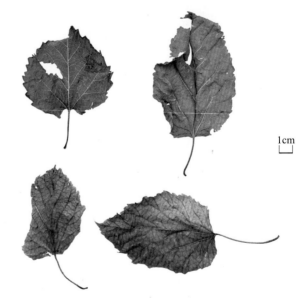

1cm

▲ 桑叶

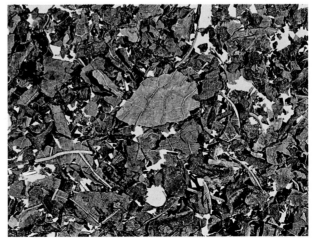

1cm

▲ 桑叶（饮片）

452. 桑白皮

Sangbaipi

MORI CORTEX

本品为桑科植物桑 *Morus alba* L. 的干燥根皮。

【原植物】见"桑叶"。

【药材性状】本品呈扭曲的卷筒状、槽状或板片状，长短宽窄不一，厚1~4 mm。外表面白色或淡黄白色，较平坦，有的残留橙黄色或棕黄色鳞片状粗皮；内表面黄白色或灰黄色，有细纵纹。体轻，质韧，纤维性强，难折断，易纵向撕裂，撕裂时有粉尘飞扬。气微，味微甘。

【饮片性状】

桑白皮：本品呈丝条状，外表面白色或淡黄白色，有的残留橙黄色或棕黄色鳞片状粗皮；内表面黄白色或灰白色，有细纵纹。体轻，质韧，纤维性强。气微，味微甘。

蜜桑白皮：本品呈不规则的丝条状。表面深黄色或棕黄色，略具光泽，滋润，纤维性强，易纵向撕裂。气微，味甜。

【性味与归经】甘，寒。归肺经。

【功能与主治】泻肺平喘，利水消肿。用于肺热喘咳，水肿胀满尿少，面目肌肤浮肿。

【用法与用量】6~12 g。

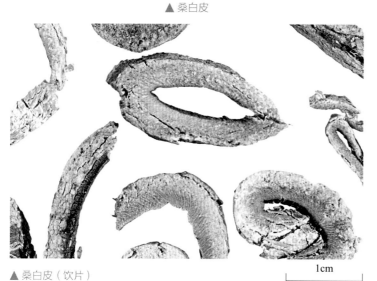

▲ 桑白皮

▲ 桑白皮（饮片）

1cm

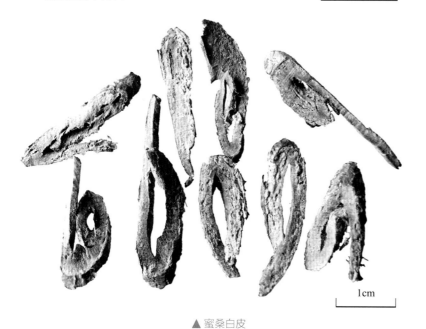

▲ 蜜桑白皮

1cm

十
画

453. 桑枝

Sangzhi

MORI RAMULUS

本品为桑科植物桑 *Morus alba* L. 的干燥嫩枝。

【原植物】见"桑叶"。

【药材性状】本品呈长圆柱形，少有分枝，长短不一，直径 0.5~1.5 cm。表面灰黄色或黄褐色，有多数黄褐色点状皮孔及细纵纹，并有灰白色略呈半圆形的叶痕和黄棕色的腋芽。质坚韧，不易折断，断面纤维性。切片厚 0.2~0.5 cm，皮部较薄，木部黄白色，射线放射状，髓部白色或黄白色。气微，味淡。

【饮片性状】

桑枝：本品呈类圆形或椭圆形的厚片。外表皮灰黄色或黄褐色，有点状皮孔。切面皮部较薄，木部黄白色，射线放射状，髓部白色或黄白色。气微，味淡。

炒桑枝：本品形如桑枝片，切面深黄色。微有香气。

【性味与归经】微苦，平。归肝经。

【功能与主治】祛风湿，利关节。用于风湿痹病，肩臂、关节酸痛麻木。

【用法与用量】9~15 g。

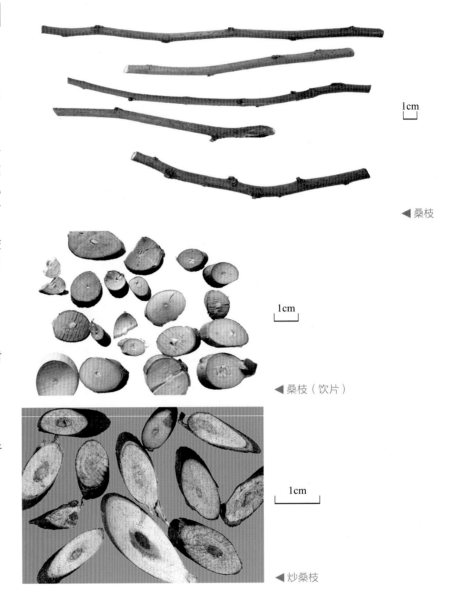

◀桑枝

◀桑枝（饮片）

◀炒桑枝

十
画

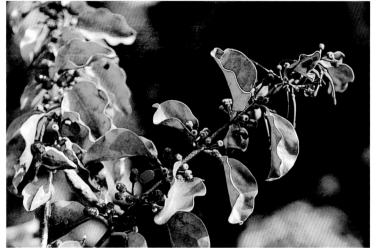

◀▲ 桑寄生

454. 桑寄生

Sangjisheng

TAXILLI HERBA

本品为桑寄生科植物桑寄生 *Taxillus chinensis* (DC.) Danser 的干燥带叶茎枝。

【原植物】常绿寄生小灌木。老枝无毛或略有短毛。叶互生或对生，革质，卵圆形或长卵圆形。花两性，紫红色，生于叶腋；花冠长管状，稍弯曲，顶端4裂。浆果椭圆形，熟时橘黄色，外具红色小瘤体。

【药材性状】本品茎枝呈圆柱形，长 3~4 cm，直径 0.2~1 cm；表面红褐色或灰褐色，具细纵纹，并有多数细小突起的棕色皮孔，嫩枝有的可见棕褐色茸毛；质坚硬，断面不整齐，皮部红棕色，木部色较浅。叶多卷曲，具短柄；叶片展平后呈卵形或椭圆形，长 3~8 cm，宽 2~5 cm；表面黄褐色，幼叶被细茸毛，先端钝圆，基部圆形或宽楔形，全缘；革质。气微，味涩。

【饮片性状】本品为厚片或不规则短段。外表皮红褐色或灰褐色，具细纵纹，并有多数细小突起的棕色皮孔，嫩枝有的可见棕褐色茸毛。切面皮部红棕色，木部色较浅。叶多卷曲或破碎，完整者展平后呈卵形或椭圆形，表面黄褐色，幼叶被细茸毛，先端钝圆，基部圆形或宽楔形，全缘；革质。气微，味涩。

【性味与归经】苦、甘，平。归肝、肾经。

【功能与主治】祛风湿，补肝肾，强筋骨，安胎元。用于风湿痹痛，腰膝酸软，筋骨无力，崩漏经多，妊娠漏血，胎动不安，头晕目眩。

【用法与用量】9~15 g。

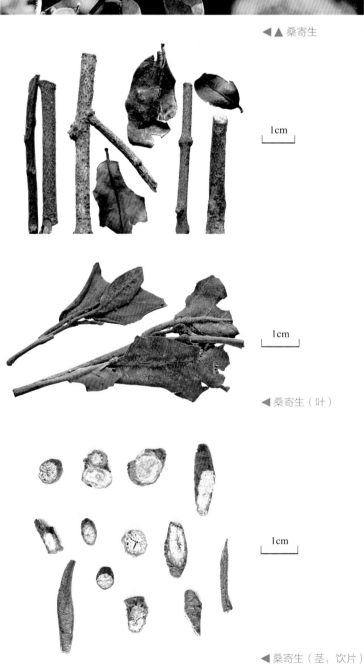

◀ 桑寄生（叶）

◀ 桑寄生（茎，饮片）

455. 桑椹

Sangshen

MORI FRUCTUS

本品为桑科植物桑 *Morus alba* L. 的干燥果穗。

【原植物】见"桑叶"。

【药材性状】本品为聚花果，由多数小瘦果集合而成，呈长圆形，长 1~2 cm，直径 0.5~0.8 cm。黄棕色、棕红色或暗紫色，有短果序梗。小瘦果卵圆形，稍扁，长约 2 mm，宽约 1 mm，外具肉质花被片 4 枚。气微，味微酸而甜。

【性味与归经】甘、酸，寒。归心、肝、肾经。

【功能与主治】滋阴补血，生津润燥。用于肝肾阴虚，眩晕耳鸣，心悸失眠，须发早白，津伤口渴，内热消渴，肠燥便秘。

【用法与用量】9~15 g。

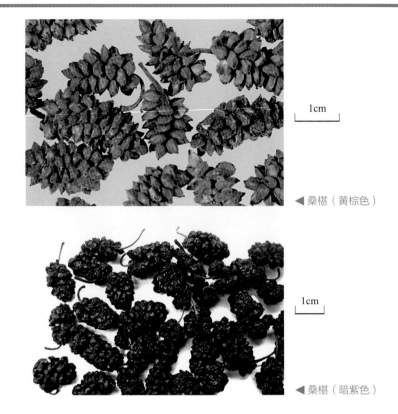

1cm

◀ 桑椹（黄棕色）

1cm

◀ 桑椹（暗紫色）

十
画

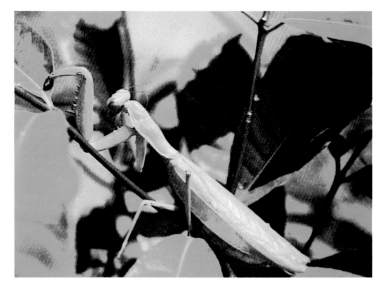

▲ 大刀螂

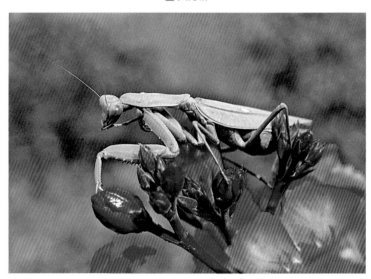

▲ 巨斧螳螂

1cm

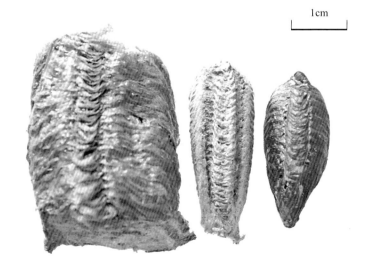

▲ 桑螵蛸（左：团螵蛸，中：长螵蛸，右：黑螵蛸）

456. 桑螵蛸

Sangpiaoxiao

MANTIDIS OÖTHECA

本品为螳螂科昆虫大刀螂 *Tenodera sinensis* Saussure、小刀螂 *Statilia maculata* (Thunberg) 或巨斧螳螂 *Hierodula patellifera* (Serville) 的干燥卵鞘。以上三种分别习称"团螵蛸"、"长螵蛸"及"黑螵蛸"。

【原动物】
大刀螂：体型较大，体长 75~90 mm，黄褐色或绿色。头部三角形，前胸背部长于前径节。前翅革质，前缘带绿色，翅薄，透明度强；后翅稍长。足 3 对，细长，前足粗大镰刀状。腿节下外缘有短棘 4 个，第 2 个最大。

小刀螂：体中等大小，长 45~55 mm，体色灰褐至暗褐，全身散布有不规则的黑褐色斑纹。头较大，前胸背细长，腹部与胸部几等长，前翅细长，末端圆，黄至黄褐；后翅暗褐至黑色，有黄色横脉，无斑纹。

巨斧螳螂：体长 50~70 mm，绿色。头大，胸腹均较宽阔。前翅革质，中部透明，外缘中间有淡黄色斑块，后翅膜质。

【药材性状】
团螵蛸：略呈圆柱形或半圆形，由多层膜状薄片叠成，长 2.5~4 cm，宽 2~3 cm。表面浅黄褐色，上面带状隆起不明显，底面平坦或有凹沟。体轻，质松而韧，横断面可见外层为海绵状，内层为许多放射状排列的小室，室内各有一细小椭圆形卵，深棕色，有光泽。气微腥，味淡或微咸。

长螵蛸：略呈长条形，一端较细，长 2.5~5 cm，宽 1~1.5 cm。表面灰黄色，上面带状隆起明显，带的两侧各有一条暗棕色浅沟和斜向纹理。质硬而脆。

黑螵蛸：略呈平行四边形，长 2~4 cm，宽 1.5~2 cm。表面灰褐色，上面带状隆起明显，两侧有斜向纹理，近尾端微向上翘。质硬而韧。

【饮片性状】本品形如药材。表面浅黄褐色至灰褐色。气微腥，味淡或微咸。

【性味与归经】甘、咸，平。归肝、肾经。

【功能与主治】固精缩尿，补肾助阳。用于遗精滑精，遗尿尿频，小便白浊。

【用法与用量】5~10 g。

十
画

457. 黄山药

Huangshanyao

DIOSCOREA PANTHAICAE RHIZOMA

本品为薯蓣科植物黄山药 *Dioscorea panthaica* Prain et Burk. 的干燥根茎。

【原植物】缠绕草质藤本。根状茎横生，圆柱形，不规则分枝，表面着生稀疏须根。茎左旋。单叶互生，叶片三角状心形。花单性，雌雄异株。雄花无梗，单生或 2~3 朵簇生组成穗状花序，花序通常又分枝而呈圆锥花序，单生或 2~3 个簇生于叶腋；花被碟形，顶端 6 裂，内有黄褐色斑点；雄蕊 6。雌花花被 6 裂，具 6 枚退化雄蕊。蒴果三棱形，顶端截形或微凹，基部狭圆，每棱翅状，表面棕黄色或栗褐色，密生紫褐色斑点，种子每室通常 2 枚。

【药材性状】本品呈长圆形或不规则厚片，边缘不整齐，厚 1~5 mm。外表皮黄棕色，有纵皱纹，可见稀疏的须根残基。质硬。切面白色或黄白色，黄色点状维管束散在，断面纤维状。气微，味微苦。

【性味与归经】苦、微辛，平。归胃、心经。

【功能与主治】理气止痛，解毒消肿。用于胃痛，吐泻腹痛，跌打损伤；外治疮痈肿毒，瘰疬痰核。

【用法与用量】15~30 g。外用适量，捣烂敷患处。

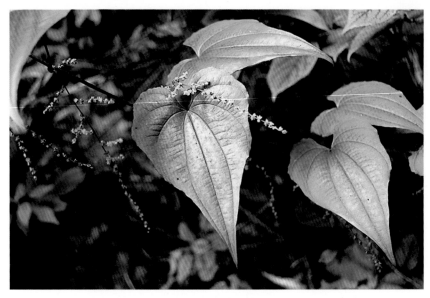

▲ 黄山药（徐永福摄）

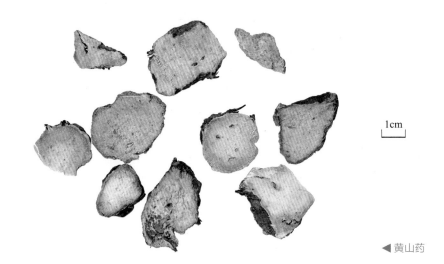

1cm

◀ 黄山药

十一画

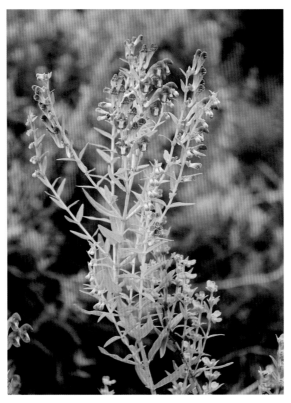

▲▼ 黄芩

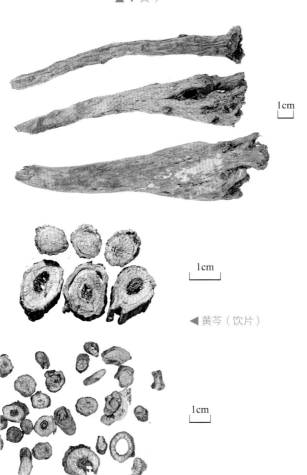

◀ 黄芩（饮片）

◀ 酒黄芩

458. 黄芩

Huangqin

SCUTELLARIAE RADIX

本品为唇形科植物黄芩 *Scutellaria baicalensis* Georgi 的干燥根。

【原植物】多年生草本。主根粗壮，外皮片状脱落，断面黄色。茎丛生，基部木化。叶对生，具短柄，叶片线状披针形，全缘，略向下卷。总状花序顶生，常多个聚成圆锥状，花偏于一侧；花冠蓝紫色，二唇形。小坚果近圆形，包围于宿萼中。

【药材性状】本品呈圆锥形，扭曲，长8~25 cm，直径 1~3 cm。表面棕黄色或深黄色，有稀疏的疣状细根痕，上部较粗糙，有扭曲的纵皱纹或不规则的网纹，下部有顺纹和细皱纹。质硬而脆，易折断，断面黄色，中心红棕色；老根中心呈枯朽状或中空，暗棕色或棕黑色。气微，味苦。

栽培品较细长，多有分枝。表面浅黄棕色，外皮紧贴，纵皱纹较细腻。断面黄色或浅黄色，略呈角质样。味微苦。

【饮片性状】

黄芩片：本品为类圆形或不规则形薄片。外表皮黄棕色或棕褐色。切面黄棕色或黄绿色，具放射状纹理。

酒黄芩：本品形如黄芩片。略带焦斑，微有酒香气。

【性味与归经】苦，寒。归肺、胆、脾、大肠、小肠经。

【功能与主治】清热燥湿，泻火解毒，止血，安胎。用于湿温、暑湿，胸闷呕恶，湿热痞满，泻痢，黄疸，肺热咳嗽，高热烦渴，血热吐衄，痈肿疮毒，胎动不安。

【用法与用量】3~10 g。

459. 黄芪

Huangqi

ASTRAGALI RADIX

本品为豆科植物蒙古黄芪 *Astragalus membranaceus* (Fisch.) Bge. var. *mongholicus* (Bge.) Hsiao 或 膜 荚 黄 芪 *Astragalus membranaceus* (Fisch.) Bge. 的干燥根。

【原植物】

蒙古黄芪：为多年生草本。茎直立，上部有分枝。单数羽状复叶互生，小叶25~37 枚，广椭圆形或长圆形，上面无毛，下面密生短柔毛。总状花序腋生；花萼钟状，花冠黄色，旗瓣长圆状倒卵形，翼瓣及龙骨瓣有长爪，子房无毛。荚果膜质，膨胀，有显著网纹，无毛。

膜荚黄芪：与上种极相似，但植株较大，小叶亦大于前种，为 13~31 枚。子房有毛。荚果有黑色短柔毛。

【药材性状】本品呈圆柱形，有的有分枝，上端较粗，长 30~90 cm，直径 1~3.5 cm。表面淡棕黄色或淡棕褐色，有不整齐的纵皱纹或纵沟。质硬而韧，不易折断，断面纤维性强，并显粉性，皮部黄白色，木部淡黄色，有放射状纹理和裂隙，老根中心偶呈枯朽状，黑褐色或呈空洞。气微，味微甜，嚼之微有豆腥味。

【饮片性状】本品呈类圆形或椭圆形的厚片，外表皮黄白色至淡棕褐色，可见纵皱纹或纵沟。切面皮部黄白色，木部淡黄色，有放射状纹理及裂隙，有的中心偶有枯朽状，黑褐色或呈空洞。气微，味微甜，嚼之有豆腥味。

【性味与归经】甘，微温。归肺、脾经。

【功能与主治】补气升阳，固表止汗，利水消肿，生津养血，行滞通痹，托毒排脓，敛疮生肌。用于气虚乏力，食少便溏，中气下陷，久泻脱肛，便血崩漏，表虚自汗，气虚水肿，内热消渴，血虚萎黄，半身不遂，痹痛麻木，痈疽难溃，久溃不敛。

【用法与用量】9~30 g。

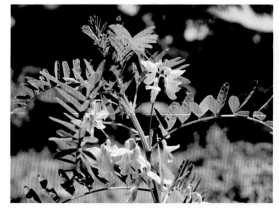

▲ 蒙古黄芪

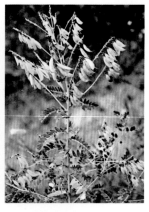

▲ 膜荚黄芪

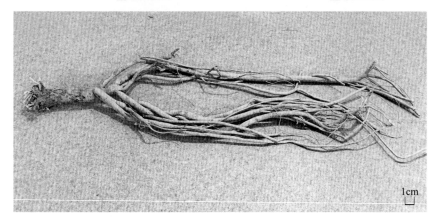

▲ 黄芪

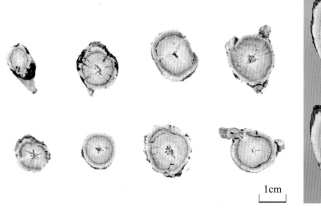

▲ 黄芪（圆片）

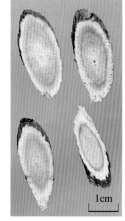

▲ 黄芪（瓜子片）

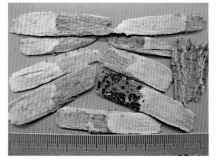

▲ 黄芪（压片）

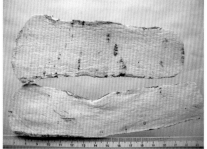

▲ 黄芪（腰带片）

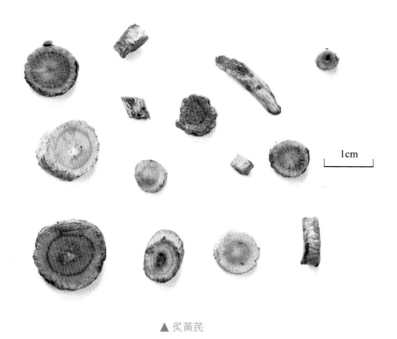

▲ 炙黄芪

炙黄芪

Zhihuangqi

ASTRAGALI RADIX PRAEPARATA CUM MELLE

本品为黄芪的炮制加工品。

【饮片性状】本品呈圆形或椭圆形的厚片，直径 0.8~3.5 cm，厚 0.1~0.4 cm。外表皮淡棕黄色或淡棕褐色，略有光泽，可见纵皱纹或纵沟。切面皮部黄白色，木部淡黄色，有放射状纹理和裂隙，有的中心偶有枯朽状，黑褐色或呈空洞。具蜜香气，味甜，略带黏性，嚼之微有豆腥味。

【性味与归经】甘，温。归肺、脾经。

【功能与主治】益气补中。用于气虚乏力，食少便溏。

【用法与用量】9~30 g。

十一画

460. 黄连

Huanglian

COPTIDIS RHIZOMA

本品为毛茛科植物黄连 *Coptis chinensis* Franch.、三角叶黄连 *Coptis deltoidea* C. Y. Cheng et Hsiao 或云连 *Coptis teeta* Wall. 的干燥根茎。以上三种分别习称"味连"、"雅连"、"云连"。

【原植物】

黄连：多年生草本。根茎有分枝，形如鸡爪。叶基生，有长柄；叶片卵状三角形，三全裂，中央裂片棱形，羽状深裂，边缘有锐锯齿。花葶1~2条，顶生二歧或多歧聚伞花序，有3~8花；花被片5，卵形，白绿色。蓇葖果，黑色，8~12个集生于增长的小花梗上。

三角叶黄连：中央裂片三角状卵形，具明显的柄。

云连：叶中央裂片卵状棱形或长棱形，羽状深裂3~6对。

【药材性状】

味连：多集聚成簇，常弯曲，形如鸡爪，单枝根茎长3~6 cm，直径0.3~0.8 cm。表面灰黄色或黄褐色，粗糙，有不规则结节状隆起、须根及须根残基，有的节间表面平滑如茎秆，习称"过桥"。上部多残留褐色鳞叶，顶端常留有残余的茎或叶柄。质硬，断面不整齐，皮部橙红色或暗棕色，木部鲜黄色或橙黄色，呈放射状排列，髓部有的中空。气微，味极苦。

雅连：多为单枝，略呈圆柱形，微弯曲，长4~8 cm，直径0.5~1 cm。"过桥"较长。顶端有少许残茎。

云连：弯曲呈钩状，多为单枝，较细小。

【饮片性状】（味连）

黄连片：本品呈不规则的薄片。外表皮灰黄色或黄褐色，粗糙，有细小的须根。切面或碎断面鲜黄色或红黄色，具放射状纹理，气微，味极苦。

酒黄连：本品形如黄连片，色泽加深。略有酒香气。

姜黄连：本品形如黄连片，表面棕黄色。有姜的辛辣味。

萸黄连：本品形如黄连片，表面棕黄色。有吴茱萸的辛辣香气。

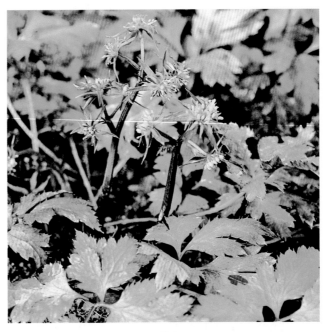

▲ 黄连

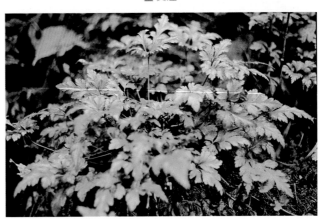

▲ 三角叶黄连

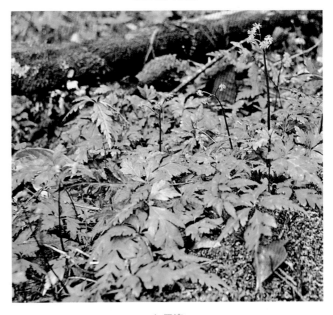

▲ 云连

十一画

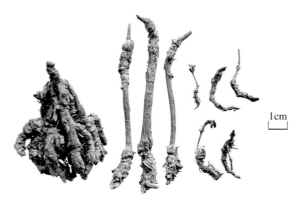

▲ 黄连（左：味连，中：雅连，右：云连）

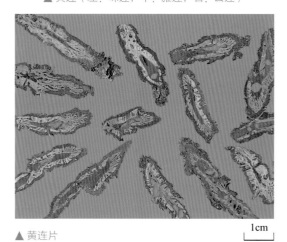

▲ 黄连片

【**性味与归经**】苦，寒。归心、脾、胃、肝、胆、大肠经。

【**功能与主治**】清热燥湿，泻火解毒。用于湿热痞满，呕吐吞酸，泻痢，黄疸，高热神昏，心火亢盛，心烦不寐，心悸不宁，血热吐衄，目赤，牙痛，消渴，痈肿疔疮；外治湿疹，湿疮，耳道流脓。酒黄连善清上焦火热。用于目赤，口疮。姜黄连清胃和胃止呕。用于寒热互结，湿热中阻，痞满呕吐。萸黄连舒肝和胃止呕。用于肝胃不和，呕吐吞酸。

【**用法与用量**】2~5 g。外用适量。

461. 黄柏

Huangbo

PHELLODENDRI CHINENSIS CORTEX

本品为芸香科植物黄皮树 *Phellodendron chinense* Schneid. 的干燥树皮。习称"川黄柏"。

【原植物】落叶乔木。树皮淡灰色，有较厚的木栓层，内层黄色。羽状复叶对生，小叶 7~15，长圆状卵形或长圆状披针形，顶端长渐尖。花单性，雌雄异株，圆锥花序顶生：花小、黄绿色。浆果状核果球形，黑色。

【药材性状】本品呈板片状或浅槽状，长宽不一，厚 1~6 mm。外表面黄褐色或黄棕色，平坦或具纵沟纹，有的可见皮孔痕及残存的灰褐色粗皮；内表面暗黄色或淡棕色，具细密的纵棱纹。体轻，质硬，断面纤维性，呈裂片状分层，深黄色。气微，味极苦，嚼之有黏性。

【饮片性状】

黄柏：本品呈丝条状。外表面黄褐色或黄棕色。内表面暗黄色或淡棕色，具纵棱纹。切面纤维性，呈裂片状分层，深黄色。味极苦。

盐黄柏：本品形如黄柏丝，表面深黄色，偶有焦斑。味极苦，微咸。

黄柏炭：本品形如黄柏丝，表面焦黑色，内部深褐色或棕黑色。体轻，质脆，易折断。味苦涩。

【性味与归经】苦，寒。归肾、膀胱经。

【功能与主治】清热燥湿，泻火除蒸，解毒疗疮。用于湿热泻痢，黄疸尿赤，带下阴痒，热淋涩痛，脚气痿躄，骨蒸劳热，盗汗，遗精，疮疡肿毒，湿疹湿疮。盐黄柏滋阴降火。用于阴虚火旺，盗汗骨蒸。

【用法与用量】3~12 g。外用适量。

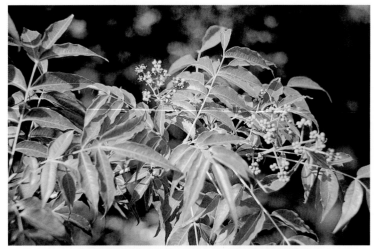

◀ 黄皮树

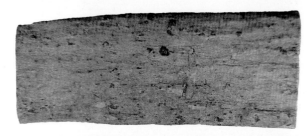

1cm

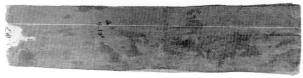

◀ 黄柏

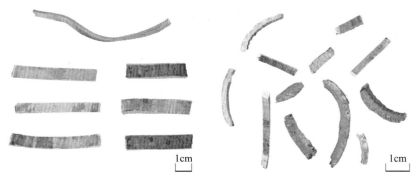

1cm

▲ 黄柏（饮片） 　　　▲ 盐黄柏

1cm

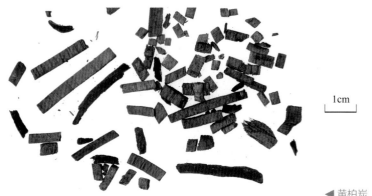

1cm

◀ 黄柏炭

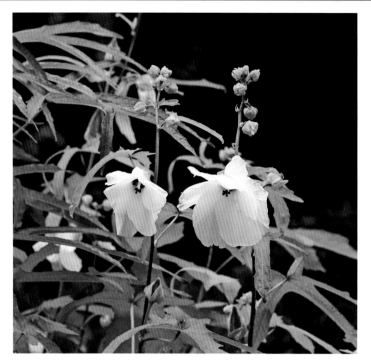

▲ 黄蜀葵

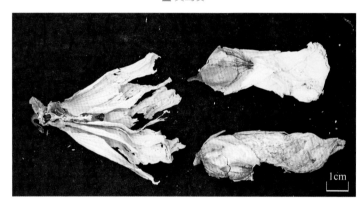

▲ 黄蜀葵花

462. 黄蜀葵花

Huangshukuihua

ABELMOSCHI COROLLA

本品为锦葵科植物黄蜀葵 *Abelmoschus manihot* (L.) Medic. 的干燥花冠。

【原植物】一年生或多年生草本，疏被长硬毛。叶互生；托叶披针形；叶掌状5~9深裂，裂片长圆状披针形，两面疏被长硬毛，边缘具粗钝锯齿。花单生于枝端叶腋；萼佛焰苞状，被柔毛，果时脱落；花大，淡黄色，内面基部紫色；雄蕊柱长 1.5~2 cm，花药近无柄；柱头紫黑色，匙状盘形。蒴果卵状椭圆形，被硬毛。种子多数，肾形，被柔毛组成的条纹多条。

【药材性状】本品多皱缩破碎，完整的花瓣呈三角状阔倒卵形，长 7~10 cm，宽 7~12 cm，表面有纵向脉纹，呈放射状，淡棕色，边缘浅波状；内面基部紫褐色。雄蕊多数，联合成管状，长 1.5~2.5 cm，花药近无柄。柱头紫黑色，匙状盘形，5裂。气微香，味甘淡。

【饮片性状】同药材。

【性味与归经】甘、寒。归肾、膀胱经。

【功能与主治】清利湿热，消肿解毒。用于湿热壅遏，淋浊水肿；外治痈疽肿毒，水火烫伤。

【用法与用量】10~30 g；研末内服，3~5 g。外用适量，研末调敷。

【禁忌】孕妇慎用。

463. 黄精

Huangjing

POLYGONATI RHIZOMA

本品为百合科植物滇黄精 *Polygonatum kingianum* Coll. et Hemsl.、黄精 *Polygonatum sibiricum* Red. 或多花黄精 *Polygonatum cyrtonema* Hua 的干燥根茎。按形状不同，习称"大黄精"、"鸡头黄精"、"姜形黄精"。

【原植物】

滇黄精：多年生草本。根茎肥厚横走，呈块状膨大或串珠状。茎直立单一。叶无柄，4~8 片轮生，线形，先端尖而卷曲。花序腋生，具 2~6 花；花被筒状，长 18~25 cm，粉红色。浆果球形，红色。

黄精：根茎不呈串珠状。叶无柄，4~5 枚轮生。花被较短，全长 9~12 mm，乳白色至淡黄色。浆果球形，熟时黑色。

多花黄精：叶互生，叶片椭圆形或长圆状椭圆形。花被长 15~35 mm，花丝先端膨大呈囊状或距状，多少具乳头状突起。浆果熟后黑色。

【药材性状】

大黄精：呈肥厚肉质的结节块状，结节长可达 10 cm 以上，宽 3~6 cm，厚 2~3 cm。表面淡黄色至黄棕色，具环节，有皱纹及须根痕，结节上侧茎痕呈圆盘状，圆周凹入，中部突出。质硬而韧，不易折断，断面角质，淡黄色至黄棕色。气微，味甜，嚼之有黏性。

鸡头黄精：呈结节状弯柱形，长 3~10 cm，直径 0.5~1.5 cm。结节长 2~4 cm，略呈圆锥形，常有分枝。表面黄白色或灰黄色，半透明，有纵皱纹，茎痕圆形，直径 5~8 mm。

姜形黄精：呈长条结节块状，长短不等，常数个块状结节相连。表面灰黄色或黄褐色，粗糙，结节上侧有突出的圆盘状茎痕，直径 0.8~1.5 cm。

味苦者不可药用。

【饮片性状】

黄精：本品呈不规则的厚片，外表皮淡黄色至黄棕色。切面略呈角质样，淡黄色至黄棕色，可见多数淡黄色筋脉小点。质稍硬而韧。气微，味甜，嚼之有黏性。

酒黄精：本品呈不规则的厚片。表面棕

十一画

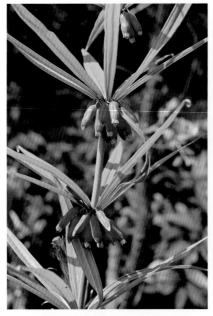
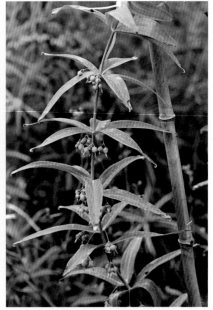

▲ 滇黄精（徐晔春摄）　　　　▲ 黄精

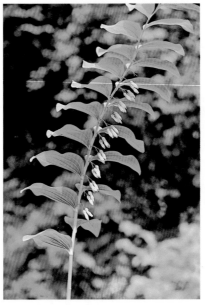
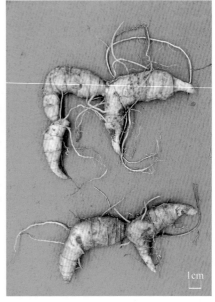

▲ 多花黄精　　　　▲ 鸡头黄精（鲜）

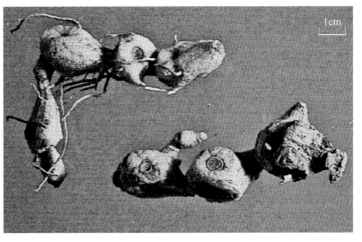

◀ 姜形黄精

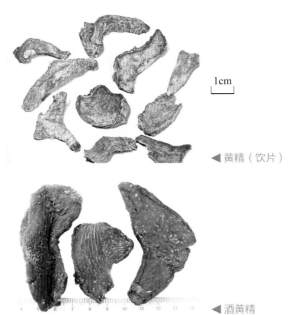

▶ 黄精（饮片）

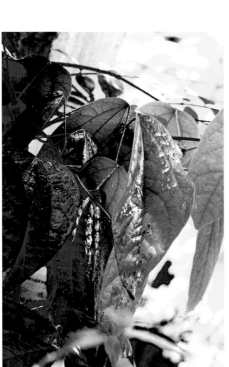

褐色至黑色，有光泽，中心棕色至浅褐色，可见筋脉小点。质较柔软。味甜，微有酒香气。

【性味与归经】甘，平。归脾、肺、肾经。

【功能与主治】补气养阴，健脾，润肺，益肾。用于脾胃气虚，体倦乏力，胃阴不足，口干食少，肺虚燥咳，劳嗽咳血，精血不足，腰膝酸软，须发早白，内热消渴。

【用法与用量】9~15 g。

▶ 酒黄精

▲▼ 黄藤

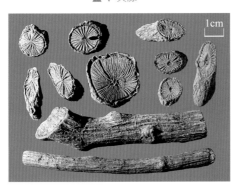

464. 黄藤

Huangteng

FIBRAUREAE CAULIS

本品为防己科植物黄藤 *Fibraurea recisa* Pierre. 的干燥藤茎。

【原植物】木质大藤本。根和茎的木质部均鲜黄色，甚苦。茎粗壮，常扭曲，灰棕色，具深沟状裂纹。叶片革质，长圆状卵形或长圆状椭圆形，有时阔卵形，两面均有光泽，侧脉及网脉均在背面凸起。圆锥花序生于无叶的老枝或老茎上，阔大而疏散；花单性异株，雄花雄蕊 3，分离，花丝肥厚，雌花具 3 心皮。核果长圆状椭圆形，黄色，内果皮木质。

【药材性状】本品呈长圆柱形，稍扭曲，直径 0.6~3 cm。表面灰褐色至黄棕色，粗糙，有纵沟和横裂纹，老茎外皮较易剥落。质硬，不易折断，折断时可见大量粉尘飞扬，断面不整齐，黄色，具纤维性，有棕黄色与黄棕色相间排列的放射状纹理，导管呈细孔状，木质部有时具裂隙，中心多为枯黄棕色或空腔。气微，味苦。

【性味与归经】苦，寒。归心、肝经。

【功能与主治】清热解毒，泻火通便。用于热毒内盛，便秘，泻痢，咽喉肿痛，目赤红肿，痈肿疮毒。

【用法与用量】30~60 g。外用适量。

465. 菥蓂

Ximing

THLASPI HERBA

本品为十字花科植物菥蓂 *Thlaspi arvense* L. 的干燥地上部分。

【原植物】一年生草本，全体光滑无毛。茎直立，圆柱形，有分枝，表面粉绿色。单叶互生，茎生叶有短柄，茎生叶无柄，基部抱茎；叶片椭圆形、倒卵形或披针形。总状花序腋生及顶生；花瓣4片，十字形排列，白色，倒卵圆形；雄蕊6，4强，花药卵形；雌蕊1，子房卵圆形而扁，先端微凹，绿色，2室。短角果扁平，卵圆状，具宽翅，先端深裂，熟时淡黄色，沿中央顶端向下开裂。种子小，卵圆形而扁。

【药材性状】本品茎呈圆柱形，长20~40 cm，直径0.2~0.5 cm；表面黄绿色或灰黄色，有细纵棱线；质脆，易折断，断面髓部白色。叶互生，披针形，基部叶多为倒披针形，多脱落。总状果序生于茎枝顶端和叶腋，果实卵圆形而扁平，直径0.5~1.3 cm；表面灰黄色或灰绿色，中心略隆起，边缘有翅，宽约0.2 cm，两面中间各有1条纵棱线，先端凹陷，基部有细果梗，长约1 cm；果实内分2室，中间有纵隔膜，每室种子5~7粒。种子扁卵圆形。气微，味淡。

【性味与归经】辛，微寒。归肝、胃、大肠经。

【功能与主治】清肝明目，和中利湿，解毒消肿。用于目赤肿痛，脘腹胀痛，胁痛，肠痈，水肿，带下，疮疖痛肿。

【用法与用量】9~15 g。

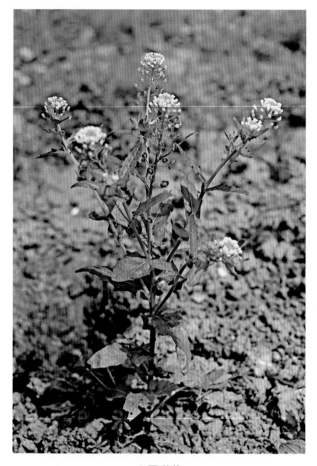

▲▼ 菥蓂

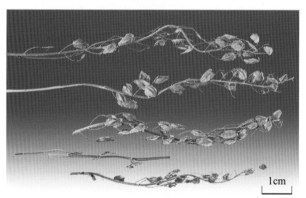

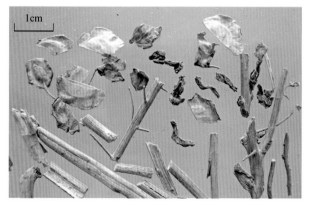

▲ 菥蓂（饮片）

466. 菝葜

Baqia

SMILACIS CHINAE RHIZOMA

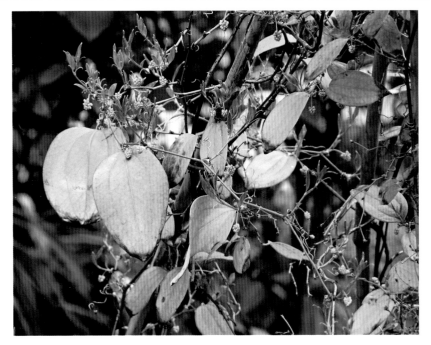

▲ 菝葜

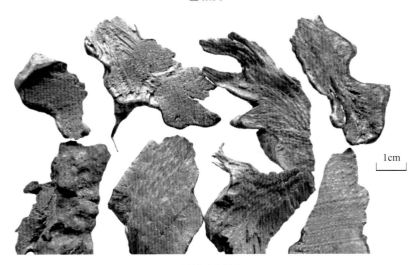

▲ 菝葜（饮片）

1cm

本品为百合科植物菝葜 *Smilax china* L. 的干燥根茎。

【原植物】攀缘状灌木。根茎横走，呈不规则的弯曲，肥厚质硬，疏生须根。茎硬，有倒生或平出的疏刺。叶互生，革质，圆形乃至广椭圆形。花单性，雌雄异株；伞形花序，腋生；苞片卵状披针形；花被矩圆形。浆果球形，红色。

【药材性状】本品为不规则块状或弯曲扁柱形，有结节状隆起，长 10~20 cm，直径 2~4 cm。表面黄棕色或紫棕色，具圆锥状突起的茎基痕，并残留坚硬的刺状须根残基或细根。质坚硬，难折断，断面呈棕黄色或红棕色，纤维性，可见点状维管束和多数小亮点。切片呈不规则形，厚 0.3~1 cm，边缘不整齐，切面粗纤维性；质硬，折断时有粉尘飞扬。气微，味微苦、涩。

【饮片性状】本品呈不规则的片。外表皮黄棕色或紫棕色，可见残留刺状须根残基或细根。切面棕黄色或红棕色，纤维性，可见点状维管束。质硬，折断时有粉尘飞扬。气微，味微苦、涩。

【性味与归经】甘、微苦、涩，平。归肝、肾经。

【功能与主治】利湿去浊、祛风除痹，解毒散瘀。用于小便淋浊，带下量多，风湿痹痛，疔疮痈肿。

【用法与用量】10~15 g。

467. 菟丝子

Tusizi

CUSCUTAE SEMEN

本品为旋花科植物南方菟丝子 *Cuscuta australis* R. Br. 或菟丝子 *Cuscuta chinensis* Lam. 的干燥成熟种子。

【原植物】
菟丝子：一年生缠绕寄生草本。茎细柔呈线状，左旋，黄色。叶呈鳞片状，三角状卵形。花簇生成近球状的短总状花序；花小，花冠白色，短钟状，5 裂；雄蕊 5 个，花丝极短，着生于花冠裂片之间；花柱 2，宿存。蒴果扁球形，成熟时全为宿存花冠包围。种子 2~4 枚，淡褐色。

南方菟丝子：与上种形态相似，区别点是：雄蕊着生于花冠裂片弯缺处，花丝较长，花冠基部的鳞片先端 2 裂。蒴果仅下半部被宿存花冠包围，成熟时不整齐地开裂。种子通常 4 颗，卵圆形，长 0.7~2 mm，淡褐色。

【药材性状】本品呈类球形，直径 1~2 mm。表面灰棕色至棕褐色，粗糙，种脐线形或扁圆形。质坚实，不易以指甲压碎。气微，味淡。

【饮片性状】
菟丝子：同药材。

盐菟丝子：本品形如菟丝子，表面棕黄色，裂开，略有香气。

【性味与归经】辛、甘，平。归肝、肾、脾经。

【功能与主治】补益肝肾，固精缩尿，安胎，明目，止泻；外用消风祛斑。用于肝肾不足，腰膝酸软，阳痿遗精，遗尿尿频，肾虚胎漏，胎动不安，目昏耳鸣，脾肾虚泻；外治白癜风。

【用法与用量】6~12 g。外用适量。

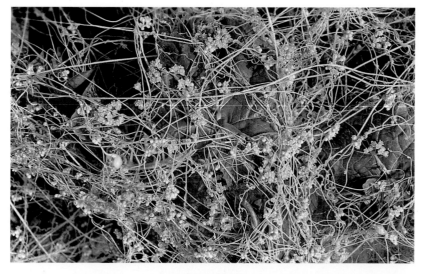

▲ 南方菟丝子

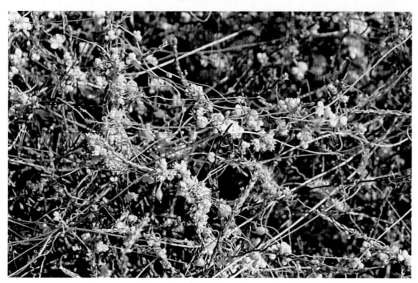

▲ 菟丝子

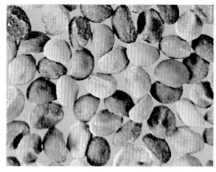

1cm

◀ 菟丝子（菟丝子，放大）

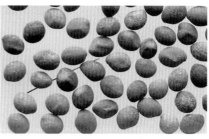

1cm

◀ 菟丝子（南方菟丝子，放大）

十一画

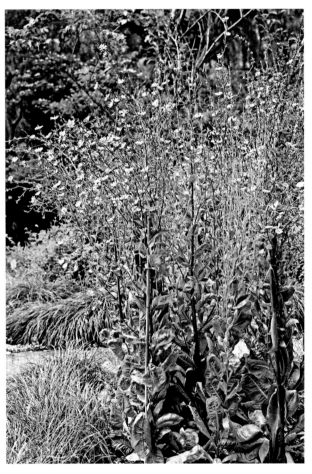

◀ 菊苣（幼苗）

◀ 菊苣（花）

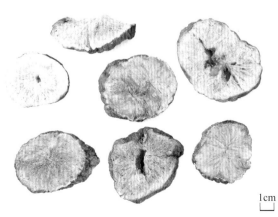

1cm

◀ 菊苣（根，饮片）

468. 菊苣

Juju

CICHORII HERBA

CICHORII RADIX

本品系维吾尔族习用药材。为菊科植物毛菊苣 *Cichorium glandulosum* Boiss. et Huet 或菊苣 *Cichorium intybus* L. 的干燥地上部分或根。

【原植物】

毛菊苣：多年生草本。茎有棱，直立，多分枝。基生叶倒长椭圆状披针形，具不整齐的疏锯齿，顶端裂片大，侧裂片三角形；中部茎叶长圆形，基部无柄，半抱茎；向上渐小，圆耳状抱茎，边缘有刺齿或全缘；全部叶两面被长柔毛。花全部舌状，蓝色。果实有棱角。

菊苣：茎生叶倒长椭圆形或披针形，具不整齐的疏齿状及长毛。全体具疏毛。

【药材性状】

毛菊苣：茎呈圆柱形，稍弯曲；表面灰绿色或带紫色，具纵棱，被柔毛或刚毛，断面黄白色，中空。叶多破碎，灰绿色，两面被柔毛；茎中部的完整叶片呈长圆形，基部无柄，半抱茎；向上叶渐小，圆耳状抱茎，边缘有刺状齿。头状花序5~13个成短总状排列。总苞钟状，直径5~6 mm；苞片2层，外层稍短或近等长，被毛；舌状花蓝色。瘦果倒卵形，表面有棱及波状纹理，顶端截形，被鳞片状冠毛，长0.8~1 mm，棕色或棕褐色，密布黑棕色斑。气微，味咸、微苦。

毛菊苣根：主根呈圆锥形，有侧根和多数须根，长10~20 cm，直径0.5~1.5 cm。表面棕黄色，具细腻不规则纵皱纹。质硬，不易折断，断面外侧黄白色，中部类白色，有时空心。气微，味苦。

菊苣：茎表面近光滑。茎生叶少，长圆状披针形。头状花序少数，簇生；苞片外短内长，无毛或先端被稀毛。瘦果鳞片状，冠毛短，长0.2~0.3 mm。

菊苣根：顶端有时有2~3叉。表面灰棕色至褐色，粗糙，具深纵纹，外皮常脱落，脱落后显棕色至棕褐色，有少数侧根和须根。嚼之有韧性。

【性味与归经】微苦、咸，凉。归肝、胆、胃经。

【功能与主治】清肝利胆，健胃消食，利尿消肿。用于湿热黄疸，胃痛食少，水肿尿少。

【用法与用量】9~18 g。

十一画

469. 菊花

Juhua

CHRYSANTHEMI FLOS

本品为菊科植物菊 *Chrysanthemum morifolium* Ramat. 的干燥头状花序。药材按产地和加工方法不同，分为"亳菊"、"滁菊"、"贡菊"、"杭菊"、"怀菊"。

【原植物】多年生草本。叶互生，具柄；叶片卵圆形至窄长圆形，羽状浅裂，基部心形。头状花序顶生或腋生，总苞片3~4层；舌状花数层，着生花序边缘，白色或黄色；管状花位于花序中央，黄色，两性；也有全为舌状花的。品种繁多，花序大小、花冠形态、颜色等多样。瘦果柱状，无冠毛。

【药材性状】

亳菊：呈倒圆锥形或圆筒形，有时稍压扁呈扇形，直径1.5~3 cm，离散。总苞碟状；总苞片3~4层，卵形或椭圆形，草质，黄绿色或褐绿色，外面被柔毛，边缘膜质。花托半球形，无托片或托毛。舌状花数层，雌性，位于外围，类白色，劲直，上举，纵向折缩，散生金黄色腺点；管状花多数，两性，位于中央，为舌状花所隐藏，黄色，顶端5齿裂。瘦果不发育，无冠毛。体轻，质柔润，干时松脆。气清香，味甘、微苦。

滁菊：呈不规则球形或扁球形，直径1.5~2.5 cm。舌状花类白色，不规则扭曲，内卷，边缘皱缩，有时可见淡褐色腺点；管状花大多隐藏。

贡菊：呈扁球形或不规则球形，直径1.5~2.5 cm。舌状花白色或类白色，斜升，上部反折，边缘稍内卷而皱缩，通常无腺点；管状花少，外露。

杭菊：呈碟形或扁球形，直径2.5~4 cm，常数个相连成片。舌状花类白色或黄色，平展或微折叠，彼此粘连，通常无腺点；管状花多数，外露。

怀菊：呈不规则球形或扁球形，直径1.5~2.5 cm。多数为舌状花，舌状花类白色或黄色，不规则扭曲，内卷，边缘皱缩，有时可见腺点；管状花大多隐藏。

【性味与归经】甘、苦，微寒。归肺、肝经。

【功能与主治】散风清热，平肝明目，清热解毒。用于风热感冒，头痛眩晕，目赤肿痛，眼目昏花，疮痈肿毒。

【用法与用量】5~10 g。

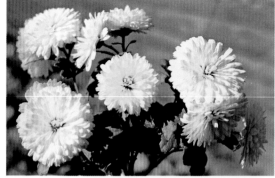

▲ 菊（亳菊）

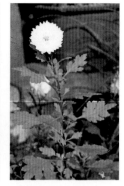

▲ 菊（滁菊）

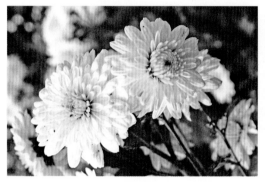

▲ 菊（贡菊）

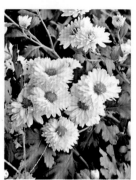

▲ 菊（杭白菊）

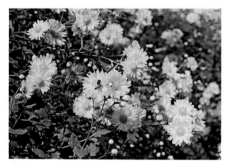

▲ 菊（杭黄菊）

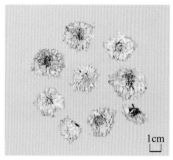

▲ 亳菊

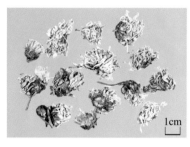

▲ 滁菊

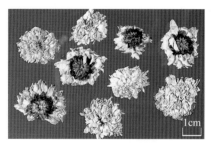

▲ 贡菊

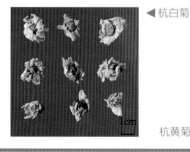

◀ 杭白菊

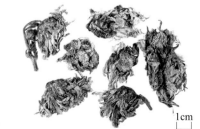

杭黄菊 ▶

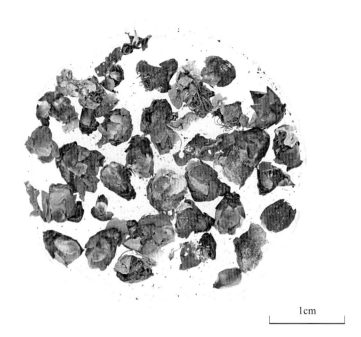

▲ 梅花

470. 梅花

Meihua

MUME FLOS

本品为蔷薇科植物梅 *Prunus mume* (Sieb.) Sieb. et Zucc. 的干燥花蕾。

【原植物】见"乌梅"。

【药材性状】本品呈类球形，直径 3~6 mm，有短梗。苞片数层，鳞片状，棕褐色。花萼 5，灰绿色或棕红色。花瓣 5 或多数，黄白色或淡粉红色。雄蕊多数；雌蕊 1，子房密被细柔毛。质轻。气清香，味微苦、涩。

【性味与归经】微酸，平。归肝、胃、肺经。

【功能与主治】疏肝和中，化痰散结。用于肝胃气痛，郁闷心烦，梅核气，瘰疬疮毒。

【用法与用量】3~5 g。

471. 救必应

Jiubiying

ILICIS ROTUNDAE CORTEX

本品为冬青科植物铁冬青 *Ilex rotunda* Thunb. 的干燥树皮。

【原植物】常绿乔木或灌木。枝灰色，小枝多少有棱，红褐色。叶互生，叶片纸质，卵圆形至椭圆形，先端短尖，全缘，上面有光泽，侧脉6~9对，两面明显。花单性，雌雄异株，排列成具梗的伞形花序；花瓣4~5，绿白色，卵状矩圆形。核果球形至椭圆形，熟时红色，先端有宿存柱头。

【药材性状】本品呈卷筒状、半卷筒状或略卷曲的板状，长短不一，厚1~15 mm。外表面灰白色至浅褐色，较粗糙，有皱纹。内表面黄绿色、黄棕色或黑褐色，有细纵纹。质硬而脆，断面略平坦。气微香，味苦、微涩。

【饮片性状】本品为卷筒状、半卷筒状或略卷曲的板状的横切片，切片宽0.5~1.5 cm。外表面灰白色至浅褐色，较粗糙，有细纵裂纹及横向纹理，有的可见白色斑点状皮孔。内表面黄绿色、黄棕色或黑褐色，有细纵纹。质硬而脆，切面略平坦。气微香，味苦、微涩。

【性味与归经】苦，寒。归肺、胃、大肠、肝经。

【功能与主治】清热解毒，利湿止痛。用于暑湿发热，咽喉肿痛，湿热泻痢，脘腹胀痛，风湿痹痛，湿疹，疮疖，跌打损伤。

【用法与用量】9~30 g。外用适量，煎浓汤涂敷患处。

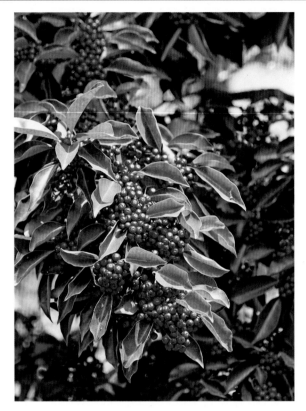

▲ 铁冬青（徐晔春摄）

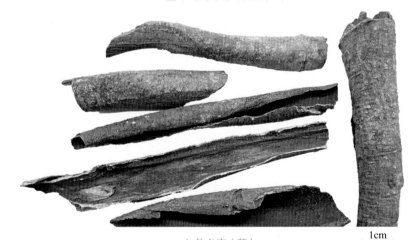

▲ 救必应（薄）　　1cm

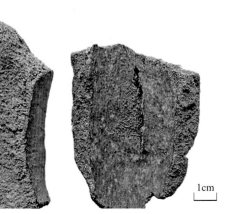

▲ 救必应（厚）　　1cm

十一画

472. 常山

Changshan

DICHROAE RADIX

本品为虎耳草科植物常山 *Dichroa febrifuga* Lour. 的干燥根。

【原植物】落叶亚灌木。根木质，内部黄色。茎直立，常生紫红色，有节，遍体着生黄色短毛。叶对生，有叶柄；叶片长椭圆形，先端长渐尖，边缘具锯齿。伞房状圆锥花序着生于枝顶或上部叶腋内；萼管 5~6 齿裂，花瓣 5~6，雄蕊 10~20，花柱 4~6。浆果，成熟时蓝色。

【药材性状】本品呈圆柱形，常弯曲扭转，或有分枝，长 9~15 cm，直径 0.5~2 cm。表面棕黄色，具细纵纹，外皮易剥落，剥落处露出淡黄色木部。质坚硬，不易折断，折断时有粉尘飞扬；横切面黄白色，射线类白色，呈放射状。气微，味苦。

【饮片性状】

常山：本品呈不规则的薄片。外表皮淡黄色，无外皮。切面黄白色，有放射状纹理。质硬。气微，味苦。

炒常山：本品形如常山片，表面黄色。

【性味与归经】苦、辛，寒；有毒。归肺、肝、心经。

【功能与主治】涌吐痰涎，截疟。用于痰饮停聚，胸膈痞塞，疟疾。

【用法与用量】5~9 g。

【注意】有催吐副作用，用量不宜过大；孕妇慎用。

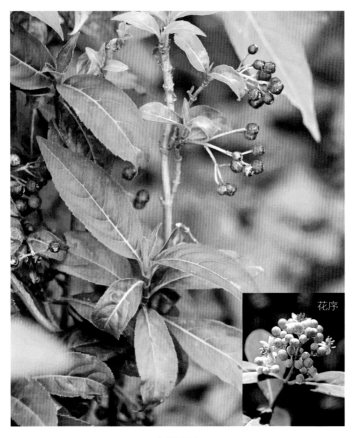

花序

▲▼ 常山

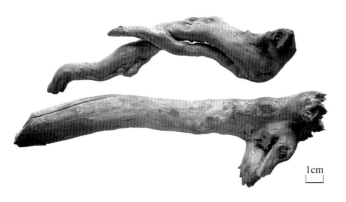

1cm

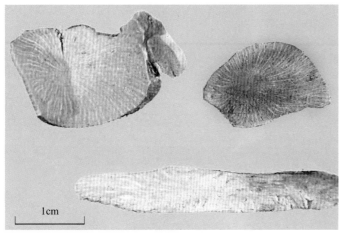

1cm

▲ 常山（饮片）

十一画

473. 野马追

Yemazhui

EUPATORII LINDLEYANI HERBA

本品为菊科植物轮叶泽兰 *Eupatorium lindleyanum* DC. 的干燥地上部分。

【原植物】多年生草本。根茎短，生有须根。茎直立，上部分枝，淡褐色或带紫色，散生紫色斑点，嫩时密被毛，老时毛较少。叶对生，无柄，3 全裂似轮生，有时不分裂或深裂，裂片线状披针形，边缘有疏锯齿，两面被毛，下面有腺点，脉 3 出。头状花序多数，有短梗，排列成紧密的伞房状；总苞钟状，苞片9，披针形；每一头状花序有管状花 5朵，两性，带紫色，先端 5 裂，雄蕊 5，柱头 2 裂。瘦果黑色，椭圆形而微扁。

【药材性状】本品茎呈圆柱形，长 30~90 cm，直径 0.2~0.5 cm；表面黄绿色或紫褐色，有纵棱，密被灰白色茸毛；质硬，易折断，断面纤维性，髓部白色。叶对生，无柄；叶片多皱缩，展平后叶片 3 全裂，似轮生，裂片条状披针形，中间裂片较长；先端钝圆，边缘具疏锯齿，上表面绿褐色，下表面黄绿色，两面被毛，有腺点。头状花序顶生。气微，叶味苦、涩。

【饮片性状】本品为不规则的短段。茎圆柱形，直径 0.2~0.5 cm，表面黄绿色或紫褐色，有纵棱，密被灰白色茸毛；质硬，易折断，断面纤维性，髓部白色。叶皱缩，多破碎，表面黄绿色至绿褐色，两面被毛，有腺点。头状花序。气微，叶味苦、涩。

【性味与归经】苦，平。归肺经。

【功能与主治】化痰止咳平喘。用于痰多咳嗽气喘。

【用法与用量】30~60 g。

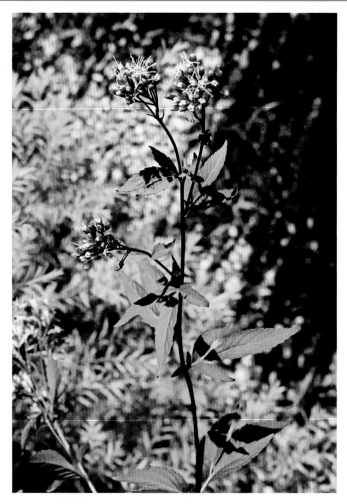

▲ 轮叶泽兰

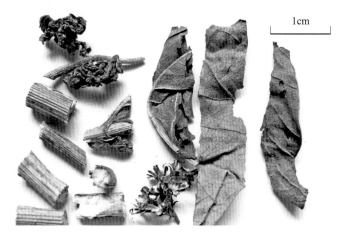

▲ 野马追（饮片）

十一画

474. 野木瓜

Yemugua

STAUNTONIAE CAULIS ET FOLIUM

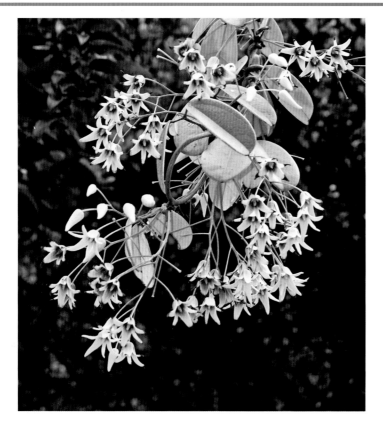

▲ 野木瓜（徐晔春摄）

本品为木通科植物野木瓜 *Stauntonia chinensis* DC. 的干燥带叶茎枝。

【原植物】常绿木质藤本。茎圆柱形，灰褐色，全株无毛。掌状复叶互生，小叶 5~7 片，革质，小叶片长圆形或长圆状披针形。花单性，雌雄异株，同型，具异臭，常 3 朵排成伞房花序式的总状花序；雄花萼片 6，淡黄色或乳白色，2 轮，花瓣缺，雄蕊 6；雌花的萼片与雄花相似，但较大，心皮 3，棒状，胚珠多数，退化雄蕊 6。浆果长圆形，未熟时表色，熟时橙黄色。种子多数，黑色，排成数列藏于果肉中。

【药材性状】本品茎呈圆柱形，长 3~5 cm，直径 0.2~3 cm。粗茎表面灰黄色或灰棕色，有粗纵纹，外皮常块状脱落；细茎表面深棕色，具光泽，纵纹明显，可见小枝痕或叶痕。切面皮部狭窄，深棕色，木部宽广，浅棕黄色，有密集的放射状纹理和成行小孔，髓部明显。质硬或稍韧。掌状复叶互生，小叶片长椭圆形，革质，长 5~10 cm，宽 2~4 cm，先端尖，基部近圆形，全缘，上表面深棕绿色，有光泽，下表面浅棕绿色，网脉明显；小叶柄长约 1.5 cm。气微，味微苦涩。

【性味与归经】微苦，平。归肝、胃经。

【功能与主治】祛风止痛，舒筋活络。用于风湿痹痛，腰腿疼痛，头痛，牙痛，痛经，跌打伤痛。

【用法与用量】9~15 g。

十一画

475. 野菊花

Yejuhua

CHRYSANTHEMI INDICI FLOS

本品为菊科植物野菊 *Chrysanthemum indicum* L. 的干燥头状花序。

【原植物】多年生草本。茎基部常匍匐上枝多分枝。叶互生，有柄；叶片卵状椭圆形，羽状浅裂，裂片边缘有锯齿，两面均有细柔毛。头状花序排成聚伞状，花黄色；边缘为舌状花，雌性；中央为管状花，两性。

【药材性状】本品呈类球形，直径 0.3~1 cm，棕黄色。总苞由 4~5 层苞片组成，外层苞片卵形或条形，外表面中部灰绿色或浅棕色，通常被白毛，边缘膜质；内层苞片长椭圆形，膜质，外表面无毛。总苞基部有的残留总花梗。舌状花 1 轮，黄色至棕黄色，皱缩卷曲；管状花多数，深黄色。体轻。气芳香，味苦。

【性味与归经】苦、辛，微寒。归肝、心经。

【功能与主治】清热解毒，泻火平肝。用于疔疮痈肿，目赤肿痛，头痛眩晕。

【用法与用量】9~15 g。外用适量，煎汤外洗或制膏外涂。

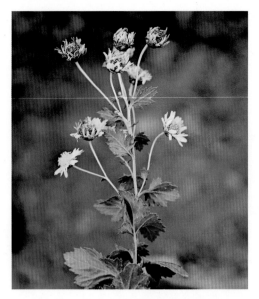

▲ 野菊

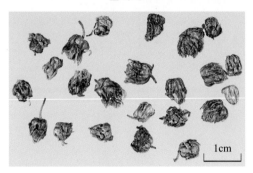

▲ 野菊花

1cm

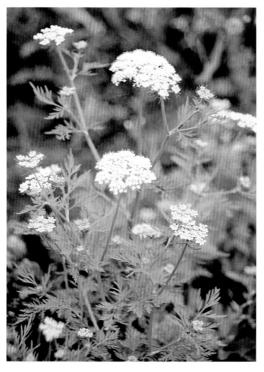

◀ 蛇床

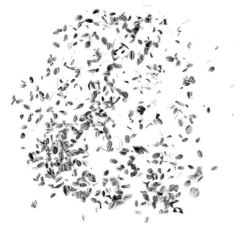

1cm

◀ 蛇床子

476. 蛇床子

Shechuangzi

CNIDII FRUCTUS

本品为伞形科植物蛇床 *Cnidium monnieri* (L.) Cuss. 的干燥成熟果实。

【原植物】一年生草本。茎直立，中空，多分枝，表面具棱。基生叶有短柄，叶鞘宽短，上部叶柄鞘状；叶片轮廓卵形至三角状卵形，二至三回羽状复叶，最终裂片窄条形或条状披针形。复伞形花序，具伞辐 10~30 条，不等长；总苞片 8~10，小总苞片 2~3，均条形；花小，白色。双悬果椭圆形，略扁，分果具 5 棱，果棱有窄翅。

【药材性状】本品为双悬果，呈椭圆形，长 2~4 mm，直径约 2 mm。表面灰黄色或灰褐色，顶端有 2 枚向外弯曲的柱基，基部偶有细梗。分果的背面有薄而突起的纵棱 5 条，接合面平坦，有 2 条棕色略突起的纵棱线。果皮松脆，揉搓易脱落。种子细小，灰棕色，显油性。气香，味辛凉，有麻舌感。

【性味与归经】辛、苦，温；有小毒。归肾经。

【功能与主治】燥湿祛风，杀虫止痒，温肾壮阳。用于阴痒带下，湿疹瘙痒，湿痹腰痛，肾虚阳痿，宫冷不孕。

【用法与用量】3~10 g。外用适量，多煎汤熏洗，或研末调敷。

十一画

477. 蛇蜕

Shetui

SERPENTIS PERIOSTRACUM

本品为游蛇科动物黑眉锦蛇 *Elaphe taeniura* Cope、锦蛇 *Elaphe carinata* (Guenther) 或乌梢蛇 *Zaocys dhumnades* (Cantor) 等蜕下的干燥表皮膜。

【原动物】

黑眉锦蛇：体型较大，全长可达 2 m 以上，头颈区分明显。背面黄绿、灰绿或棕灰色；体前部正中具黑色梯状横纹，体后黑色，纵线延至尾末；眼后具黑色眉纹，腹部灰白。眶前鳞 1；眶后鳞 2；颞鳞 2（1、3）+3；上唇鳞 9 片；背鳞 25-25-19 行；腹鳞 225-267；肛鳞二分；尾下鳞 76-122 对。

锦蛇：体粗壮，全长 2 m 左右，头部比颈部稍大。全身黑色，杂以黄色花斑；体前部有若干黄色横纹，头背棕黄，鳞缘黑色，尾下形成黑色纵线。眶前鳞 1；眶后鳞 2（3）；颞鳞 2（3、1）+3（2、4）；上唇鳞 8；背鳞 23-23-19，除最外 1~2 行外，余均具强棱；腹鳞 203-224；肛鳞二分；尾下鳞 69-102 对。

乌梢蛇：见"乌梢蛇"。

【药材性状】本品呈圆筒形，多压扁而皱缩，完整者形似蛇，长可达 1 m 以上。背部银灰色或淡灰棕色，有光泽，鳞迹菱形或椭圆形，衔接处呈白色，略抽皱或凹下；腹部乳白色或略显黄色，鳞迹长方形，呈覆瓦状排列。体轻，质微韧，手捏有润滑感和弹性，轻轻搓揉，沙沙作响。气微腥，味淡或微咸。

【饮片性状】

蛇蜕：本品呈圆筒形段状，多压扁而皱缩；背部银灰色或淡灰棕色，有光泽，鳞迹菱形或椭圆形，衔接处呈白色，略抽皱或凹下；腹部乳白色或略显黄色，鳞迹长方形，呈覆瓦状排列。体轻，质微韧，手捏有润滑感和弹性，轻轻搓揉，沙沙响。气微腥，味淡或微咸。

酒蛇蜕：本品呈圆筒形段状，多压扁而皱缩；背部银灰色或淡灰棕色，有光泽，鳞迹菱形或椭圆形，衔接处呈白色，略抽皱或凹下；腹部乳白色或略显黄色，鳞迹长方形，呈覆瓦状排列。体轻，质微韧，手捏有润滑感和弹性，轻轻搓揉，沙沙作响。气微腥，略具酒气，味淡或微咸。

【性味与归经】咸、甘，平。归肝经。

【功能与主治】祛风，定惊，退翳，解毒。用于小儿惊风，抽搐痉挛，翳障，喉痹，疔肿，皮肤瘙痒。

【用法与用量】2~3 g；研末吞服 0.3~0.6 g。

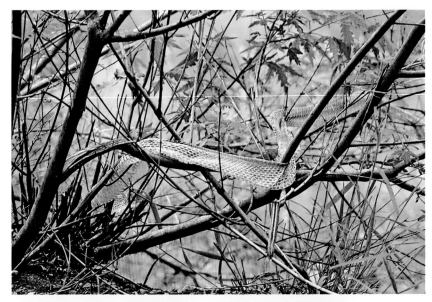

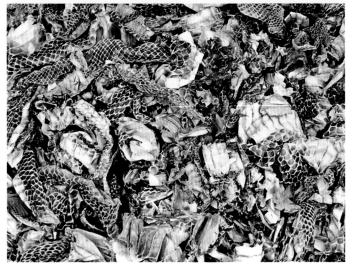

◄▲ 蛇蜕

1cm

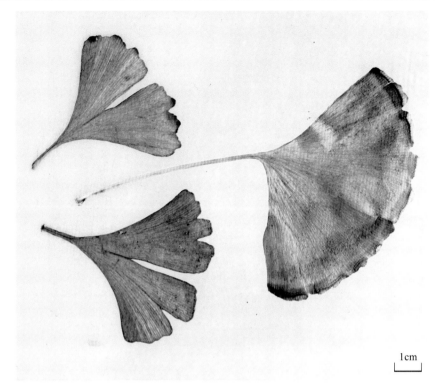

▲ 银杏叶

Yinxingye

GINKGO FOLIUM

本品为银杏科植物银杏 *Ginkgo biloba* L. 的干燥叶。

【原植物】见"白果"。

【药材性状】本品多皱折或破碎，完整者呈扇形，长 3~12 cm，宽 5~15 cm。黄绿色或浅棕黄色，上缘呈不规则的波状弯曲，有的中间凹入，深者可达叶长的 4/5。具二叉状平行叶脉，细而密，光滑无毛，易纵向撕裂。叶基楔形，叶柄长 2~8 cm。体轻。气微，味微苦。

【性味与归经】甘、苦、涩，平。归心、肺经。

【功能与主治】活血化瘀，通络止痛，敛肺平喘，化浊降脂。用于瘀血阻络，胸痹心痛，中风偏瘫，肺虚咳喘，高脂血症。

【用法与用量】9~12 g。

【注意】有实邪者忌用。

十一画

479. 银柴胡

Yinchaihu

STELLARIAE RADIX

本品为石竹科植物银柴胡 *Stellaria dichotoma* L. var. *lanceolata* Bge. 的干燥根。

【原植物】多年生草本。主根圆柱形。茎丛生，数回叉状分枝，节膨大，密被短毛或腺毛。叶对生，无柄；叶片披针形，全缘。聚伞花序，花梗细；萼片5，边缘白色；花瓣5，白色，先端2深裂；雄蕊10；子房上位。蒴果近球形，熟时先端6裂，种子1~2粒。

【药材性状】本品呈类圆柱形，偶有分枝，长15~40 cm，直径0.5~2.5 cm。表面浅棕黄色至浅棕色，有扭曲的纵皱纹和支根痕，多具孔穴状或盘状凹陷，习称"砂眼"，从砂眼处折断可见棕色裂隙中有细砂散出。根头部略膨大，有密集的呈疣状突起的芽苞、茎或根茎的残基，习称"珍珠盘"。质硬而脆，易折断，断面不平坦，较疏松，有裂隙，皮部甚薄，木部有黄、白色相间的放射状纹理。气微，味甘。

【性味与归经】甘，微寒。归肝、胃经。

【功能与主治】清虚热，除疳热。用于阴虚发热，骨蒸劳热，小儿疳热。

【用法与用量】3~10 g。

十一画

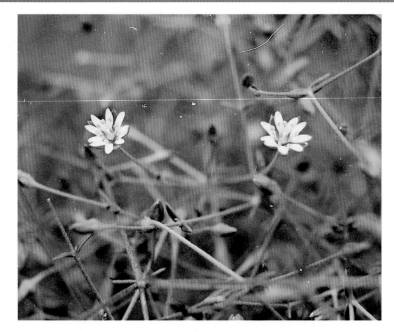

▲ 银柴胡

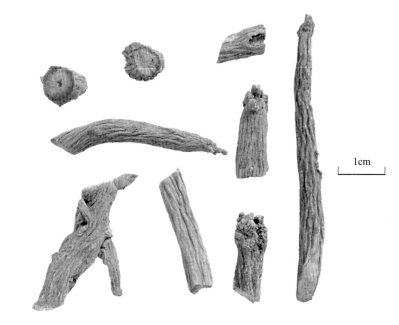

1cm

▲ 银柴胡（家种）

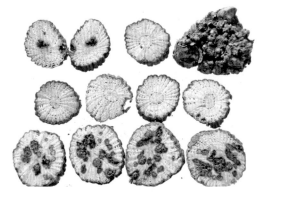

1cm

▲ 银柴胡（野生，饮片）

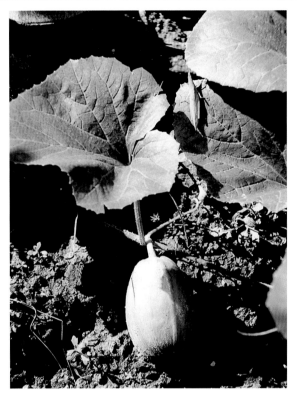

▲ 甜瓜

480. 甜瓜子

Tianguazi

MELO SEMEN

本品为葫芦科植物甜瓜 *Cucumis melo* L. 的干燥成熟种子。

【**原植物**】一年匍匐或攀援草本。茎、枝有棱，有黄褐色或白色的糙毛和突起。卷须单一，被微柔毛。叶互生，叶片厚纸质，近圆形或肾形。花单性，雌雄同株。雄花数朵，簇生于叶腋；花梗被柔毛；花萼筒狭钟形，密被白色长柔毛，裂片近钻形；花冠黄色，裂片卵状长圆形，急尖；雄蕊 3，花丝极短，药室折曲，药隔顶端引长。雌花单生，花梗被柔毛；子房长椭圆形，密被长柔毛和硬毛，花柱长 1~2 mm，柱头靠合。果实形状、颜色变异较大，一般为球形或长椭圆形，果皮平滑，有纵纹或斑纹，果肉白色、黄色或绿色。种子污白色或黄棕色，卵形或长圆形。

【**药材性状**】本品呈扁平长卵形，长 5~9 mm，宽 2~4 mm。表面黄白色、浅棕红色或棕黄色，平滑，微有光泽。一端稍尖，另端钝圆。种皮较硬而脆，内有膜质胚乳和子叶 2 片。气微，味淡。

【**饮片性状**】同药材。

【**性味与归经**】甘，寒。归肺、胃、大肠经。

【**功能与主治**】清肺，润肠，化瘀，排脓，疗伤止痛。用于肺热咳嗽，便秘，肺痈，肠痈，跌打损伤，筋骨折伤。

【**用法与用量**】9~30 g。

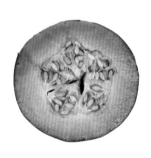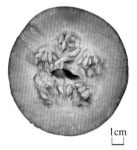

1cm

▲ 甜瓜（鲜，横切）

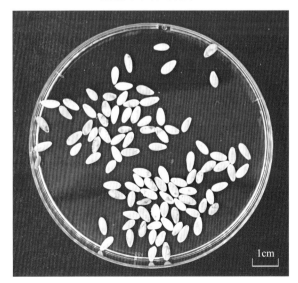

1cm

▲ 甜瓜子

十一画

481. 猪牙皂

Zhuyazao

GLEDITSIAE FRUCTUS ABNORMALIS

本品为豆科植物皂荚 *Gleditsia sinensis Lam.* 的干燥不育果实。

【原植物】见"大皂角"。

【药材性状】本品呈圆柱形，略扁而弯曲，长 5~11 cm，宽 0.7~1.5 cm。表面紫棕色或紫褐色，被灰白色蜡质粉霜，擦去后有光泽，并有细小的疣状突起和线状或网状的裂纹。顶端有鸟喙状花柱残基，基部具果梗残痕。质硬而脆，易折断，断面棕黄色，中间疏松，有淡绿色或淡棕黄色的丝状物，偶有发育不全的种子。气微，有刺激性，味先甜而后辣。

【饮片性状】同药材。

【性味与归经】辛、咸，温；有小毒。归肺、大肠经。

【功能与主治】祛痰开窍，散结消肿。用于中风口噤，昏迷不醒，癫痫痰盛，关窍不通，喉痹痰阻，顽痰喘咳，咯痰不爽，大便燥结；外治痈肿。

【用法与用量】1~1.5 g，多入丸散用。外用适量，研末吹鼻取嚏或研末调敷患处。

【注意】孕妇及咯血、吐血患者禁用。

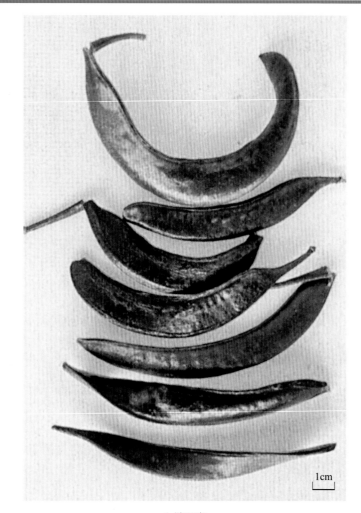

▲ 猪牙皂

十一画

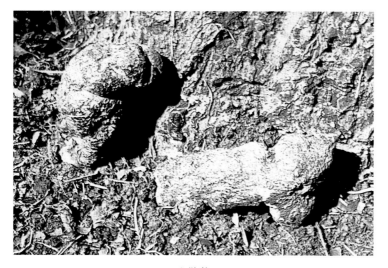

▲ 猪苓

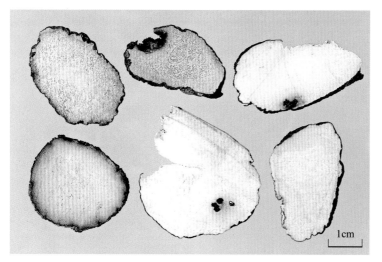

1cm

▲ 猪苓（饮片）

482. 猪苓

Zhuling

POLYPORUS

本品为多孔菌科真菌猪苓 *Polyporus umbellatus* (Pers.) Fries 的干燥菌核。

【原植物】菌核埋于地下，为不规则块状，表面不平，多肿疣，黑褐色，有油漆光泽；内部白色或淡黄色。子实体多数由菌核上生长，伸出地面，有柄，柄多次分枝，每枝顶端有一菌盖；菌盖肉质，干后硬而脆，圆形，中部脐状，边缘薄而锐，常内卷。

【药材性状】本品呈条形、类圆形或扁块状，有的有分枝，长 5~25 cm，直径 2~6 cm。表面黑色、灰黑色或棕黑色，皱缩或有瘤状突起。体轻，质硬，断面类白色或黄白色，略呈颗粒状。气微，味淡。

【饮片性状】本品呈类圆形或不规则的厚片。外表皮黑色或棕黑色，皱缩。切面类白色或黄白色，略呈颗粒状。气微，味淡。

【性味与归经】甘、淡，平。归肾、膀胱经。

【功能与主治】利水渗湿。用于小便不利，水肿，泄泻，淋浊，带下。

【用法与用量】6~12 g。

483. 猪胆粉

Zhudanfen

SUIS FELLIS PULVIS

本品为猪科动物猪 *Sus scrofa domestica* Brisson. 胆汁的干燥品。

【药材性状】本品为黄色或灰黄色粉末。气微腥，味苦，易吸潮。

【性味与归经】苦，寒。归肝、胆、肺、大肠经。

【功能与主治】清热润燥，止咳平喘，解毒。用于顿咳，哮喘，热病燥渴，目赤，喉痹，黄疸，泄泻，痢疾，便秘，痈疮肿毒。

【用法与用量】0.3~0.6 g，冲服或入丸散。外用适量，研末或水调涂敷患处。

484. 猫爪草

Maozhaocao

RANUNCULI TERNATI RADIX

本品为毛茛科植物小毛茛 *Ranunculus ternatus* Thunb. 的干燥块根。

【原植物】一年生小草本。簇生多数肉质小块根，块根卵球形或纺锤形，顶端质硬，形似猫爪。茎高5~15 cm，具分枝。基生叶为三出复叶或3深裂；茎生叶无柄，3裂，裂片线形。花单生于茎顶端，花瓣5，黄色。聚合果球形。

【药材性状】本品由数个至数十个纺锤形的块根簇生，形似猫爪，长3~10 mm，直径2~3 mm，顶端有黄褐色残茎或茎痕。表面黄褐色或灰黄色，久存色泽变深，微有纵皱纹，并有点状须根痕和残留须根。质坚实，断面类白色或黄白色，空心或实心，粉性。气微，味微甘。

【性味与归经】甘、辛，温。归肝、肺经。

【功能与主治】化痰散结，解毒消肿。用于瘰疬痰核，疔疮肿毒，蛇虫咬伤。

【用法与用量】15~30 g，单味药可用至120 g。

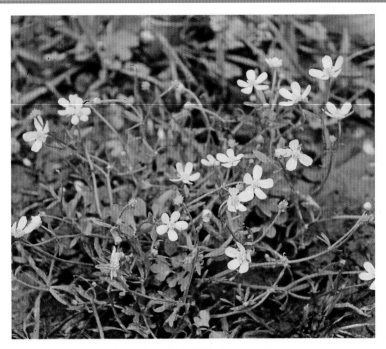

▲ 小毛茛

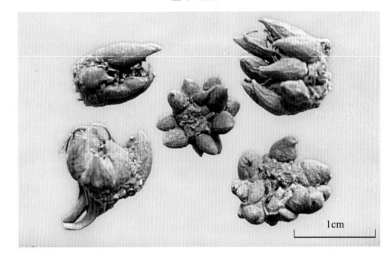

▲ 猫爪草（野生）

1cm

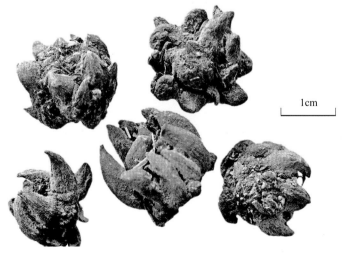

▲ 猫爪草（家种）

1cm

十一画

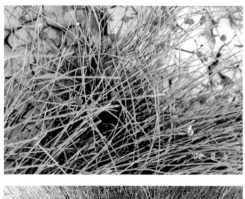
◀ 草麻黄

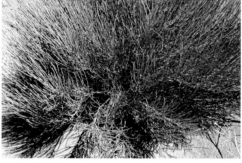
◀ 中麻黄

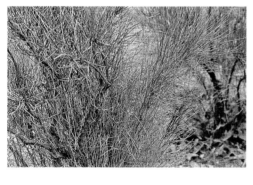
◀ 木贼麻黄

485. 麻黄

Mahuang

EPHEDRAE HERBA

本品为麻黄科植物草麻黄 *Ephedra sinica* Stapf、中麻黄 *Ephedra intermedia* Schrenk et C. A. Mey. 或木贼麻黄 *Ephedra equisetina* Bge. 的干燥草质茎。

【原植物】
草麻黄：草本状小灌木，高 20~40 cm，常无直立的木质茎。小枝圆，对生或轮生。叶膜质鞘状，生于节上，上部 1/3~2/3 合生，裂片 2，锐三角形。雄花有 7~8 雄蕊；雌花单生枝顶。种子 2。
中麻黄：叶膜质鞘状，上部 1/3 分裂，裂片 3，钝三角形至三角形。种子 3（稀 2）。
木贼麻黄：木质茎粗壮，草质茎细瘦，节间较短。叶膜质鞘状，大部合生，裂片钝三角形。种子 1。

【药材性状】
草麻黄：呈细长圆柱形，少分枝，直径 1~2 mm。有的带少量棕色木质茎。表面淡绿色至黄绿色，有细纵脊线，触之微有粗糙感。节明显，节间长 2~6 cm。节上有膜质鳞叶，长 3~4 mm；裂片 2（稀 3），锐三角形，先端灰白色，反曲，基部联合成筒状，红棕色。体轻，质脆，易折断，断面略呈纤维性，周边绿黄色，髓部红棕色，近圆形。气微香，味涩、微苦。
中麻黄：多分枝，直径 1.5~3 mm，有粗糙感。节上膜质鳞叶长 2~3 mm，裂片 3（稀 2），先端锐尖。断面髓部呈三角状圆形。
木贼麻黄：较多分枝，直径 1~1.5 mm，无粗糙感。节间长 1.5~3 cm。膜质鳞叶长 1~2 mm；裂片 2（稀 3），上部为短三角形，灰白色，先端多不反曲，基部棕红色至棕黑色。

【饮片性状】
麻黄：本品呈圆柱形的段。表面淡黄绿色至黄绿色，粗糙，有细纵脊线，节上有细小鳞叶。切面中心显红黄色。气微香，味涩、微苦。
蜜麻黄：本品形如麻黄段。表面深黄色，微有光泽，略具黏性。有蜜香气，味甜。

【性味与归经】辛、微苦，温。归肺、膀胱经。
【功能与主治】发汗散寒，宣肺平喘，利水消肿。用于风寒感冒，胸闷喘咳，风水浮肿。蜜麻黄润肺止咳。多用于表证已解，气喘咳嗽。
【用法与用量】2~10 g。

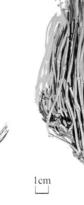

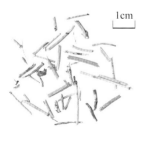

▲ 麻黄（中麻黄）　　　　　　▲ 麻黄（木贼麻黄）

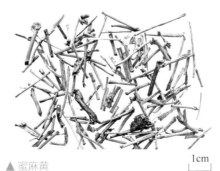

▲ 麻黄（饮片）　　▲ 蜜麻黄

486. 麻黄根

Mahuanggen

EPHEDRAE RADIX ET RHIZOMA

本品为麻黄科植物草麻黄 *Ephedra sinica* Stapf 或中麻黄 *Ephedra intermedia* Schrenk et C. A. Mey. 的干燥根和根茎。

【原植物】见"麻黄"。

【药材性状】本品呈圆柱形，略弯曲，长 8~25 cm，直径 0.5~1.5 cm。表面红棕色或灰棕色，有纵皱纹和支根痕。外皮粗糙，易成片状剥落。根茎具节，节间长 0.7~2 cm，表面有横长突起的皮孔。体轻，质硬而脆，断面皮部黄白色，木部淡黄色或黄色，射线放射状，中心有髓。气微，味微苦。

【饮片性状】本品呈类圆形的厚片。外表面红棕色或灰棕色，有纵皱纹及支根痕。切面皮部黄白色，木部淡黄色或黄色，纤维性，具放射状纹，有的中心有髓。气微，味微苦。

【性味与归经】甘、涩，平。归心、肺经。

【功能与主治】固表止汗。用于自汗，盗汗。

【用法与用量】3~9 g。外用适量，研粉撒扑。

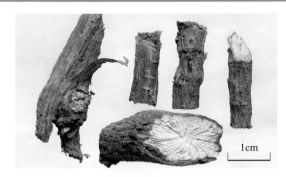

▲ 麻黄根（切段）

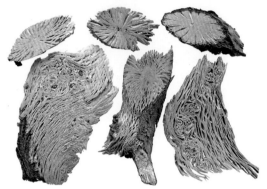

▲ 麻黄根（切片）

十一画

487. 鹿角

Lujiao

CERVI CORNU

本品为鹿科动物马鹿 *Cervus elaphus* Linnaeus 或梅花鹿 *Cervus nippon* Temminck 已骨化的角或锯茸后翌年春季脱落的角基，分别习称"马鹿角""梅花鹿角""鹿角脱盘"。

【原动物】

马鹿：体型较大，长可 2 m 余，肩高 1.2 m 以上。毛棕灰色，粗而疏，臀部有一黄赭色大斑。鹿角粗大，眉叉斜向前伸，与主干几成直角，主干长，稍向后倾斜并略向内弯；第二叉起点紧靠眉叉，第三叉与第二叉的距离远，有时主干末端复有分叉。角基有一圈隆起，表面有粗糙的嵴突。

梅花鹿：一种中型鹿，体长约 1.5 m，肩高约 90 cm。四肢细长，前二趾踏地有蹄。眼耳皆大。耳壳能转动。夏季毛赤褐色，有浅白色花斑，臀部白斑更明显，冬季毛转灰褐色，白花斑不明显。雄鹿有角，雌者无；角实心，由皮肤下层（真皮）变成，初为瘤状，呈紫褐色，密布茸毛，富有血管，称"鹿茸"，成长后为分枝状的角；生长完全的角共四叉，眉叉斜向前伸，第二叉与眉叉相距较远，主干末端再分一叉。

【药材性状】

马鹿角：呈分枝状，通常分成 4~6 枝，全长 50~120 cm。主枝弯曲，直径 3~6 cm。基部盘状，上具不规则瘤状突起，习称"珍珠盘"，周边常有稀疏细小的孔洞。侧枝多向一面伸展，第一枝与珍珠盘相距较近，与主干几成直角或钝角伸出，第二枝靠近第一枝伸出，习称"坐地分枝"；第二枝与第三枝相距较远。表面灰褐色或灰黄色，有光泽，角尖平滑，中、下部常具疣状突起，习称"骨钉"，并具长短不等的断续纵棱，习称"苦瓜棱"。质坚硬，断面外圈骨质，灰白色或微带淡褐色，中部多呈灰褐色或青灰色，具蜂窝状孔。气微，味微咸。

梅花鹿角：通常分成 3~4 枝，全长 30~60 cm，直径 2.5~5 cm。侧枝多向两旁伸展，第一枝与珍珠盘相距较近，第二枝与第一枝相距较远，主枝末端分成两小枝。表面黄棕色或灰棕色，枝端灰白色。枝端以下具明显骨钉，纵向排成"苦瓜棱"，顶部灰白色或灰黄色，有光泽。

鹿角脱盘：呈盔状或扁盔状，直径 3~6 cm（珍珠盘直径 4.5~6.5 cm），高 1.5~4 cm。表面灰褐色或灰黄色，有光泽。底面平，蜂窝状，多呈黄白色或黄棕色。珍珠盘周边常有稀疏细小的孔洞。上面略平或呈不规则的半球形。质坚硬，断面外圈骨质，灰白色或类白色。

【性味与归经】咸，温。归肾、肝经。

【功能与主治】温肾阳，强筋骨，行血消肿。用于肾阳不足，阳痿遗精，腰脊冷痛，阴疽疮疡，乳痈初起，瘀血肿痛。

【用法与用量】6~15 g。

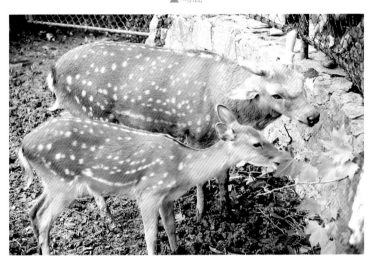

▲ 马鹿

▲ 梅花鹿

▲ 鹿角（马鹿）

10cm

5cm

▲ 鹿角（梅花鹿）

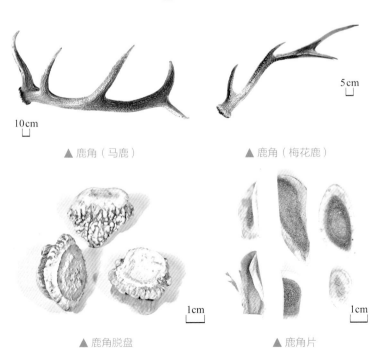

▲ 鹿角脱盘

1cm

▲ 鹿角片

1cm

488. 鹿角胶

Lujiaojiao

CERVI CORNUS COLLA

本品为鹿角经水煎煮、浓缩制成的固体胶。

【药材性状】本品呈扁方形块或丁状。黄棕色或红棕色，半透明，有的上部有黄白色泡沫层。质脆，易碎，断面光亮。气微，味微甜。

【性味与归经】甘、咸，温。归肾、肝经。

【功能与主治】温补肝肾，益精养血。用于肝肾不足所致的腰膝酸冷，阳痿遗精，虚劳羸瘦，崩漏下血，便血尿血，阴疽肿痛。

【用法与用量】3~6 g，烊化兑服。

【规格】每块重 6 g。

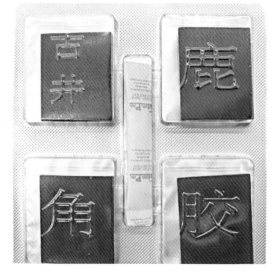

1cm

▲ 鹿角胶（带包装）

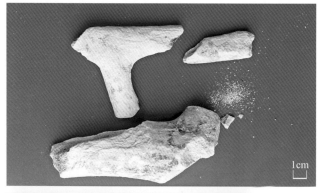

1cm

▲ 鹿角胶（有油边）

489. 鹿角霜

Lujiaoshuang

CERVI CORNU DEGELATINATUM

本品为鹿角去胶质的角块。

【药材性状】本品呈长圆柱形或不规则的块状，大小不一。表面灰白色，显粉性，常具纵棱，偶见灰色或灰棕色斑点。体轻，质酥，断面外层较致密，白色或灰白色，内层有蜂窝状小孔，灰褐色或灰黄色。有吸湿性。气微，味淡，嚼之有粘牙感。

【性味与归经】咸、涩，温。归肝、肾经。

【功能与主治】温肾助阳，收敛止血。用于脾肾阳虚，白带过多，遗尿尿频，崩漏下血，疮疡不敛。

【用法与用量】9~15 g，先煎。

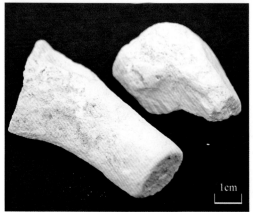

1cm

◀▲ 鹿角霜

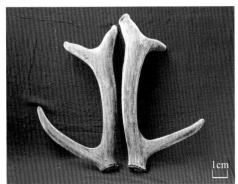

◀ 花鹿茸（砍茸）

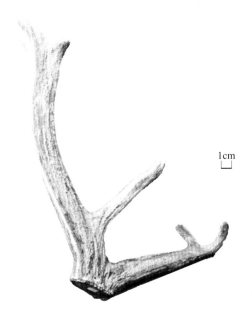

◀ 花鹿茸（锯茸）

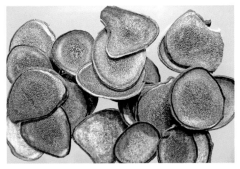

◀ 马鹿茸

1cm

1cm

1cm

1cm

◀ 鹿茸片（花鹿茸）

490. 鹿茸

Lurong

CERVI CORNU PANTOTRICHUM

本品为鹿科动物梅花鹿 *Cervus nippon* Temminck 或马鹿 *Cervus elaphus* Linnaeus 的雄鹿未骨化密生茸毛的幼角。前者习称"花鹿茸"，后者习称"马鹿茸"。

【原动物】见"鹿角"。

【药材性状】

花鹿茸：呈圆柱状分枝，具一个分枝者习称"二杠"，主枝习称"大挺"，长 17~20 cm，锯口直径 4~5 cm，离锯口约 1 cm 处分出侧枝，习称"门庄"，长 9~15 cm，直径较大挺略细。外皮红棕色或棕色，多光润，表面密生红黄色或棕黄色细茸毛，上端较密，下端较疏，分岔间具 1 条灰黑色筋脉，皮茸紧贴。锯口黄白色，外围无骨质，中部密布细孔。具二个分枝者，习称"三岔"，大挺长 23~33 cm，直径较二杠细，略呈弓形，微扁，枝端略尖，下部多有纵棱筋及突起疙瘩；皮红黄色，茸毛较稀而粗。体轻。气微腥，味微咸。

二茬茸与头茬茸相似，但挺长而不圆或下粗上细，下部有纵棱筋。皮灰黄色，茸毛较粗糙，锯口外围多已骨化。体较重。无腥气。

马鹿茸：较花鹿茸粗大，分枝较多，侧枝一个者习称"单门"，二个者习称"莲花"，三个者习称"三岔"，四个者习称"四岔"或更多。按产地分为"东马鹿茸"和"西马鹿茸"。

东马鹿茸"单门"大挺长 25~27 cm，直径约 3 cm。外皮灰黑色，茸毛灰褐色或灰黄色，锯口面外皮较厚，灰黑色，中部密布细孔，质嫩；"莲花"大挺长可达 33 cm，下部有棱筋，锯口面蜂窝状小孔稍大；"三岔"皮色深，质较老；"四岔"茸毛粗而稀，大挺下部具棱筋及疙瘩，分枝顶端多无毛，习称"捻头"。

西马鹿茸大挺多不圆，顶端圆扁不一，长 30~100 cm。表面有棱，多抽缩干瘪，分枝较长且弯曲，茸毛粗长，灰色或黑灰色。锯口色较深，常见骨质。气腥臭，味咸。

【性味与归经】甘、咸，温。归肾、肝经。

【功能与主治】壮肾阳，益精血，强筋骨，调冲任，托疮毒。用于肾阳不足，精血亏虚，阳痿滑精，宫冷不孕，羸瘦，神疲，畏寒，眩晕，耳鸣，耳聋，腰脊冷痛，筋骨痿软，崩漏带下，阴疽不敛。

【用法与用量】1~2 g，研末冲服。

491. 鹿衔草

Luxiancao

PYROLAE HERBA

本品为鹿蹄草科植物鹿蹄草 *Pyrola calliantha* H. Andres 或普通鹿蹄草 *Pyrola decorata* H. Andres 的干燥全草。

【原植物】
鹿蹄草：多年生常绿草本。叶 4~7，基生，革质，椭圆形或卵形，下表面常有白霜；叶柄常带紫色。总状花序圆锥形，萼片舌形，顶端凸尖。蒴果扁圆球形。

普通鹿蹄草：萼片卵状矩圆形，钝尖头。花较小。

【药材性状】本品根茎细长。茎圆柱形或具纵棱，长 10~30 cm。叶基生，长卵圆形或近圆形，长 2~8 cm，暗绿色或紫褐色，先端圆或稍尖，全缘或有稀疏的小锯齿，边缘略反卷，上表面有时沿脉具白色的斑纹，下表面有时具白粉。总状花序有花 4~10 余朵；花半下垂，萼片 5，舌形或卵状长圆形；花瓣 5，早落，雄蕊 10，花药基部有小角，顶孔开裂；花柱外露，有环状突起的柱头盘。蒴果扁球形，直径 7~10 mm，5 纵裂，裂瓣边缘有蛛丝状毛。气微，味淡、微苦。

【饮片性状】本品为不规则的段或碎片。茎圆柱形，表面棕褐色至黑褐色，有的具纵棱。叶多破碎，完整者长卵圆形或近圆形，表面黄褐色至紫褐色，先端圆或稍尖，全缘或有稀疏的小锯齿，边缘略反卷，上表面有时沿脉具白色的斑纹。气微，味淡、微苦。

【性味与归经】甘、苦，温。归肝、肾经。

【功能与主治】祛风湿，强筋骨，止血，止咳。用于风湿痹痛，肾虚腰痛，腰膝无力，月经过多，久咳劳嗽。

【用法与用量】9~15 g。

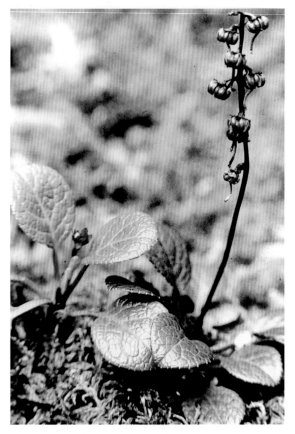

▲ 鹿蹄草

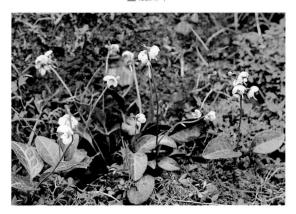

▲ 普通鹿蹄草

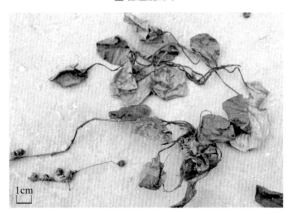

1cm

▲ 鹿衔草（鹿蹄草）

492. 商陆

Shanglu

PHYTOLACCAE RADIX

本品为商陆科植物商陆 *Phytolacca acinosa* Roxb. 或垂序商陆 *Phytolacca americana* L. 的干燥根。

【原植物】
商陆：多年生草本，高 1.5 m。全体无毛，茎有时呈紫红色。单叶互生，具柄；叶片卵状椭圆形或椭圆形，全缘。总状花序顶生或侧出于茎上，花序直立；花初白色，后渐变为淡红色，花被片 5，雄蕊 8~10 个，心皮 8~10 个，分离，但紧密靠拢。浆果扁圆形，成熟时红紫色或黑色。

垂序商陆：茎有棱。花序及果序下垂。

【药材性状】本品为横切或纵切的不规则块片，厚薄不等。外皮灰黄色或灰棕色。横切片弯曲不平，边缘皱缩，直径 2~8 cm；切面浅黄棕色或黄白色，木部隆起，形成数个突起的同心性环轮。纵切片弯曲或卷曲，长 5~8 cm，宽 1~2 cm，木部呈平行条状突起。质硬。气微，味稍甜，久嚼麻舌。

【饮片性状】醋商陆：本品形如商陆片（块）。表面黄棕色，微有醋香气，味稍甜，久嚼麻舌。

【性味与归经】苦，寒；有毒。归肺、脾、肾、大肠经。

【功能与主治】逐水消肿，通利二便；外用解毒散结。用于水肿胀满，二便不通；外治痈肿疮毒。

【用法与用量】3~9 g。外用适量，煎汤熏洗。

【注意】孕妇禁用。

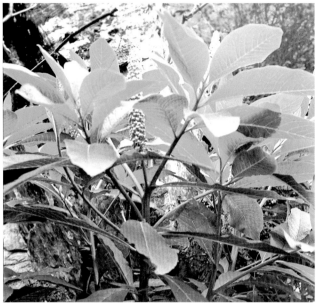

◀ 商陆

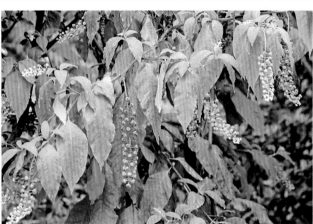

◀ 垂序商陆

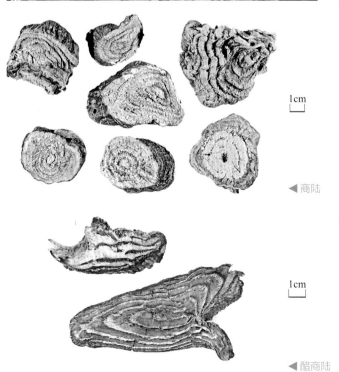

1cm

◀ 商陆

1cm

◀ 醋商陆

493. 旋覆花

Xuanfuhua

INULAE FLOS

本品为菊科植物旋覆花 *Inula japonica* Thunb. 或欧亚旋覆花 *Inula britannica* L. 的干燥头状花序。

【原植物】

旋覆花：见"金沸草"。

欧亚旋覆花：本种与旋覆花相近。区别之处主要在于：叶基部宽大，心形或有耳，半抱茎。头状花序较前者为大，直径可达 5 cm。

【药材性状】本品呈扁球形或类球形，直径 1~2 cm。总苞由多数苞片组成，呈覆瓦状排列，苞片披针形或条形，灰黄色，长 4~11 mm；总苞基部有时残留花梗，苞片及花梗表面被白色茸毛，舌状花 1 列，黄色，长约 1 cm，多卷曲，常脱落，先端 3 齿裂；管状花多数，棕黄色，长约 5 mm，先端 5 齿裂；子房顶端有多数白色冠毛，长约 5~6 mm。有的可见椭圆形小瘦果。体轻，易散碎。气微，味微苦。

【饮片性状】

旋覆花：同药材。

蜜旋覆花：本品形如旋覆花，深黄色。手捻稍粘手。具蜜香气，味甜。

【性味与归经】苦、辛、咸，微温。归肺、脾、胃、大肠经。

【功能与主治】降气，消痰，行水，止呕。用于风寒咳嗽，痰饮蓄结，胸膈痞闷，喘咳痰多，呕吐噫气，心下痞硬。

【用法与用量】3~9 g，包煎。

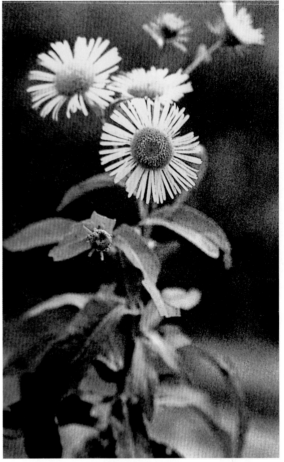

◀欧亚旋覆花

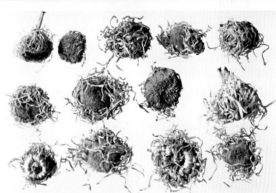

▲ 旋覆花（早采，黄花多）  1cm

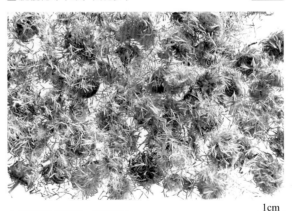

▲ 旋覆花（晚采，白毛多） 1cm

494. 羚羊角

Lingyangjiao

SAIGAE TATARICAE CORNU

本品为牛科动物赛加羚羊 *Saiga tatarica* Linnaeus 的角。

【原动物】身长 100~140 cm，肩高雄兽为 70~83 cm，雌兽为 63~74 cm。鼻吻膨大，额前部分较隆突。夏毛短而密，全身呈棕黄色或栗色，背脊中央有一条窄长的棕红色带。冬毛粗长而厚，为淡黄色或淡灰黄色。雄兽具角，雌兽无角。

【药材性状】本品呈长圆锥形，略呈弓形弯曲，长 15~33 cm；类白色或黄白色，基部稍呈青灰色。嫩枝对光透视有"血丝"或紫黑色斑纹，光润如玉，无裂纹，老枝则有细纵裂纹。除尖端部分外，有 10~16 个隆起环脊，间距约 2 cm，用手握之，四指正好嵌入凹处。角的基部横截面圆形，直径 3~4 cm，内有坚硬质重的角柱，习称"骨塞"，骨塞长约占全角的 1/2 或 1/3，表面有突起的纵棱与其外面角鞘内的凹沟紧密嵌合，从横断面观，其结合部呈锯齿状。除去"骨塞"后，角的下半段成空洞，全角呈半透明，对光透视，上半段中央有一条隐约可辨的细孔道直通角尖，习称"通天眼"。质坚硬。气微，味淡。

【饮片性状】羚羊角粉：本品为类白色的粉末。气微，味淡。

【性味与归经】咸，寒。归肝、心经。

【功能与主治】平肝息风，清肝明目，散血解毒。用于肝风内动，惊痫抽搐，妊娠子痫，高热痉厥，癫痫发狂，头痛眩晕，目赤翳障，温毒发斑，痈肿疮毒。

【用法与用量】1~3 g，宜另煎 2 小时以上；磨汁或研粉服，每次 0.3~0.6 g。

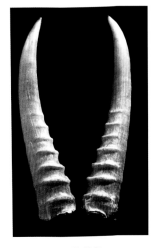

▲ 赛加羚羊

▲ 羚羊角

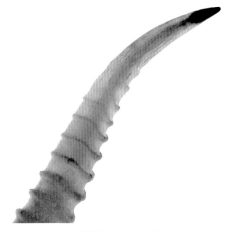

▲ 羚羊角（通天眼）

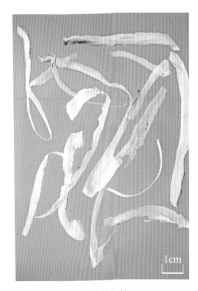

▲ 羚羊角丝

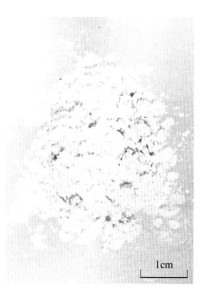

▲ 羚羊角粉

495. 断血流

Duanxueliu

CLINOPODII HERBA

本品为唇形科植物灯笼草 *Clinopodium polycephalum* (Vaniot) C. Y. Wu et Hsuan 或风轮菜 *Clinopodium chinense* (Benth.) O. Kuntze 的干燥地上部分。

【原植物】

灯笼草：多年生草本。茎四棱形，密被毛茸。叶对生，具柄，叶片卵形，边缘有粗锯齿，两面疏生粗短白毛。轮伞花序多花，圆珠状，花时径达 2 cm，沿茎及分枝形成宽而多头的圆锥花序；花近二唇形，紫红色。小坚果卵圆形。

风轮菜：茎、叶墨绿色，叶两面毛茸较稀疏。轮伞花序多花，密集，半球状，位于下部径达 3 cm，最上部者径 1.5 cm，彼此远离；花冠紫红色。小坚果卵状三角形。

【药材性状】本品茎呈方柱形，四面凹下呈槽，分枝对生，长 30~90 cm，直径 1.5~4 mm；上部密被灰白色茸毛，下部较稀疏或近于无毛，节间长 2~8 cm，表面灰绿色或绿褐色；质脆，易折断，断面不平整，中央有髓或中空。叶对生，有柄，叶片多皱缩、破碎，完整者展平后呈卵形，长 2~5 cm，宽 1.5~3.2 cm；边缘具疏锯齿，上表面绿褐色，下表面灰绿色，两面均密被白色茸毛。气微香，味涩、微苦。

【饮片性状】本品呈不规则的段。茎呈方柱形，四面凹下呈槽，表面灰绿色或绿褐色，有的被灰白色茸毛。切面中央有髓或中空。叶片多皱缩、破碎，完整者展平后呈卵形，边缘具疏锯齿，上表面绿褐色，下表面灰绿色，两面均密被白色茸毛。气微香，味涩、微苦。

【性味与归经】微苦、涩，凉。归肝经。

【功能与主治】收敛止血。用于崩漏，尿血，鼻衄，牙龈出血，创伤出血。

【用法与用量】9~15 g。外用适量，研末敷患处。

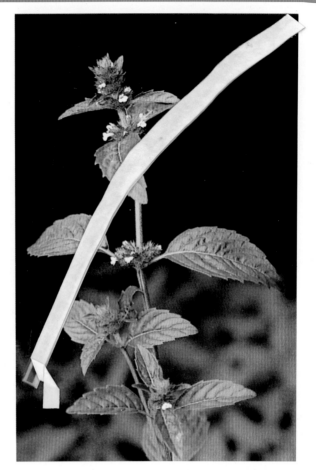

▲ 灯笼草

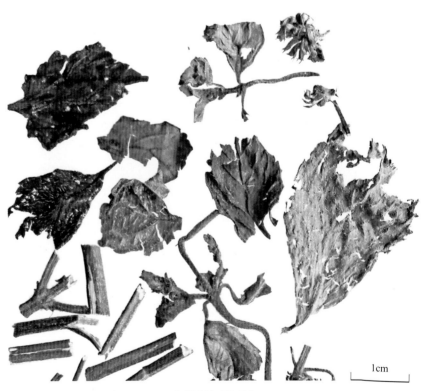

▲ 断血流（饮片）

1cm

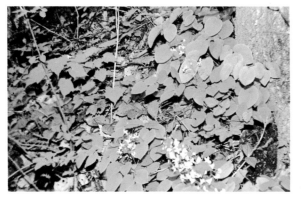

◀ 淫羊藿

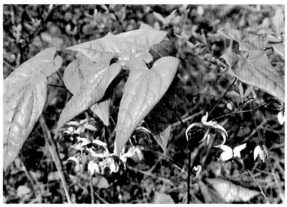

箭叶淫羊藿 ▶

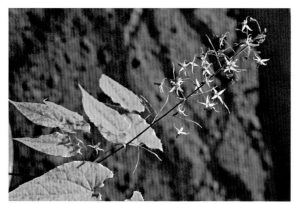

◀ 柔毛淫羊藿

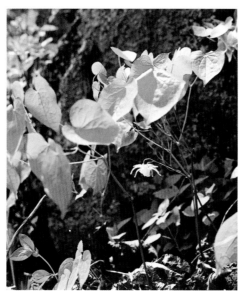

朝鲜淫羊藿 ▶

496. 淫羊藿

Yinyanghuo

EPIMEDII FOLIUM

本品为小檗科植物淫羊藿 *Epimedium brevicornu* Maxim.、箭叶淫羊藿 *Epimedium sagittatum* (Sieb. et Zucc.) Maxim.、柔毛淫羊藿 *Epimedium pubescens* Maxim. 或朝鲜淫羊藿 *Epimedium koreanum* Nakai 的干燥叶。

【原植物】

淫羊藿：多年生草本，高 30~60 cm。根茎呈结节状，木质化。茎直立。二回三出复叶，顶生小叶圆形或卵圆形，两侧小叶基部不对称，外裂片偏斜常呈耳状。圆锥花序顶生；花白色。蓇葖果近柱形。种子暗红色。

箭叶淫羊藿：根茎质硬。叶为三出复叶，顶生小叶卵形、狭卵形至披针形，侧生小叶基部不对称，外裂片三角形。花黄色。蓇葖果卵圆形。种子深褐色。

柔毛淫羊藿：一回三出复叶，茎叶对生，顶生小叶基部心形，两侧小叶基部裂片圆形，下面灰色，密被白色网状茸毛。种子 5~9 粒，深褐色。

朝鲜淫羊藿：根茎横生。小叶较大，卵形至卵圆形。蓇葖果纺锤形。种子 4~5 粒。

【药材性状】

淫羊藿：二回三出复叶；小叶片卵圆形，长 3~8 cm，宽 2~6 cm；先端微尖，顶生小叶基部心形，两侧小叶较小，偏心形，外侧较大，呈耳状，边缘具黄色刺毛状细锯齿；上表面黄绿色，下表面灰绿色，主脉 7~9 条，基部有稀疏细长毛，细脉两面突起，网脉明显；小叶柄长 1~5 cm。叶片近革质。气微，味微苦。

箭叶淫羊藿：一回三出复叶，小叶片长卵形至卵状披针形，长 4~12 cm，宽 2.5~5 cm；先端渐尖，两侧小叶基部明显偏斜，外侧多呈箭形。下表面疏被粗短伏毛或近无毛。叶片革质。

柔毛淫羊藿：一回三出复叶；叶下表面及叶柄密被绒毛状柔毛。

朝鲜淫羊藿：二回三出复叶；小叶较大，长 4~10 cm，宽 3.5~7 cm，先端长尖。叶片较薄。

十一画

【饮片性状】

淫羊藿：本品呈丝片状。上表面绿色、黄绿色或浅黄色，下表面灰绿色，网脉明显，中脉及细脉凸出，边缘具黄色刺毛状细锯齿。近革质。气微，味微苦。

炙淫羊藿：本品形如淫羊藿丝。表面浅黄色显油亮光泽。微有羊脂油气。

【性味与归经】辛、甘，温。归肝、肾经。

【功能与主治】补肾阳，强筋骨，祛风湿。用于肾阳虚衰，阳痿遗精，筋骨痿软，风湿痹痛，麻木拘挛。

【用法与用量】6~10 g。

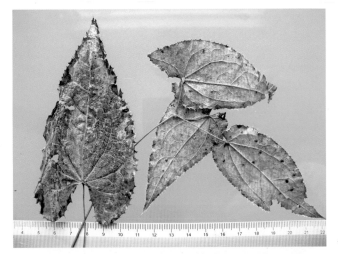

◀ 箭叶淫羊藿

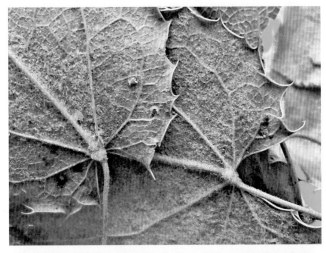

◀ 柔毛淫羊藿

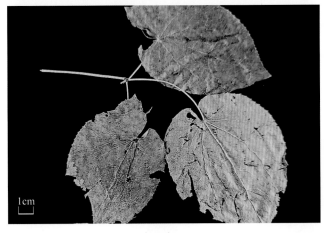

◀ 朝鲜淫羊藿

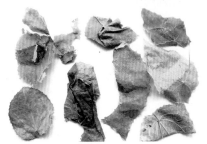

▲ 炙淫羊藿

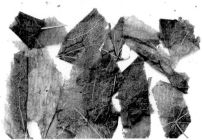

▲ 淫羊藿（淫羊藿，饮片）

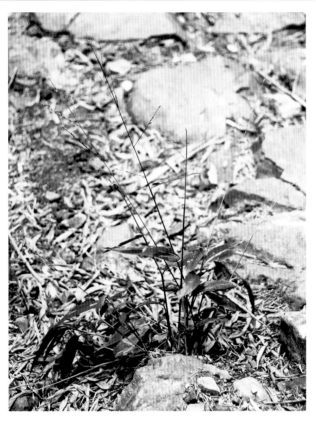

▲▼ 淡竹叶

497. 淡竹叶

Danzhuye

LOPHATHERI HERBA

本品为禾本科植物淡竹叶 *Lophatherum gracile* Brongn. 的干燥茎叶。

【原植物】多年生草本，具木质短缩的根茎。秆高 40~100 cm。叶互生，叶鞘平滑或外侧边缘具纤毛，叶片广披针形，长 5~22 cm，宽 1~3 cm。圆锥花序顶生；小穗条状披针形，不育外稃互相紧包并渐狭小，其顶端具 1~2 mm 的短芒成束而似羽冠。颖果纺锤形。

【药材性状】本品长 25~75 cm。茎呈圆柱形，有节，表面淡黄绿色，断面中空。叶鞘开裂。叶片披针形，有的皱缩卷曲，长 5~20 cm，宽 1~3.5 cm；表面浅绿色或黄绿色。叶脉平行，具横行小脉，形成长方形的网格状，下表面尤为明显。体轻，质柔韧。气微，味淡。

【饮片性状】本品呈不规则的段、片，可见茎碎片、节和开裂的叶鞘。叶碎片浅绿色或黄绿色，有的皱缩卷曲，叶脉平行，具横行小脉，形成长方形的网格状，下表面尤为明显。体轻，质柔韧。气微，味淡。

【性味与归经】甘、淡，寒。归心、胃、小肠经。

【功能与主治】清热泻火，除烦止渴，利尿通淋。用于热病烦渴，小便短赤涩痛，口舌生疮。

【用法与用量】6~10 g。

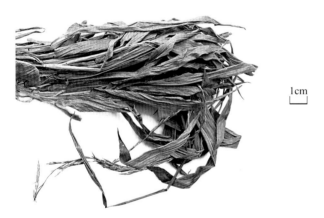

1cm

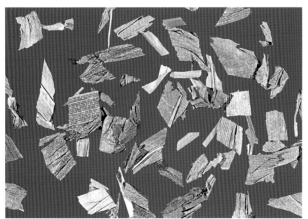

1cm

◀ 淡竹叶（饮片）

498. 淡豆豉

Dandouchi

SOJAE SEMEN PRAEPARATUM

本品为豆科植物大豆 *Glycine max* (L.) Merr. 的干燥成熟种子（黑豆）的发酵加工品。

【原植物】见"大豆黄卷"。

【制法】取桑叶、青蒿各 70~100g，加水煎煮，滤过，煎液拌入净大豆 1000g 中，俟吸尽后，蒸透，取出，稍晾，再置容器内，用煎过的桑叶、青蒿渣覆盖，闷使发酵至黄衣上遍时，取出，除去药渣，洗净，置容器内再闷 15~20 天，至充分发酵、香气溢出时，取出，略蒸，干燥，即得。

【药材性状】本品呈椭圆形，略扁，长 0.6~1 cm，直径 0.5~0.7 cm。表面黑色，皱缩不平，一侧有长椭圆形种脐。质稍柔软或脆，断面棕黑色。气香，味微甘。

【性味与归经】苦、辛，凉。归肺、胃经。

【功能与主治】解表，除烦，宣发郁热。用于感冒，寒热头痛，烦躁胸闷，虚烦不眠。

【用法与用量】6~12 g。

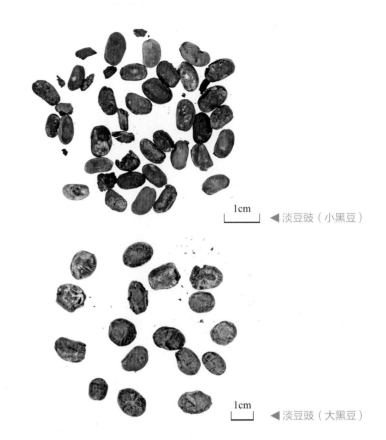

1cm
◀ 淡豆豉（小黑豆）

1cm
◀ 淡豆豉（大黑豆）

499. 密蒙花

Mimenghua

BUDDLEJAE FLOS

本品为马钱科植物密蒙花 *Buddleja officinalis* Maxim. 的干燥花蕾和花序。

【原植物】灌木。小枝略呈四棱形，枝及叶柄、叶背、花序等均密被灰白色星状毛及茸毛。单叶对生，具柄，叶片长圆状披针形。聚伞圆锥花序顶生及腋生，花冠淡紫色至白色，筒状，先端 4 裂，雄蕊 4。蒴果卵形。种子多数。

【药材性状】本品多为花蕾密聚的花序小分枝，呈不规则圆锥状，长 1.5~3 cm。表面灰黄色或棕黄色，密被茸毛。花蕾呈短棒状，上端略大，长 0.3~1 cm，直径 0.1~0.2 cm；花萼钟状，先端 4 齿裂；花冠筒状，与萼等长或稍长，先端 4 裂，裂片卵形；雄蕊 4，着生在花冠管中部。质柔软。气微香，味微苦、辛。

【性味与归经】甘，微寒。归肝经。

【功能与主治】清热泻火，养肝明目，退翳。用于目赤肿痛，多泪羞明，目生翳膜，肝虚目暗，视物昏花。

【用法与用量】3~9 g。

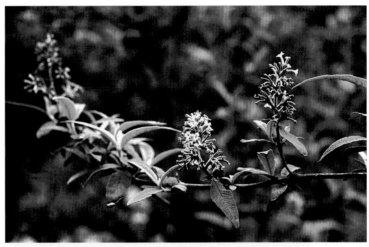

◀▲ 密蒙花

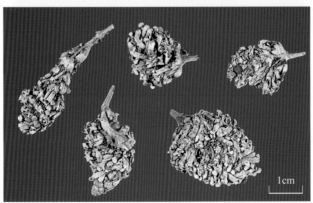

1cm

500. 续断

Xuduan

DIPSACI RADIX

本品为川续断科植物川续断 *Dipsacus asper* Wall.ex Henry 的干燥根。

【原植物】多年生草本。主根 1 或数条，并生。茎具 6~8 棱，棱上有疏弱刺毛。基生叶有长柄，叶片羽状深裂，先端裂片较大；茎生叶对生，有短柄至无柄。头状花序圆形，花冠白色。果实苞片顶端有刺状长喙，小总苞 4 棱倒卵柱状，瘦果顶端外露。

【药材性状】本品呈圆柱形，略扁，有的微弯曲，长 5~15 cm，直径 0.5~2 cm。表面灰褐色或黄褐色，有稍扭曲或明显扭曲的纵皱及沟纹，可见横列的皮孔样斑痕和少数须根痕。质软，久置后变硬，易折断，断面不平坦，皮部墨绿色或棕色，外缘褐色或淡褐色，木部黄褐色，导管束呈放射状排列。气微香，味苦、微甜而后涩。

【饮片性状】

续断片：本品呈类圆形或椭圆形的厚片。外表皮灰褐色至黄褐色，有纵皱。切面皮部墨绿色或棕褐色，木部灰黄色或黄褐色，可见放射状排列的导管束纹，形成层部位多有深色环。气微，味苦、微甜而涩。

酒续断：本品形如续断片，表面浅黑色或灰褐色，略有酒香气。

盐续断：本品形如续断片，表面黑褐色，味微咸。

【性味与归经】苦、辛，微温。归肝、肾经。

【功能与主治】补肝肾，强筋骨，续折伤，止崩漏。用于肝肾不足，腰膝酸软，风湿痹痛，跌扑损伤，筋伤骨折，崩漏，胎漏。酒续断多用于风湿痹痛，跌扑损伤，筋伤骨折。盐续断多用于腰膝酸软。

【用法与用量】9~15 g。

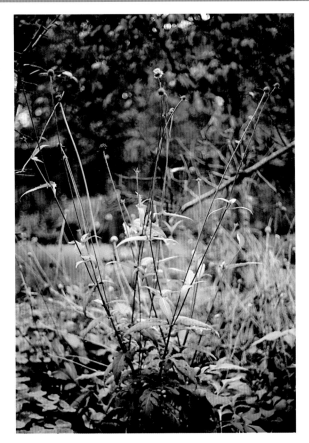

▲ 川续断

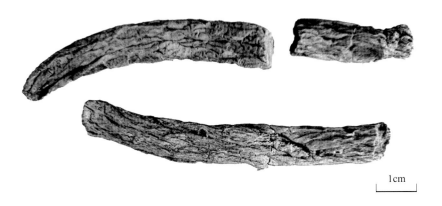

1cm

▲ 续断

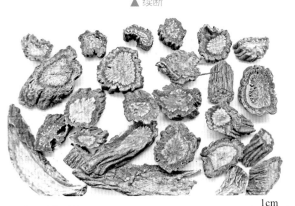

1cm

▲ 续断（饮片）

501. 绵马贯众

Mianmaguanzhong

DRYOPTERIDIS CRASSIRHIZOMATIS RHIZOMA

本品为鳞毛蕨科植物粗茎鳞毛蕨 *Dryopteris crassirhizoma* Nakai 的干燥根茎和叶柄残基。

【原植物】多年生草本，高 50~100 cm。地下根茎直立或斜生，粗大块状，有许多坚硬的叶柄残基及须根，密被锈色或深褐色的大形鳞片。叶簇生于根茎顶端，叶片长圆形至倒披针形，二回羽状全裂或浅裂，中轴及叶脉上多少被褐色线状披针形小鳞片；羽片 20~30 对，对生或近于对生，无柄；叶表面深绿色，背面淡绿色；叶脉开放。孢子囊群圆形，着生于叶背近顶端 1/3 的部分，每片 2~4 对；囊群盖肾形，棕色。

【药材性状】本品呈长倒卵形，略弯曲，上端钝圆或截形，下端较尖，有的纵剖为两半，长 7~20 cm，直径 4~8 cm。表面黄棕色至黑褐色，密被排列整齐的叶柄残基及鳞片，并有弯曲的须根。叶柄残基呈扁圆形，长 3~5 cm，直径 0.5~1.0 cm；表面有纵棱线，质硬而脆，断面略平坦，棕色，有黄白色维管束 5~13 个，环列；每个叶柄残基的外侧常有 3 条须根，鳞片条状披针形，全缘，常脱落。质坚硬，断面略平坦，深绿色至棕色，有黄白色维管束 5~13 个，环列，其外散有较多的叶迹维管束。气特异，味初淡而微涩，后渐苦、辛。

【饮片性状】本品呈不规则的厚片或碎块，根茎外表皮黄棕色至黑褐色，多被有叶柄残基，有的可见棕色鳞片，切面淡棕色至红棕色，有黄白色维管束小点，环状排列。气特异，味初淡而微涩，后渐苦、辛。

【性味与归经】苦，微寒；有小毒。归肝、胃经。

【功能与主治】清热解毒，驱虫。用于虫积腹痛，疮疡。

【用法与用量】4.5~9 g。

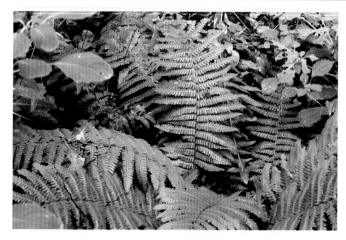

▲ 粗茎鳞毛蕨

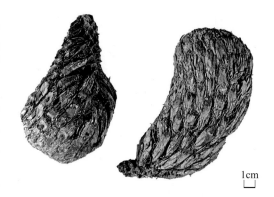

◀ 绵马贯众   1cm

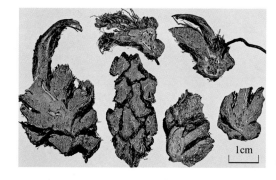

◀ 绵马贯众（饮片）   1cm

绵马贯众炭

Mianmaguanzhongtan

DRYOPTERIDIS CRASSIRHIZOMATIS RHIZOMA CARBONISATUM

本品为绵马贯众的炮制加工品。

【饮片性状】本品为不规则的厚片或碎片。表面焦黑色，内部焦褐色。味涩。

【性味与归经】苦、涩，微寒；有小毒。归肝、胃经。

【功能与主治】收涩止血。用于崩漏下血。

【用法与用量】5~10 g。

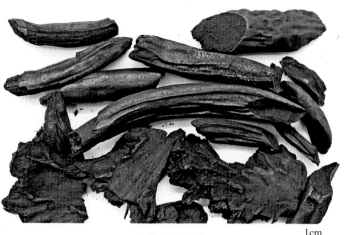

▲ 绵马贯众炭   1cm

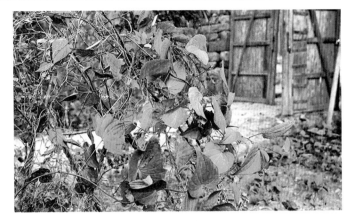

▲ 绵萆薢

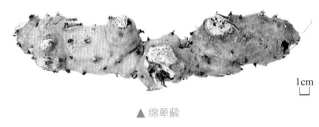

▲ 绵萆薢

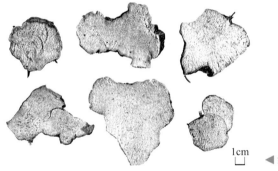

◀ 绵萆薢（切片）

1cm

1cm

502. 绵萆薢

Mianbixie

DIOSCOREAE SPONGIOSAE RHIZOMA

本品为薯蓣科植物绵萆薢 *Dioscorea spongiosa* J. Q. Xi, M. Mizuno et W. L. Zhao 或福州薯蓣 *Dioscorea futschauensis* Uline ex R. Kunth 的干燥根茎。

【原植物】

绵萆薢：多年生缠绕性藤本，根茎节不明显。单叶互生，纸质，卵形，基部宽心形，两面被白色粗毛，主脉9条。雌雄异株，雄花序生于叶腋，为直立圆锥花序，花橙黄色，花被片6；雌花序与雄花序相似。蒴果宽倒卵形。种子四周具膜质翼。

福州薯蓣：多年生缠绕性藤本。叶具长柄，互生，卵形或长卵形，基部心形，叶片常为5浅裂，中裂片卵状披针形，较大，叶脉于下面隆起。

【药材性状】本品为不规则的斜切片，边缘不整齐，大小不一，厚2~5 mm。外皮黄棕色至黄褐色，有稀疏的须根残基，呈圆锥状突起。质疏松，略呈海绵状，切面灰白色至浅灰棕色，黄棕色点状维管束散在。气微，味微苦。

【性味与归经】苦，平。归肾、胃经。

【功能与主治】利湿去浊，祛风除痹。用于膏淋，白浊，白带过多，风湿痹痛，关节不利，腰膝疼痛。

【用法与用量】9~15 g。

503. 斑蝥

Banmao

MYLABRIS

本品为芫青科昆虫南方大斑蝥 *Mylabris phalerata* Pallas 或黄黑小斑蝥 *Mylabris cichorii* Linnaeus 的干燥体。

【原动物】
南方大斑蝥：成虫体长约 1.5~3 cm。全体被黑毛，上有黄褐色横带。头具刻点，复眼肾形，触角 11 节，末端数节膨大。前胸背板中央纵沟不明显。鞘翅有黄色横带。体腹部及足具黑色长绒毛。

黄黑小斑蝥：成虫体长 11~15 mm。全体被黑色长毛。前胸背板中央有纵沟一条。

【药材性状】
南方大斑蝥：呈长圆形，长 1.5~2.5 cm，宽 0.5~1 cm。头及口器向下垂，有较大的复眼及触角各 1 对，触角多已脱落。背部具革质鞘翅 1 对，黑色，有 3 条黄色或棕黄色的横纹；鞘翅下面有棕褐色薄膜状透明的内翅 2 片。胸腹部乌黑色，胸部有足 3 对。有特殊的臭气。

黄黑小斑蝥：体型较小，长 1~1.5 cm。

【饮片性状】
生斑蝥：同药材。

米斑蝥（南方大斑蝥）：体型较大，头足翅偶有残留。色乌黑发亮，头部去除后的断面不整齐，边缘黑色，中心灰黄色。质脆易碎。有焦香气。

米斑蝥（黄黑小斑蝥）：体型较小。

【性味与归经】辛，热；有大毒。归肝、胃、肾经。

【功能与主治】破血逐瘀，散结消癥，攻毒蚀疮。用于癥瘕，经闭，顽癣，瘰疬，赘疣，痈疽不溃，恶疮死肌。

【用法与用量】0.03~0.06 g，炮制后多入丸散用。外用适量，研末或浸酒醋，或制油膏涂敷患处，不宜大面积用。

【注意】本品有大毒，内服慎用；孕妇禁用。

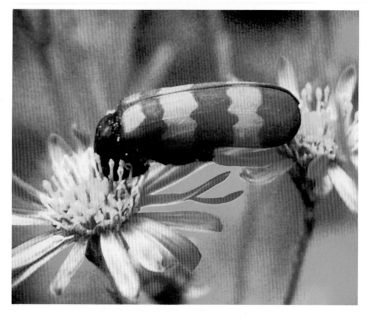

▲ 南方大斑蝥

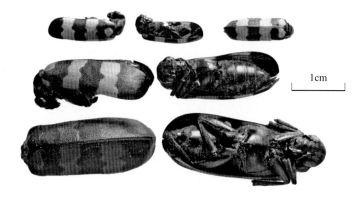

1cm

▲ 斑蝥（上：黄黑小斑蝥，中下：南方大斑蝥）

十二画

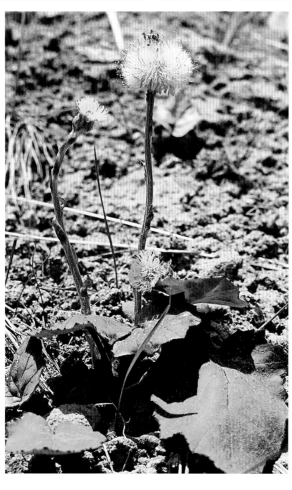

◀ 款冬

504. 款冬花

Kuandonghua

FARFARAE FLOS

本品为菊科植物款冬 *Tussilago farfara* L. 的干燥花蕾。

【原植物】多年生草本。根茎褐色，横生地下。叶基生，具长柄，叶片圆心形或肾心形。花冬季先叶开放，头状花序顶生，早春先叶开放，总苞片 1~2 层，被茸毛；边缘有多层雌花，中央为两性筒状花。瘦果长椭圆形，具 5~10 棱；冠毛淡黄色。

【药材性状】本品呈长圆棒状。单生或 2~3 个基部连生，长 1~2.5 cm，直径 0.5~1 cm。上端较粗，下端渐细或带有短梗，外面被有多数鱼鳞状苞片。苞片外表面紫红色或淡红色，内表面密被白色絮状茸毛。体轻，撕开后可见白色茸毛。气香，味微苦而辛。

【饮片性状】

款冬花：同药材。

蜜款冬花：本品形如款冬花，表面棕黄色或棕褐色，稍带黏性。具蜜香气，味微甜。

【性味与归经】辛、微苦，温。归肺经。

【功能与主治】润肺下气，止咳化痰。用于新久咳嗽，喘咳痰多，劳嗽咳血。

【用法与用量】5~10 g。

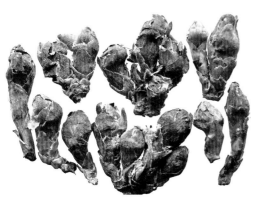

1cm

◀ 款冬花

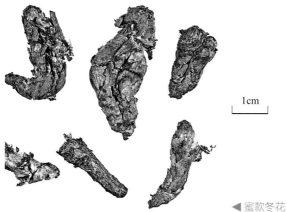

1cm

◀ 蜜款冬花

505. 葛根

Gegen

PUERARIAE LOBATAE RADIX

本品为豆科植物野葛 *Pueraria lobata*
(Willd.) Ohwi 的干燥根。

【原植物】藤本。根圆柱状，肥厚，纤维性强。地上各部密生棕色粗毛。小叶3，顶生小叶棱状卵形，侧生小叶宽卵形；托叶盾形，小托叶针状。总状花序腋生；花冠蝶形，紫红色。荚果条形。

【药材性状】本品呈纵切的长方形厚片或小方块，长 5~35 cm，厚 0.5~1 cm。外皮淡棕色至棕色，有纵皱纹，粗糙。切面黄白色至淡黄棕色，有的纹理明显。质韧，纤维性强。气微，味微甜。

【饮片性状】本品呈不规则的厚片、粗丝或边长为 0.5~1.2 cm 的方块。切面浅黄棕色至棕黄色。质韧，纤维性强。气微，味微甜。

【性味与归经】甘、辛，凉。归脾、胃、肺经。

【功能与主治】解肌退热，生津止渴，透疹，升阳止泻，通经活络，解酒毒。用于外感发热头痛，项背强痛，口渴，消渴，麻疹不透，热痢，泄泻，眩晕头痛，中风偏瘫，胸痹心痛，酒毒伤中。

【用法与用量】10~15 g。

十二画

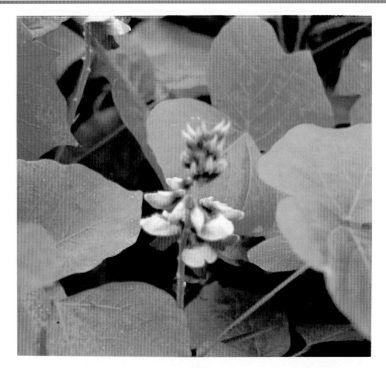

▲ 野葛

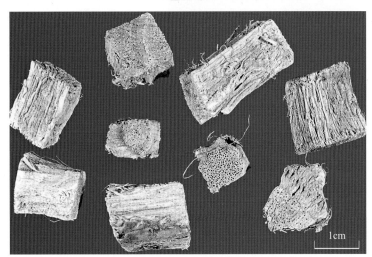

▲ 葛根丁

1cm

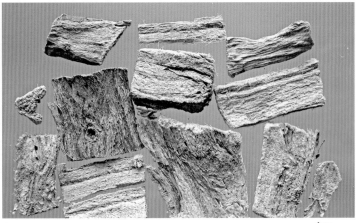

▲ 葛根片

1cm

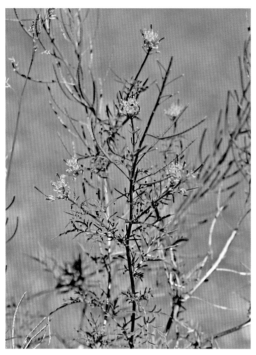

◀ 播娘蒿

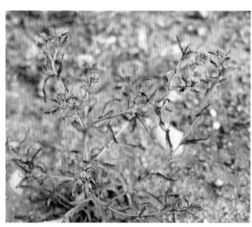

◀ 独行菜

1cm

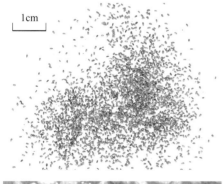

◀ 南葶苈子

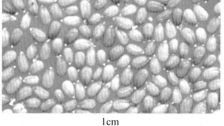

◀ 北葶苈子（放大）

1cm

506. 葶苈子

Tinglizi

DESCURAINIAE SEMEN LEPIDII SEMEN

本品为十字花科植物播娘蒿 *Descurainia sophia* (L.) Webb. ex Prantl. 或独行菜 *Lepidium apetalum* Willd. 的干燥成熟种子。前者习称"南葶苈子"，后者习称"北葶苈子"。

【原植物】

播娘蒿：一年生或二年生草本。茎圆柱形，密被白色卷毛和分歧状短毛，茎上部多分枝，较柔细。茎生叶二至三回羽状全裂至深裂，末端裂片条形或长圆形。花黄色。长角果串珠状。

独行菜：一年或二年生草本。茎多分枝，被极微细的头状毛。基生叶莲座状，茎生叶向上逐渐由狭披针形变至线形。总状花序，顶生，花白色。短角果扁平，圆形。

【药材性状】

南葶苈子：呈长圆形略扁，长约 0.8~1.2 mm，宽约 0.5 mm。表面棕色或红棕色，微有光泽，具纵沟 2 条，其中 1 条较明显。一端钝圆，另端微凹或较平截，种脐类白色，位于凹入端或平截处。气微，味微辛、苦，略带黏性。

北葶苈子：呈扁卵形，长 1~1.5 mm，宽 0.5~1 mm。一端钝圆，另端尖而微凹，种脐位于凹入端。味微辛辣，黏性较强。

【饮片性状】

葶苈子：同药材。

炒葶苈子：本品形如葶苈子，微鼓起，表面棕黄色。有油香气，不带黏性。

【性味与归经】辛、苦，大寒。归肺、膀胱经。

【功能与主治】泻肺平喘，行水消肿。用于痰涎壅肺，喘咳痰多，胸胁胀满，不得平卧，胸腹水肿，小便不利。

【用法与用量】3~10 g，包煎。

十二画

507. 萹蓄

Bianxu

POLYGONI AVICULARIS HERBA

本品为蓼科植物萹蓄 *Polygonum aviculare* L. 的干燥地上部分。

【原植物】一年生草本，植物体有白色粉霜。茎平卧或上升，有棱角。叶互生，几无柄；叶片狭卵圆形或披针形；托叶鞘膜质。花 1~5 朵簇生全株叶腋，花被 5 深裂，裂片椭圆形，绿色，边缘白色或淡红色。瘦果卵形，有 3 棱，黑色或褐色。

【药材性状】本品茎呈圆柱形而略扁，有分枝，长 15~40 cm，直径 0.2~0.3 cm。表面灰绿色或棕红色，有细密微突起的纵纹；节部稍膨大，有浅棕色膜质的托叶鞘，节间长约 3 cm；质硬，易折断，断面髓部白色。叶互生，近无柄或具短柄，叶片多脱落或皱缩、破碎，完整者展平后呈披针形，全缘，两面均呈棕绿色或灰绿色。气微，味微苦。

【饮片性状】本品呈不规则的段。茎呈圆柱形而略扁，表面灰绿色或棕红色，有细密微突起的纵纹；节部稍膨大，有浅棕色膜质的托叶鞘。切面髓部白色。叶片多破碎，完整者展平后呈披针形，全缘。气微，味微苦。

【性味与归经】苦，微寒。归膀胱经。

【功能与主治】利尿通淋，杀虫，止痒。用于热淋涩痛，小便短赤，虫积腹痛，皮肤湿疹，阴痒带下。

【用法与用量】9~15 g。外用适量，煎洗患处。

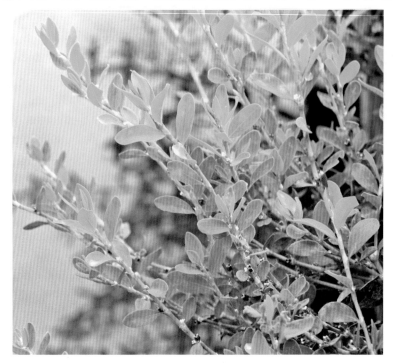

▲ 萹蓄

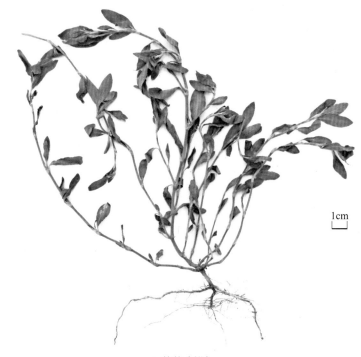

1cm

▲ 萹蓄（鲜）

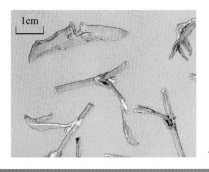

1cm

◀萹蓄（饮片）

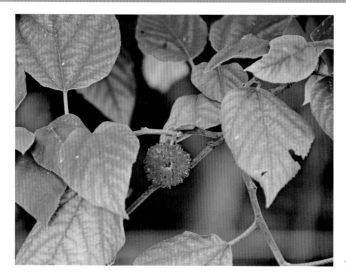

◀构树

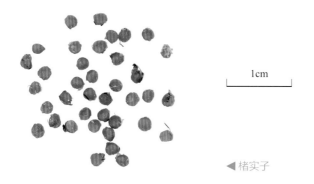

◀楮实子

508. 楮实子

Chushizi

BROUSSONETIAE FRUCTUS

本品为桑科植物构树 *Broussonetia papyrifera* (L.) Vent. 的干燥成熟果实。

【原植物】落叶乔木，高达 16 m，有乳汁。单叶互生，具柄；叶片宽卵形至长圆状卵形，基部略偏斜心形，不分裂或不规则的 3~5 深裂，边缘有粗锯齿，下面密生柔毛。花单性，雌雄异株；雄花序葇荑状，雌花序头状。聚花果球形，肉质，红色。

【药材性状】本品略呈球形或卵圆形，稍扁，直径约 1.5 mm。表面红棕色，有网状皱纹或颗粒状突起，一侧有棱，一侧有凹沟，有的具果梗。质硬而脆，易压碎。胚乳类白色，富油性。气微，味淡。

【饮片性状】同药材。

【性味与归经】甘，寒。归肝、肾经。

【功能与主治】补肾清肝，明目，利尿。用于肝肾不足，腰膝酸软，虚劳骨蒸，头晕目昏，目生翳膜，水肿胀满。

【用法与用量】6~12 g。

十二画

509. 棕榈

Zonglü

TRACHYCARPI PETIOLUS

本品为棕榈科植物棕榈 *Trachycarpus fortunei* (Hook. f.) H. Wendl. 的干燥叶柄。

【原植物】乔木，高达 15 m。茎有残存不易脱落的老叶柄基部。叶丛生于干顶，向外展开，叶片掌状深裂，裂片多数条形，末端下垂，叶鞘纤维质。雌雄异株，肉穗花序排成圆锥花序式，腋生，总苞多数；花淡黄色。核果肾状球形。

【药材性状】本品呈长条板状，一端较窄而厚，另端较宽而稍薄，大小不等。表面红棕色，粗糙，有纵直皱纹；一面有明显的凸出纤维，纤维的两侧着生多数棕色茸毛。质硬而韧，不易折断，断面纤维性。气微，味淡。

【饮片性状】

棕榈：同药材。

棕榈炭：本品呈不规则块状，大小不一。表面黑褐色至黑色，有光泽，有纵直条纹；触之有黑色炭粉。内部焦黄色，纤维性。略具焦香气，味苦涩。

【性味与归经】苦、涩，平。归肺、肝、大肠经。

【功能与主治】收敛止血。用于吐血，衄血，尿血，便血，崩漏。

【用法与用量】3~9 g，一般炮制后用。

十二画

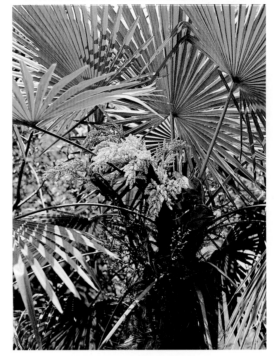

◀ 棕榈

1cm

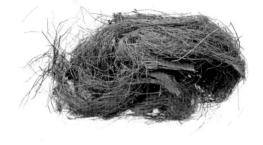

◀ 棕毛

1cm

◀ 棕板

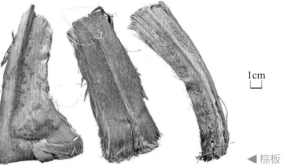

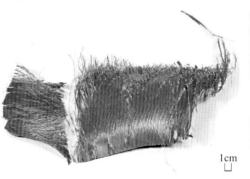

1cm

1cm

▲ 棕编　　　　　▲ 棕榈炭

510. 硫黄

Liuhuang

SULFUR

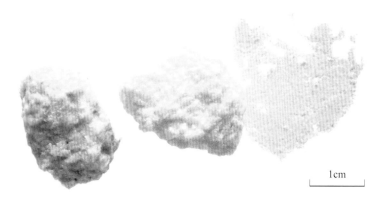

▲ 硫黄

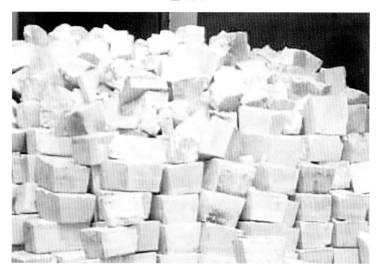

▲ 硫黄（块）

本品为自然元素类矿物硫族自然硫，采挖后，加热熔化，除去杂质；或用含硫矿物经加工制得。

【原矿物】晶体结构属斜方晶系。晶体的锥面发达，偶呈厚板状。常为致密块状、钟乳状和被膜状等。颜色为黄、浅黄、淡绿、灰黄或黑色等。断口呈贝壳状或参差状。

【药材性状】本品呈不规则块状。黄色或略呈绿黄色。表面不平坦，呈脂肪光泽，常有多数小孔。用手握紧置于耳旁，可闻轻微的爆裂声。体轻，质松，易碎，断面常呈针状结晶形。有特异的臭气，味淡。

【性味与归经】酸，温；有毒。归肾、大肠经。

【功能与主治】外用解毒杀虫疗疮；内服补火助阳通便。外治用于疥癣，秃疮，阴疽恶疮；内服用于阳痿足冷，虚喘冷哮，虚寒便秘。

【用法与用量】外用适量，研末油调涂敷患处。内服 1.5~3 g，炮制后入丸散服。

【注意】孕妇慎用。不宜与芒硝、玄明粉同用。

511. 雄黄

Xionghuang

REALGAR

本品为硫化物类矿物雄黄族雄黄，主含二硫化二砷（As_2S_2）。

【原矿物】晶体结构属单斜晶系。晶体柱状，晶面上有纵行条纹，大多成致密块状或粒状集合体。橘红色或暗红色。断口贝壳状。受光的作用，久则变为淡橘红色粉末。

【药材性状】本品为块状或粒状集合体，呈不规则块状。深红色或橙红色，条痕淡橘红色，晶面有金刚石样光泽。质脆，易碎，断面具树脂样光泽。微有特异的臭气，味淡。精矿粉为粉末状或粉末集合体，质松脆，手捏即成粉，橙黄色，无光泽。

【饮片性状】

雄黄粉：本品为橙黄色或橙红色极细粉末，易粘手，气特异。

【性味与归经】辛，温；有毒。归肝、大肠经。

【功能与主治】解毒杀虫，燥湿祛痰，截疟。用于痈肿疔疮，蛇虫咬伤，虫积腹痛，惊痫，疟疾。

【用法与用量】0.05~0.1 g，入丸散用。外用适量，熏涂患处。

【注意】内服宜慎；不可久用；孕妇禁用。

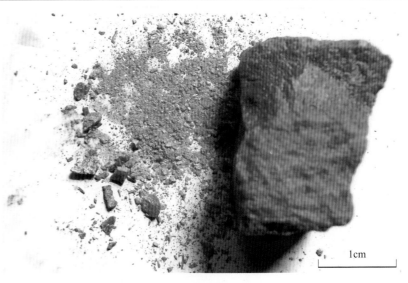

▲▼雄黄

1cm

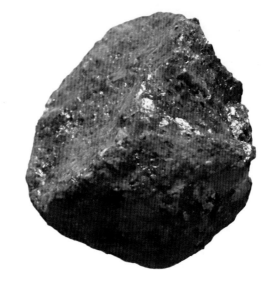
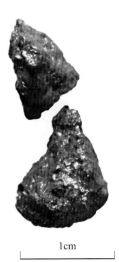

1cm

十二画

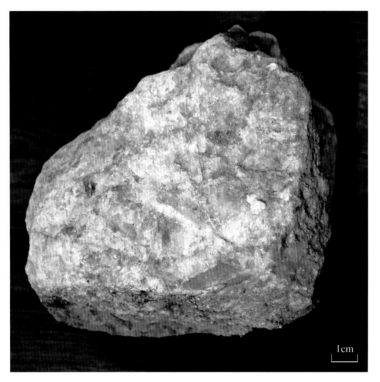

512. 紫石英

Zishiying

FLUORITUM

本品为氟化物类矿物萤石族萤石，主含氟化钙（CaF_2）。

【原矿物】等轴晶系。晶体呈立方体、八面体、十二面体；集合体常呈致密粒状块体出现，大部分染成各种颜色，以浅绿和紫黑色为最常见。遇热会失去色彩。断口呈贝壳状。

【药材性状】本品为块状或粒状集合体。呈不规则块状，具棱角。紫色或绿色，深浅不匀，条痕白色。半透明至透明，有玻璃样光泽。表面常有裂纹。质坚脆，易击碎。气微，味淡。

【饮片性状】

紫石英：本品为不规则碎块。紫色或绿色，半透明至透明，有玻璃样光泽。气微，味淡。

煅紫石英：本品为不规则碎块或粉末。表面黄白色、棕色或紫色，无光泽。质酥脆。有醋香气，味淡。

【性味与归经】甘，温。归肾、心、肺经。

【功能与主治】温肾暖宫，镇心安神，温肺平喘。用于肾阳亏虚，宫冷不孕，惊悸不安，失眠多梦，虚寒咳喘。

【用法与用量】9~15 g，先煎。

▲▼ 紫石英

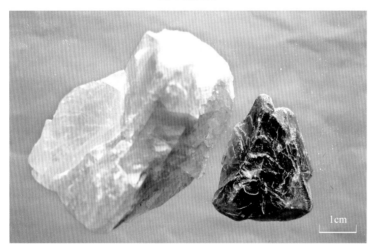

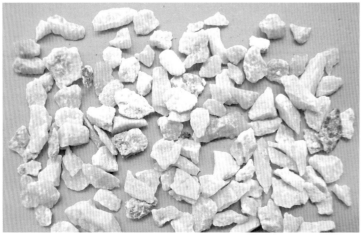

▲ 紫石英（小块）

十二画

513. 紫花地丁

Zihuadiding

VIOLAE HERBA

本品为堇菜科植物紫花地丁 *Viola yedoensis* Makino 的干燥全草。

【原植物】草本。地下茎很短，主根较粗。叶基生，叶柄上部两侧稍有翅，叶片狭披针形或卵叶披针形，两面无毛或有细短毛；托叶膜质，花期后叶通常增大成三角状披针形。花两侧对称，花瓣紫堇色，花梗常较叶短。蒴果椭圆形，熟时 3 裂。种子多数。

【药材性状】本品多皱缩成团。主根长圆锥形，直径 1~3 mm；淡黄棕色，有细纵皱纹。叶基生，灰绿色，展平后叶片呈披针形或卵状披针形，长 1.5~6 cm，宽 1~2 cm；先端钝，基部截形或稍心形，边缘具钝锯齿，两面有毛；叶柄细，长 2~6 cm，上部具明显狭翅。花茎纤细；花瓣 5，紫堇色或淡棕色；花距细管状。蒴果椭圆形或 3 裂，种子多数，淡棕色。气微，味微苦而稍黏。

【性味与归经】苦、辛，寒。归心、肝经。

【功能与主治】清热解毒，凉血消肿。用于疔疮肿毒，痈疽发背，丹毒，毒蛇咬伤。

【用法与用量】15~30 g。

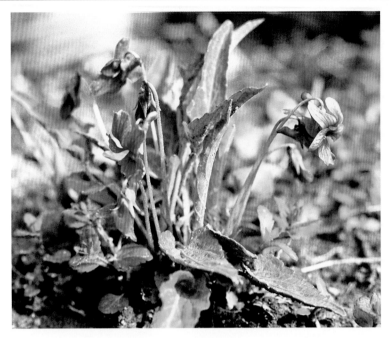

▲ 紫花地丁

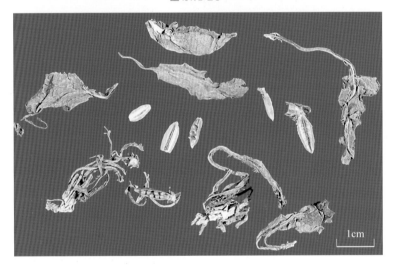

▲ 紫花地丁（饮片）

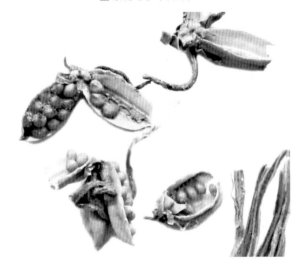

▲ 紫花地丁（果实、种子放大）

514. 紫花前胡

Zihuaqianhu

PEUCEDANI DECURSIVI RADIX

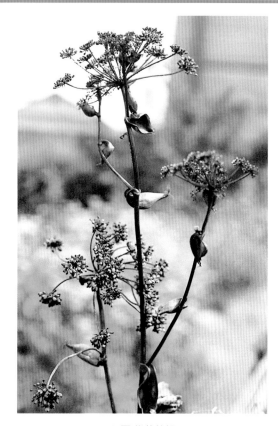

▲▼ 紫花前胡

本品为伞形科植物紫花前胡 *Peucedanum decursivum* (Miq.) Maxim. 的干燥根。

【原植物】多年生草本。根圆锥形，棕黄色至棕褐色，浓香。茎直立，单一，圆形，表面有棱，上部少分枝。叶纸质，基生叶和下部叶三角状宽卵形；茎上部叶简化成囊状紫色叶鞘。复伞形花序顶生；总苞片 1~2 片，卵形，紫色；小伞梗多数；小总苞片披针形；萼齿 5，三角形；花瓣深紫色，长卵形，先端渐尖，有 1 条中肋；雄蕊 5，花药卵形；子房无毛，花柱 2 枚，极短。双悬果椭圆形，背棱和中棱较尖锐，呈丝线状，侧棱发展成狭翅。

【药材性状】本品多呈不规则圆柱形、圆锥形或纺锤形，主根较细，有少数支根，长 3~15 cm，直径 0.8~1.7 cm。表面棕色至黑棕色，根头部偶有残留茎基和膜状叶鞘残基，有浅直细纵皱纹，可见灰白色横向皮孔样突起和点状须根痕。质硬，断面类白色，皮部较窄，散有少数黄色油点。气芳香，味微苦、辛。

【性味与归经】苦、辛，微寒。归肺经。

【功能与主治】降气化痰，散风清热。用于痰热喘满，咯痰黄稠，风热咳嗽痰多。

【用法与用量】3~9 g，或入丸、散。

十二画

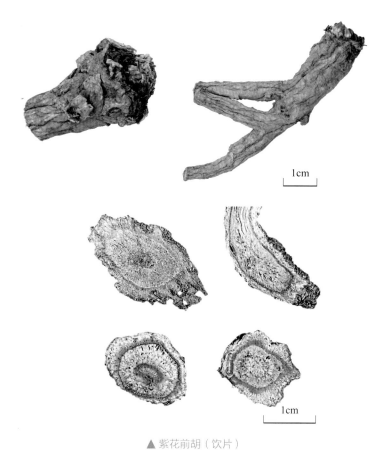

▲ 紫花前胡（饮片）

515. 紫苏子

Zisuzi

PERILLAE FRUCTUS

本品为唇形科植物紫苏 *Perilla frutescens* (L.) Britt. 的干燥成熟果实。

【原植物】一年生草本，茎高 30~200 cm，被长柔毛。叶片宽卵形或圆卵形，边缘有粗圆齿，两面紫色或仅下面紫色，两面均疏生柔毛。轮伞花序 2 花，组成顶生和腋生密被长柔毛的总状花序；每花有 1 苞片，花萼钟状，花冠紫红色或粉红色至白色。小坚果近球形，灰棕色。

【药材性状】本品呈卵圆形或类球形，直径约 1.5 mm。表面灰棕色或灰褐色，有微隆起的暗紫色网纹，基部稍尖，有灰白色点状果梗痕。果皮薄而脆，易压碎。种子黄白色，种皮膜质，子叶 2，类白色，有油性。压碎有香气，味微辛。

【饮片性状】

紫苏子：同药材。

炒紫苏子：本品形如紫苏子，表面灰褐色，有细裂口，有焦香气。

【性味与归经】辛，温。归肺经。

【功能与主治】降气化痰，止咳平喘，润肠通便。用于痰壅气逆，咳嗽气喘，肠燥便秘。

【用法与用量】3~10 g。

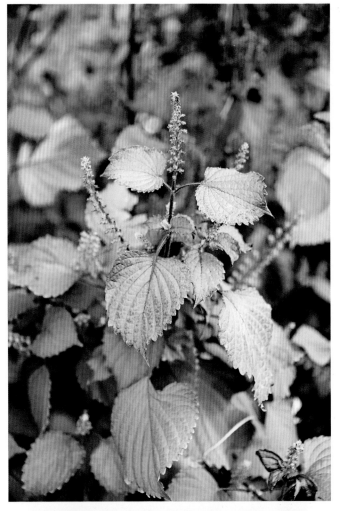

◀紫苏

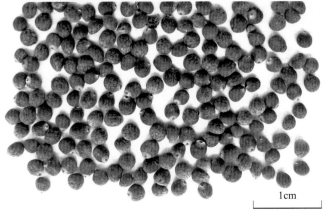

1cm　◀紫苏子

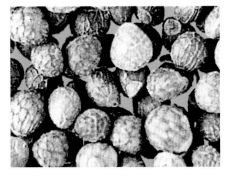

◀紫苏子（放大）

十二画

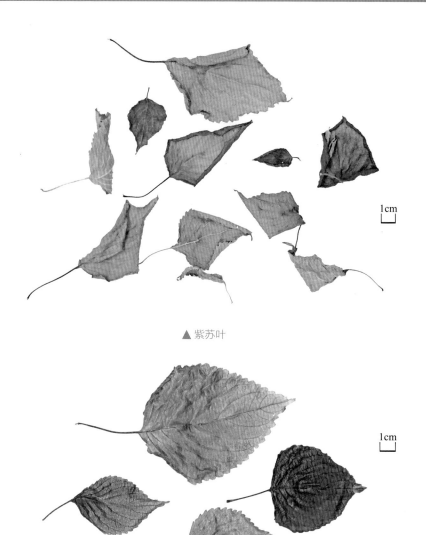

▲ 紫苏叶

▲ 紫苏叶（水浸展开）

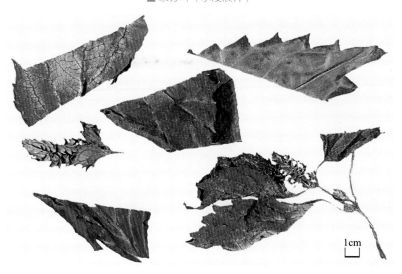

▲ 紫苏叶（饮片）

516. 紫苏叶

Zisuye

PERILLAE FOLIUM

本品为唇形科植物紫苏 *Perilla frutescens* (L.) Britt. 的干燥叶（或带嫩枝）。

【原植物】见"紫苏子"。

【药材性状】本品叶片多皱缩卷曲、破碎，完整者展平后呈卵圆形，长 4~11 cm，宽 2.5~9 cm。先端长尖或急尖，基部圆形或宽楔形，边缘具圆锯齿。两面紫色或上表面绿色，下表面紫色，疏生灰白色毛，下表面有多数凹点状的腺鳞。叶柄长 2~7 cm，紫色或紫绿色。质脆。带嫩枝者，枝的直径 2~5 mm，紫绿色，断面中部有髓。气清香，味微辛。

【饮片性状】本品呈不规则的段或未切叶。叶多皱缩卷曲、破碎，完整者展平后呈卵圆形。边缘具圆锯齿。两面紫色或上表面绿色，下表面紫色，疏生灰白色毛。叶柄紫色或紫绿色。带嫩枝者，枝的直径 2~5 mm，紫绿色，切面中部有髓。气清香，味微辛。

【性味与归经】辛，温。归肺、脾经。

【功能与主治】解表散寒，行气和胃。用于风寒感冒，咳嗽呕恶，妊娠呕吐，鱼蟹中毒。

【用法与用量】5~10 g。

517. 紫苏梗

Zisugeng

PERILLAE CAULIS

本品为唇形科植物紫苏 *Perilla frutescens* (L.) Britt. 的干燥茎。

【原植物】见"紫苏子"。

【药材性状】本品呈方柱形，四棱钝圆，长短不一，直径 0.5~1.5 cm。表面紫棕色或暗紫色，四面有纵沟和细纵纹，节部稍膨大，有对生的枝痕和叶痕。体轻，质硬，断面裂片状。切片厚 2~5 mm，常呈斜长方形，木部黄白色，射线细密，呈放射状，髓部白色，疏松或脱落。气微香，味淡。

【饮片性状】本品呈类方形的厚片。表面紫棕色或暗紫色，有的可见对生的枝痕和叶痕。切面木部黄白色，有细密的放射状纹理，髓部白色，疏松或脱落。气微香，味淡。

【性味与归经】辛，温。归肺、脾经。

【功能与主治】理气宽中，止痛，安胎。用于胸膈痞闷，胃脘疼痛，嗳气呕吐，胎动不安。

【用法与用量】5~10 g。

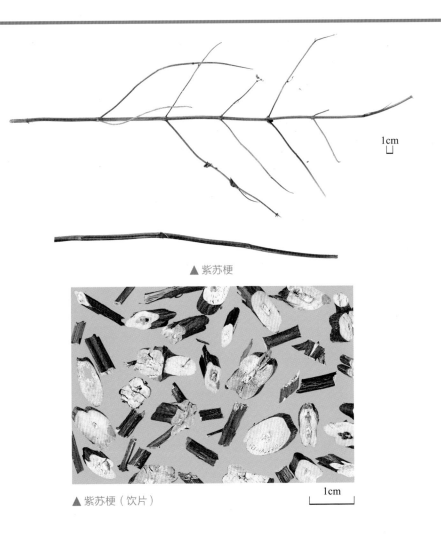

1cm

▲ 紫苏梗

▲ 紫苏梗（饮片）

1cm

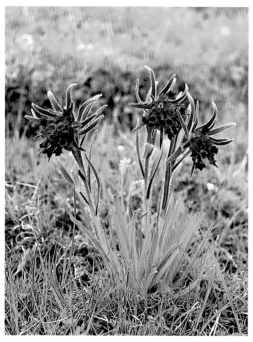

◀ 新疆紫草

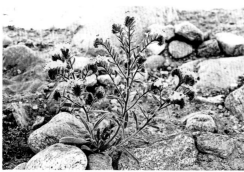

◀ 内蒙紫草（王果平摄）

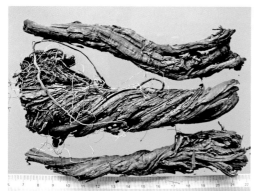

◀ 新疆紫草（软紫草）

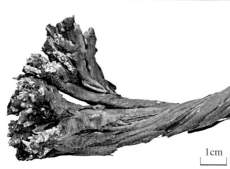

1cm

▲ 内蒙紫草

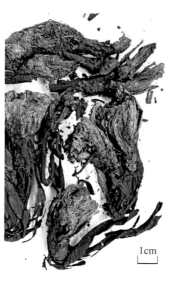

1cm

▲ 新疆紫草切片

518. 紫草

Zicao

ARNEBIAE RADIX

本品为紫草科植物新疆紫草 *Arnebia euchroma* (Royle) Johnst. 或内蒙紫草 *Arnebia guttata* Bunge 的干燥根。

【原植物】

新疆紫草：多年生草本。根粗壮，紫色。茎高 12~25 cm，花序之下不分枝，全株都密生开展的长糙毛。基生叶丛生，无柄，叶片披针状条形或条形；茎生叶形状与基生叶相似。花序近球形，花冠紫色。小坚果卵形，淡褐色。

内蒙紫草：多年生或二年生草本，茎高 8~15 cm。茎下部叶狭倒披针形或匙状倒披针形。花序密集，花冠黄色。小坚果有小疣状突起。

【药材性状】

新疆紫草（软紫草）：呈不规则的长圆柱形，多扭曲，长 7~20 cm，直径 1~2.5 cm。表面紫红色或紫褐色，皮部疏松，呈条形片状，常 10 余层重叠，易剥落。顶端有的可见分歧的茎残基。体轻，质松软，易折断，断面不整齐，木部较小，黄白色或黄色。气特异，味微苦、涩。

内蒙紫草：呈圆锥形或圆柱形，扭曲，长 6~20 cm，直径 0.5~4 cm。根头部略粗大，顶端有残茎 1 或多个，被短硬毛。表面紫红色或暗紫色，皮部略薄，常数层相叠，易剥离。质硬而脆，易折断，断面较整齐，皮部紫红色，木部较小，黄白色。气特异，味涩。

【饮片性状】

新疆紫草切片：为不规则的圆柱形切片或条形片状，直径 1~2.5 cm。紫红色或紫褐色。皮部深紫色。圆柱形切片，木部较小，黄白色或黄色。

内蒙紫草切片：为不规则的圆柱形切片或条形片状，有的可见短硬毛，直径 0.5~4 cm，质硬而脆。紫红色或紫褐色。皮部深紫色。圆柱形切片，木部较小，黄白色或黄色。

【性味与归经】甘、咸，寒。归心、肝经。

【功能与主治】清热凉血，活血解毒，透疹消斑。用于血热毒盛，斑疹紫黑，麻疹不透，疮疡，湿疹，水火烫伤。

【用法与用量】5~10 g。外用适量，熬膏或用植物油浸泡涂擦。

519. 紫珠叶

Zizhuye

CALLICARPAE FORMOSANAE
FOLIUM

本品为马鞭草科植物杜虹花 *Callicarpa formosana* Rolfe 的干燥叶。

【原植物】灌木，高 1~3 m。小枝、叶柄和花序均密被灰黄色星状毛和分枝毛。单叶对生，叶片卵状椭圆形或椭圆形，先端渐尖，基部钝圆或截形，边缘有细锯齿，表面被短硬毛，背面被灰黄色星状毛和细小黄色腺点。聚伞花序腋生，4~5 次分歧；具细小苞片；花萼杯状，被灰黄色星状毛，萼齿钝三角形；花冠紫色至淡紫色，无毛，裂片 4，钝圆。果实近球形，紫色。

【药材性状】本品多皱缩、卷曲，有的破碎。完整叶片展平后呈卵状椭圆形或椭圆形，长 4~19 cm，宽 2.5~9 cm。先端渐尖或钝圆，基部宽楔形或钝圆，边缘有细锯齿，近基部全缘。上表面灰绿色或棕绿色，被星状毛和短粗毛；下表面淡绿色或淡棕绿色，密被黄褐色星状毛和金黄色腺点，主脉和侧脉突出，小脉伸入齿端。叶柄长 0.5~1.5 cm。气微，味微苦涩。

【性味与归经】苦、涩，凉。归肝、肺、胃经。

【功能与主治】凉血收敛止血，散瘀解毒消肿。用于衄血，咯血，吐血，便血，崩漏，外伤出血，热毒疮疡，水火烫伤。

【用法与用量】3~15 g; 研末吞服 1.5~3 g。外用适量，敷于患处。

十二画

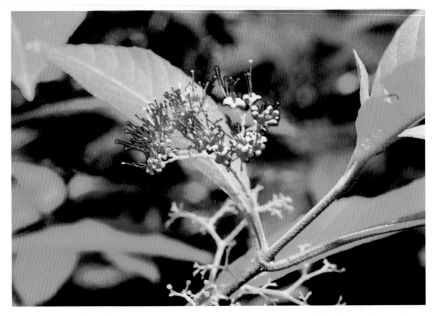

▲ 杜虹花

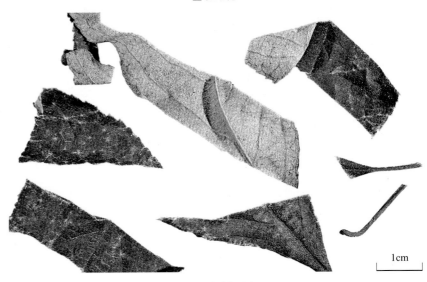

1cm

▲ 紫珠叶（饮片）

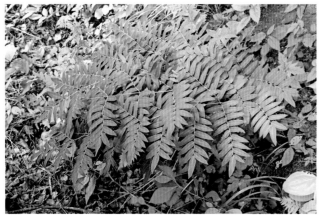

▲ 紫萁

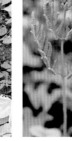

▲ 紫萁（孢子囊穗）

520. 紫萁贯众

Ziqiguanzhong

OSMUNDAE RHIZOMA

本品为紫萁科植物紫萁 *Osmunda japonica* Thunb. 的干燥根茎和叶柄残基。

【原植物】多年生草本，高 30~100 cm。根茎粗壮，横卧或斜升，无鳞片。叶二型，幼时密被绒毛；营养叶有长柄，叶片三角状阔卵形，顶部以下二回羽状，小羽片长圆形或长圆状披针形，先端钝或尖，基部圆形或宽楔形，边缘有匀密的细钝锯齿；孢子叶强度收缩，小羽片条形，沿主脉两侧密生孢子囊，形成长大深棕色的孢子囊穗，成熟后枯萎。

【药材性状】本品略呈圆锥形或圆柱形，稍弯曲，长 10~20 cm，直径 3~6 cm。根茎横生或斜生，下侧着生黑色而硬的细根；上侧密生叶柄残基，叶柄基部呈扁圆形，斜向上，长 4~6 cm，直径 0.2~0.5 cm，表面棕色或棕黑色，切断面有"U"形筋脉纹（维管束），常与皮部分开。质硬，不易折断。气微，味甘、微涩。

【性味与归经】苦、微寒；有小毒。归肺、胃、肝经。

【功能与主治】清热解毒，止血，杀虫。用于疫毒感冒，热毒泻痢，痈疮肿毒，吐血，衄血，便血，崩漏，虫积腹痛。

【用法与用量】5~9 g。

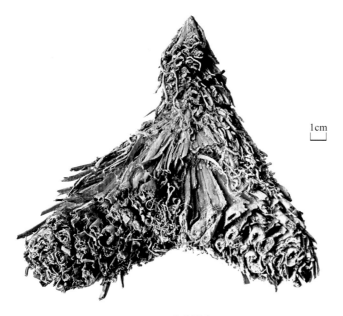

1cm

▲ 紫萁贯众

十二画

521. 紫菀

Ziwan

ASTERIS RADIX ET RHIZOMA

本品为菊科植物紫菀 *Aster tataricus* L. f. 的干燥根和根茎。

【原植物】多年生草本。茎直立，粗壮有疏粗毛。基部叶花期枯落，长圆状或椭圆状匙形；下部叶匙状长圆形，常较小，下部渐狭或急狭成具宽翅的柄，渐尖，边缘除顶部外有密锯齿；中部叶长圆形或长圆披针形，无柄，全缘或有浅齿，上部叶狭小。全部叶厚纸质，上面被短糙毛，下面被稍疏（但沿脉较密被）的短粗毛。头状花序排列成复伞房状；总苞半球形，总苞片3层，紫红色；舌状花20多个，蓝紫色，中央有多数两性筒状花。瘦果倒卵状长圆形，紫褐色。

【药材性状】本品根茎呈不规则块状，大小不一，顶端有茎、叶的残基；质稍硬。根茎簇生多数细根，长3~15 cm，直径0.1~0.3 cm，多编成辫状；表面紫红色或灰红色，有纵皱纹；质较柔韧。气微香，味甜、微苦。

【饮片性状】

紫菀：本品呈不规则的厚片或段。根外表皮紫红色或灰红色，有纵皱纹。切面淡棕色，中心具棕黄色的木心。气微香，味甜，微苦。

蜜紫菀：本品形如紫菀片（段），表面棕褐色或紫棕色。有蜜香气，味甜。

【性味与归经】辛、苦，温。归肺经。

【功能与主治】润肺下气，消痰止咳。用于痰多喘咳，新久咳嗽，劳嗽咳血。

【用法与用量】5~10 g。

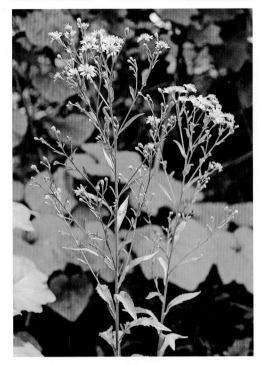

▲▼ 紫菀

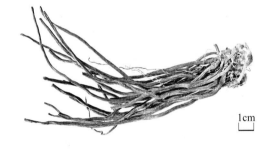

1cm

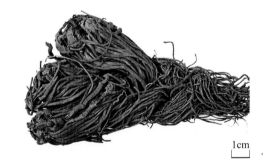

1cm ◀ 紫菀（编成辫状）

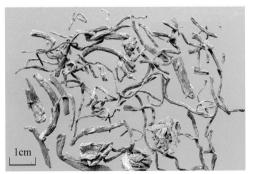

1cm

▲ 紫菀（饮片）

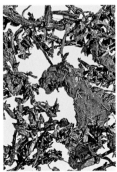

1cm

▲ 蜜紫菀

十二画

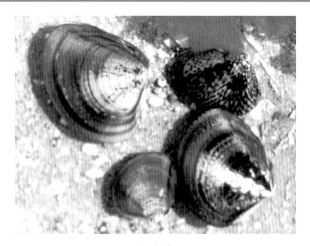

▲ 文蛤

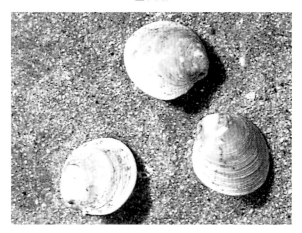

▲ 青蛤

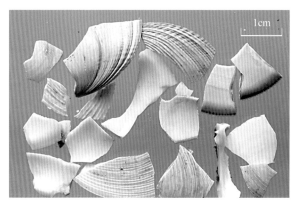

1cm

▲ 蛤壳（饮片）

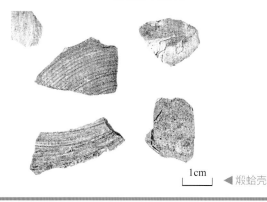

1cm　◀ 煅蛤壳

522. 蛤壳

Geqiao

MERETRICIS CONCHA CYCLINAE CONCHA

本品为帘蛤科动物文蛤 *Meretrix meretrix* Linnaeus 或青蛤 *Cyclina sinensis* Gmelin 的贝壳。

【原动物】
文蛤：贝壳大型，背缘略呈三角形，腹缘略呈圆形，高度约为长度的 4/5，宽度约为长度的 1/2。壳质坚厚，壳顶偏前方，两壳顶接近。小月面不显著，楯面宽大。韧带粗短，铰合部宽，左右壳主齿各 3 枚。壳表面膨胀，光滑细腻。壳皮黄褐色，光亮如瓷漆，壳顶部常有齿状花纹，色彩美丽。

青蛤：较文蛤小，壳质较薄，近圆形，高度与长度几乎相等，为宽度的 1.5 倍；两壳极膨胀。活体壳面为黑色或深灰色，干后为棕色或棕黄色。

【药材性状】
文蛤：扇形或类圆形，背缘略呈三角形，腹缘呈圆弧形，长 3~10 cm，高 2~8 cm。壳顶突出，位于背面，稍靠前方。壳外面光滑，黄褐色，同心生长纹清晰，通常在背部有锯齿状或波纹状褐色花纹。壳内面白色，边缘无齿纹，前后壳缘有时略带紫色，铰合部较宽，右壳有主齿 3 个和前侧齿 2 个；左壳有主齿 3 个和前侧齿 1 个。质坚硬，断面有层纹。气微，味淡。

青蛤：类圆形，壳顶突出，位于背侧近中部。壳外面淡黄色或棕红色，同心生长纹凸出壳面略呈环肋状。壳内面白色或淡红色，边缘常带紫色并有整齐的小齿纹，铰合部左右两壳均具主齿 3 个，无侧齿。

【饮片性状】
蛤壳：本品为不规则碎片。碎片外面黄褐色或棕红色，可见同心生长纹。内面白色。质坚硬。断面有层纹。气微，味淡。

煅蛤壳：本品为不规则碎片或粗粉。灰白色，碎片外面有时可见同心生长纹。质酥脆。断面有层纹。

【性味与归经】苦、咸，寒。归肺、肾、胃经。

【功能与主治】清热化痰，软坚散结，制酸止痛；外用收湿敛疮。用于痰火咳嗽，胸胁疼痛，痰中带血，瘰疬瘿瘤，胃痛吞酸；外治湿疹，烫伤。

【用法与用量】6~15 g，先煎，蛤粉包煎。外用适量，研极细粉撒布或油调后敷患处。

523. 蛤蚧

Gejie

GECKO

本品为壁虎科动物蛤蚧 *Gekko gecko* Linnaeus 的干燥体。

【原动物】全长可达 30 cm。头类三角形，吻端突圆，鼻孔近吻端，耳孔椭圆形，眼大突出，口大，上下颌有很多细小牙齿。全身密生细鳞，背部具明显的疣鳞。尾长和身长相等，易断，并能再生。

【药材性状】本品呈扁片状，头颈部及躯干部长 9~18 cm，头颈部约占三分之一，腹背部宽 6~11 cm，尾长 6~12 cm。头略呈扁三角状，两眼多凹陷成窟窿，口内有细齿，生于颚的边缘，无异型大齿。吻部半圆形，吻鳞不切鼻孔，与鼻鳞相连，上鼻鳞左右各 1 片，上唇鳞 12~14 对，下唇鳞（包括颏鳞）21 片。腹背部呈椭圆形，腹薄。背部呈灰黑色或银灰色，有黄白色、灰绿色或橙红色斑点散在或密集成不显著的斑纹，脊椎骨和两侧肋骨突起。四足均具 5 趾；趾间仅具蹼迹，足趾底有吸盘。尾细而坚实，微现骨节，与背部颜色相同，有 6~7 个明显的银灰色环带，有的再生尾较原生尾短，且银灰色环带不明显。全身密被圆形或多角形微有光泽的细鳞。气腥，味微咸。

【饮片性状】

蛤蚧：本品呈不规则的片状小块。表面灰黑色或银灰色，有棕黄色的斑点及鳞甲脱落的痕迹。切面黄白色或灰黄色。脊椎骨和肋骨突起。气腥，味微咸。

酒蛤蚧：本品形如蛤蚧块，微有酒香气，味微咸。

【性味与归经】咸，平。归肺、肾经。

【功能与主治】补肺益肾，纳气定喘，助阳益精。用于肺肾不足，虚喘气促，劳嗽咳血，阳痿，遗精。

【用法与用量】3~6 g，多入丸散或酒剂。

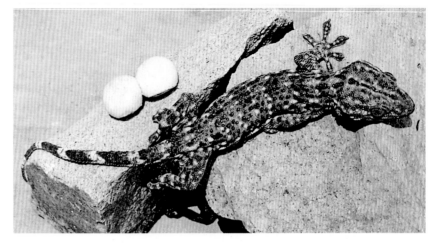

▲▼ 蛤蚧

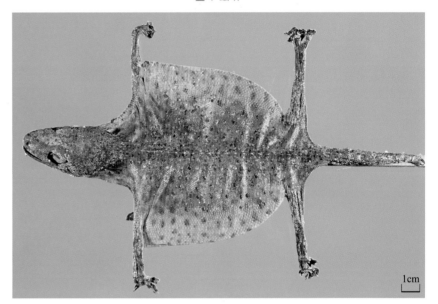

十二画

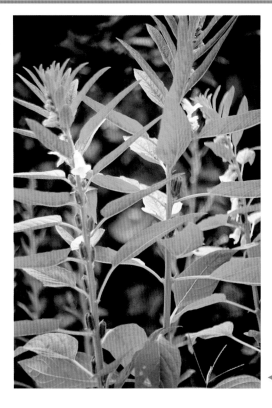

◄ 脂麻

524. 黑芝麻

Heizhima

SESAMI SEMEN NIGRUM

本品为脂麻科植物脂麻 *Sesamum indicum* L. 的干燥成熟种子。

【原植物】一年生草本。茎直立，四棱形，不分枝，有短柔毛。叶对生，或上部互生，卵形，长圆形或披针形，全缘。花单生或 2~3 朵生于叶腋；花冠筒状，白色，有紫色或黄色彩晕，裂片圆形。蒴果椭圆形，多 4~8 棱，纵裂，有短柔毛。种子多数，黑色。

【药材性状】本品呈扁卵圆形，长约 3 mm，宽约 2 mm。表面黑色，平滑或有网状皱纹。尖端有棕色点状种脐。种皮薄，子叶 2，白色，富油性。气微，味甘，有油香气。

【饮片性状】

黑芝麻：同药材。

炒黑芝麻：本品形如黑芝麻，微鼓起，有的可见爆裂痕，有油香气。

【性味与归经】甘，平。归肝、肾、大肠经。

【功能与主治】补肝肾，益精血，润肠燥。用于精血亏虚，头晕眼花，耳鸣耳聋，须发早白，病后脱发，肠燥便秘。

【用法与用量】9~15 g。

十二画

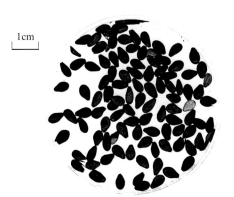

▲ 黑芝麻

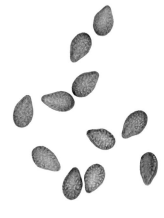

▲ 黑芝麻（放大）

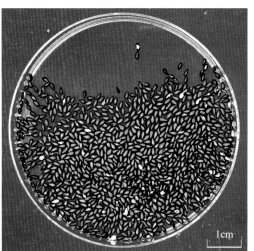

◄ 炒黑芝麻

525. 黑豆

Heidou

SOJAE SEMEN NIGRUM

本品为豆科植物大豆 *Glycine max* (L.) Merr. 的干燥成熟种子。

【原植物】见"大豆黄卷"。

【药材性状】本品呈椭圆形或类球形，稍扁，长 6~12 mm，直径 5~9 mm。表面黑色或灰黑色，光滑或有皱纹，具光泽，一侧有淡黄白色长椭圆形种脐。质坚硬。种皮薄而脆，子叶 2，肥厚，黄绿色或淡黄色。气微，味淡，嚼之有豆腥味。

【性味与归经】甘，平。归脾、肾经。

【功能与主治】益精明目，养血祛风，利水，解毒。用于阴虚烦渴，头晕目昏，体虚多汗，肾虚腰痛，水肿尿少，痹痛拘挛，手足麻木，药食中毒。

【用法与用量】9~30 g。外用适量，煎汤洗患处。

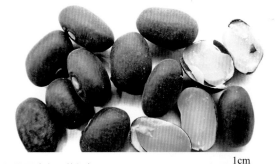

▲ 黑豆（大，黄仁）　1cm

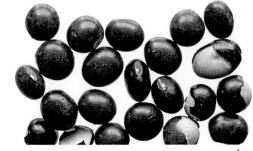

▲ 黑豆（小，绿仁）　1cm

526. 黑种草子

Heizhongcaozi

NIGELLAE SEMEN

本品系维吾尔族习用药材。为毛茛科植物腺毛黑种草 *Nigella glandulifera* Freyn et Sint. 的干燥成熟种子。

【原植物】一年生草本，高 35~60 cm。茎有棱，有短毛。叶为一回或二回羽状深裂，裂片细。花单生枝顶，花萼 5，白色或带蓝色，形如花瓣；花瓣 5，黄绿色或淡黄色，下部有蜜窝。蓇葖果膨胀似蒴果。种子多数，扁三棱形。

【药材性状】本品呈三棱状卵形，长 2.5~3 mm，宽约 1.5 mm。表面黑色，粗糙，顶端较狭而尖，下端稍钝，有不规则的突起。质坚硬，断面灰白色，有油性。气微香，味辛。

【性味】甘、辛，温。

【功能与主治】补肾健脑，通经，通乳，利尿。用于耳鸣健忘，经闭乳少，热淋，石淋。

【用法与用量】2~6 g。

【注意】孕妇及热性病患者禁用。

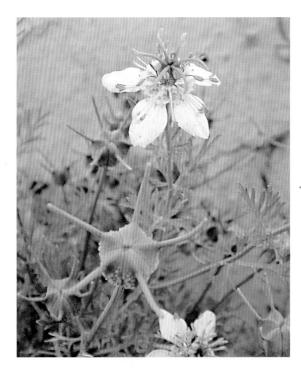

◀ 腺毛黑种草（王果平摄）

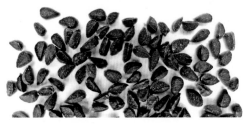

◀ 黑种草子　1cm

十二画

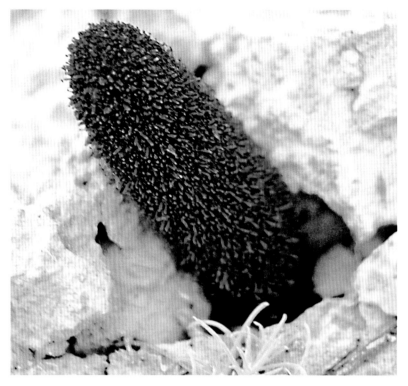

527. 锁阳

Suoyang

CYNOMORII HERBA

本品为锁阳科植物锁阳 *Cynomorium songaricum* Rupr. 的干燥肉质茎。

【原植物】多年生寄生草本，无叶绿素，高 10~100 cm。茎圆柱状，暗紫红色，有散生鳞片，基部膨大。穗状花序生于茎顶，棒状、长圆形或狭椭圆形，生密集的花和鳞片状苞片；花杂性，暗紫色。坚果球形。

【药材性状】本品呈扁圆柱形，微弯曲，长 5~15 cm，直径 1.5~5 cm。表面棕色或棕褐色，粗糙，具明显纵沟和不规则凹陷，有的残存三角形的黑棕色鳞片。体重，质硬，难折断，断面浅棕色或棕褐色，有黄色三角状维管束。气微，味甘而涩。

【饮片性状】本品为不规则形或类圆形的片。外表皮棕色或棕褐色，粗糙，具明显纵沟及不规则凹陷。切面浅棕色或棕褐色，散在黄色三角状维管束。气微，味甘而涩。

【性味与归经】甘，温。归肝、肾、大肠经。

【功能与主治】补肾阳，益精血，润肠通便。用于肾阳不足，精血亏虚，腰膝痿软，阳痿滑精，肠燥便秘。

【用法与用量】5~10 g。

▲▼ 锁阳

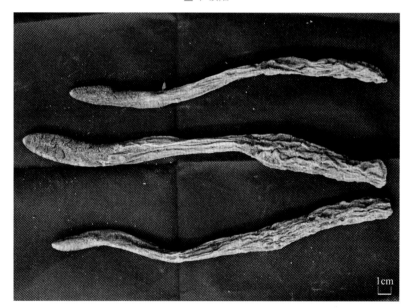

1cm

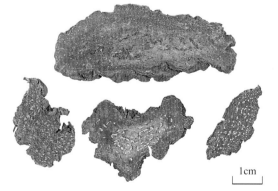

1cm

◀ 锁阳（饮片）

528. 筋骨草

Jingucao

AJUGAE HERBA

本品为唇形科植物筋骨草 *Ajuga decumbens* Thunb. 的干燥全草。

【原植物】多年生草本，高 10~30 cm。茎基部倾斜或匍匐，上部直立，多分枝，四棱形，略带紫色，全株密被白色柔毛。单叶对生，具柄；叶片卵形或长椭圆形，先端圆钝或短尖，基部渐窄下延，边缘有波状粗齿，下面及叶缘常带有紫色，两面有短柔毛。轮伞花序，多花，腋生或在枝顶集成间断的多轮的假穗状花序；花萼漏斗形，齿 5；花冠唇形，白色，内侧具紫红色条纹，花冠下唇长约为上唇的 2 倍；雄蕊 4，二强；子房下位。小坚果倒卵状三棱形，背部灰黄色，具网状皱纹。

【药材性状】本品长 10~35 cm。根细小，暗黄色。地上部分灰黄色或黄绿色，密被白色柔毛。细茎丛生，质软柔韧，不易折断。叶对生，多皱缩、破碎，完整叶片展平后呈匙形或倒卵状披针形，长 3~6 cm，宽 1.5~2.5 cm，绿褐色，边缘有波状粗齿，叶柄具狭翅。轮伞花序腋生，小花二唇形，黄棕色。气微，味苦。

【性味与归经】苦，寒。归肺经。

【功能与主治】清热解毒，凉血消肿。用于咽喉肿痛，肺热咯血，跌打肿痛。

【用法与用量】15~30 g。外用适量，捣烂敷患处。

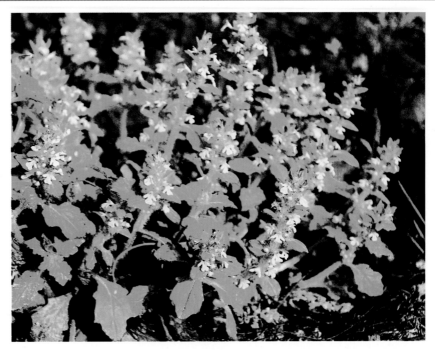

▲▼筋骨草

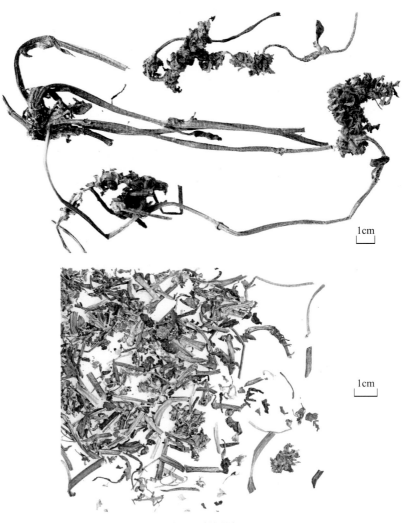

1cm

1cm

▲筋骨草（饮片）

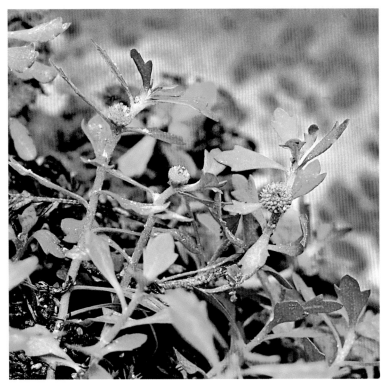

▲▼ 鹅不食草

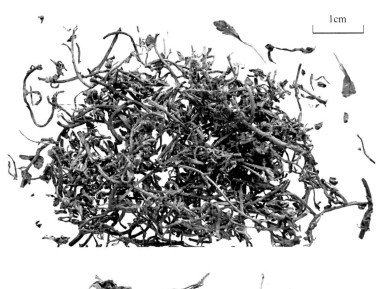

1cm

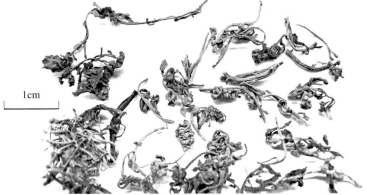

1cm

▲ 鹅不食草（饮片）

529. 鹅不食草

Ebushicao

CENTIPEDAE HERBA

本品为菊科植物鹅不食草 *Centipeda minima* (L.) A. Br. et Aschers. 的干燥全草。

【原植物】一年生小草本。茎铺散，多分枝。叶互生，叶片小，楔状倒披针形，叶缘有 2~5 个粗锯齿。头状花序小，扁球形，单生于叶腋；总苞半球形，总苞片 2 层，椭圆状披针形；花杂性，淡黄色或黄绿色，筒状。瘦果椭圆形。

【药材性状】本品缠结成团。须根纤细，淡黄色。茎细，多分枝；质脆，易折断，断面黄白色。叶小，近无柄；叶片多皱缩、破碎，完整者展平后呈匙形，表面灰绿色或棕褐色，边缘有 3~5 个锯齿。头状花序黄色或黄褐色。气微香，久嗅有刺激感，味苦、微辛。

【饮片性状】本品为不规则的小段，其余同药材。

【性味与归经】辛，温。归肺经。

【功能与主治】发散风寒，通鼻窍，止咳。用于风寒头痛，咳嗽痰多，鼻塞不通，鼻渊流涕。

【用法与用量】6~9 g。外用适量。

十二画

530. 番泻叶

Fanxieye

SENNAE FOLIUM

本品为豆科植物狭叶番泻 *Cassia angustifolia* Vahl 或尖叶番泻 *Cassia acutifolia* Delile 的干燥小叶。

【原植物】
狭叶番泻：小灌木，高 1 m。叶互生，偶数羽状复叶，小叶 5~8 对，卵状披针形至线状披针形。总状花序腋生或顶生，花黄色。荚果长 4~6 cm，宽 1~1.7 cm，背缝先端有明显的尖突。种子 8。

尖叶番泻：小叶 4~6 对。荚果宽 2~2.5 cm，先端的尖突微小不明显。种子 6~7。

【药材性状】
狭叶番泻：呈长卵形或卵状披针形，长 1.5~5 cm，宽 0.4~2 cm，叶端急尖，叶基稍不对称，全缘。上表面黄绿色，下表面浅黄绿色，无毛或近无毛，叶脉稍隆起。革质。气微弱而特异，味微苦，稍有黏性。

尖叶番泻：呈披针形或长卵形，略卷曲，叶端短尖或微突，叶基不对称，两面均有细短毛茸。

【性味与归经】甘、苦，寒。归大肠经。
【功能与主治】泻热行滞，通便，利水。用于热结积滞，便秘腹痛，水肿胀满。
【用法与用量】2~6 g，后下，或开水泡服。
【注意】孕妇慎用。

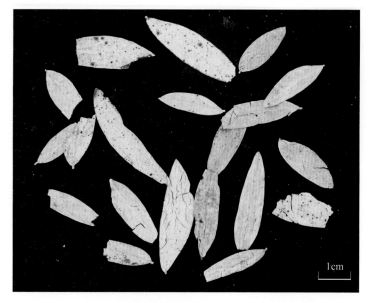

▲ 狭叶番泻

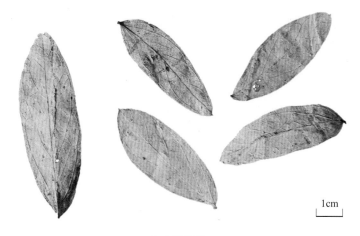

▲ 尖叶番泻

十二画

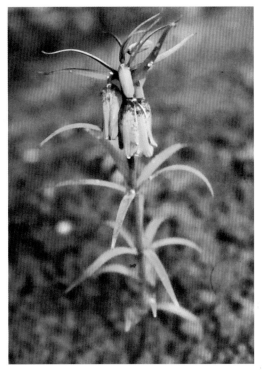

▲▼ 湖北贝母

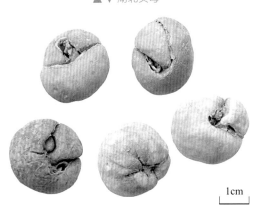

1cm

531. 湖北贝母

Hubeibeimu

FRITILLARIAE HUPEHENSIS BULBUS

本品为百合科植物湖北贝母 *Fritillaria hupehensis* Hsiao et K. C. Hsia 的干燥鳞茎。

【原植物】多年生草本。鳞茎由 2 枚鳞片组成，直径 1.5~3 cm。叶 3~7 枚轮生，中间常兼有对生或散生，矩圆状披针形。花 1~4 朵，紫色，有黄色小方格；叶状苞片通常 3 枚，极少为 4 枚；花被片长 4.2~4.5 cm，宽 1.5~1.8 cm，外花被片稍狭些，蜜腺窝在背面稍凸出。蒴果，棱上的翅宽约 4~7 mm。

【药材性状】本品呈扁圆球形，高 0.8~2.2 cm，直径 0.8~3.5 cm。表面类白色至淡棕色。外层鳞叶 2 瓣，肥厚，略呈肾形，或大小悬殊，大瓣紧抱小瓣，顶端闭合或开裂。内有鳞叶 2~6 枚及干缩的残茎。内表面淡黄色至类白色，基部凹陷呈窝状，残留有淡棕色表皮及少数须根。单瓣鳞叶呈元宝状，长 2.5~3.2cm，直径 1.8~2cm。质脆，断面类白色，富粉性。气微，味苦。

【饮片性状】同药材。

【性味与归经】微苦，凉。归肺、心经。

【功能与主治】清热化痰，止咳，散结。用于热痰咳嗽，瘰疬痰核，痈肿疮毒。

【用法与用量】3~9 g，研粉冲服。

【注意】不宜与川乌、制川乌、草乌、制草乌、附子同用。

十二画

532. 滑石

Huashi

TALCUM

本品为硅酸盐类矿物滑石族滑石，主含含水硅酸镁 $[Mg_3(Si_4O_{10})(OH)_2]$。

【原矿物】晶体结构属单斜晶系。晶体呈六方形或棱形板状，但完好的晶体极少见，通常为粒状和鳞片状的致密块体。淡绿色、白色或灰色。光泽脂肪状，解理面显珍珠状。半透明至不透明。

【药材性状】本品多为块状集合体。呈不规则的块状。白色、黄白色或淡蓝灰色，有蜡样光泽。质软，细腻，手摸有滑润感，无吸湿性，置水中不崩散。气微，味淡。

【性味与归经】甘、淡，寒。归膀胱、肺、胃经。

【功能与主治】利尿通淋，清热解暑；外用祛湿敛疮。用于热淋，石淋，尿热涩痛，暑湿烦渴，湿热水泻；外治湿疹，湿疮，痱子。

【用法与用量】10~20 g，先煎。外用适量。

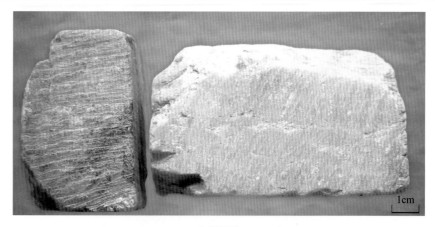

▲ 滑石块

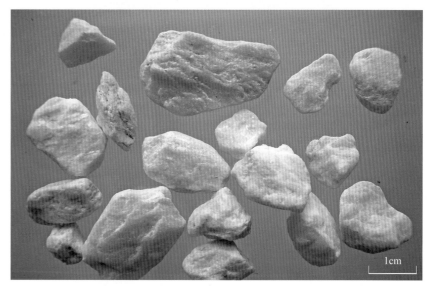

▲ 滑石渣（小粒）

533. 滑石粉

Huashifen

TALCI PULVIS

本品系滑石经精选净制、粉碎、干燥制成。

【药材性状】本品为白色或类白色、微细、无砂性的粉末，手摸有滑腻感。气微，味淡。
本品在水、稀盐酸或稀氢氧化钠溶液中均不溶解。

【性味与归经】甘、淡，寒。归膀胱、肺、胃经。

【功能与主治】利尿通淋，清热解暑；外用祛湿敛疮。用于热淋，石淋，尿热涩痛，暑湿烦渴，湿热水泻；外治湿疹，湿疮，痱子。

【用法与用量】10~20 g，包煎。外用适量。

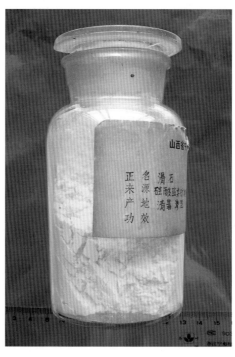

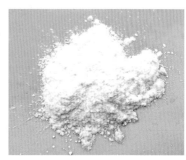

◀▼ 滑石粉

十二画

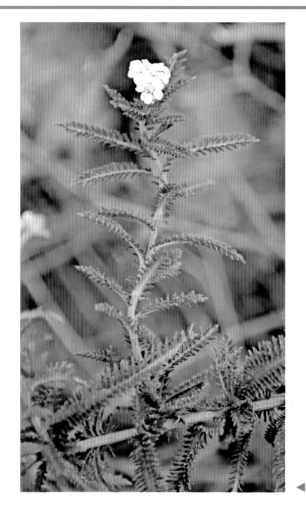

◀ 蓍

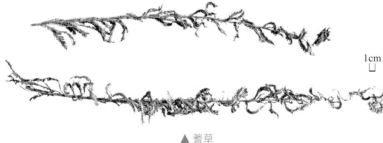

▲ 蓍草

534. 蓍草

Shicao

ACHILLEAE HERBA

本品为菊科植物蓍 *Achillea alpina* L. 的干燥地上部分。

【原植物】多年生草本，具短根状茎。茎直立，有棱条，上部有分枝。叶互生，无柄；叶片长线状披针形，栉齿状羽状浅裂至深裂，半抱茎，两面生长柔毛；下部叶花期常枯萎；上部叶渐小。头状花序多数，集生成伞房状；总苞钟状，总苞片卵形，3 层，覆瓦状排列，边缘膜质，疏生长柔毛；边缘舌状花，雌性，5~11 朵，白色，花冠长圆形，先端 3 浅裂；中心管状花，两性，白色，花药黄色，伸出花冠外面。瘦果扁平，宽倒披针形，有淡色边肋。

【药材性状】本品茎呈圆柱形，直径 1~5 mm。表面黄绿色或黄棕色，具纵棱，被白色柔毛；质脆，易折断，断面白色，中部有髓或中空。叶常卷缩，破碎，完整者展平后为长线状披针形，裂片线形，表面灰绿色至黄棕色，两面被柔毛。头状花序密集成复伞房状，黄棕色；总苞片卵形或长圆形，覆瓦状排列。气微香，味微苦。

【性味与归经】苦、酸，平。归肺、脾、膀胱经。

【功能与主治】解毒利湿，活血止痛。用于乳蛾咽痛，泄泻痢疾，肠痈腹痛，热淋涩痛，湿热带下，蛇虫咬伤。

【用法与用量】15~45 g，必要时日服二剂。

1cm

十三画

535. 蓝布正

Lanbuzheng

GEI HERBA

本品为蔷薇科植物路边青 *Geum aleppicum* Jacq. 或柔毛路边青 *Geum japonicum* Thunb. var. *chinense* Bolle 的干燥全草。

【原植物】

路边青：多年生草本。须根簇生，茎直立。羽状复叶，通常有小叶 2~6 对，小叶大小极不相等，顶生小叶最大；茎生叶羽状复叶，有时重复分裂。花序顶生，疏散排列；萼片卵状三角形，副萼片狭小，披针形，外面被短柔毛及长柔毛；花冠黄色，花瓣 5，近圆形；雄蕊与雌蕊多数，花柱顶生。聚合果倒卵球形，瘦果被长硬毛，顶端有小钩；果托被短硬毛。

柔毛路边青：多年生草本。须根，簇生。茎直立，被黄色短柔毛及粗硬毛。羽状复叶，通常有小叶 1~2 对，其余侧生小叶呈附片状，浅裂或不裂；下部茎生叶 3 小叶，上部茎生叶单叶。花序疏散，顶生数朵，花梗密被粗硬毛及短柔毛；萼片三角卵形，外面被短柔毛；花瓣 5，黄色，几圆形，比萼片长，花柱顶生。聚合果卵球形或椭球形，瘦果被长硬毛。

【药材性状】本品长 20~100 cm。主根短，有多数细根，褐棕色。茎圆柱形，被毛或近无毛。基生叶有长柄，羽状全裂或近羽状复叶，顶裂片较大，卵形或宽卵形，边缘有大锯齿，两面被毛或几无毛；侧生裂片小，边缘有不规则的粗齿；茎生叶互生，卵形，3 浅裂或羽状分裂。花顶生，常脱落。聚合瘦果近球形。气微，味辛、微苦。

【性味与归经】甘、微苦，凉。归肝、脾、肺经。

【功能与主治】益气健脾，补血养阴，润肺化痰。用于气血不足，虚痨咳嗽，脾虚带下。

【用法与用量】9~30 g。

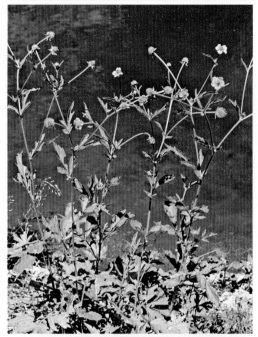

◀ 路边青（徐克学摄）

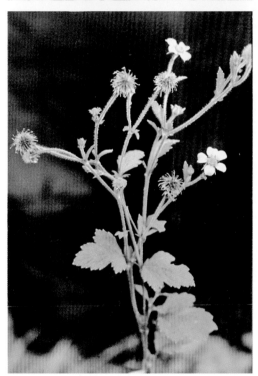

◀ 柔毛路边青（徐克学摄）

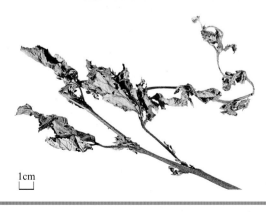

1cm

◀ 蓝布正（柔毛路边青）

十三画

536. 蓖麻子

Bimazi

RICINI SEMEN

本品为大戟科植物蓖麻 *Ricinus communis* L. 的干燥成熟种子。

【原植物】高大一年生草本或草质灌木，幼嫩部分被白粉。叶互生，具长柄，叶片圆形，盾状着生，掌状中裂，裂片卵状披针形至长圆形。花单性，同株，无花瓣；圆锥花序与叶对生，下部雄花，上部雌花。蒴果球形，有软刺。

【药材性状】本品呈椭圆形或卵形，稍扁，长 0.9~1.8 cm，宽 0.5~1 cm。表面光滑，有灰白色与黑褐色或黄棕色与红棕色相间的花斑纹。一面较平，一面较隆起，较平的一面有 1 条隆起的种脊；一端有灰白色或浅棕色突起的种阜。种皮薄而脆。胚乳肥厚，白色，富油性，子叶 2，菲薄。气微，味微苦辛。

【性味与归经】甘、辛，平；有毒。归大肠、肺经。

【功能与主治】泻下通滞，消肿拔毒。用于大便燥结，痈疽肿毒，喉痹，瘰疬。

【用法与用量】2~5 g。外用适量。

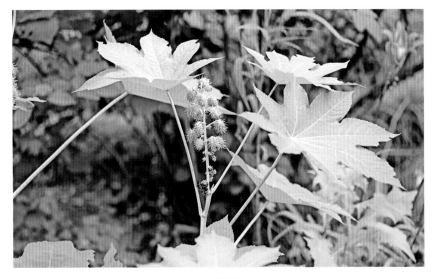

▲ 蓖麻

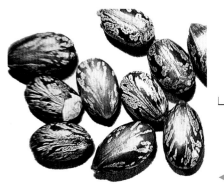

1cm

◀ 蓖麻子

537. 蒺藜

Jili

TRIBULI FRUCTUS

本品为蒺藜科植物蒺藜 *Tribulus terrestris* L. 的干燥成熟果实。

【原植物】一年生草本。茎由基部分枝，平卧，绿色至淡褐色，全体被绢丝状柔毛。偶数羽状复叶互生，小叶对生，6~14 枚，长圆形，全缘。花小，黄色，单生叶腋，萼片、花瓣均为 5，雄蕊 10 个。离果为 5 个分果瓣组成，每果瓣具长短棘刺各 1 对，背面有短硬毛及瘤状突起。

【药材性状】本品由 5 个分果瓣组成，呈放射状排列，直径 7~12 mm。常裂为单一的分果瓣，分果瓣呈斧状，长 3~6 mm；背部黄绿色，隆起，有纵棱和多数小刺，并有对称的长刺和短刺各 1 对，两侧面粗糙，有网纹，灰白色。质坚硬。气微，味苦、辛。

【饮片性状】

蒺藜：同药材。

炒蒺藜：本品多为单一的分果瓣，分果瓣呈斧状，长 3~6 mm；背部棕黄色，隆起，有纵棱，两侧面粗糙，有网纹。气微香，味苦、辛。

【性味与归经】辛、苦，微温；有小毒。归肝经。

【功能与主治】平肝解郁，活血祛风，明目，止痒。用于头痛眩晕，胸胁胀痛，乳闭乳痈，目赤翳障，风疹瘙痒。

【用法与用量】6~10 g。

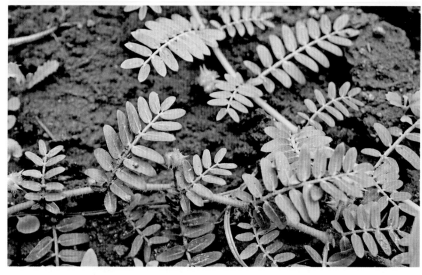

◀▲ 蒺藜

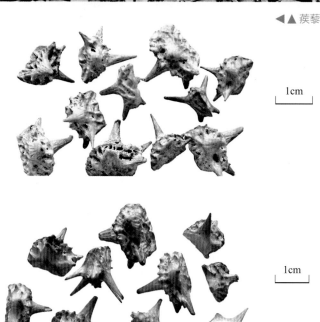

1cm

1cm

◀ 炒蒺藜

十三画

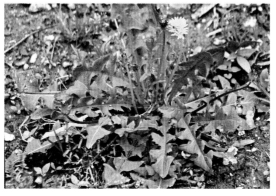

▲ 蒲公英　　　　　　　　▲ 碱地蒲公英

538. 蒲公英

Pugongying

TARAXACI HERBA

本品为菊科植物蒲公英 *Taraxacum mongolicum* Hand.-Mazz.、碱地蒲公英 *Taraxacum borealisinense* Kitam. 或同属数种植物的干燥全草。

【原植物】
蒲公英：多年生草本。根垂直。叶基生，莲座状平展；长圆状倒披针形或倒披针形，羽状深裂，侧裂片长圆状披针形或三角形，顶裂片戟状长圆形。花葶数个，与叶多少等长，上端被密蛛丝状毛；总苞淡绿色；舌状花黄色。瘦果褐色，喙长 6~8 mm。

碱地蒲公英：根颈部有褐色残叶基。叶倒卵状披针形或狭披针形，侧裂片狭披针形，顶裂片长三角形或戟状三角形。花葶 1 至数个，长于叶。瘦果喙长 3~4.5 mm。

【药材性状】本品呈皱缩卷曲的团块。根呈圆锥状，多弯曲，长 3~7 cm；表面棕褐色，抽皱；根头部有棕褐色或黄白色的茸毛，有的已脱落。叶基生，多皱缩破碎，完整叶片呈倒披针形，绿褐色或暗灰绿色，先端尖或钝，边缘浅裂或羽状分裂，基部渐狭，下延呈柄状，下表面主脉明显。花茎 1 至数条，每条顶生头状花序，总苞片多层，内面一层较长，花冠黄褐色或淡黄白色。有的可见多数具白色冠毛的长椭圆形瘦果。气微，味微苦。

【饮片性状】本品为不规则的段。根表面棕褐色，抽皱；根头部有棕褐色或黄白色的茸毛，有的已脱落。叶多皱缩破碎，绿褐色或暗灰绿色，完整者展平后呈倒披针形，先端尖或钝，边缘浅裂或羽状分裂，基部渐狭，下延呈柄状。头状花序，总苞片多层，花冠黄褐色或淡黄白色。有时可见具白色冠毛的长椭圆形瘦果。气微，味微苦。

【性味与归经】苦、甘，寒。归肝、胃经。

【功能与主治】清热解毒，消肿散结，利尿通淋。用于疔疮肿毒，乳痈，瘰疬，目赤，咽痛，肺痈，肠痈，湿热黄疸，热淋涩痛。

【用法与用量】10~15 g。

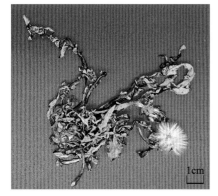

▲ 蒲公英（蒲公英）

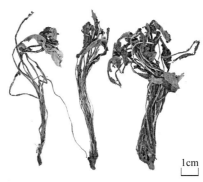

▲ 蒲公英（碱地蒲公英）

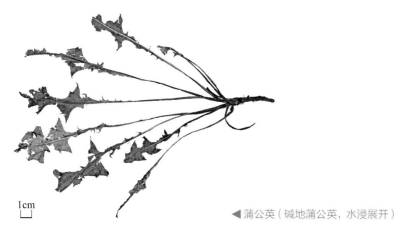

◀ 蒲公英（碱地蒲公英，水浸展开）

十三画

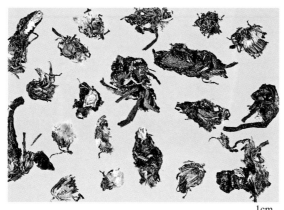

▲ 蒲公英（饮片）

539. 蒲黄

Puhuang

TYPHAE POLLEN

本品为香蒲科植物水烛香蒲 *Typha angustifolia* L.、东方香蒲 *Typha orientalis* Presl 或同属植物的干燥花粉。

【原植物】
水烛香蒲：多年生沼生草本，高 1.5~3 m。叶狭条形，宽 5~8 mm。穗状花序圆柱形，雌雄花序不连接，雄花序在上，雌花序在下；雌花的小苞片比柱头短，柱头条状长圆形，毛与小苞片近等长而比柱头短。小坚果无沟。

东方香蒲：地下根茎粗壮，有节。叶条形，较上种为宽，基部鞘状，抱茎。雄花序与雌花序彼此连接；雌花无小苞片，柱头匙形，不育雌蕊棍棒状。小坚果有 1 纵沟。

【药材性状】本品为黄色粉末。体轻，放水中则飘浮水面。手捻有滑腻感，易附着手指上。气微，味淡。

【饮片性状】
蒲黄：同药材。
蒲黄炭：本品形如蒲黄，表面棕褐色或黑褐色。具焦香气，味微苦、涩。

【性味与归经】甘，平。归肝、心包经。

【功能与主治】止血，化瘀，通淋。用于吐血，衄血，咯血，崩漏，外伤出血，经闭痛经，胸腹刺痛，跌扑肿痛，血淋涩痛。

【用法与用量】5~10 g，包煎。外用适量，敷患处。

【注意】孕妇慎用。

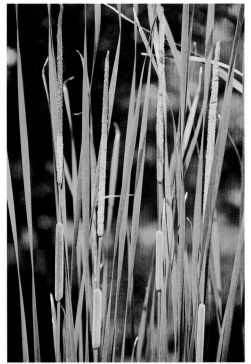
◀水烛香蒲

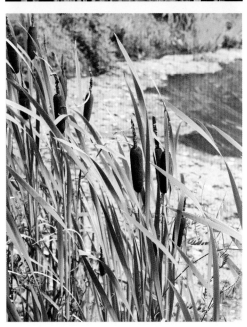
◀东方香蒲

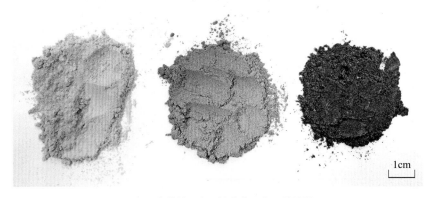
1cm

▲左：净蒲黄，中：炒蒲黄，右：蒲黄炭

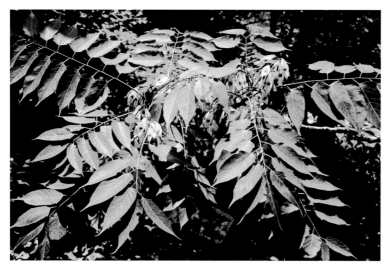

▲ 臭椿

540. 椿皮

Chunpi

AILANTHI CORTEX

本品为苦木科植物臭椿 *Ailanthus altissima* (Mill.) Swingle 的干燥根皮或干皮。

【原植物】落叶乔木，高可达 20 m。嫩枝赤褐色，被疏柔毛。单数羽状复叶，互生；小叶 13~25，卵状披针形，叶缘上半部全缘，近基部常有少数粗齿，齿端背面有腺体一枚，揉搓后有奇臭。圆锥花序顶生；花杂性，白色带绿。翅果长圆状椭圆形。

【药材性状】

根皮：呈不整齐的片状或卷片状，大小不一，厚 0.3~1 cm。外表面灰黄色或黄褐色，粗糙，有多数纵向皮孔样突起和不规则纵、横裂纹，除去粗皮者显黄白色；内表面淡黄色，较平坦，密布梭形小孔或小点。质硬而脆，断面外层颗粒性，内层纤维性。气微，味苦。

干皮：呈不规则板片状，大小不一，厚 0.5~2 cm。外表面灰黑色，极粗糙，有深裂。

【饮片性状】

椿皮：本品呈不规则的丝条状或段状。外表面灰黄色或黄褐色，粗糙，有多数纵向皮孔样突起和不规则纵、横裂纹，除去粗皮者显黄白色。内表面淡黄色，较平坦，密布梭形小孔或小点。气微，味苦。

麸炒椿皮：本品形如椿皮丝（段），表面黄色或褐色，微有香气。

【性味与归经】苦、涩，寒。归大肠、胃、肝经。

【功能与主治】清热燥湿，收涩止带，止泻，止血。用于赤白带下，湿热泻痢，久泻久痢，便血，崩漏。

【用法与用量】6~9 g。

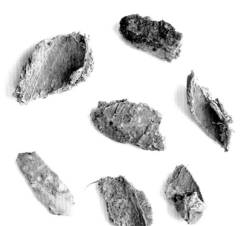

◀ 椿皮（根皮）

1cm

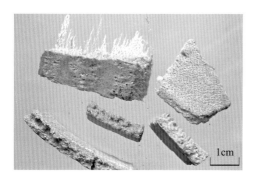

▲ 椿皮（干皮刮去粗皮，饮片）

1cm

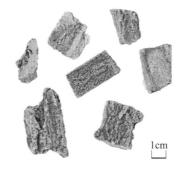

▲ 麸炒椿皮（段）

1cm

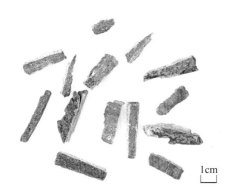

◀ 麸炒椿皮（丝）

1cm

541. 槐花

Huaihua

SOPHORAE FLOS

本品为豆科植物槐 *Sophora japonica* L. 的干燥花及花蕾。前者习称"槐花"，后者习称"槐米"。

【原植物】乔木，高可达 25 m。单数羽状复叶互生，叶轴有毛，基部膨大；小叶 7~13 片，卵状长圆形，全缘，下面有白粉及细毛。圆锥花序顶生；萼钟状，具 5 小齿，疏被毛；花冠蝶形，乳白色或稍带黄色，旗瓣阔心形，有紫脉。荚果肉质，串珠状。种子肾形。

【药材性状】

槐花：皱缩而卷曲，花瓣多散落。完整者花萼钟状，黄绿色，先端 5 浅裂；花瓣 5，黄色或黄白色，1 片较大，近圆形，先端微凹，其余 4 片长圆形。雄蕊 10，其中 9 个基部连合，花丝细长。雌蕊圆柱形，弯曲。体轻。气微，味微苦。

槐米：呈卵形或椭圆形，长 2~6 mm，直径约 2 mm。花萼下部有数条纵纹。萼的上方为黄白色未开放的花瓣。花梗细小。体轻，手捻即碎。气微，味微苦涩。

【饮片性状】槐花：同药材。

【性味与归经】苦，微寒。归肝、大肠经。

【功能与主治】凉血止血，清肝泻火。用于便血，痔血，血痢，崩漏，吐血，衄血，肝热目赤，头痛眩晕。

【用法与用量】5~10 g。

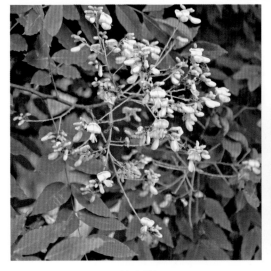

▲ 槐（花）

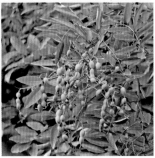

▲ 槐（果）

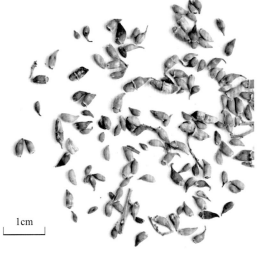

1cm

▲ 槐米

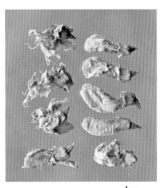

1cm

▲ 槐花

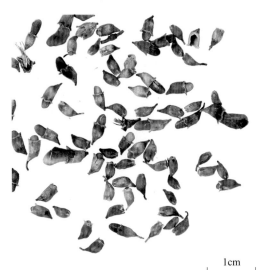

1cm

▲ 炒槐米

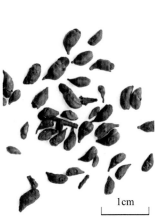

1cm

▲ 槐米炭

十三画

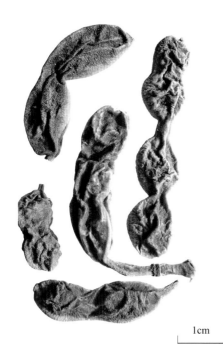

▲ 槐角

542. 槐角

Huaijiao

SOPHORAE FRUCTUS

本品为豆科植物槐 *Sophora japonica* L. 的干燥成熟果实。

【原植物】见"槐花"。

【药材性状】本品呈连珠状，长1~6 cm，直径 0.6~1 cm。表面黄绿色或黄褐色，皱缩而粗糙，背缝线一侧呈黄色。质柔润，干燥皱缩，易在收缩处折断，断面黄绿色，有黏性。种子1~6粒，肾形，长约 8 mm，表面光滑，棕黑色，一侧有灰白色圆形种脐；质坚硬，子叶 2，黄绿色。果肉气微，味苦，种子嚼之有豆腥气。

【饮片性状】

槐角：同药材。

蜜槐角：本品形如槐角，表面稍隆起呈黄棕色至黑褐色，有光泽，略有黏性。具蜜香气，味微甜、苦。

【性味与归经】苦，寒。归肝、大肠经。

【功能与主治】清热泻火，凉血止血。用于肠热便血，痔肿出血，肝热头痛，眩晕目赤。

【用法与用量】6~9 g。

十三画

543. 雷丸

Leiwan

OMPHALIA

本品为白蘑科真菌雷丸 *Omphalia lapidescens* Schroet. 的干燥菌核。

【原植物】菌核呈不规则的坚硬块状，歪球形或歪卵形，直径 0.8~2.5 cm。表面黑棕色，具细密的纵纹；内面为紧密交织的菌丝体，白色，半透明而略带黏性，具同色的纹理。

【药材性状】本品为类球形或不规则团块，直径 1~3 cm。表面黑褐色或棕褐色，有略隆起的不规则网状细纹。质坚实，不易破裂，断面不平坦，白色或浅灰黄色，常有黄白色大理石样纹理。气微，味微苦，嚼之有颗粒感，微带黏性，久嚼无渣。断面色褐呈角质样者，不可供药用。

【性味与归经】微苦，寒。归胃、大肠经。

【功能与主治】杀虫消积。用于绦虫病，钩虫病，蛔虫病，虫积腹痛，小儿疳积。

【用法与用量】15~21 g，不宜入煎剂，一般研粉服，一次 5~7 g，饭后用温开水调服，一日 3 次，连服 3 天。

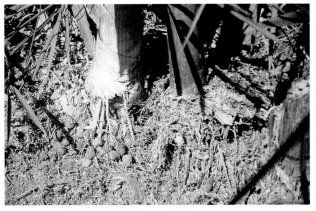

◀▲ 雷丸

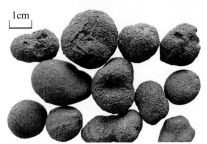

1cm

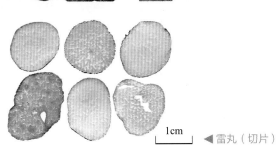

1cm

◀ 雷丸（切片）

544. 路路通

Lulutong

LIQUIDAMBARIS FRUCTUS

本品为金缕梅科植物枫香树 *Liquidambar formosana* Hance 的干燥成熟果序。

【原植物】见"枫香脂"。

【药材性状】本品为聚花果，由多数小蒴果集合而成，呈球形，直径 2~3 cm。基部有总果梗。表面灰棕色或棕褐色，有多数尖刺和喙状小钝刺，长 0.5~1 mm，常折断，小蒴果顶部开裂，呈蜂窝状小孔。体轻，质硬，不易破开。气微，味淡。

【性味与归经】苦，平。归肝、肾经。

【功能与主治】祛风活络，利水，通经。用于关节痹痛，麻木拘挛，水肿胀满，乳少，经闭。

【用法与用量】5~10 g。

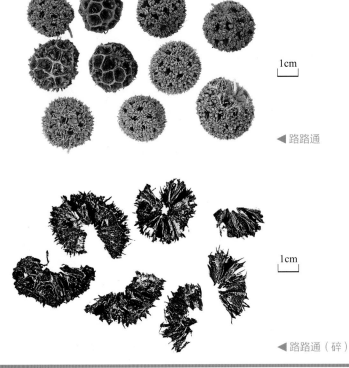

1cm

◀ 路路通

1cm

◀ 路路通（碎）

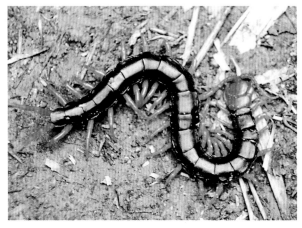

◀ 少棘巨蜈蚣

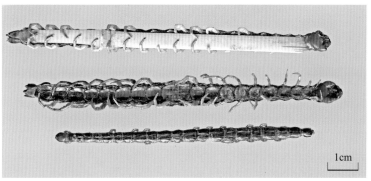

▲▼ 蜈蚣

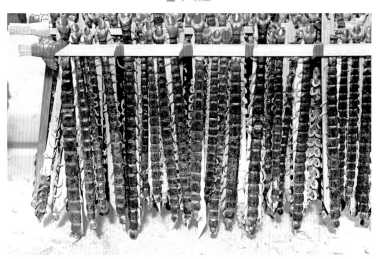

545. 蜈蚣

Wugong

SCOLOPENDRA

本品为蜈蚣科动物少棘巨蜈蚣 *Scolopendra subspinipes mutilans* L. Koch 的干燥体。

【原动物】头部背板略似心脏形，有 1 对细长多节的触角，触角基部有 4 个单眼。口在头前方偏腹面的地方，外围有 1 对大颚和 2 对小颚。体部由 21 体节组成，每个体节上各有脚 1 对，第 1 对脚形成镰形的毒颚，末端有毒腺开口。

【药材性状】本品呈扁平长条形，长 9~15 cm，宽 0.5~1 cm。由头部和躯干部组成，全体共 22 个环节。头部暗红色或红褐色，略有光泽，有头板覆盖，头板近圆形，前端稍突出，两侧贴有颚肢一对，前端两侧有触角一对。躯干部第一背板与头板同色，其余 20 个背板为棕绿色或墨绿色，具光泽，自第四背板至第二十背板上常有两条纵沟线；腹部淡黄色或棕黄色，皱缩；自第二节起，每节两侧有步足一对；步足黄色或红褐色，偶有黄白色，呈弯钩形，最末一对步足尾状，故又称尾足，易脱落。质脆，断面有裂隙。气微腥，有特殊刺鼻的臭气，味辛、微咸。

【饮片性状】本品形如药材，呈段状，棕褐色或灰褐色，具焦香气。

【性味与归经】辛，温；有毒。归肝经。

【功能与主治】息风镇痉，通络止痛，攻毒散结。用于肝风内动，痉挛抽搐，小儿惊风，中风口㖞，半身不遂，破伤风，风湿顽痹，偏正头痛，疮疡，瘰疬，蛇虫咬伤。

【用法与用量】3~5 g。

【注意】孕妇禁用。

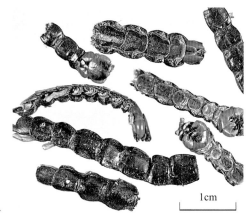

蜈蚣（饮片）▶

十三画

546. 蜂房

Fengfang

VESPAE NIDUS

本品为胡蜂科昆虫果马蜂 *Polistes olivaceous* (DeGeer)、日本长脚胡蜂 *Polistes japonicus* Saussure 或异腹胡蜂 *Parapolybia varia* Fabricius 的巢。

【原动物】
果马蜂：头略等于胸部。额部黄色，前单眼黑色，后单眼处有一弧形黑斑。颅顶及颊部黄色。前胸背板前缘颌状突起，黄色，两侧各有一棕色带。腹背呈暗黄色，于近中部有一凹形棕色横纹。

日本长脚胡蜂：体细长，黑色，颜面、后头及前胸背板红褐色；中胸背板有4条红褐色纵纹。

异腹胡蜂：腹部第一节柄状，后翅有臀叶。巢孔细，其房为细蜂房。

【药材性状】本品呈圆盘状或不规则的扁块状，有的似莲房状，大小不一。表面灰白色或灰褐色。腹面有多数整齐的六角形房孔，孔径 3~4 mm 或 6~8 mm；背面有 1 个或数个黑色短柄。体轻，质韧，略有弹性。气微，味辛淡。
质酥脆或坚硬者不可供药用。

【性味与归经】甘，平。归胃经。

【功能与主治】攻毒杀虫，祛风止痛。用于疮疡肿毒，乳痈，瘰疬，皮肤顽癣，鹅掌风，牙痛，风湿痹痛。

【用法与用量】3~5 g。外用适量，研末油调敷患处，或煎水漱，或洗患处。

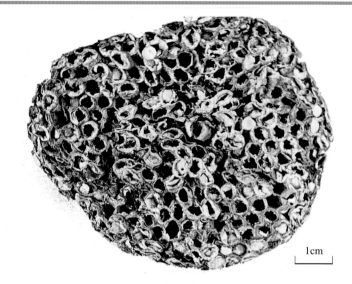

▲ 蜂房

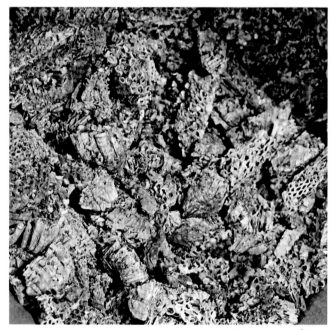

▲ 蜂房（饮片）

547. 蜂胶

Fengjiao

PROPOLIS

本品为蜜蜂科昆虫意大利蜂 *Apis mellifera* Linnaeus 工蜂采集的植物树脂与其上颚腺、蜡腺等分泌物混合形成的具有黏性的固体胶状物。

【原动物】见"蜂蜡"。

【药材性状】本品为团块状或不规则碎块，呈青绿色、棕黄色、棕红色、棕褐色或深褐色，表面或断面有光泽。20℃

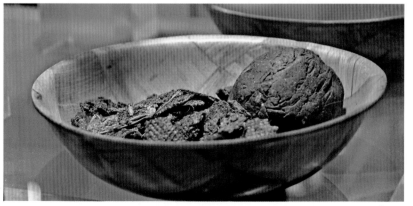

▲ 蜂胶

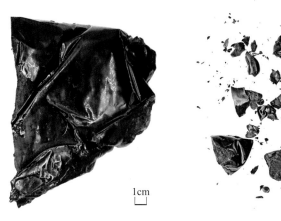

以下逐渐变硬、脆，20~40℃逐渐变软，有黏性和可塑性。气芳香，味微苦、略涩、有微麻感和辛辣感。

【性味与归经】苦、辛，寒。归脾、胃经。

【功能与主治】补虚弱，化浊脂，止消渴；外用解毒消肿，收敛生肌。用于体虚早衰，高脂血症，消渴；外治皮肤皲裂，烧烫伤。

【用法与用量】0.2~0.6 g。外用适量。多入丸散用，或加蜂蜜适量冲服。

【注意】过敏体质者慎用。

▲▲ 蜂胶

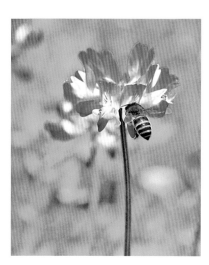

▲ 中华蜜蜂

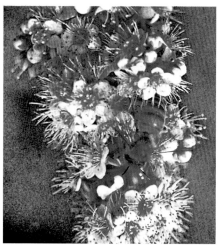

▲ 意大利蜂

548. 蜂蜡

Fengla

CERA FLAVA

本品为蜜蜂科昆虫中华蜜蜂 *Apis cerana* Fabricius 或意大利蜂 *Apis mellifera* Linnaeus 分泌的蜡。

【原动物】

中华蜜蜂：蜂王（雌蜂）体长 13~16 mm，褐黑色；头部心脏形，复眼小而分离，触角鞭节为 11 节；足无采粉器；腹末端有螫刺。雄蜂体长 11~13 mm，头部近圆形，复眼大而接近，触角鞭节为 12 节，无采粉器和螫刺。工蜂为发育不完全的雌蜂，体长 10~13 mm，头部三角形，触角膝状，有具刚毛的"花粉筐"。

意大利蜂：个体稍大，黄色。蜂王体长 16~17 mm，腹部一般为金黄色至暗棕色，尾部黑色。雄蜂体长 14~16 mm。工蜂体长 12~13 mm，腹部前 3 节有 3 个黄色环，头、胸和后腹部黑色。

【药材性状】本品为不规则团块，大小不一。呈黄色、淡黄棕色或黄白色，不透明或微透明，表面光滑。体较轻，蜡质，断面砂粒状，用手搓捏能软化。有蜂蜜样香气，味微甘。

【性味与归经】甘，微温。归脾经。

【功能与主治】解毒，敛疮，生肌，止痛。外用于溃疡不敛，臁疮糜烂，外伤破溃，烧烫伤。

【用法与用量】外用适量，熔化敷患处；常作成药赋型剂及油膏基质。

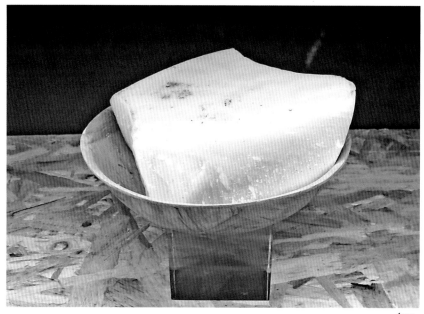

▲ 蜂蜡

1cm

549. 蜂蜜

Fengmi

MEL

本品为蜜蜂科昆虫中华蜜蜂 *Apis cerana* Fabricius 或意大利蜂 *Apis mellifera* Linnaeus 所酿的蜜。

【原动物】见"蜂蜡"。

【药材性状】本品为半透明、带光泽、浓稠的液体，白色至淡黄色或橘黄色至黄褐色，放久或遇冷渐有白色颗粒状结晶析出。气芳香，味极甜。

【性味与归经】甘，平。归肺、脾、大肠经。

【功能与主治】补中，润燥，止痛，解毒；外用生肌敛疮。用于脘腹虚痛，肺燥干咳，肠燥便秘，解乌头类药毒；外治疮疡不敛，水火烫伤。

【用法与用量】15~30 g。

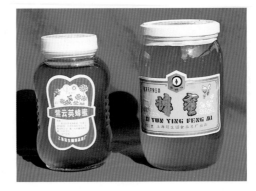

▲▼蜂蜜

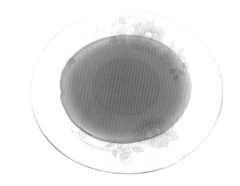

550. 锦灯笼

Jindenglong

PHYSALIS CALYX SEU FRUCTUS

本品为茄科植物酸浆 *Physalis alkekengi* L. var. *franchetii* (Mast.) Makino 的干燥宿萼或带果实的宿萼。

【原植物】一年生或多年生草本，高 20~100 cm。茎直立，节稍膨大。叶互生，常 2 片生于一节，叶片长卵形、宽卵形或菱状卵形，基部偏斜，全缘或浅波状。花单生于叶腋，花萼钟状，宿存，果实成熟时呈橙红色至火红色；花冠辐状，白色略带紫晕。浆果球形，橙红色，被膨大呈灯笼状的宿萼所包。

【药材性状】本品略呈灯笼状，多压扁，长3~4.5 cm，宽 2.5~4 cm。表面橙红色或橙黄色，有5 条明显的纵棱，棱间有网状的细脉纹。顶端渐尖，微 5 裂，基部略平截，中心凹陷有果梗。体轻，质柔韧，中空，或内有棕红色或橙红色果实。果实球形，多压扁，直径 1~1.5 cm，果皮皱缩，内含种子多数。气微，宿萼味苦，果实味甘、微酸。

【性味与归经】苦，寒。归肺经。

【功能与主治】清热解毒，利咽化痰，利尿通淋。用于咽痛音哑，痰热咳嗽，小便不利，热淋涩痛；外治天疱疮，湿疹。

【用法与用量】5~9 g。外用适量，捣敷患处。

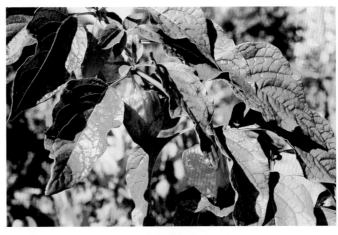

▲酸浆

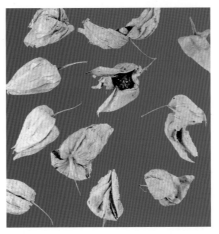

1cm

◀锦灯笼

551. 矮地茶

Aidicha

ARDISIAE JAPONICAE HERBA

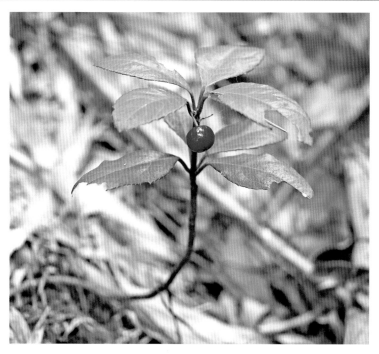

▲ 紫金牛

本品为紫金牛科植物紫金牛 *Ardisia japonica* (Thunb.) Blume 的干燥全草。

【原植物】常绿小灌木，高 10~30 cm，基部常匍匐状横生，暗红色，有纤细的不定根。茎常单一，圆柱形，表面紫褐色，被短腺毛。叶对生，常 3~7 片，集生茎端叶轮生状；椭圆形或卵形，先端短尖，基部楔形，边缘有尖锯齿，两面疏生腺点，下面淡红色，中脉有毛。花序近伞形，腋生或顶生；花萼 5 裂，有腺点；花冠 5 裂，白色，有红棕色腺点；雄蕊 5，短于花冠裂片。核果球形，熟时红色，有黑色腺点，具宿存花柱和花萼。

【药材性状】本品根茎呈圆柱形，疏生须根。茎略呈扁圆柱形，稍扭曲，长 10~30 cm，直径 0.2~0.5 cm；表面红棕色，有细纵纹、叶痕及节；质硬，易折断。叶互生，集生于茎梢；叶片略卷曲或破碎，完整者展平后呈椭圆形，长 3~7 cm，宽 1.5~3 cm；灰绿色、棕褐色或浅红棕色；先端尖，基部楔形，边缘具细锯齿；近革质。茎顶偶有红色球形核果。气微，味微涩。

【饮片性状】本品呈不规则的段。根茎圆柱形而弯曲，疏生须根。茎略呈扁圆柱形，表面红棕色，具细纵纹，有的具分枝和互生叶痕。切面中央有淡棕色髓部。叶多破碎，灰绿色至棕绿色，顶端较尖，基部楔形，边缘具细锯齿，近革质。气微，味微涩。

【性味与归经】辛、微苦，平。归肺、肝经。

【功能与主治】化痰止咳，清利湿热，活血化瘀。用于新久咳嗽，喘满痰多，湿热黄疸，经闭瘀阻，风湿痹痛，跌打损伤。

【用法与用量】15~30 g。

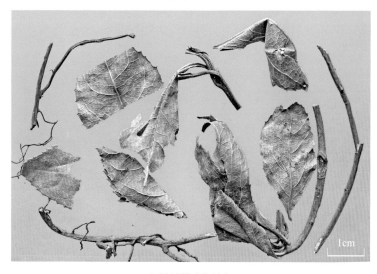

▲ 矮地茶（饮片）

1cm

十三画

552. 满山红

Manshanhong

RHODODENDRI DAURICI FOLIUM

本品为杜鹃花科植物兴安杜鹃 *Rhododendron dauricum* L. 的干燥叶。

【原植物】半常绿灌木，高 1~2 m。小枝有鳞片和柔毛。叶近革质，散生，椭圆形，上面深绿色，有疏鳞片，下面淡绿色，有密鳞片，彼此接触成覆瓦状。花序侧生枝端，有花 1~2 朵，先花后叶，花冠宽漏斗状，粉红色。蒴果长圆形，有鳞片。

【药材性状】本品多反卷成筒状，有的皱缩破碎，完整叶片展平后呈椭圆形或长倒卵形，长 2~7.5 cm，宽 1~3 cm。先端钝，基部近圆形或宽楔形，全缘；上表面暗绿色至褐绿色，散生浅黄色腺鳞；下表面灰绿色，腺鳞甚多；叶柄长 3~10 mm。近革质。气芳香特异，味较苦、微辛。

【性味与归经】辛、苦，寒。归肺、脾经。

【功能与主治】止咳祛痰。用于咳嗽气喘痰多。

【用法与用量】25~50 g；6~12 g，用 40% 乙醇浸服。

十三画

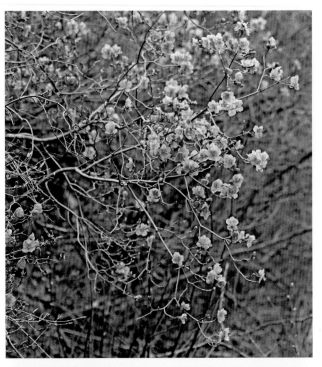

◀ 兴安杜鹃（花）

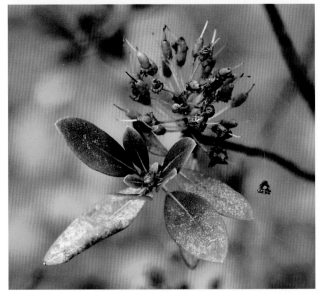

◀ 兴安杜鹃（果）

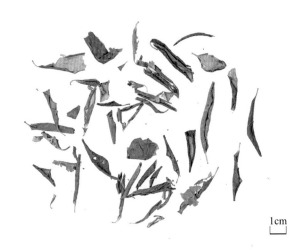

1cm

◀ 满山红

553. 滇鸡血藤

Dianjixueteng

KADSURAE CAULIS

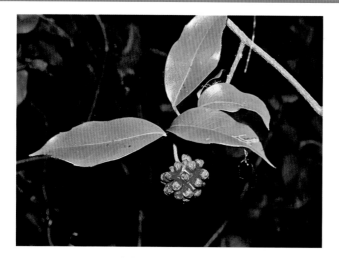
▲ 内南五味子（徐永福摄）

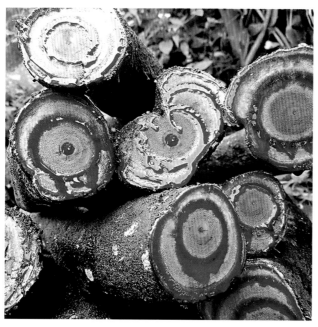
▲ 滇鸡血藤（鲜）（李爱民摄）

本品为木兰科植物内南五味子 *Kadsura interior* A. C. Smith 的干燥藤茎。

【原植物】常绿木质藤本。茎暗紫绿色，有灰白色皮孔。主根黄褐色，横切面暗紫色。叶纸质，椭圆形或卵状椭圆形。花单性同株；雄花：花被片乳黄色，14~18 片，具透明细腺点及缘毛，雄蕊群椭圆体形或近球形，具雄蕊约 60 枚；雌花：花被片与雄花的相似而较大，雌蕊群卵圆形或近球形，具雌蕊 60~70 枚，胚珠 3~5 枚，叠生于腹缝线上。聚合果近球形，成熟心皮倒卵圆形，顶端厚革质，具 4~5 角。

【药材性状】本品呈圆形、椭圆形或不规则的斜切片，直径 1.8~6.5 cm。表面灰棕色，栓皮剥落处呈暗红紫色，栓皮较厚，粗者具多数裂隙，呈龟裂状；细者具纵沟，常附有苔类和地衣。质坚硬，不易折断。横切面皮部窄，红棕色，纤维性强。木部宽，浅棕色，有多数细孔状导管。髓部小，黑褐色，呈空洞状。具特异香气，味苦而涩。

【性味与归经】苦、甘，温。归肝、肾经。

【功能与主治】活血补血，调经止痛，舒筋通络。用于月经不调，痛经，麻木瘫痪，风湿痹痛，气血虚弱。

【用法与用量】15~30 g。

十三画

554. 裸花紫珠

Luohuazizhu

CALLICARPAE NUDIFLORAE FOLIUM

本品为马鞭草科植物裸花紫珠 *Callicarpa nudiflora* Hook. et Arn. 的干燥叶。

【原植物】灌木或小乔木。小枝幼时被粗糠状毛，老枝无毛，有明显的皮孔。叶对生，叶片较大，长 12~22 cm，宽 4~7 cm，卵状披针形，上面干后变黑，下面被灰褐色星状茸毛。花序粗大，呈聚伞花序，花紫红色无毛，雄蕊 4。果实干后变黑。

【药材性状】本品多皱缩、卷曲。完整叶片展平后呈卵状披针形或矩圆形，长 10~25 cm，宽 4~8 cm。上表面黑色，下表面密被黄褐色星状毛。侧脉羽状，小脉近平行与侧脉几成直角。叶全缘或边缘有疏锯齿。叶柄长 1~3 cm，被星状毛。质脆，易破碎。气微香，味涩微苦。

【性味】苦、微辛，平。

【功能与主治】消炎，解肿毒，化湿浊，止血。用于细菌性感染引起炎症肿毒，急性传染性肝炎，内外伤出血。

【用法与用量】9~30 g。外用适量。

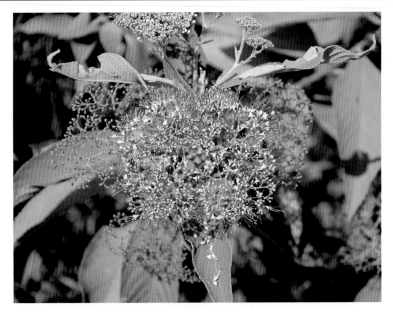

▲▼裸花紫珠

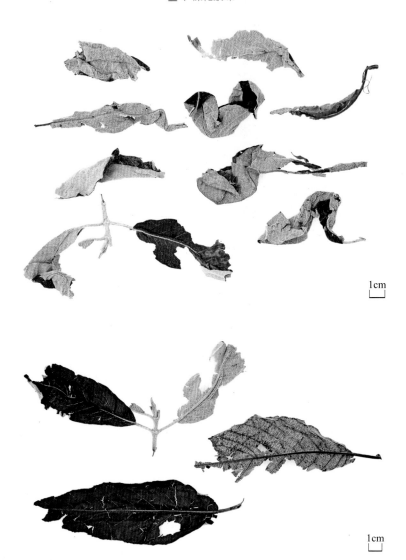

1cm

▲ 裸花紫珠（水浸展开）

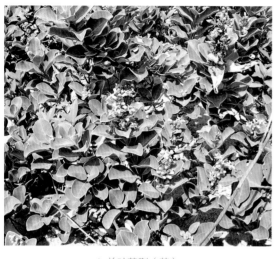

▲ 单叶蔓荆（花）

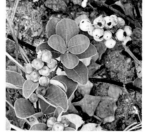

▲ 单叶蔓荆（果）

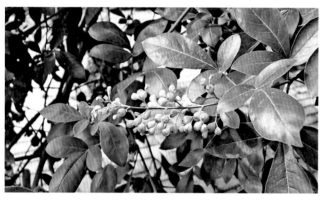

◀ 蔓荆

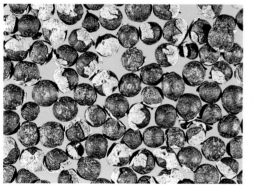

1cm

◀ 蔓荆子

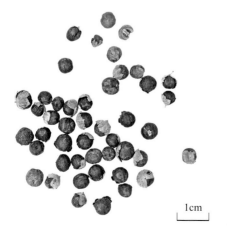

1cm

◀ 炒蔓荆子

555. 蔓荆子

Manjingzi

VITICIS FRUCTUS

本品为马鞭草科植物单叶蔓荆 *Vitex trifolia* L. var. *simplicifolia* Cham. 或蔓荆 *Vitex trifolia* L. 的干燥成熟果实。

【原植物】
单叶蔓荆：落叶灌木，茎常匍匐。幼枝方形，密生细柔毛；老枝渐变圆，毛亦脱落。单叶对生，叶卵形至倒卵形，上面绿色，下面白色；偶见三出复叶。圆锥花序窄长，顶生；花萼钟状，绿白色；花冠二唇形，淡紫色。浆果球形，为宿萼所包围。

蔓荆：落叶灌木或小乔木，高 1.5~5 m，常较前种为大。叶为三出复叶，由 3 小叶组成，小叶片倒卵形和倒披针形；偶见单叶。聚伞圆锥花序较短，花较小，长 1 cm 以下。

【药材性状】本品呈球形，直径 4~6 mm。表面灰黑色或黑褐色，被灰白色粉霜状茸毛，有纵向浅沟 4 条，顶端微凹，基部有灰白色宿萼及短果梗。萼长为果实的 1/3~2/3，5 齿裂，其中 2 裂较深，密被茸毛。体轻，质坚韧，不易破碎，横切面可见 4 室，每室有种子 1 枚。气特异而芳香，味淡、微辛。

【饮片性状】
蔓荆子：同药材。

炒蔓荆子：本品形如蔓荆子，表面黑色或黑褐色，基部有的可见残留宿萼和短果梗。气特异而芳香，味淡、微辛。

【性味与归经】辛、苦，微寒。归膀胱、肝、胃经。

【功能与主治】疏散风热，清利头目。用于风热感冒头痛，齿龈肿痛，目赤多泪，目暗不明，头晕目眩。

【用法与用量】5~10 g。

十四画

556. 蓼大青叶

Liaodaqingye

POLYGONI TINCTORII FOLIUM

本品为蓼科植物蓼蓝 *Polygonum tinctorium* Ait. 的干燥叶。

【原植物】见"青黛"。

【药材性状】本品多皱缩、破碎，完整者展平后呈椭圆形，长 3~8 cm，宽 2~5 cm。蓝绿色或黑蓝色，先端钝，基部渐狭，全缘。叶脉浅黄棕色，于下表面略突起。叶柄扁平，偶带膜质托叶鞘。质脆。气微，味微涩而稍苦。

【性味与归经】苦，寒。归心、胃经。

【功能与主治】清热解毒，凉血消斑。用于温病发热，发斑发疹，肺热咳喘，喉痹，痄腮，丹毒，痈肿。

【用法与用量】9~15 g。

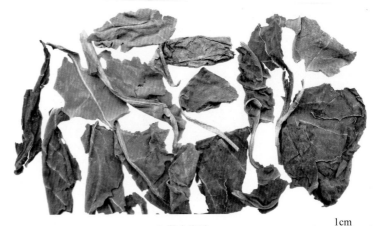

▲ 蓼大青叶

1cm

557. 榧子

Feizi

TORREYAE SEMEN

本品为红豆杉科植物榧 *Torreya grandis* Fort. 的干燥成熟种子。

【原植物】常绿乔木。小枝近对生或近轮生。叶互生，基部扭转而排成 2 列，条形，先端急尖，有刺状短尖，上面微凸，下面有两条与中脉近等宽的窄气孔带。雌雄异株；雄球花单生于叶腋；雌球花成对生于叶腋。种子椭圆形，倒卵形或卵圆形，假种皮淡紫红色。

【药材性状】本品呈卵圆形或长卵圆形，长 2~3.5 cm，直径 1.3~2 cm。表面灰黄色或淡黄棕色，有纵皱纹，一端钝圆，可见椭圆形的种脐，另端稍尖。种皮质硬，厚约 1 mm。种仁表面皱缩，外胚乳灰褐色，膜质；内胚乳黄白色，肥大，富油性。气微，味微甜而涩。

【性味与归经】甘，平。归肺、胃、大肠经。

【功能与主治】杀虫消积，润肺止咳，润燥通便。用于钩虫病，蛔虫病，绦虫病，虫积腹痛，小儿疳积，肺燥咳嗽，大便秘结。

【用法与用量】9~15 g。

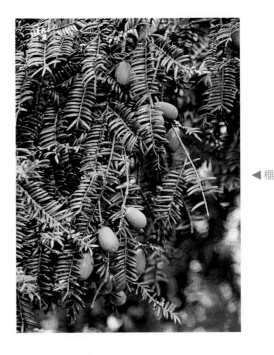

◀ 榧

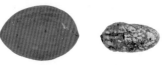
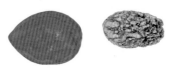

1cm

▲ 左：榧子，右：榧子仁

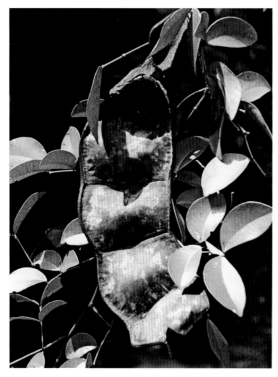

▲▼ 榼藤子

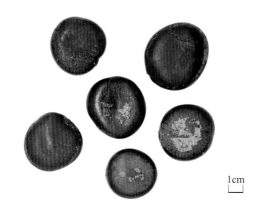

1cm

558. 榼藤子

Ketengzi

ENTADAE SEMEN

本品系民族习用药材。为豆科植物榼藤子 *Entada phaseoloides* (Linn.) Merr. 的干燥成熟种子。

【原植物】常绿木质大藤本。茎扭旋，枝无毛。二回羽状复叶，小叶 2~4 对，革质，长椭圆形。穗状花序单生或排列成圆锥状，花序轴密生黄色绒毛；花淡黄色，有香气；花萼阔钟状，萼齿 5；花瓣 5，基部稍连合；雄蕊 10，分离，略突出花冠；子房有短柄，花柱丝状。荚果木质，弯曲，扁平，成熟时逐节脱落，每节内有 1 颗种子。种子近圆形，扁平，暗褐色，成熟后种皮木质，有光泽，具网纹。

【药材性状】本品为扁圆形或扁椭圆形，直径 4~6 cm，厚 1 cm。表面棕红色至紫褐色，具光泽，有细密的网纹，有的被棕黄色细粉。一端有略凸出的种脐。质坚硬。种皮厚约 1.5 mm，种仁乳白色，子叶 2。气微，味苦，嚼之有豆腥味。

【性味与归经】微苦，凉；有小毒。入肝、脾、胃、肾经。

【功能与主治】补气补血，健胃消食，除风止痛，强筋硬骨。用于水血不足，面色苍白，四肢无力，脘腹疼痛，纳呆食少；风湿肢体关节痿软疼痛，性冷淡。

【用法与用量】10~15 g。

【注意】不宜生用。

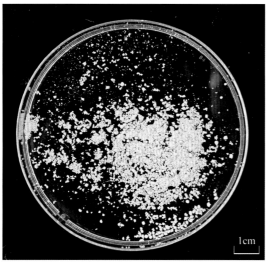

1cm

▲ 榼藤子粉

559. 槟榔

Binglang

ARECAE SEMEN

本品为棕榈科植物槟榔 *Areca catechu* L. 的干燥成熟种子。

【原植物】见"大腹皮"。

【药材性状】本品呈扁球形或圆锥形，高 1.5~3.5 cm，底部直径 1.5~3 cm。表面淡黄棕色或淡红棕色，具稍凹下的网状沟纹，底部中心有圆形凹陷的珠孔，其旁有 1 明显瘢痕状种脐。质坚硬，不易破碎，断面可见棕色种皮与白色胚乳相间的大理石样花纹。气微，味涩、微苦。

【饮片性状】

槟榔：本品呈类圆形的薄片。切面可见棕色种皮与白色胚乳相间的大理石样花纹。气微，味涩、微苦。

炒槟榔：本品形如槟榔片，表面微黄色，可见大理石样花纹。

【性味与归经】苦、辛，温。归胃、大肠经。

【功能与主治】杀虫，消积，行气，利水，截疟。用于绦虫病、蛔虫病，姜片虫病，虫积腹痛，积滞泻痢，里急后重，水肿脚气，疟疾。

【用法与用量】3~10 g；驱绦虫、姜片虫 30~60 g。

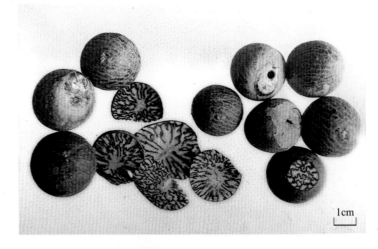

◀ 槟榔

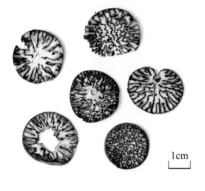

◀ 槟榔（饮片）

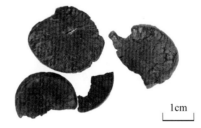

◀ 炒槟榔

焦槟榔

Jiaobinglang

ARECAE SEMEN TOSTUM

本品为槟榔的炮制加工品。

【饮片性状】本品呈类圆形薄片，直径 1.5~3 cm，厚 1~2 mm。表面焦黄色，可见大理石样花纹。质脆，易碎。气微，味涩、微苦。

【性味与归经】苦、辛，温。归胃、大肠经。

【功能与主治】消食导滞。用于食积不消，泻痢后重。

【用法与用量】3~10 g。

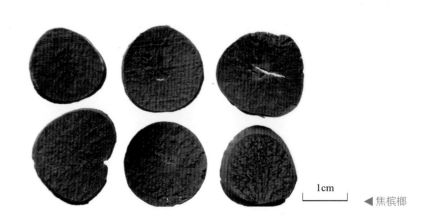

◀ 焦槟榔

560. 酸枣仁

Suanzaoren

ZIZIPHI SPINOSAE SEMEN

本品为鼠李科植物酸枣 *Ziziphus jujuba* Mill. var. *spinosa* (Bunge) Hu ex H. F. Chou 的干燥成熟种子。

【原植物】常为灌木。枝直立，具刺。叶互生，卵形或卵状椭圆形，下面无毛或近无毛，托叶常为针刺状。聚伞花序腋生；花小，黄绿色，两性，萼片5，卵状三角形，花瓣5，雄蕊5，花盘10浅裂。核果小，近球形或广卵形，果肉薄，有酸味，核两端钝。

【药材性状】本品呈扁圆形或扁椭圆形，长5~9 mm，宽5~7 mm，厚约3 mm。表面紫红色或紫褐色，平滑有光泽，有的有裂纹。有的两面均呈圆隆状突起；有的一面较平坦，中间有1条隆起的纵线纹；另一面稍突起。一端凹陷，可见线形种脐；另端有细小突起的合点。种皮较脆，胚乳白色，子叶2，浅黄色，富油性。气微，味淡。

【饮片性状】

酸枣仁：同药材。

炒酸枣仁：本品形如酸枣仁。表面微鼓起，微具焦斑。略有焦香气，味淡。

【性味与归经】甘、酸，平。归肝、胆、心经。

【功能与主治】养心补肝，宁心安神，敛汗，生津。用于虚烦不眠，惊悸多梦，体虚多汗，津伤口渴。

【用法与用量】10~15 g。

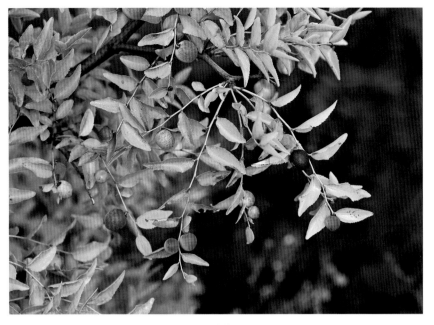

▲ 酸枣

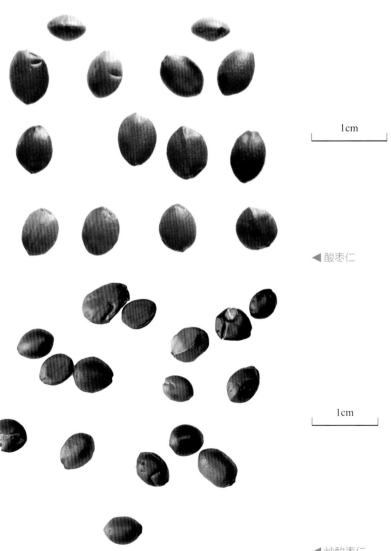

1cm

◀ 酸枣仁

1cm

◀ 炒酸枣仁

十四画

561. 磁石

Cishi

MAGNETITUM

本品为氧化物类矿物尖晶石族磁铁矿，主含四氧化三铁（Fe_3O_4）。

【原矿物】晶体结构属等轴晶系。晶体常为八面体，少数为棱形十二面体，晶面上常有平行条纹，通常为柱状或致密块状。铁黑色，有时带浅蓝靛色。断口呈贝壳状或参差状。

【药材性状】本品为块状集合体，呈不规则块状，或略带方形，多具棱角。灰黑色或棕褐色，条痕黑色，具金属光泽。体重，质坚硬，断面不整齐。具磁性。有土腥气，味淡。

【饮片性状】

磁石：本品为不规则的碎块。灰黑色或褐色，条痕黑色，具金属光泽。质坚硬。具磁性。有土腥气，味淡。

煅磁石：本品为不规则的碎块或颗粒。表面黑色。质硬而酥。无磁性。有醋香气。

【性味与归经】咸，寒。归肝、心、肾经。

【功能与主治】镇惊安神，平肝潜阳，聪耳明目，纳气平喘。用于惊悸失眠，头晕目眩，视物昏花，耳鸣耳聋，肾虚气喘。

【用法与用量】9~30 g，先煎。

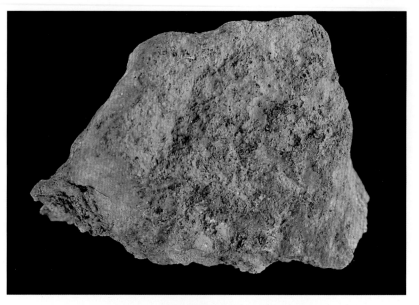

▲ 磁铁矿（矿石）

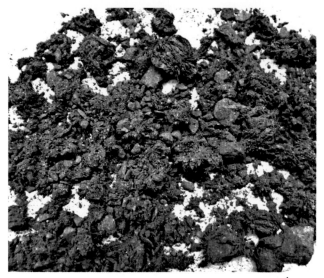

▲ 磁石（饮片）　　1cm

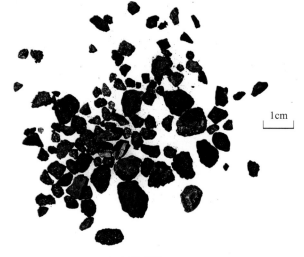

1cm

▲ 煅磁石

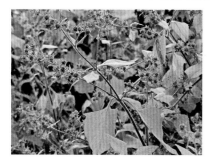

▲ 豨莶

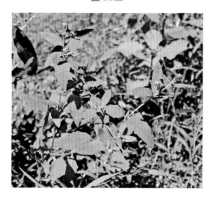

▲ 毛梗豨莶（徐克学摄）

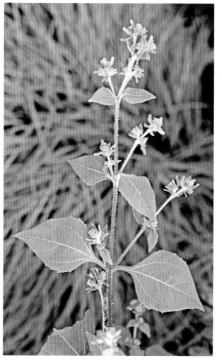

▲ 腺梗豨莶

562. 豨莶草

Xixiancao

SIEGESBECKIAE HERBA

本品为菊科植物豨莶 *Siegesbeckia orientalis* L.、腺梗豨莶 *Siegesbeckia pubescens* Makino 或毛梗豨莶 *Siegesbeckia glabrescens* Makino 的干燥地上部分。

【原植物】

豨莶：一年生草本，被白色短柔毛。叶对生，茎中部叶阔卵状三角形至披针形，先端尖，基部楔形，下延成翼柄，边缘有不规则的锯齿，主脉3出，两面被毛，下面有腺点。头状花序多数在茎顶排成圆锥状，总苞片2层，均有腺毛，有黏手感；花杂性，黄色，边花舌状，中央两性花管状。瘦果具4棱，无冠毛。

腺梗豨莶：茎常带紫色，全株密被灰白色长柔毛和紫褐色腺毛，分泌黏液。叶宽卵形或卵状三角形，通常上部叶逐渐变小，成长椭圆状披针形。

毛梗豨莶：花梗和茎上部疏生平伏灰白色短柔毛。叶片和瘦果较小。

【药材性状】本品茎略呈方柱形，多分枝，长30~110 cm，直径0.3~1 cm；表面灰绿色、黄棕色或紫棕色，有纵沟和细纵纹，被灰色柔毛；节明显，略膨大；质脆，易折断，断面黄白色或带绿色，髓部宽广，类白色，中空。叶对生，叶片多皱缩、卷曲，展平后呈卵圆形，灰绿色，边缘有钝锯齿，两面皆有白色柔毛，主脉3出。有的可见黄色头状花序，总苞片匙形。气微，味微苦。

【饮片性状】

豨莶草：本品呈不规则的段。茎略呈方柱形，表面灰绿色、黄棕色或紫棕色，有纵沟和细纵纹，被灰色柔毛。切面髓部类白色。叶多破碎，灰绿色，边缘有钝锯齿，两面皆具白色柔毛。有时可见黄色头状花序。气微，味微苦。

酒豨莶草：本品形如豨莶草段，表面褐绿色或黑绿色。微具酒香气。

【性味与归经】辛、苦，寒。归肝、肾经。

【功能与主治】祛风湿，利关节，解毒。用于风湿痹痛，筋骨无力，腰膝酸软，四肢麻痹，半身不遂，风疹湿疮。

【用法与用量】9~12 g。

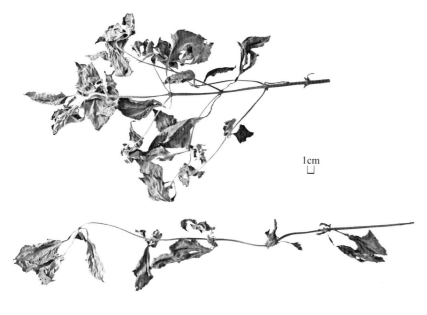

▲ 豨莶草（腺梗豨莶）

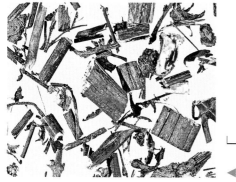

◀ 豨莶草（饮片）

563. 蜘蛛香

Zhizhuxiang

VALERIANAE JATAMANSI RHIZOMA
ET RADIX

本品为败酱科植物蜘蛛香 *Valeriana jatamansi* Jones 的干燥根茎和根。

【原植物】多年生草本。根状茎横走，肥厚，粗大，块状，节间紧密，有叶柄残基，黄褐色，有特异香气。茎通常数枝丛生，密被短柔毛。基生叶发达，叶片心状圆形至卵状心形；茎生叶不发达，下部的心状圆形，近无柄，上部的常羽裂，无柄。顶生伞房状聚伞花序；苞片和小苞片钻形，中肋明显；花小，白色或微带红色，杂性。瘦果长柱状，顶端有多条羽状毛。

【药材性状】本品根茎呈圆柱形，略扁，稍弯曲，少分枝，长 1.5~8 cm，直径 0.5~2 cm；表面暗棕色或灰褐色，有紧密隆起的环节和突起的点状根痕，有的顶端略膨大，具茎、叶残基；质坚实，不易折断，折断面略平坦，黄棕色或灰棕色，可见筋脉点（维管束）断续排列成环。根细长，稍弯曲，长 3~15 cm，直径约 0.2 cm，有浅纵皱纹，质脆。气特异，味微苦、辛。

【性味与归经】微苦、辛，温。归心、脾、胃经。

【功能与主治】理气止痛，消食止泻，祛风除湿，镇惊安神。用于脘腹胀痛，食积不化，腹泻痢疾，风湿痹痛，腰膝酸软，失眠。

【用法与用量】3~6 g。

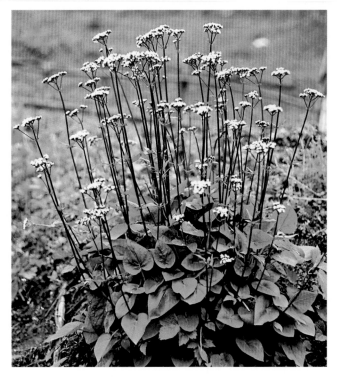

▲▼ 蜘蛛香

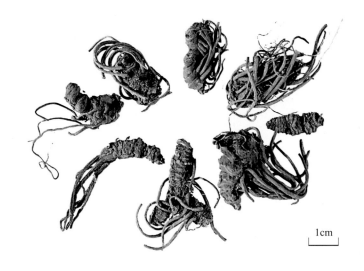

1cm

十四画

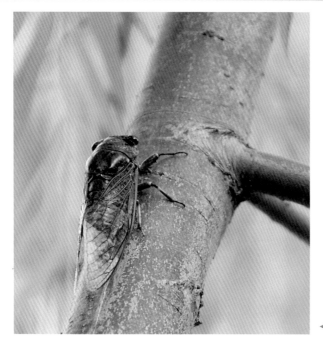

◀ 黑蚱

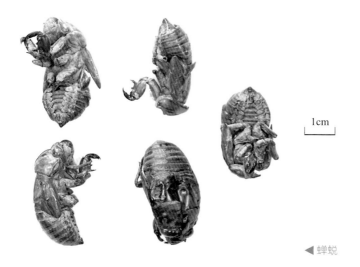

1cm

◀ 蝉蜕

564. 蝉蜕

Chantui

CICADAE PERIOSTRACUM

本品为蝉科昆虫黑蚱 *Cryptotympana pustulata* Fabricius 的若虫羽化时脱落的皮壳。

【原动物】全体有光泽，黑色，被有金黄色的细毛。复眼 1 对，大形，两复眼间有单眼 3 只。触角 1 对。口器发达，上唇宽短，下唇延长成管状，长可达到第 3 对足的基部。足 3 对。翅 2 对，膜质，黑褐色。

【药材性状】本品略呈椭圆形而弯曲，长约 3.5 cm，宽约 2 cm。表面黄棕色，半透明，有光泽。头部有丝状触角 1 对，多已断落，复眼突出。额部先端突出，口吻发达，上唇宽短，下唇伸长成管状。胸部背面呈十字形裂开，裂口向内卷曲，脊背两旁具小翅 2 对；腹面有足 3 对，被黄棕色细毛。腹部钝圆，共 9 节。体轻，中空，易碎。气微，味淡。

【饮片性状】本品形如药材。气微，味淡。

【性味与归经】甘，寒。归肺、肝经。

【功能与主治】疏散风热，利咽，透疹，明目退翳，解痉。用于风热感冒，咽痛音哑，麻疹不透，风疹瘙痒，目赤翳障，惊风抽搐，破伤风。

【用法与用量】3~6 g。

十四画

565. 罂粟壳

Yingsuqiao

PAPAVERIS PERICARPIUM

本品为罂粟科植物罂粟 *Papaver somniferum* L. 的干燥成熟果壳。

【原植物】一年生或二年生草本，全株光滑无毛。茎直立。叶互生；下部叶有短柄，叶片长卵形或狭长椭圆形，两面均被白粉成灰绿色。花单一顶生，具长梗；萼片2，早落；花瓣4，白色，粉红色或紫红色；雄蕊多数。蒴果卵状球形或长椭圆形，孔裂。种子多数，略呈肾形。

【药材性状】本品呈椭圆形或瓶状卵形，多已破碎成片状，直径1.5~5 cm，长3~7 cm。外表面黄白色、浅棕色至淡紫色，平滑，略有光泽，无割痕或有纵向或横向的割痕；顶端有6~14条放射状排列呈圆盘状的残留柱头；基部有短柄。内表面淡黄色，微有光泽；有纵向排列的假隔膜，棕黄色，上面密布略突起的棕褐色小点。体轻，质脆。气微清香，味微苦。

【饮片性状】

罂粟壳：本品呈不规则的丝或块。外表面黄白色、浅棕色至淡紫色，平滑，偶见残留柱头。内表面淡黄色，有的具棕黄色的假隔膜。气微清香，味微苦。

蜜罂粟壳：本品形如罂粟壳丝，表面微黄色，略有黏性，味甜，微苦。

【性味与归经】酸、涩，平；有毒。归肺、大肠、肾经。

【功能与主治】敛肺，涩肠，止痛。用于久咳，久泻，脱肛，脘腹疼痛。

【用法与用量】3~6 g。

【注意】本品易成瘾，不宜常服；孕妇及儿童禁用；运动员慎用。

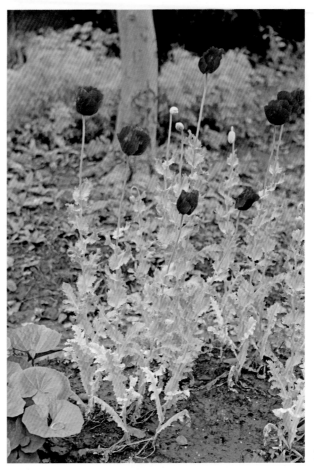

◀ 罂粟

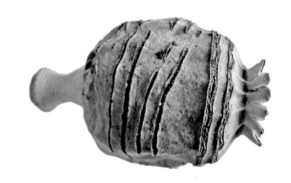

1cm

◀ 罂粟壳

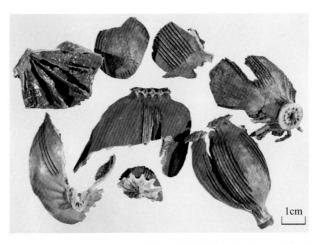

1cm

◀ 罂粟壳（饮片）

十四画

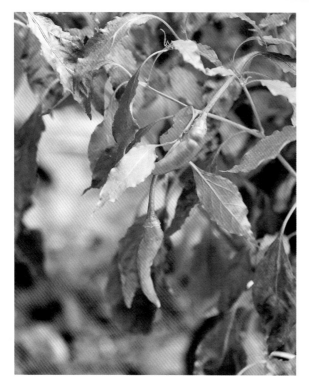

566. 辣椒

Lajiao

CAPSICI FRUCTUS

本品为茄科植物辣椒 *Capsicum annuum* L. 或其栽培变种的干燥成熟果实。

【原植物】一年生或有根多年生草本，高 40~80 cm。单叶互生，枝顶端节不伸长而成双生或簇生状；叶片长圆状卵形、卵形或卵状披针形，长 4~13 cm，宽 1.5~4 cm，全缘，先端尖，基部渐狭。花单生，俯垂；花萼杯状，不显著 5 齿；花冠白色，裂片卵形；雄蕊 5；雌蕊 1，子房上位，2 室，少数 3 室。浆果长指状，先端渐尖且常弯曲，未成熟时绿色，成熟后呈红色，橙色或紫红色，味辣。种子多数，扁肾形，淡黄色。

【药材性状】本品呈圆锥形、类圆锥形，略弯曲。表面橙红色、红色或深红色，光滑或较皱缩，显油性，基部微圆，常有绿棕色、具 5 裂齿的宿萼及果柄。果肉薄。质较脆，横切面可见中轴胎座，有菲薄的隔膜将果实分为 2~3 室，内含多数种子。气特异，味辛、辣。

【性味与归经】辛，热。归心、脾经。

【功能与主治】温中散寒，开胃消食。用于寒滞腹痛，呕吐，泻痢，冻疮。

【用法与用量】0.9~2.4 g。外用适量。

▲▼ 辣椒

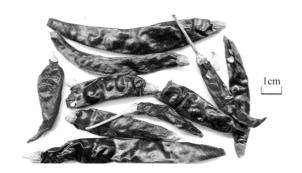

1cm

567. 漏芦

Loulu

RHAPONTICI RADIX

本品为菊科植物祁州漏芦 *Rhaponticum uniflorum* (L.) DC. 的干燥根。

【原植物】多年生草本。主根圆柱形。茎直立，单生或数个同生一根上，具白色绵毛或短毛。叶羽状深裂至浅裂，裂片长圆形。头状花序单生茎顶；总苞宽钟状，多层，外层卵形，中层附片宽，成掌状分裂，内层披针形；花冠淡紫色。瘦果倒圆锥形。

【药材性状】本品呈圆锥形或扁片块状，多扭曲，长短不一，直径 1~2.5 cm。表面暗棕色、灰褐色或黑褐色，粗糙，具纵沟及菱形的网状裂隙。外层易剥落，根头部膨大，有残茎和鳞片状叶基，顶端有灰白色绒毛。体轻，质脆，易折断，断面不整齐，灰黄色，有裂隙，中心有的呈星状裂隙，灰黑色或棕黑色。气特异，味微苦。

【饮片性状】本品呈类圆形或不规则的厚片。外表皮暗棕色至黑褐色，粗糙，有网状裂纹。切面黄白色至灰黄色，有放射状裂隙。气特异，味微苦。

【性味与归经】苦，寒。归胃经。

【功能与主治】清热解毒，消痈，下乳，舒筋通脉。用于乳痈肿痛，痈疽发背，瘰疬疮毒，乳汁不通，湿痹拘挛。

【用法与用量】5~9 g。

【注意】孕妇慎用。

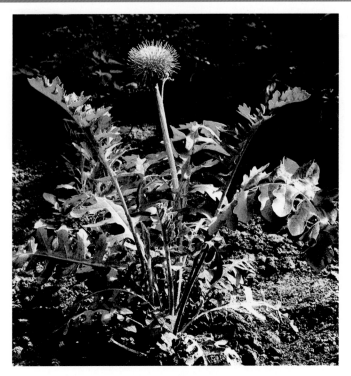

▲ 祁州漏芦

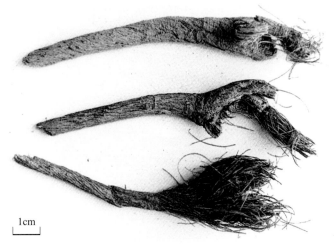

1cm

▲ 漏芦

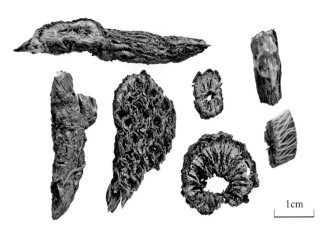

1cm

▲ 漏芦（饮片）

十四画

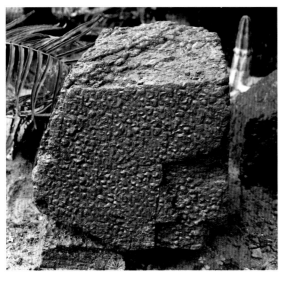

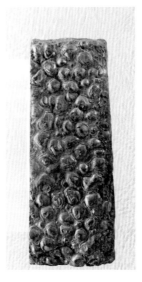

▲▲ 赭石

568. 赭石

Zheshi

HAEMATITUM

本品为氧化物类矿物刚玉族赤铁矿，主含三氧化二铁（Fe_2O_3）。

【原矿物】三方晶系。晶体呈薄片状、板状，一般为致密块状、肾状、豆状等。结晶者呈铁黑色或钢灰色；土状或粉末状者呈鲜红色。结晶者呈金属光泽，土状者有土样色泽。

【药材性状】本品为鲕状、豆状、肾状集合体，多呈不规则的扁平块状。暗棕红色或灰黑色，条痕樱红色或红棕色，有的有金属光泽。一面多有圆形的突起，习称"钉头"；另一面与突起相对应处有同样大小的凹窝。体重，质硬，砸碎后断面显层叠状。气微，味淡。

【性味与归经】苦，寒。归肝、心、肺、胃经。

【功能与主治】平肝潜阳，重镇降逆，凉血止血。用于眩晕耳鸣，呕吐，噫气，呃逆，喘息，吐血，衄血，崩漏下血。

【用法与用量】9~30 g，先煎。

【注意】孕妇慎用。

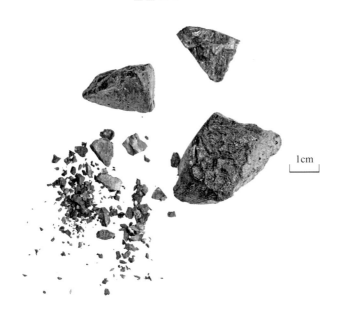

1cm

▲ 赭石（饮片）

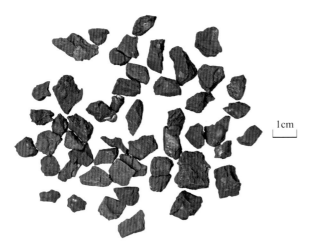

1cm

▲ 煅赭石

569. 蕤仁

Ruiren

PRINSEPIAE NUX

本品为蔷薇科植物蕤核 *Prinsepia uniflora* Batal. 或齿叶扁核木 *Prinsepia uniflora* Batal. var. *serrata* Rehd. 的干燥成熟果核。

【原植物】

蕤核：落叶灌木。茎多分枝，叶腋有短刺。单叶互生或丛生，叶片长圆形或卵状披针形，先端圆钝有短尖头，全缘或有不明显锯齿。花单生或2~3朵簇生叶腋，萼筒杯状，花冠多白色。核果球形，有蜡粉。

齿叶扁核木：叶片边缘有明显锯齿，不育枝上叶片卵状披针形或卵状长圆形，先端急尖或短渐尖；花枝上叶片长圆形或窄椭圆形。

【药材性状】本品呈类卵圆形，稍扁，长7~10 mm，宽6~8 mm，厚3~5 mm。表面淡黄棕色或深棕色，有明显的网状沟纹，间有棕褐色果肉残留，顶端尖，两侧略不对称。质坚硬。种子扁平卵圆形，种皮薄，浅棕色或红棕色，易剥落；子叶2，乳白色，有油脂。气微，味微苦。

【饮片性状】同药材。

【性味与归经】甘，微寒。归肝经。

【功能与主治】疏风散热，养肝明目。用于目赤肿痛，睑弦赤烂，目暗羞明。

【用法与用量】5~9 g。

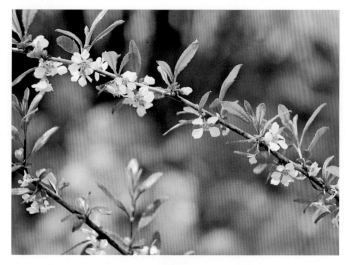

▲ 蕤核

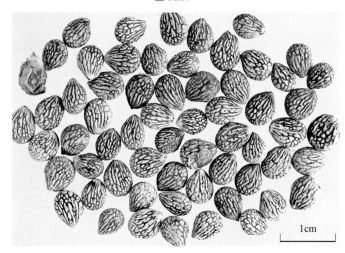

1cm

▲ 蕤仁

十五画

570. 蕲蛇

Qishe

AGKISTRODON

本品为蝰科动物五步蛇 *Agkistrodon acutus* (Güenther) 的干燥体。

【原动物】体长可达 2 m，头扁平三角形。吻端向上突出。尾端侧扁，尖锐。体色背面灰褐色，腹面黄白色。头部背面暗褐色，侧面灰黄色，两者之间有一条黑色的斑纹，从眼后一直延伸到颈侧。体鳞 21~23 行，起棱并有鳞孔和小疣。

【药材性状】本品卷呈圆盘状，盘径 17~34 cm，体长可达 2 m。头在中间稍向上，呈三角形而扁平，吻端向上，习称"翘鼻头"。上腭有管状毒牙，中空尖锐。背部两侧各有黑褐色与浅棕色组成的"V"形斑纹 17~25 个，其"V"形的两上端在背中线上相接，习称"方胜纹"，有的左右不相接，呈交错排列。腹部撑开或不撑开，灰白色，鳞片较大，有黑色类圆形的斑点，习称"连珠斑"；腹内壁黄白色，脊椎骨的棘突较高，呈刀片状上突，前后椎体下突基本同形，多为弯刀状，向后倾斜，尖端明显超过椎体后隆面。尾部骤细，末端有三角形深灰色的角质鳞片 1 枚。气腥，味微咸。

【饮片性状】

蕲蛇：本品呈段状，长 2~4 cm，背部呈黑褐色，表皮光滑，有明显的鳞斑，可见不完整的方胜纹。腹部可见白色的肋骨，呈黄白色、淡黄色或黄色。断面中间可见白色菱形的脊椎骨，脊椎骨的棘突较高，棘突两侧可见淡黄色的肉块，棘突呈刀片状上突，前后椎体下突基本同形，多为弯刀状。肉质松散，轻捏易碎。气腥，味微咸。

蕲蛇肉：本品呈条状或块状，长 2~5 cm，可见深黄色的肉条及黑褐色的皮。肉条质地较硬，皮块质地较脆。有酒香气，味微咸。

酒蕲蛇：本品形如蕲蛇段，表面棕褐色或黑色，略有酒气。气腥，味微咸。

【性味与归经】甘、咸，温；有毒。归肝经。

【功能与主治】祛风，通络，止痉。用于风湿顽痹，麻木拘挛，中风口眼㖞斜，半身不遂，抽搐痉挛，破伤风，麻风，疥癣。

【用法与用量】3~9 g；研末吞服，一次 1~1.5 g，一日 2~3 次。

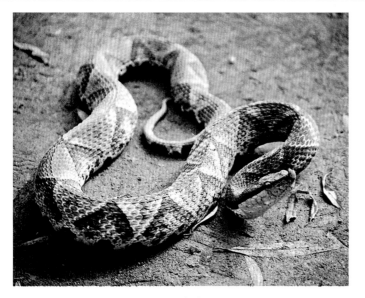

▲ 五步蛇

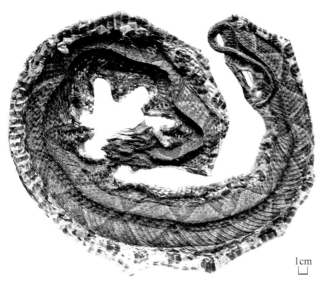

▲ 蕲蛇

1cm

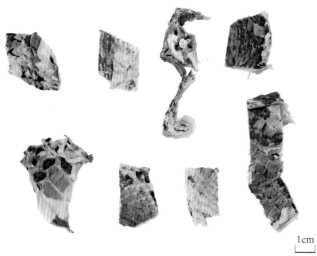

▲ 蕲蛇（饮片）

1cm

十五画

571. 槲寄生

Hujisheng

VISCI HERBA

本品为桑寄生科植物槲寄生 *Viscum coloratum* (Komar.) Nakai 的干燥带叶茎枝。

【原植物】常绿半寄生小灌木。茎圆柱形，黄绿色，常成二至三歧叉状分枝。叶对生，生于枝顶，肥厚，倒披针形，两面无毛，有光泽，主脉5出，中间3条显著。花单性，雌雄异株，生于枝顶或分叉处，绿黄色；雄花花被4裂；雌花花被钟形。浆果球形，熟时橙红色，富有黏液质。

【药材性状】本品茎枝呈圆柱形，2~5叉状分枝，长约30 cm，直径0.3~1 cm；表面黄绿色、金黄色或黄棕色，有纵皱纹；节膨大，节上有分枝或枝痕；体轻，质脆，易折断，断面不平坦，皮部黄色，木部色较浅，射线放射状，髓部常偏向一边。叶对生于枝梢，易脱落，无柄；叶片呈长椭圆状披针形，长2~7 cm，宽0.5~1.5 cm；先端钝圆，基部楔形，全缘；表面黄绿色，有细皱纹，主脉5出，中间3条明显；革质。气微，味微苦，嚼之有黏性。

【饮片性状】本品呈不规则的厚片。茎外皮黄绿色、黄棕色或棕褐色。切面皮部黄色，木部浅黄色，有放射状纹理，髓部常偏向一边。叶片黄绿色或黄棕色，全缘，有细皱纹；革质。气微，味微苦，嚼之有黏性。

【性味与归经】苦，平。归肝、肾经。

【功能与主治】祛风湿，补肝肾，强筋骨，安胎元。用于风湿痹痛，腰膝酸软，筋骨无力，崩漏经多，妊娠漏血，胎动不安，头晕目眩。

【用法与用量】9~15 g。

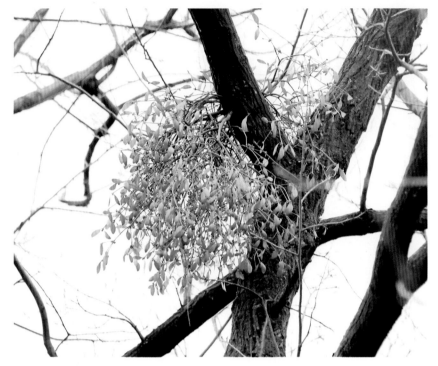

▲ 槲寄生

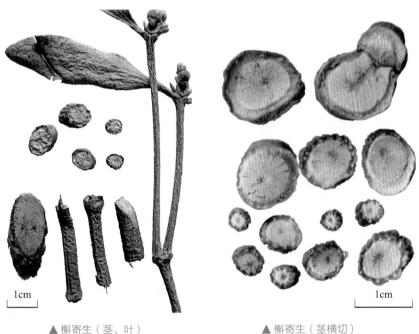

▲ 槲寄生（茎、叶）　　　　▲ 槲寄生（茎横切）

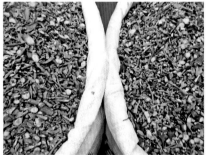

▲ 槲寄生（饮片，左：黄棕色，右：黄绿色）

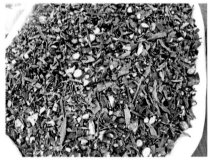

▲ 槲寄生（棕褐色）

572. 暴马子皮

Baomazipi

SYRINGAE CORTEX

本品为木犀科植物暴马丁香 *Syringa reticulata* (Bl.) Hara var. *mandshurica* (Maxim.) Hara 的干燥干皮或枝皮。

【原植物】落叶小乔木，高 4~10 m。树皮紫灰褐色，具细裂纹。当年生枝绿色或略带紫晕，疏生皮孔。单叶对生；叶片厚纸质，宽卵形、卵形至椭圆状卵形，或为长圆状披针形。圆锥花序，由 1 至多对着生于同一枝条上的侧芽抽生，花序轴具皮孔；花丝与花冠近等长或长于花冠，花药黄色。蒴果长椭圆形，先端常钝，或为锐尖、凸尖，光滑或具细小皮孔。

【药材性状】本品呈槽状或卷筒状，长短不一，厚 2~4 mm。外表面暗灰褐色，嫩皮平滑，有光泽，老皮粗糙，有横纹；横向皮孔椭圆形，暗黄色；外皮薄而韧，可横向撕剥，剥落处显暗黄绿色。内表面淡黄褐色。质脆，易折断，断面不整齐。气微香，味苦。

【性味与归经】苦，微寒。归肺经。

【功能与主治】清肺祛痰，止咳平喘。用于咳喘痰多。

【用法与用量】30~45 g。

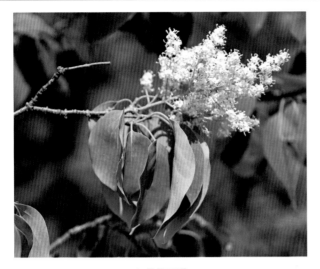

▲ 暴马丁香

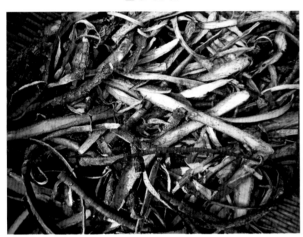

▲ 暴马子皮（鲜）

1cm

十五画

573. 墨旱莲

Mohanlian

ECLIPTAE HERBA

本品为菊科植物鳢肠 *Eclipta prostrata* L. 的干燥地上部分。

【原植物】一年生草本。茎直立或平卧，被伏毛。叶对生，无柄或有短柄；叶片披针形、椭圆状披针形或条状披针形，全缘或有细锯齿。头状花序腋生或顶生，花杂性；舌状花雌性，白色；管状花两性，黄绿色。雌花的瘦果 3 棱形，两性花的瘦果扁 4 棱形，表面具瘤状突起，无冠毛。

【药材性状】本品全体被白色茸毛。茎呈圆柱形，有纵棱，直径 2~5 mm；表面绿褐色或墨绿色。叶对生，近无柄，叶片皱缩卷曲或破碎，完整者展平后呈长披针形，全缘或具浅齿，墨绿色。头状花序直径 2~6 mm。瘦果椭圆形而扁，长 2~3 mm，棕色或浅褐色。气微，味微咸。

【饮片性状】本品呈不规则的段。茎圆柱形，表面绿褐色或墨绿色，具纵棱，有白毛，切面中空或有白色髓。叶多皱缩或破碎，墨绿色，密生白毛，展平后，可见边缘全缘或具浅锯齿。头状花序。气微，味微咸。

【性味与归经】甘、酸，寒。归肾、肝经。

【功能与主治】滋补肝肾，凉血止血。用于肝肾阴虚，牙齿松动，须发早白，眩晕耳鸣，腰膝酸软，阴虚血热吐血、衄血、尿血，血痢，崩漏下血，外伤出血。

【用法与用量】6~12 g。

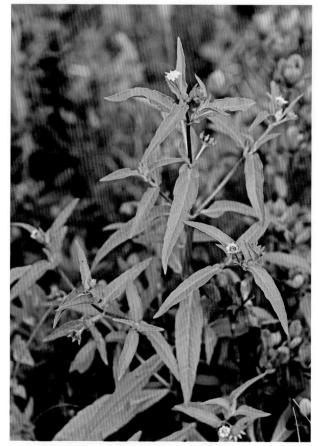

◀ 鳢肠

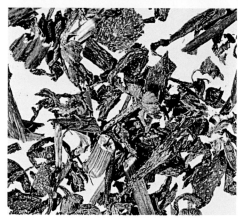

1cm

◀ 墨旱莲（饮片）

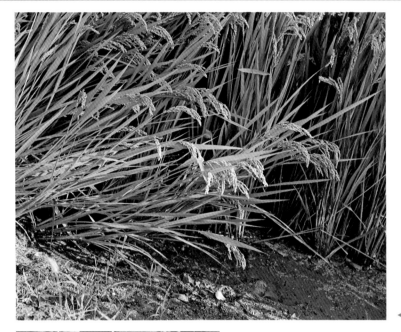

◀ 稻

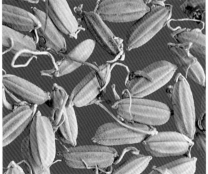

▲ 稻芽

574. 稻芽

Daoya

ORYZAE FRUCTUS GERMINATUS

本品为禾本科植物稻 *Oryza sativa* L. 的成熟果实经发芽干燥的炮制加工品。

【原植物】一年生，秆直立。叶舌膜质，披针形，幼时有明显的叶耳；叶片披针形至条状披针形。圆锥花序疏松，小穗长圆形，两侧压扁，含3小花，下方2小花退化；颖强烈退化，在小穗柄的顶端呈半月状的痕迹。

【药材性状】本品呈扁长椭圆形，两端略尖，长7~9 mm，直径约3 mm。外稃黄色，有白色细茸毛，具5脉。一端有2枚对称的白色条形浆片，长2~3 mm，于一个浆片内侧伸出弯曲的须根1~3条，长0.5~1.2 cm。质硬，断面白色，粉性。气微，味淡。

【性味与归经】甘，温。归脾、胃经。

【功能与主治】消食和中，健脾开胃。用于食积不消，腹胀口臭，脾胃虚弱，不饥食少。炒稻芽偏于消食。用于不饥食少。焦稻芽善化积滞。用于积滞不消。

【用法与用量】9~15 g。

十五画

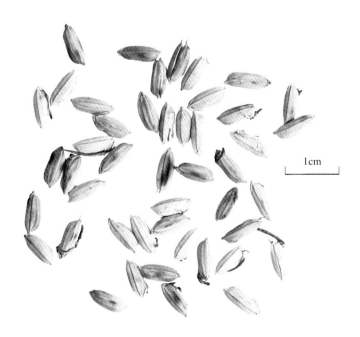

▲ 炒稻芽

575. 僵蚕

Jiangcan

BOMBYX BATRYTICATUS

本品为蚕蛾科昆虫家蚕 *Bombyx mori* Linnaeus 4~5 龄的幼虫感染（或人工接种）白僵菌 *Beauveria bassiana* (Bals.) Vuillant 而致死的干燥体。

【原动物】家蚕幼虫呈圆柱形。头部单眼 12 个，分列于头两侧，头下方有吐丝孔。胸部 3 节，各节腹面生有胸足 1 对，足端有尖爪 1 枚。腹部 10 节，在第 3 至第 6 腹节的腹面各有腹足 1 对，第 10 腹节腹面有尾足 1 对，第 1 至第 8 腹节的两侧各有黑色椭圆形气门 1 对。

【药材性状】本品略呈圆柱形，多弯曲皱缩。长 2~5 cm，直径 0.5~0.7 cm。表面灰黄色，被有白色粉霜状的气生菌丝和分生孢子。头部较圆，足 8 对，体节明显，尾部略呈二分歧状。质硬而脆，易折断，断面平坦，外层白色，中间有亮棕色或亮黑色的丝腺环 4 个。气微腥，味微咸。

【饮片性状】

僵蚕：同药材。

炒僵蚕：本品形如药材。表面黄棕色或黄白色，偶有焦黄斑。气微腥，有焦麸气，味微咸。

【性味与归经】咸、辛，平。归肝、肺、胃经。

【功能与主治】息风止痉，祛风止痛，化痰散结。用于肝风夹痰，惊痫抽搐，小儿急惊风，破伤风，中风口㖞，风热头痛，目赤咽痛，风疹瘙痒，发颐疔腮。

【用法与用量】5~10 g。

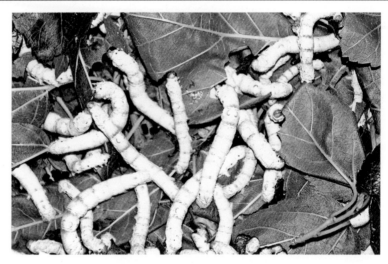

◀家蚕

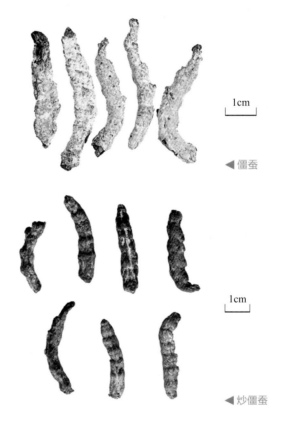

1cm

◀僵蚕

1cm

◀炒僵蚕

十五画

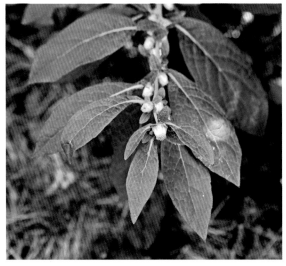
◀ 天名精

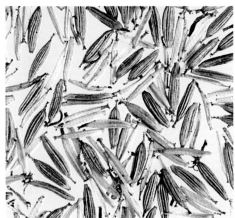

1cm

◀ 鹤虱

576. 鹤虱

Heshi

CARPESII FRUCTUS

本品为菊科植物天名精 *Carpesium abrotanoides* L. 的干燥成熟果实。

【原植物】多年生草本。茎直立，上部多分枝，密生短柔毛，下部近无毛。下部叶宽椭圆形或长圆形，基部狭成具翅的叶柄；上部叶较小，长圆形，无叶柄。头状花序多数，沿茎枝腋生；总苞钟状球形，总苞片 3 层；花黄色。瘦果条形。

【药材性状】本品呈圆柱状，细小，长 3~4 mm，直径不及 1 mm。表面黄褐色或暗褐色，具多数纵棱。顶端收缩呈细喙状，先端扩展成灰白色圆环；基部稍尖，有着生痕迹。果皮薄，纤维性，种皮菲薄透明，子叶 2，类白色，稍有油性。气特异，味微苦。

【性味与归经】苦、辛，平；有小毒。归脾、胃经。

【功能与主治】杀虫消积。用于蛔虫病，蛲虫病，绦虫病，虫积腹痛，小儿疳积。

【用法与用量】3~9 g。

577. 薤白

Xiebai

ALLII MACROSTEMONIS BULBUS

本品为百合科植物小根蒜 *Allium macrostemon* Bge. 或薤 *Allium chinense* G. Don 的干燥鳞茎。

【原植物】
小根蒜：草本，鳞茎近球形。花葶高 30~60（~90）cm，1/4~1/3 外被叶鞘。叶半圆柱形或条形。伞形花序半球形或球形，密聚珠芽，间有数朵花或全为花；花被宽针状，红色至粉红色；花柱伸出花被。

薤：与上种相似。鳞茎数枚聚生。叶 2~5 枚，具 3~5 棱的圆柱状，中空，近与花葶等长。花葶侧生，高 20~40 cm，下部被叶鞘。伞形花序近半球状，较松散；花被片宽椭圆形至近圆形，顶端钝圆，淡紫色至暗紫色；花柱伸出花被外。

【药材性状】
小根蒜：呈不规则卵圆形，高 0.5~1.5 cm，直径 0.5~1.8 cm。表面黄白色或淡黄棕色，皱缩，半透明，有类白色膜质鳞片包被，底部有突起的鳞茎盘。质硬，角质样。有蒜臭，味微辣。

薤：呈略扁的长卵形，高 1~3 cm，直径 0.3~1.2 cm。表面淡黄棕色或棕褐色，具浅纵皱纹。质较软，断面可见鳞叶 2~3 层。嚼之粘牙。

【性味与归经】辛、苦，温。归心、肺、胃、大肠经。

【功能与主治】通阳散结，行气导滞。用于胸痹心痛，脘腹痞满胀痛，泻痢后重。

【用法与用量】5~10 g。

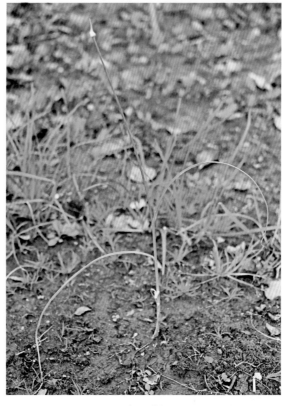

▲ 小根蒜　　　▲ 小根蒜（花、珠芽）

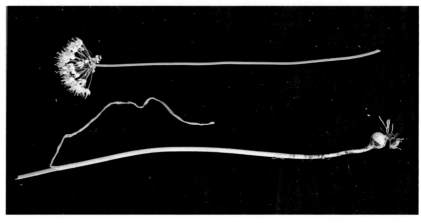

▲ 薤（徐克学摄）

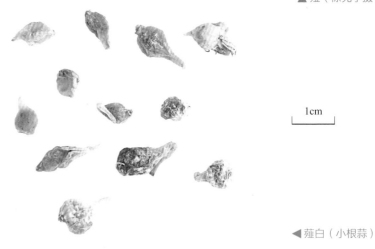

1cm

◀ 薤白（小根蒜）

十六画

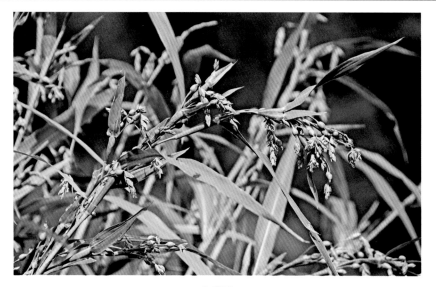

▲ 薏米

578. 薏苡仁

Yiyiren

COICIS SEMEN

本品为禾本科植物薏米 *Coix lacryma-jobi* L. var. *ma-yuen* (Roman.) Stapf 的干燥成熟种仁。

【原植物】一年生草本。秆高 1~1.5 m，具 6~10 节，多分枝。叶片宽大开展，无毛。总状花序腋生，雄花序位于雌花序上部，具 5~6 对雄小穗。雌小穗位于花序下部，为甲壳质的总苞所包；总苞椭圆形，先端成颈状之喙，并具一斜口，基部短收缩，长 8~12 mm，宽 4~7 mm，有纵长直条纹，质地较薄，揉搓和手指按压可破，暗褐色或浅棕色。颖果大，长圆形，长 5~8 mm，宽 4~6 mm，厚 3~4 mm，腹面具宽沟，基部有棕色种脐，质地粉性坚实，白色或黄白色。

【药材性状】本品呈宽卵形或长椭圆形，长 4~8 mm，宽 3~6 mm。表面乳白色，光滑，偶有残存的黄褐色种皮；一端钝圆，另端较宽而微凹，有 1 淡棕色点状种脐；背面圆凸，腹面有 1 条较宽而深的纵沟。质坚实，断面白色，粉性。气微，味微甜。

【饮片性状】

薏苡仁：同药材。

麸炒薏苡仁：本品形如薏苡仁，微鼓起，表面微黄色。

【性味与归经】甘、淡、凉。归脾、胃、肺经。

【功能与主治】利水渗湿，健脾止泻，除痹，排脓，解毒散结。用于水肿，脚气，小便不利，脾虚泄泻，湿痹拘挛，肺痈，肠痈，赘疣，癌肿。

【用法与用量】9~30 g。

【注意】孕妇慎用。

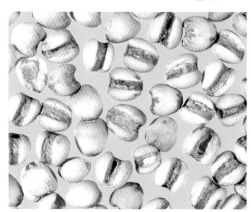

1cm

◀ 薏苡仁

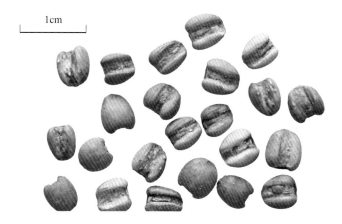

1cm

◀ 麸炒薏苡仁

十六画

579. 薄荷

Bohe

MENTHAE HAPLOCALYCIS HERBA

本品为唇形科植物薄荷 *Mentha haplocalyx* Briq. 的干燥地上部分。

【原植物】多年生草本。茎上部具倒向微柔毛，下部仅沿棱上具微柔毛。叶对生，长圆状披针形至披针状椭圆形，边缘具尖锯齿，两面有疏短毛。轮伞花序腋生，球形；花萼筒状针形；花冠管檐4裂，上裂片先端2裂较大，其余3裂片近等大，长圆形，先端钝，淡紫色，外被毛。小坚果卵球形。

【药材性状】本品茎呈方柱形，有对生分枝，长15~40 cm，直径0.2~0.4 cm；表面紫棕色或淡绿色，棱角处具茸毛，节间长2~5 cm；质脆，断面白色，髓部中空。叶对生，有短柄；叶片皱缩卷曲，完整者展平后呈宽披针形、长椭圆形或卵形，长2~7 cm，宽1~3 cm；上表面深绿色，下表面灰绿色，稀被茸毛，有凹点状腺鳞。轮伞花序腋生，花萼钟状，先端5齿裂，花冠淡紫色。揉搓后有特殊清凉香气，味辛凉。

【饮片性状】本品呈不规则的段。茎方柱形，表面紫棕色或淡绿色，具纵棱线，棱角处具茸毛。切面白色，中空。叶多破碎，上表面深绿色，下表面灰绿色，稀被茸毛。轮伞花序腋生，花萼钟状，先端5齿裂，花冠淡紫色。揉搓后有特殊清凉香气，味辛凉。

【性味与归经】辛，凉。归肺、肝经。

【功能与主治】疏散风热，清利头目，利咽，透疹，疏肝行气。用于风热感冒，风温初起，头痛，目赤，喉痹，口疮，风疹，麻疹，胸胁胀闷。

【用法与用量】3~6 g，后下。

十六画

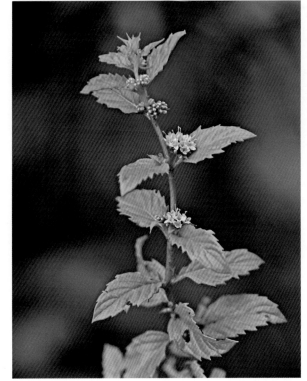

◀▼ 薄荷

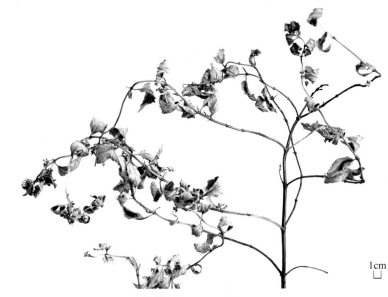

1cm

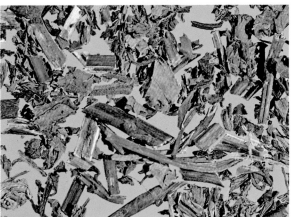

1cm

◀薄荷（饮片）

580. 颠茄草

Dianqiecao

BELLADONNAE HERBA

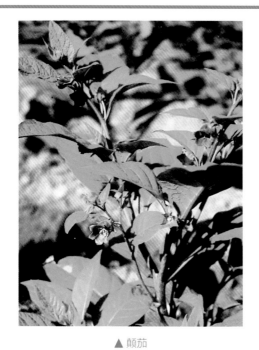

▲ 颠茄

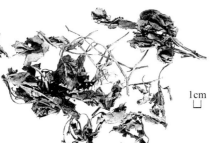

颠茄草 ▶

本品为茄科植物颠茄 *Atropa belladonna* L. 的干燥全草。

【原植物】多年生草本，根茎粗壮。茎直立，上部分枝。叶在茎下部互生，上部一大一小成双生，草质，卵形、长椭圆状卵形或椭圆形。花俯垂，密生白色腺毛；花萼长约为花冠之半，生腺毛，果时呈星芒状向外开展；花冠筒状钟形，淡紫褐色。浆果球状。种子肾形。

【药材性状】本品根呈圆柱形，直径5~15 mm，表面浅灰棕色，具纵皱纹；老根木质，细根易折断，断面平坦，皮部狭，灰白色，木部宽广，棕黄色，形成层环纹明显；髓部白色。茎扁圆柱形，直径3~6 mm，表面黄绿色，有细纵皱纹和稀疏的细点状皮孔，中空，幼茎有毛。叶多皱缩破碎，完整叶片卵状椭圆形，黄绿色至深棕色。花萼5裂，花冠钟状。果实球形，直径5~8 mm，具长梗，种子多数。气微，味微苦、辛。

【功能与主治】抗胆碱药。

581. 橘红

Juhong

CITRI EXOCARPIUM RUBRUM

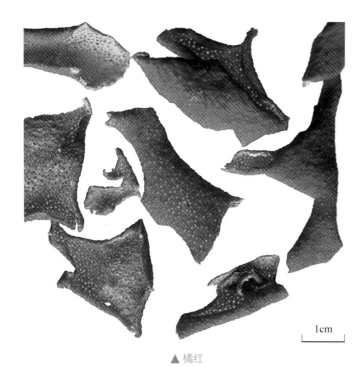

▲ 橘红

本品为芸香科植物橘 *Citrus reticulata* Blanco 及其栽培变种的干燥外层果皮。

【原植物】见"陈皮"。

【药材性状】本品呈长条形或不规则薄片状，边缘皱缩向内卷曲。外表面黄棕色或橙红色，存放后呈棕褐色，密布黄白色突起或凹下的油室。内表面黄白色，密布凹下透光小圆点。质脆易碎。气芳香，味微苦、麻。

【性味与归经】辛、苦，温。归肺、脾经。

【功能与主治】理气宽中，燥湿化痰。用于咳嗽痰多，食积伤酒，呕恶痞闷。

【用法与用量】3~10 g。

十六画

582. 橘核

Juhe

CITRI RETICULATAE SEMEN

本品为芸香科植物橘 *Citrus reticulata* Blanco 及其栽培变种的干燥成熟种子。

【原植物】见"陈皮"。

【药材性状】本品略呈卵形，长 0.8~1.2 cm，直径 0.4~0.6 cm。表面淡黄白色或淡灰白色，光滑，一侧有种脊棱线，一端钝圆，另端渐尖成小柄状。外种皮薄而韧，内种皮菲薄，淡棕色，子叶 2，黄绿色，有油性。气微，味苦。

【饮片性状】

橘核：同药材。

盐橘核：本品形如橘核。子叶淡棕色或黄绿色，少淡绿色。气微，味微咸、苦。

【性味与归经】苦，平。归肝、肾经。

【功能与主治】理气，散结，止痛。用于疝气疼痛，睾丸肿痛，乳痈乳癖。

【用法与用量】3~9 g。

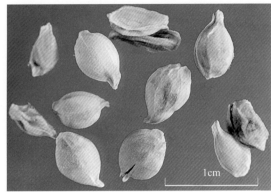

▲ 橘核

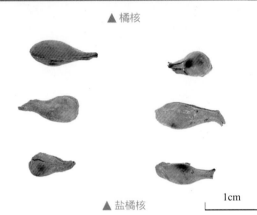

▲ 盐橘核

十六画

583. 藏菖蒲

Zangchangpu

ACORI CALAMI RHIZOMA

本品系藏族习用药材。为天南星科植物藏菖蒲 *Acorus calamus* L. 的干燥根茎。

【原植物】多年生草本。根茎横走，稍扁，分枝，直径 5~10 mm，外皮黄褐色，芳香。肉质根多数，具毛发状须根。叶基生，基部两侧膜质，叶鞘宽 4~5 mm，向上渐狭；叶片剑状线形，长 90~150 cm，中部以上渐狭；草质，绿色，光亮，中脉在两面均明显隆起。花序柄三棱形，长 15~50 cm；叶状佛焰苞剑状线形，长 30~40 cm；肉穗花序斜向上或近直立，狭锥状圆柱形，长 4.5~8 cm，直径 6~12 mm；花黄绿色；子房长圆柱形。浆果长圆形，红色。

【药材性状】本品呈扁圆柱形，略弯曲，长 4~20 cm，直径 0.8~2 cm。表面灰棕色至棕褐色，节明显，节间长 0.5~1.5 cm，具纵皱纹，一面具密集圆点状根痕；叶痕呈斜三角形，左右交互排列，侧面茎基痕周围常残留有鳞片状叶基和毛发状须根。质硬，断面淡棕色，内皮层环明显，可见众多棕色油细胞小点。气浓烈而特异，味辛。

【饮片性状】本品为扁圆形、长条形或不规则的厚片。外表皮灰棕色至棕褐色，具纵皱纹，有些具螺纹，有的可见圆点状根痕；侧面茎基痕周围残留有鳞片状叶基和毛发状须根。质硬且脆，易折断。切面纤维性，类白色、淡黄色或黄棕色，内皮层环明显，可见众多维管束小点。气浓烈而特异，味辛。

【性味】苦、辛，温、燥、锐。

【功能与主治】温胃，消炎止痛。用于补胃阳，消化不良，食物积滞，白喉，炭疽等。

【用法与用量】3~6 g。

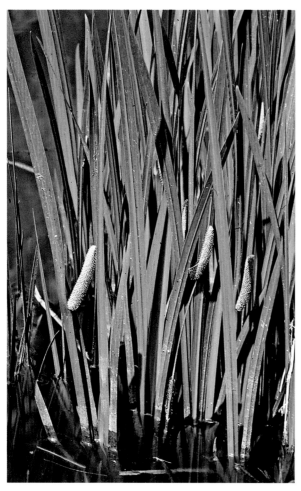

▲ 藏菖蒲

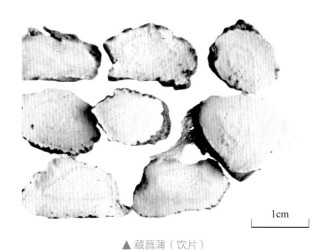

1cm

▲ 藏菖蒲（饮片）

十七画

584. 藁本

Gaoben

LIGUSTICI RHIZOMA ET RADIX

本品为伞形科植物藁本 *Ligusticum sinense* Oliv. 或辽藁本 *Ligusticum jeholense* Nakai et Kitag. 的干燥根茎和根。

【原植物】

藁本：多年生草本。根茎呈不规则的团块。基生叶三角形，二回羽状全裂；茎上部叶具扩展叶鞘。复伞形花序有乳头状粗毛；总苞片数个，狭条形；小总苞片丝状条形；花白色。双悬果宽卵形。

辽藁本：根茎短。茎单生，有分枝，常带紫色。茎生叶宽三角形，二至三回三出式羽状全裂，最终裂片卵形或宽卵形。复伞形花序有短柔毛，总苞片2，线形，小总苞片8~10，钻形。双悬果椭圆形。

【药材性状】

藁本：根茎呈不规则结节状圆柱形，稍扭曲，有分枝，长3~10 cm，直径1~2 cm。表面棕褐色或暗棕色，粗糙，有纵皱纹，上侧残留数个凹陷的圆形茎基，下侧有多数点状突起的根痕和残根。体轻，质较硬，易折断，断面黄色或黄白色，纤维状。气浓香，味辛、苦、微麻。

辽藁本：较小，根茎呈不规则的团块状或柱状，长1~3 cm，直径0.6~2 cm。有多数细长弯曲的根。

【饮片性状】

藁本片：本品呈不规则的厚片。外表皮棕褐色至黑褐色，粗糙。切面黄白色至浅黄褐色，具裂隙或孔洞，纤维性。气浓香，味辛、苦、微麻。

辽藁本片：外表皮可见根痕和残根突起呈毛刺状，或有呈枯朽空洞的老茎残基。切面木部有放射状纹理和裂隙。

【性味与归经】辛，温。归膀胱经。

【功能与主治】祛风，散寒，除湿，止痛。用于风寒感冒，巅顶疼痛，风湿痹痛。

【用法与用量】3~10 g。

十七画

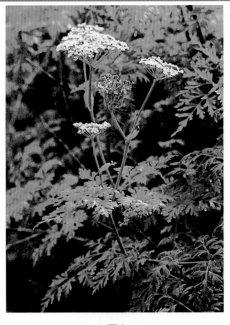
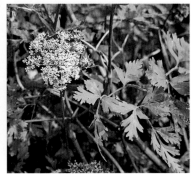

▲ 藁本　　　　　　　　　▲ 辽藁本

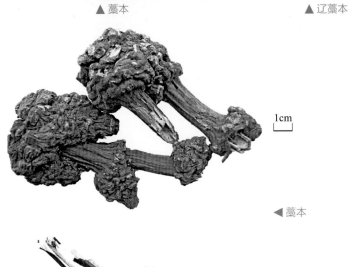

1cm

◀ 藁本

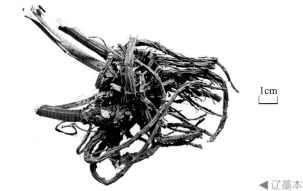

1cm

◀ 辽藁本

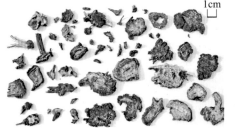
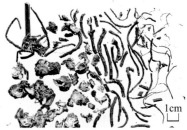

1cm

1cm

▲ 藁本片　　　　　　　　▲ 辽藁本片

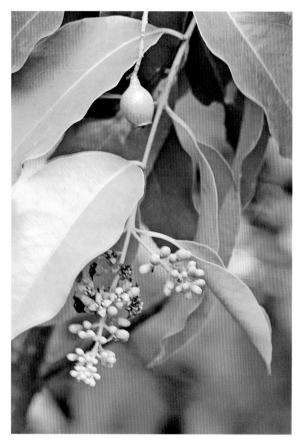

▲ 檀香

585. 檀香

Tanxiang

SANTALI ALBI LIGNUM

本品为檀香科植物檀香 *Santalum album* L. 树干的干燥心材。

【原植物】常绿小乔木，具寄生根。茎多分枝，枝柔软，开展，幼枝圆形，光滑无毛。单叶对生，叶片革质，椭圆状卵形或卵状披针形。三歧或聚伞状圆锥花序丛生顶部，花梗约与花被管相等；花被钟形；蜜腺4枚。核果球形。

【药材性状】本品为长短不一的圆柱形木段，有的略弯曲，一般长约1m，直径10~30cm。外表面灰黄色或黄褐色，光滑细腻，有的具疤节或纵裂，横截面呈棕黄色，显油迹；棕色年轮明显或不明显，纵向劈开纹理顺直。质坚实，不易折断。气清香，燃烧时香气更浓；味淡，嚼之微有辛辣感。

【性味与归经】辛，温。归脾、胃、心、肺经。

【功能与主治】行气温中，开胃止痛。用于寒凝气滞，胸膈不舒，胸痹心痛，脘腹疼痛，呕吐食少。

【用法与用量】2~5g。

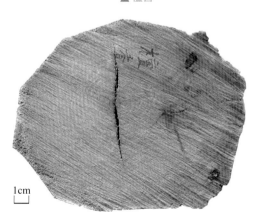

1cm

▲ 檀香（块）

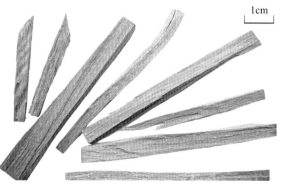

1cm

▲ 檀香（条）

586. 翼首草

Yishoucao

PTEROCEPHALI HERBA

本品系藏族习用药材。为川续断科植物匙叶翼首草 *Pterocephalus hookeri* (C. B. Clarke) Höeck 的干燥全草。

【原植物】多年生草本，全株被毛。根直，圆柱形，黑褐色。叶基生，匙形或条状匙形，全缘或1回羽状深裂。花茎由叶丛抽出，无叶；头状花序顶生；总苞片叶状，卵状长椭圆形；花白色至粉红色；花冠2唇形，上唇短，2裂，下唇大，3裂；雄蕊4，稍伸出；子房下位，包于杯状具长毛的小总苞内。瘦果呈倒卵形，扁平，密被银白色的长柔毛。

【药材性状】本品根呈类圆柱形，长5~20 cm，直径 0.8~2.5 cm；表面棕褐色或黑褐色，具扭曲的纵皱纹和黄白色点状须根痕，外皮易脱落；顶端常有数个麻花状扭曲的根茎丛生，有的上部密被褐色叶柄残基。体轻，质脆，易折断，断面不平坦，木部白色。叶基生，灰绿色，多破碎，完整叶片长披针形至长椭圆形，全缘，基部常羽状浅裂至中裂，两面均被粗毛。花茎被毛，头状花序近球形，直径 0.8~2.5 cm；花白色至淡黄色，萼片为羽毛状，多数。气微，味苦。

【性味】苦，寒；有小毒。

【功能与主治】解毒除瘟，清热止痢，祛风通痹。

【用法与用量】1~3 g。

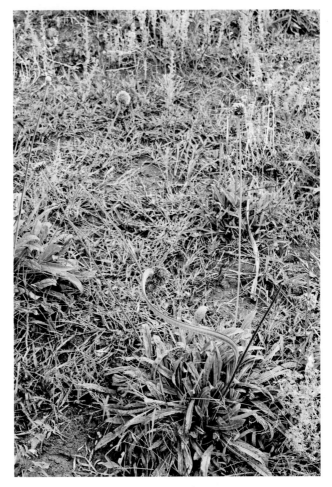

▲ 匙叶翼首草

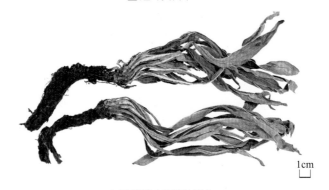

▲ 翼首草（李松林摄）

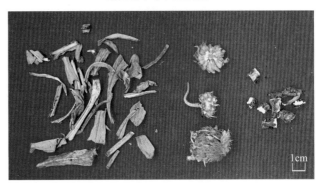

▲ 翼首草（饮片，左：叶，中：花序，右：根）

十七画

587. 藕节

Oujie

NELUMBINIS RHIZOMATIS NODUS

本品为睡莲科植物莲 *Nelumbo nucifera* Gaertn. 的干燥根茎节部。

【原植物】见"莲子"。

【药材性状】本品呈短圆柱形，中部稍膨大，长 2~4 cm，直径约 2 cm。表面灰黄色至灰棕色，有残存的须根和须根痕，偶见暗红棕色的鳞叶残基。两端有残留的藕，表面皱缩有纵纹。质硬，断面有多数类圆形的孔。气微，味微甘、涩。

【饮片性状】藕节炭：本品形如藕节，表面黑褐色或焦黑色，内部黄褐色或棕褐色。断面可见多数类圆形的孔。气微，味微甘、涩。

【性味与归经】甘、涩，平。归肝、肺、胃经。

【功能与主治】收敛止血，化瘀。用于吐血，咯血，衄血，尿血，崩漏。

【用法与用量】9~15 g。

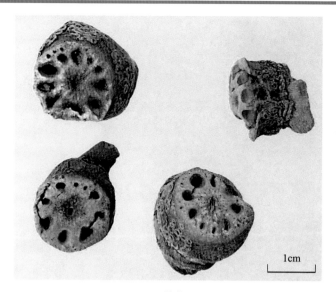

▲ 藕节

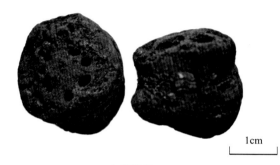

▲ 藕节炭

十八画

588. 覆盆子

Fupenzi

RUBI FRUCTUS

本品为蔷薇科植物华东覆盆子 *Rubus chingii* Hu 的干燥果实。

【原植物】藤状灌木，高 1.5~3 m；枝细，具皮刺，无毛。单叶，近圆形，两面仅沿叶脉有柔毛或几无毛，基部心形，通常边缘掌状 5 深裂，裂片椭圆形或菱状卵形，顶生裂片与侧生裂片近等长或稍长，具重锯齿，有掌状 5 脉；叶柄微具柔毛或无毛，疏生小皮刺；托叶线状披针形。单花腋生，萼筒毛较稀或近无毛，萼片卵形或卵状长圆形，顶端具凸尖头，外面密被短柔毛；花瓣椭圆形或卵状长圆形，白色，顶端圆钝；雄蕊多数，花丝宽扁；雌蕊多数，具柔毛。果实近球形，红色，密被灰白色柔毛。

【药材性状】本品为聚合果，由多数小核果聚合而成，呈圆锥形或扁圆锥形，高 0.6~1.3 cm，直径 0.5~1.2 cm。表面黄绿色或淡棕色，顶端钝圆，基部中心凹入。宿萼棕褐色，下有果梗痕。小果易剥落，每个小果呈半月形，背面密被灰白色茸毛，两侧有明显的网纹，腹部有突起的棱线。体轻，质硬。气微，味微酸涩。

【性味与归经】甘、酸，温。归肝、肾、膀胱经。

【功能与主治】益肾固精缩尿，养肝明目。用于遗精滑精，遗尿尿频，阳痿早泄，目暗昏花。

【用法与用量】6~12 g。

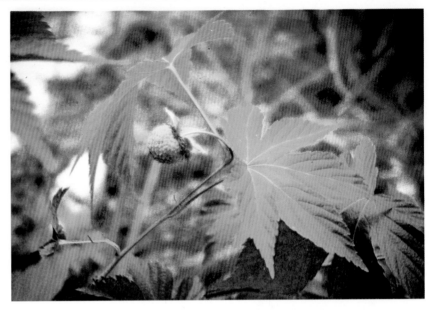

▲ 华东覆盆子

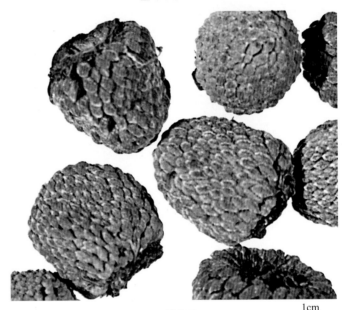

▲ 覆盆子

1cm

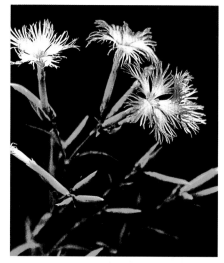

◀ 瞿麦

589. 瞿麦

Qumai

DIANTHI HERBA

本品为石竹科植物瞿麦 *Dianthus superbus* L. 或石竹 *Dianthus chinensis* L. 的干燥地上部分。

【原植物】

瞿麦：多年生草本。茎丛生，直立，无毛。叶对生，条形至条状披针形，基部合生呈鞘状。花单生或成对生枝端，或数朵集生成稀疏叉状分歧的圆锥状聚伞花序；萼筒粉绿色或常带紫红色晕；花冠粉紫色，花瓣先端剪裂至中部以下成丝状。蒴果长筒形。

石竹：茎簇生。萼筒圆筒形；花冠鲜红色、白色或粉红色，瓣片扇状倒卵形，先端浅裂成锯齿状，基部具长爪。蒴果长圆形。

【药材性状】

瞿麦：茎圆柱形，上部有分枝，长30~60 cm；表面淡绿色或黄绿色，光滑无毛，节明显，略膨大，断面中空。叶对生，多皱缩，展平叶片呈条形至条状披针形。枝端具花及果实，花萼筒状，长2.7~3.7 cm；苞片4~6，宽卵形，长约为萼筒的1/4；花瓣棕紫色或棕黄色，卷曲，先端深裂成丝状。蒴果长筒形，与宿萼等长。种子细小，多数。气微，味淡。

石竹：萼筒长1.4~1.8 cm，苞片长约为萼筒的1/2；花瓣先端浅齿裂。

【饮片性状】本品呈不规则段。茎圆柱形，表面淡绿色或黄绿色，节明显，略膨大。切面中空。叶多破碎。花萼筒状，苞片4~6。蒴果长筒形，与宿萼等长。种子细小，多数。气微，味淡。

【性味与归经】苦，寒。归心、小肠经。

【功能与主治】利尿通淋，活血通经。用于热淋，血淋，石淋，小便不通，淋沥涩痛，经闭瘀阻。

【用法与用量】9~15 g。

【注意】孕妇慎用。

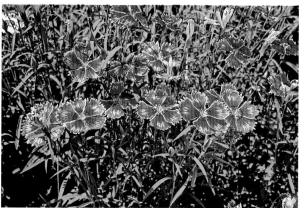

◀ 石竹

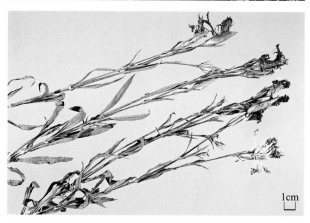

1cm

◀ 瞿麦

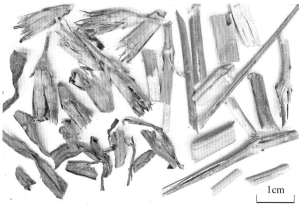

1cm

◀ 瞿麦（饮片）

十八画

590. 翻白草

Fanbaicao

POTENTILLAE DISCOLORIS HERBA

本品为蔷薇科植物翻白草 *Potentilla discolor* Bge. 的干燥全草。

【原植物】多年生草本。根多分枝,下端肥厚成纺锤状。茎上升向外倾斜,多分枝,表面具白色卷绒毛。基生叶丛生,单数羽状复叶,小叶长椭圆形或狭长椭圆形,先端钝圆,稀急尖,基部楔形,边缘具锯齿,上面稍有柔毛,下面密被白色绵毛;托叶披针形或卵形,亦被白绵毛。花黄色,聚伞状排列;雄蕊和雌蕊多数,子房卵形而扁,花柱近顶生,乳白色,柱头小,淡紫色。瘦果卵形,淡黄色,光滑,脐部稍有薄翅突起。

【药材性状】本品块根呈纺锤形或圆柱形,长4~8 cm,直径0.4~1 cm;表面黄棕色或暗褐色,有不规则扭曲沟纹;质硬而脆,折断面平坦,呈灰白色或黄白色。基生叶丛生,单数羽状复叶,多皱缩弯曲,展平后长4~13 cm;小叶5~9片,柄短或无,长圆形或长椭圆形,顶端小叶片较大,上表面暗绿色或灰绿色,下表面密被白色绒毛,边缘有粗锯齿。气微,味甘、微涩。

【饮片性状】本品为不规则的段。根呈圆柱形,表面黄棕色或暗褐色;切面灰白色或黄白色,质硬而脆。叶多皱缩卷曲,上表面暗绿色或灰绿色,下表面密被白色绒毛,边缘有粗锯齿。气微,味甘、微涩。

【性味与归经】甘、微苦,平。归肝、胃、大肠经。

【功能与主治】清热解毒,止痢,止血。用于湿热泻痢,痈肿疮毒,血热吐衄,便血,崩漏。

【用法与用量】9~15 g。

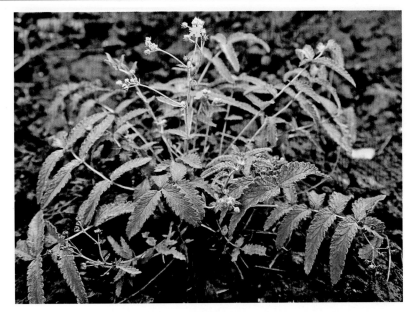

▲▼ 翻白草

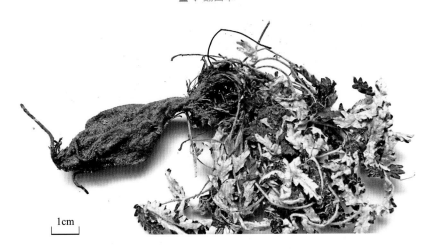

1cm

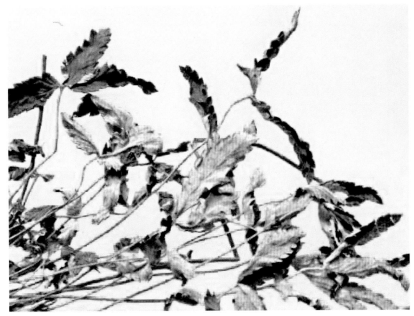

▲ 翻白草（叶，放大）

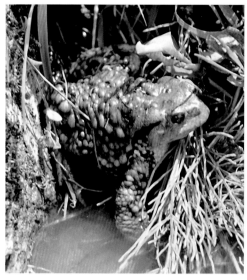
◀ 中华大蟾蜍

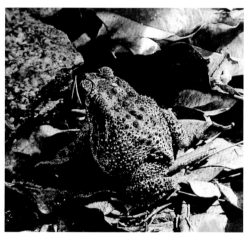
◀ 黑眶蟾蜍

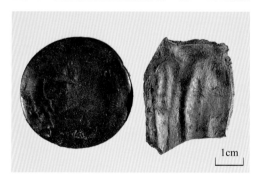
1cm
◀ 蟾酥（团酥、片酥）

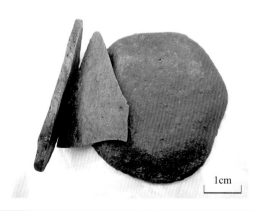
1cm
◀ 蟾酥（酥饼）

591. 蟾酥

Chansu

BUFONIS VENENUM

本品为蟾蜍科动物中华大蟾蜍 *Bufo bufo gargarizans* Cantor 或黑眶蟾蜍 *Bufo melanostictus* Schneider 的干燥分泌物。

【原动物】

中华大蟾蜍：体长一般在 100 mm 以上，头宽大而长；吻端圆；鼻孔近吻端，眼间距大于鼻间距。前肢长而粗壮，指、趾略扁，指侧微有缘膜而无蹼；趾侧有缘膜，蹼尚发达；皮肤极粗糙，头两侧有耳后膜，全身满布大小不等的圆形瘰疣。体色变异较大。

黑眶蟾蜍：体长 70~100 mm，头宽短，头部沿吻棱、眼眶上缘、鼓膜前缘和上下颌缘有十分明显的黑色骨质棱或黑色线。趾的基部有半蹼。

【药材性状】本品呈扁圆形团块状或片状。棕褐色或红棕色。团块状者质坚，不易折断，断面棕褐色，角质状，微有光泽；片状者质脆，易碎，断面红棕色，半透明。气微腥，味初甜而后有持久的麻辣感，粉末嗅之作嚏。

【饮片性状】**蟾酥粉：**本品为棕黄色至棕褐色粉末。气微腥，味初甜而后有持久的麻辣感，嗅之作嚏。

【性味与归经】辛，温；有毒。归心经。

【功能与主治】解毒，止痛，开窍醒神。用于痈疽疔疮，咽喉肿痛，中暑神昏，痧胀腹痛吐泻。

【用法与用量】0.015~0.03 g，多入丸散用。外用适量。

【注意】孕妇慎用。

592. 鳖甲

Biejia

TRIONYCIS CARAPAX

本品为鳖科动物鳖 *Trionyx sinensis* Wiegmann 的背甲。

【原动物】体呈椭圆形或卵圆形，体长达 30~40 cm。吻长，形成吻突，上下颌均无齿，颌缘覆有角质硬鞘；眼小；颈较长，头和颈可自由伸缩于甲腔内。体表被以革质皮肤，背面褐色，腹部肉黄色；两侧及腹面有黄色条纹；指、趾间的蹼厚且发达。

【药材性状】本品呈椭圆形或卵圆形，背面隆起，长 10~15 cm，宽 9~14 cm。外表面黑褐色或墨绿色，略有光泽，具细网状皱纹和灰黄色或灰白色斑点，中间有一条纵棱，两侧各有左右对称的横凹纹 8 条，外皮脱落后，可见锯齿状嵌接缝。内表面类白色，中部有突起的脊椎骨，颈骨向内卷曲，两侧各有肋骨 8 条，伸出边缘。质坚硬。气微腥，味淡。

【性味与归经】咸，微寒。归肝、肾经。

【功能与主治】滋阴潜阳，退热除蒸，软坚散结。用于阴虚发热，骨蒸劳热，阴虚阳亢，头晕目眩，虚风内动，手足瘛疭，经闭，癥瘕，久疟疟母。

【用法与用量】9~24 g，先煎。

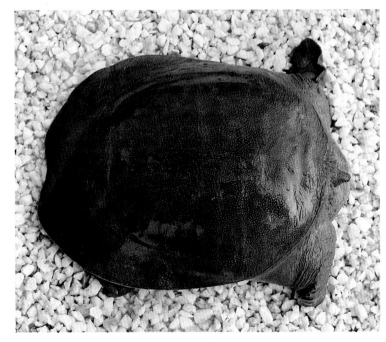

▲ 鳖

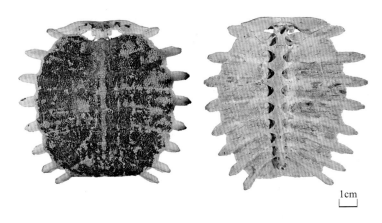

1cm

▲ 鳖甲

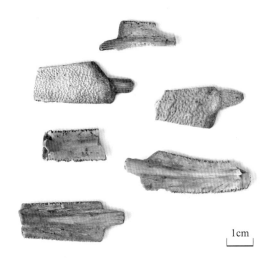

1cm

▲ 醋鳖甲

十九画

593. 麝香

Shexiang

MOSCHUS

本品为鹿科动物林麝 *Moschus berezovskii* Flerov、马麝 *Moschus sifanicus* Przewalski 或 原 麝 *Moschus moschiferus* Linnaeus 成熟雄体香囊中的干燥分泌物。

【原动物】

林麝：身长 70~80 cm，肩高小于 50 cm。吻短。全身色暗，呈橄榄褐色并染有橘红色光泽，体后部褐黑色。下颌、喉部、颈下以至前胸间为界限分明的黄色或橘黄色区。体毛基部铅灰色，上部棕褐色，近尖端为一黄色或锈红色环。四肢颜色前浅后深。

马麝：身长 85~90 cm，肩高 50~60 cm。吻长。全身呈淡褐色，后部棕黄色。一般颈背具一浅黑斑块，上有少量黄点。

原麝：体型较大，身长 85 cm。全身暗褐色，成体背面终生具黄色斑点，多排成 6 行。下颌白色。体毛近尖端有一白色环。

【药材性状】

毛壳麝香：为扁圆形或类椭圆形的囊状体，直径 3~7 cm，厚 2~4 cm。开口面的皮革质，棕褐色，略平，密生白色或灰棕色短毛，从两侧围绕中心排列，中间有 1 小囊孔。另一面为棕褐色略带紫色的皮膜，微皱缩，偶显肌肉纤维，略有弹性，剖开后可见中层皮膜呈棕褐色或灰褐色，半透明，内层皮膜呈棕色，内含颗粒状、粉末状的麝香仁和少量细毛及脱落的内层皮膜（习称"银皮"）。

麝香仁：野生者质软，油润，疏松；其中不规则圆球形或颗粒状者习称"当门子"，表面多呈紫黑色，油润光亮，微有麻纹，断面深棕色或黄棕色；粉末状者多呈棕褐色或黄棕色，并有少量脱落的内层皮膜和细毛。养殖者呈颗粒状、短条形或不规则的团块；表面不平，紫黑色或深棕色，显油性，微有光泽，并有少量毛和脱落的内层皮膜。气香浓烈而特异，味微辣、微苦带咸。

【饮片性状】

麝香仁：野生者由当门子和散香组成。当门子呈不规则圆形或颗粒状，表面多呈紫黑色，油润光亮，微有麻纹，断面

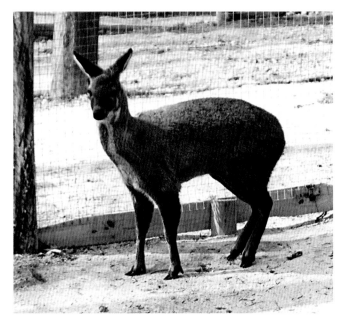

▲ 林麝

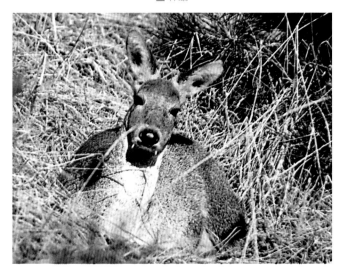

▲ 马麝（盛和林摄）

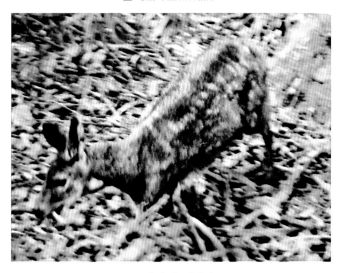

▲ 原麝（盛和林摄）

二十一画

中药彩色图集 | 563

深棕色或黄棕色；散香呈粉末状，多呈棕褐色或黄棕色。质软，油润，疏松，气香浓烈而特异，味微辣，微苦带咸。养殖者呈颗粒状、短条形或不规则的团块；表面不平，紫黑色或深棕色，显油性，微有光泽。

【**性味与归经**】辛，温。归心、脾经。

【**功能与主治**】开窍醒神，活血通经，消肿止痛。用于热病神昏，中风痰厥，气郁暴厥，中恶昏迷，经闭，癥瘕，难产死胎，胸痹心痛，心腹暴痛，跌扑伤痛，痹痛麻木，痈肿瘰疬，咽喉肿痛。

【**用法与用量**】0.03~0.1 g，多入丸散用。外用适量。

【**注意**】孕妇禁用。

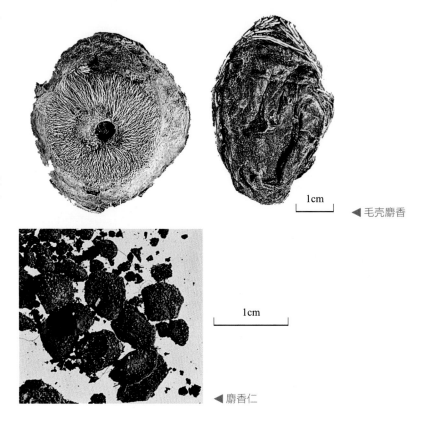

◀ 毛壳麝香

◀ 麝香仁

二十一画

汉语拼音索引

拉丁名索引

拉丁学名索引